中国医师协会专科医师培养继续教育用书
《中国临床新难诊疗技术规范教程》系列丛书

造血系统疾病临床诊疗规范教程

主 编 马 军 王建祥（负责白血病部分）
邵宗鸿（负责骨髓衰竭性疾病部分）
黄晓军（总负责）

北京大学医学出版社

图书在版编目（CIP）数据

造血系统疾病临床诊疗规范教程/马军，王建祥主编. —北京：北京大学医学出版社，2008

《中国临床新难诊疗技术规范教程》系列丛书

中国医师协会专科医师培养继续教育用书

ISBN 978-7-81116-425-1

Ⅰ. 造… Ⅱ. ①马…②王… Ⅲ. 造血系统疾病－诊疗－规范－教材 Ⅳ. R733.7-65

中国版本图书馆 CIP 数据核字（2008）第 168786 号

造血系统疾病临床诊疗规范教程

主　　编：马军　王建祥　邵宗鸿　黄晓军
出版发行：北京大学医学出版社（电话：010－82802230）
地　　址：（100191）北京市海淀区学院路 38 号　北京大学医学部院内
网　　址：http://www.pumpress.com.cn
E－mail：booksale@bjmu.edu.cn
印　　刷：北京东方圣雅印刷有限公司
经　　销：新华书店
责任编辑：靳新强　责任校对：杜悦　责任印制：郭桂兰
开　　本：880mm×1230mm　1/32　印张：20　插页：4　字数：551 千字
版　　次：2009 年 4 月第 1 版　2009 年 4 月第 1 次印刷　印数：1-3000 册
书　　号：ISBN 978-7-81116-425-1
定　　价：56.00 元

版权所有，违者必究

（凡属质量问题请与本社发行部联系退换）

编委名单

（按姓氏笔画排序）

马　军	哈尔滨血液病肿瘤研究所
王建祥	中国医学科学院血液病研究所
付　蓉	天津医科大学总医院
刘　宇	哈尔滨血液病肿瘤研究所
刘开彦	北京大学人民医院
安　刚	中国医学科学院血液病研究所
杨　敏	浙江大学医学院附属第一医院
何广胜	苏州大学附属第一医院血液科
张伯龙	哈尔滨血液病肿瘤研究所
沈志祥	上海交通大学医学院附属瑞金医院血液科
邱　林	哈尔滨血液病肿瘤研究所
邱录贵	中国医学科学院血液病研究所
邹德慧	中国医学科学院血液病研究所
邵宗鸿	天津医科大学总医院
陈书长	北京协和医院
陈立君	哈尔滨血液病肿瘤研究所
罗晓慧	哈尔滨市第一医院检验科
竺晓凡	中国医学科学院血液病研究所
屈晓燕	第二军医大学长征医院血液科
金　洁	浙江大学医学院附属第一医院血液科
侯　健	第二军医大学长征医院血液科
徐从高	山东大学齐鲁医院血液科
黄晓军	北京大学人民医院

整套丛书专家委员会

总　　　　编：殷大奎　杨　镜
副　主　编：谢启麟
编辑部主任：梅春林
专家委员会主席：王忠诚院士　郭应禄院士　高润林院士
专家委员会委员：（按姓氏汉语拼音排序）

党耕町	丁宗一	顾　江	郭启勇
韩德明	胡大一	黄晓军	纪立农
贾赤宇	贾建平	康熙雄	郎景和
冷希圣	李世荣	李学旺	梁万年
刘景汉	刘　进	刘新光	栾文民
石远凯	唐　杰	万　峰	王　辰
王茂斌	王天佑	王　岩	于　欣
于学忠	张奉春	张澍田	张阳德
张玉琪	赵家良	郑志忠	支修益
朱学骏	朱宗涵		

序

为了配合专科医师培养和准入制度的建立，中国医师协会新难诊疗规范项目办公室，以专科医师培养标准为基础，组织编辑出版《中国临床新难诊疗技术规范教程》系列丛书。历时一年多的筹备和实施，终于陆续和广大临床医学工作者见面了。

在卫生事业深化改革、实现跨越式发展之年，中国专科医师培养从课题研究到全国试点工作的逐步开展，标志着我国的临床医学教育进入了一个新的发展阶段。本系列丛书作为专科医师培养继续教育用书，是专科医师培养教材的补充教材。针对临床疾病的新点、难点，推广规范的诊疗方案。指导专科医师在临床诊疗过程中使用规范的、科学的方法。因而集实用性、学术性、规范性于一身。考虑到携带的方便，特制成"口袋书"的版式，希望成为广大的专科医师临床诊疗工作中不可缺少的工具书。

诚然，本系列丛书由于编撰时间有限，和理想的水平还有一定的差距，需要一个实践、探索、总结、完善的过程，希望广大的医学工作者能提出宝贵的意见，使我们的工作有更大的改进。

本系列丛书在编辑出版的过程中得到了多位院士和专家的大力支持，并在百忙当中挤出时间完成了编写工作，在此向他们的辛勤劳动表示深深的谢意，感谢他们为中国专科医师培养事业作出的杰出贡献。

希望所有致力于医学教育的发展和人民健康的同道们，为专科医师培养事业继续做出不懈的努力！

《中国临床新难诊疗技术规范教程》
系列丛书　编辑部

前　言

　　白血病是十大恶性肿瘤之一，人类各年龄段均可患白血病。近年来，白血病发病率有增加趋势，严重危害人类健康。

　　人们对白血病的认识经历了较长的过程，从 FBA 分型到 MIC 分型，显示白血病有多种类型和亚型。因此在治疗前首先应该明确疾病的分型。如果盲目用药便会失之一毫谬之千里。随着科技的进步，许多治疗白血病的新药问世，尤其是靶向治疗药物需要确切的诊断才能有效的用药。当前一些临床工作者由于主观上不重视确切诊断的重要性或者客观上没有相应的诊断设备，在诊断不够完善的情况下进行治疗，往往会使患者错失最佳治疗时机，因此对白血病的诊断予以规范十分必要。

　　在白血病的治疗方面，许多新药物新疗法问世，使白血病患者由不可治转为长期缓解甚至治愈，如我国临床工作者首先发现的全反式维甲酸和亚砷酸可使 M_3 型白血病长期缓解并且获得治愈，这已得到国际的公认。近年来由于科学技术的发展，一些靶向治疗白血病的药已陆续问世，如格列卫、美罗华、抗 CD_{33} 抗体等，使更多的白血病患者获益。但是如果使用不当，可能达不到预期的疗效，因此，准确的临床诊断和恰当的用药才能得到理想的临床疗效。如欲达到这一目的，对白血病的临床诊断和治疗规范非常必要。白血病诊疗规范的建立可使临床工作者在诊疗白血病患者时有章可循、有据可依，因而使患者得到最大的效益，此外白血病临床诊疗规范还有助于更好地开展个体化治疗。

　　在骨髓衰竭性疾病的临床诊疗中也存在白血病治疗的类似问题，因此同样需要规范以使患者获得最佳疗效。

　　因此我们邀请国内有关专家撰写本书。由于相关领域迅速发展,本书内容难免挂一漏万,希望读者不吝指教提出宝贵意见,以使本书日后如再版时更臻完善。

马 军
2009 年 1 月

目 录

第一部分 白血病

第一章 白血病概论 ………………………………………………… 3
  第一节 白血病的来源和历史 ………………………………… 3
  第二节 白血病的流行病学 …………………………………… 6
  第三节 白血病的病因学 ……………………………………… 12
  第四节 白血病的细胞生物学 ………………………………… 19
  第五节 白血病的实验诊断 …………………………………… 27
    白血病的细胞学检验 ……………………………………… 27
    白血病的流式细胞分析 …………………………………… 64
第二章 急性髓系白血病 …………………………………………… 72
第三章 成人急性早幼粒细胞白血病（APL）治疗 ……………… 146
第四章 慢性粒细胞白血病 ………………………………………… 184
第五章 成人急性淋巴细胞白血病 ………………………………… 218
第六章 浆细胞病，多发性骨髓瘤 ………………………………… 271
第七章 儿童白血病 ………………………………………………… 330
  第一节 儿童急性白血病的概述 ……………………………… 330
  第二节 儿童急性淋巴细胞白血病 …………………………… 336
  第三节 儿童急性髓系白血病 ………………………………… 358
  第四节 婴儿急性白血病 ……………………………………… 381
第八章 慢性淋巴细胞白血病 ……………………………………… 397
  第一节 概述 …………………………………………………… 397
  第二节 B细胞幼淋巴细胞白血病 …………………………… 422
  第三节 T细胞幼淋巴细胞白血病 …………………………… 423
第九章 造血干细胞移植 …………………………………………… 428

第二部分 骨髓衰竭性疾病

第十章 再生障碍性贫血……………………………… 491
第十一章 先天性（遗传性）骨髓衰竭性疾病………… 499
第十二章 低危骨髓增生异常综合征…………………… 547
第十三章 阵发性睡眠性血红蛋白尿症………………… 581
第十四章 意义未明的特发性血细胞减少与免疫相关性
　　　　　全血细胞减少症……………………………… 604

第一部分

白血病

第一章 白血病概论

第一节 白血病的来源和历史

一、白血病的历史

人们首次描述白血病迄今已经有 155 年了。首先有苏格兰的 Bennet 和德国的 Virchow 于 1845 年同时报道的两例患者的临床表现为进行性乏力、出血、白细胞增多、巨脾，当时诊断为白细胞增多症。1846 年 Fuller 首先诊断了 1 例白血病。美国于 1852 年首先报道了第一例白血病。我国协和医院邓家栋教授 1937 首先报道了我国第一例嗜酸细胞白血病。1877 年由于血液涂片标本的临床应用，使形态学检查成为诊断白血病的主要方法。组织化学的开展使白血病的分类得到了进步。当时主要分类为脾性白血病和淋巴细胞性白血病两种。1889 年 Ebstein 首先报道急性白血病。1900 年 Neumam 首先定义了急性白血病分为髓细胞性和淋巴细胞性两种。1960 年由于造血干细胞和染色体研究的进展，人们发现白血病是由于白血病干细胞所致的疾病，将它称为血液系恶性肿瘤性疾病。

二、白血病干细胞来源

白血病是一种异质性疾病，1920 年造血发生从一元论发展为多元论产生了多种造血学说。1961 年 Mc Calloch 和 James 同时发现了小鼠集落形成单位（CFU-S），证实造血干细胞来源于一个多能造血干细胞，开创了造血干细胞发生的新纪元，1996 年又发现了白血病干细胞（CFU-L），证明了白血病来源于白血病细胞克隆。急性早幼粒细胞白血病（APL）的发病机制是早幼粒细胞分化凋亡停止,而且必须为两种基因突变而发病(mixed lineage leukemia)的二次轰击学说。同时也证明了慢性粒细胞白血病(CML)、慢性骨髓增殖性疾病(chronic myeloproliferative disorders, CMPD)也是多能造血干细胞突变所致。所以证实了人白血病干细胞(LSC)的存在。

(一)针对白血病干细胞的靶向治疗

通过细胞培养和动物白血病模型的基因学研究已经发现了多种白血病致病基因,由而形成了针对白血病干细胞为靶向治疗的新的基因及基因产物的药物。

2001年美国学者通过胚胎及孪生兄弟姐妹及细胞培养的方法证实了人白血病干细胞(LSC)的存在,并成功地分离出急性髓细胞白血病(AML)和慢性髓细胞白血病(CML)的恶性克隆干细胞。这些研究表明LSC在造血中也有一系列的组织等级,小部分LSC有自我更新的功能,大部分LSC细胞群处于静止期,所以化疗对大部分LSC无作用,这也是影响白血病的治疗疗效的主要原因。

关于LSC起源一般认为是来自多能造血干细胞(HSC)或祖细胞,这些LSC一般在干细胞水平或祖细胞水平发生基因突变而影响细胞的生存、凋亡和分化,由此导致细胞的恶性增殖而发生白血病。

1. 针对LSC的靶向治疗

由于分子生物学研究进展,应用免疫细胞反应表达发现AML的LSC恶性细胞群$CD34^+$、$CD38^-$、$CD71^-$、$HLA-DR^-$、$CD90^-$、$CD117^-$、$CD123^+$。但只有针对CD90、CD117、CD123这三种分化抗原的单克隆抗体进行的靶向治疗。另外发现AML的LSC上调编码1RF-1和DAP激酶的基因,所以根据LSC特殊分子生物学特点定出分子靶向治疗。

2. 针对LSC表面分子的靶向治疗

现已上市的单克隆抗体药物如CD20、CD25、CD33均是根据细胞表面免疫表型作为靶点的肿瘤分子靶向治疗方法。抗CD33是治疗 AML 最有效的单克隆抗体，在 AML 中由于 CD33 可以高表达，而部分增殖的 LSC 也表达 CD33，所以 CD33 可针对 AML 的 LSC 表达进行抑制性治疗使 AML 得到缓解。2004 年美国学者又采用了细胞因子与细胞毒药物融合的方法来治疗 AML。特别应用 IL-3 融合到白喉毒素，可以针对 AML 的 LSC 靶点进行治疗取得了体外抑制的好效果。因此确定 LSC 细胞群的表面靶抗原是今后的治疗研究方向。

在 APL 主要是由于造血祖细胞向下分化过程中出现了分化凋亡障碍而导致。应用全反式维甲酸（ATRA）和三氧化二砷（ATO）的靶向治疗可使 APL 患者完全缓解（CR）。另外：ATRA 和 ATO 对 APL 的 LSC 也有诱导分化、凋亡作用，所以临床应用 ATRA 和 ATO 双诱导治疗可使 75％APL 获得临床治愈。

3. 靶向 LSC 特异分子的靶向治疗

2004 年全世界已经有 20 个实验室分析出了 LSC 的分子特点。各国学者均考虑针对某种特异的靶点诱导 LSC 凋亡，已设计出了 13 种针对 LSC 细胞群的分子药物。主要是抑制酪氨酸激酶（FLT3）的小分子抑制剂。

另外采用针对 LSC 的蛋白酶抑制剂可杀伤 LSC 细胞群。采用蛋白酶抑制剂＋蒽环类药物可抑制 LSC 的 NF-κB，可使 LSC 高敏感达到杀伤作用。蛋白酶抑制剂可以阻断 LSC 的生存传导信号而抑制 PI3 激酶的信号传导通路，从而抑制阻断 LSC 的增殖分化使白血病发展停止。

虽然对 LSC 的研究已取得了较多进展，白血病的治疗也有了新的飞跃，但是由于对 LSC 独特的生物学特点还不完全清楚，LSC 是怎样演变和转化为白血病的机制还有很多的谜，所以必须开展对 LSC 的分子生物学机制的深入细致研究，找出针对 LSC 特异性的药物治疗使白血病得到根本的治愈。

第二节 白血病的流行病学

一、白血病的发病率及死亡率

白血病的发病率和死亡率各国均不同。综述世界各国文献的报道，白血病的发病率大约为 3.2～9.8/10 万人口。其中北美、斯堪的那维亚半岛发病率为 6.7～9.8/10 万人口，发病率最高，东欧及西欧发病率为 3.6～6.6/10 万人口，亚洲及南美洲发病率为 2.4～5.1/10 万人口，为最低。IARC 公布了 37 个国家的年龄调整死亡率，男性的死亡率 2.5～8.0/10 万人口，以美国、加拿大、芬兰、丹麦及以色列居高，为 7.0～8.0/10 万人口，女性死亡率为 0.9～5.5/10 万人口。日本白血病死亡率男性为 3.8/10 万人口。日本女性为 2.7/10 万人口，明显低于男性。

各类型白血病的死亡率，美国：ALL1.7～7.0/10 万人口，AML2.6～7.6/10 万人口。日本：ALL1.2～4.1/10 万人口，AML1.7～4.2/10 万人口。男性白血病死亡率为 3.1～4.0/10 万人口，女性为 2.1～3.0/10 万人口。

白血病登记由世界卫生组织（WHO）、国际癌症研究中心（IARC）提倡的国际疾病分类法（ICD）进行。恶性肿瘤登记其中以 International Classification of Diseases for Oncology（ICD-O）为主。目前，我国白血病的分类为 FAB 和 2000 年 WHO 分类。

二、白血病的国际分类及各亚型发病率

1982 年 IARC 根据 14 个国家的白血病类型颁布了白血病各亚型的年发病率。急性淋巴细胞白血病（ALL）0.6～1.9/10 万人口，急性髓细胞白血病（AML）0.7～3.1/10 万人口，慢性髓细胞白血病（CML）0.7～2.3/10 万人口，慢性淋巴细胞白血病（CLL）0.1～3.1/10 万人口，多发性骨髓瘤（MM）0.1～2.8/10 万人口。美国东部和西部白血病小组统计 ALL 0.7～1.4/10 万人口，AML 1.4～4.2/10 万人口，CML 0.2～0.8/10 万人口，CLL

0.5~3.0/10万人口。英国总结了6个地区分别是 ALL 0.7~1.1/10万人口，AML 2.1~2.4/10万人口，CML 0.2~0.9/10万人口。日本2001年全国白血病研究中心报告，ALL 0.5~1.5/10万人口，AML 1.2~2.9/10万人口，CML 0.3~1.1/10万人口，CLL 0.1~0.8/10万人口。

WHO（2000年）造血组织、淋巴组织肿瘤新分型：1995年美国血液病理学会和欧洲血液病理学协会联合为世界卫生组织（WHO）进行血液系统肿瘤分类，经过近5年的更新，（WHO）根据细胞系来源确定肿瘤为四大类型，即髓细胞系、淋巴细胞系、组织细胞系和肥大细胞系肿瘤。在每一个肿瘤类型中根据细胞形态、免疫表型、遗传系及基因系和临床表现确定各不同类型。

表1-1 WHO髓系肿瘤分类方案

骨髓增生性疾病（MPD）
　　慢性粒细胞白血病：Ph[t(9;22)(q34;q11).bcr/abl$^+$]
　　慢性中性粒细胞白血病
　　慢性嗜酸性粒细胞白血病/高嗜酸性粒细胞综合征
　　慢性特发性骨髓纤维化
　　真性红细胞增多症
　　原发性血小板增多症
　　骨髓增殖性疾病不能分类
骨髓增生异常/骨髓增殖性疾病（MDS/MPD）
　　慢性粒单细胞白血病（CMML）
　　非典型慢性髓系白血病（aCML）
　　幼稚型粒单细胞白血病（JMML）
骨髓增生异常综合征（MDS）
　　难治性贫血
　　伴有环状铁粒幼细胞（RARS）
　　不伴有环状铁粒幼细胞（RA）

续表 1-1

　　难治性血细胞减少伴有多系增生异常（RCMD）
　　难治性贫血伴有原始细胞过多（RAEB）
　　5q⁻综合征
　　不能分类的骨髓增生异常综合征
急性髓系白血病（AML）
　Ⅰ．AML 伴有重现性细胞遗传学易位
　　AML 伴有 t(8;21)(q22;q22)
　　AML1(CBFα)/ETO
　　APL[AML 伴有 t(15;17)(q22;q11-12)及其变异型，*PML/RARα*]
　　AML 伴有骨髓异常嗜酸性粒细胞增多
　　[inv(16)(p13;q22)或 t(16;16)(p13;q11).*CBFβ/MYH*11*X*]
　　AML 伴有 11q23（*MLL*）异常
　Ⅱ．AML 伴有多系增生异常
　　此前有 MDS
　　此前无 MDS
　Ⅲ．治疗相关性 AML 和 MDS
　　烷化剂相关性
　　表鬼白霉素相关性（有些可能是淋巴细胞性）
　Ⅳ．不能在其他方面分类的 AML（沿用 FAB 分类法）
　　M0
　　M1
　　M2
　　M3
　　M4
　　M5
　　M6
　　M7
　　急性嗜碱性粒细胞白血病
　　急性全髓增殖症伴有骨髓纤维化
　　急性双表型白血病

三、白血病的年龄性别分类

白血病可发生于各种年龄，各国年龄段的发病有所不同。在美国，ALL 年龄发病有两个高峰：<5 岁儿童 3.8/10 万人口，>70 岁老年人 3.7/10 万人口。西欧报道为<5 岁儿童 3.6/10 万人口，>70 岁老年人为 3.5/10 万人口。日本白血病分类组统计了 AML、ALL、CML，发现，>50 岁以上年龄发病率开始上升，>70 岁以上老年人发病率明显增高。<50 岁以下年龄白血病发病率男女无大差别，但>50 岁以上者，男性发病率较高。<5 岁儿童 ALL 明显增加，大约为 2.9/10 万人口。非洲黑人儿童<5 岁的 ALL 发病率与白人相同。CLL 发病高峰为>60 岁老年人。欧、美报道为 28.3/10 万人口。美国 ALL<30 岁以下者发病率为 0.8/10 万人口上，之后发病率上升，>70 岁以上年龄发病率可达 14.8/10 万人口。

性别分类，美国报道男女发病率之比，ALL 为 1.2~1.6：1，AML 为 1.3~2.4：1；CML 为 1.1~2.0：1。

四、白血病发病地区种族差异和时间分布

白血病的发病有着明显的地区种族差异。CLL 北美发病率最高，为 0.9~3.1/10 万人口，欧洲、大洋洲、非洲、以色列次之，为 0.1~2.7/10 万人口，南美和东亚最低，为 0.1~0.4/10 万人口；AML 在发达国家发病率较高，为 2~4/10 万人口，发展中国家发病率较低，为 0.2~0.7/10 万人口。CML 东南亚发病率较高，为 0.9~2.1/10 万人口，而欧美为 0.4~1.2/10 万人口。

不同种族白血病的发病率也不同。在美国 ALL 白人儿童发病率为 2~2.6/10 万人口，黑人儿童仅 0.7~1.0/10 万人口，AML 白人儿童为 0.5~0.6/10 万人口，而黑人儿童为 0.2~0.3/10 万人口。俄罗斯族白血病的发病率为 6.6/10 万人口，而吉尔吉斯族为 3.5/10 万人口，以色列犹太人发病率为 6.1/10 万人口，非犹太人为 5.3/10 万人口。美国分析了 60 年白血病发病率，40 年间 ALL、

CLL、CML无明显差异,1990年后50岁以上人口AML发病率增加。发病季节以冬季和春季白血病发病率较高,其他季节发病率较低。

五、我国白血病的发病率和死亡率

我国肿瘤防治办公室2002年根据IARC和IACR及欧洲癌症发病率(Cancer Incidence in Five Continents;CIFC)分类对中国哈尔滨、北京、天津、上海、武汉等五个地区进行了分析,白血病的发病率为2.1～6.9/10万人口,其中哈尔滨白血病发病率为最高。男性为6.9/10万人口,女性为5.1/10万人口,北京白血病发生率男性为5.7/10万人口,女性为3.2/10万人口,上海男性为4.9/10万人口,女性为4.0/10万人口。农村白血病发病率较城市人口低。白血病的死亡率,男性为2.8～4.8/10万人口,女性为1.4～2.6/10万人口。国家公布白血病的发病率为2.1～6.9/10万人口,平均为4.0/10万人口。白血病各亚型分布为AML 1.85/10万人口,其中M1:0.20/10万人口;M2a:0.47/10万人口;M2b:0.19/10万人口;M3:0.35/10万人口;M4:0.12/10万人口;M5:0.43/10万人口;M6:0.08/10万人口;M7:0.01/10万人口;ALL:0.69/10万人口;CML:0.36/10万人口;CLL:0.05/10万人口;其他特殊类型:0.3/10万人口。总体看,中国人各类型白血病发病以AML最多,其次为ALL和CML,CLL发病率最低。

参考文献

1. Bennett JH. Case of hypertrophy of the spleen and liver in which death took place from suppuration of the blood. Edinb Med Surg J, 1845, 64:413.
2. Virchow R. Weisses Blut und Milztumoren. Med Z, 1846, 15:157.
3. Fuller H. Particulars of a case in which enormous enlargement of the spleen and liver, together with dilatation of all vessels in the body were found

coincident with a peculiarly altered condition of the blood. Lancet, 1846, 2: 43.
4. 杨崇礼. 白血病流行病学和病因学. //邓家栋主编. 邓家栋临床血液学. 上海: 上海科学技术出版社, 2001: 945.
5. Neumann E. Ein fall von leukämie mit erkrankung des knochenmarkes. Arch Heilk, 1870, 11: 1.
6. Ebstein W. Ueber die acute leukämie und pseudoleukamie. Dtsch Arch Klin Med, 1889, 44: 343.
7. Neumann E. über myelogene Leukämie. Berl Klina Wochenschr, 1878, 15: 69.
8. McCulloch EA. Stem cells in normal and leukemic hemopoiesis (Henry Stratton Lecture, 1982). Blood, 1983, 62: 1-13.
9. Singh SK, Clarke ID, Terasaki M, et al. Identification of a cancer stem cell in human brain tumors. Cancer Res, 2003, 63: 5821-5828.
10. Linenberger ML. CD33-directed therapy with gemtuzumab ozogamicin in acute myeloid leukemia: progresses in understanding cytotoxicity and potential mechanisms of drug resistance. Leukemia, 2005, 19: 176-182.
11. Taussig DC, Pearce DJ, Simpson C. et al. Hematopoietic stem cells express multiple myeloid markers: implications for the origin and targeted therapy of acute myeloid leukemia. Blood, 2005.
12. Ma J, Xia GQ, Yang G, et al. Clinical observation of As_2O_3 safety in treatment of pediatric patients with acute promyelocytic leukemia (APL). Blood, 2002, 11: 722-723.
13. Virchow R. Zur pathologischen physiologic des Bluts: die bedeutung der milz - und lymph - drüsen - krank - heiten für die blutmischung (Leukemia). Virchows Arch, 1853, 5: 43.
14. Austin H, Zelell E, Cole P. Benzene and leukemia: a review of the literature and a risk assessment. Am J Epidemiol, 1988, 127: 419-422.
15. Rinsky RA, Smith AB, Homong R, et al. Benzene and leukemia: an epidemiologic risk assessment. N Engl J Med, 1987, 316: 1044-1048.
16. World Health Organization Classification of Tumours. Pathology and Genetics of Tumours of Haematopoietic and Lymphoid Tissues, 2001.
17. Tominaga S. Recent trends in cancer in Japan and the world. Jpn J Cancer

Chemother, 1995, 22: 1-3.
18. Vineis P. Incidence and time trends for lymphomas, leukemias and myelomas: hypothesis generation. Leuk Res, 1996, 20: 285-288.
19. 中国试点市、县恶性肿瘤的发病与死亡. 第二卷（1993-1997）. 中国医药科技出版社, 2002.

第三节 白血病的病因学

白血病的病因是临床医生和基础研究工作者长期以来不断在寻求解答的问题，而且至今尚未得到圆满的答案。然而这不是人类对白血病的病因一无所知，而是白血病的病因和发病机制非常复杂。尽管这一领域的研究已经取得了很大的进展，但白血病的病因仍未被完全了解。

目前普遍认为，绝大多数白血病是环境因素与细胞的遗传物质相互作用引起的。这里所说的环境因素主要是病毒感染、化学物质、电离辐射。流行病学调查和动物实验都支持环境因素是大多数白血病的病因这一观点。但同时需要强调的是，虽然环境因素是白血病发生的始动因素，但宿主自身因素（如遗传特性、年龄、性别、神经免疫调节和营养状况等）在肿瘤的发生和发展过程中起重要作用。越来越多的研究资料表明，白血病与其他肿瘤一样，是多种致病因素与基因相互作用的结果，而且环境因素在多种致病因素中占最为重要的地位。本章主要介绍上述三种环境因素及遗传因素与白血病发生的关系。

一、电离辐射

电离辐射是目前已被证实的两个可诱发白血病的环境因素之一。流行病学的调查结果表明，原子弹爆炸受害者，职业性照射及事故性放射损伤，均可升高白血病发生的频度。大量研究证实，在日本广岛和长崎原子弹爆炸的幸存者中，白血病的发病率在所有肿瘤中最高。爆炸后3年内，受到辐射的人群中开始出现白血病，并在以后5～10年中发病率达高峰。医源性照射也与白血病发病有密切相关性。研究表明，在良性或妇科恶性肿瘤放射治疗后，白血病可作为继发恶性肿瘤而发生。电磁场属非离子辐射，在生活中到处可见。70年代以后，人们注意到电磁场诱发白血病的可能性。辐射致癌的机制还不十分清楚。然而，目前普遍认为，使癌基因活化和肿瘤抑制基因失活可能是各种致癌因素作用的共同途径。碱基突变、染色体易位或基因扩增等DNA损伤均可导致癌基因的活化；染色体丢失或碱基突变引起肿瘤抑制基因失活。电离辐射可强烈诱发染色体丢失和易位，同时也可不同程度地诱发碱基突变，因此，对DNA的这些损伤作用可能是辐射致癌的机制所在。

二、化学因素

随着工业化的进程和环境污染的加重，化学因素诱发白血病在人类致癌因素中占主要地位。

1. 化学物质

（1）苯及其化合物

苯是一种具有高脂溶性天然产物，通过肺和皮肤进入体内，因而积聚在脂肪和脑组织内。经常接触苯的职业包括石油化工、橡胶制造、农药生产等。苯和其相关化合物是诱发白血病的主要环境因素。国内外大量研究表明，由苯诱发的白血病绝大多数是ALL，少数为CML或CLL。每天高剂量地吸入苯（超过10 ppm）AML的发生率明显升高，而且苯剂量和吸入时间与AML的发生呈线性关系。

（2）吸烟

过去人们公认吸烟与肺癌的发生有关，而与白血病的发生无关。然而，越来越多的流行病学调查表明，吸烟人群中患白血病尤其是AML的风险增加。而且，随着吸烟的时间和数量的增加，患白血病的危险也随之增加。吸烟影响白血病的发生的机制尚不清楚，但香烟中含有苯，还有如放射性物质、亚硝胺、氨基甲酸酯和苯乙烯等。这些物质都是致癌物，与白血病的发生有密切的关系。

2. 化学药物

某些治疗药物特别是化疗药物也可引起白血病，称为继发性白血病（secondary leukemia），也称为治疗相关性白血病（therapy-related leukemia，TRL）。TRL 的日益增加及预后不佳，已成为临床工作者近年来尤为关注的问题。TRL 可分为两类，一类主要由烷化剂引起。另一类主要由拓扑异构酶 II 抑制剂（topoisomerase II inhibitors）引起。

（1）烷化剂

烷化剂是最早用于治疗恶性肿瘤的化疗药物，是目前实体瘤联合化疗方案及高剂量化疗联合干细胞移植等治疗方案的主要组成部分。这类药物包括如马法兰、环磷酰胺、白消安和瘤可宁等。它们所诱发的继发癌主要为 AML 和 MDS，并于治疗霍奇金病、多发性骨髓瘤及卵巢、乳腺和其他癌症若干年内发病。

（2）拓扑异构酶 II 抑制剂

这类药物包括蒽环类抗生素、柔红霉素、阿霉素和表柔比星（表阿霉素），蒽二酮米托蒽醌，乙双吗啉（Bimolane）以及表鬼臼乙毒素（Epipodophyllotoxins），是治疗实体瘤和一些免疫性疾病的常用药。拓扑异构酶 II 抑制剂诱发白血病的机制尚不清楚，但最近 Mistry 等人对米托蒽醌治疗乳腺和喉癌诱发继发性 APL 的基因组断裂点区域的检测结果表明，在米托蒽醌诱导的 APL 中，拓扑异构酶 II 介导的 DNA 断裂，参与了染色体断裂点相互平衡易位。最近的研究表明其他拓扑异构酶 II 抑制剂也具有相同的诱导白血病的作用。

三、病毒因素

病毒在白血病的病因学研究中有着十分重要的地位。病毒与白血病关系的研究发现，不但对白血病病因学有很大的贡献，而且为现代分子生物学的重要发展奠定了基础。

1908 年 Ellerman 和 Bang 发现自发性鸡白血病的无细胞滤液能感染鸡并引起白血病。1951 年 Gross 分离到小鼠白血病病毒，并陆续报道病毒引起大鼠、豚鼠、猫、狗和猴的白血病。实验证明白血病病毒可垂直传播，从亲代传给子代，也可水平传播。

动物白血病病因和实验方法的建立为人类白血病病因的研究提供了依据和试验技术，有力促进了对人类白血病病毒的探索。Miyoshi等将一例男性成人T细胞白血病（ATL）患者外周血与脐血细胞共同培养，建立了MF-1细胞株。1979年Hinuma在该细胞株中发现新的C型病毒，称其为成人T细胞白血病病毒（ATLV）。1980年，美国国立癌症研究所Gallo等也报告从蕈样真菌病患者的淋巴结和外周血建立了HUT102和CTCL-3细胞株，后来又从皮肤型T细胞白血病患者的外周血建立了CTC-2细胞株。从这些细胞株中分离到病毒，并称为人类T细胞白血病病毒（HTLV）。由于病毒RNA和主要的核心蛋白（p24，p19）相似，所以称这些人类T细胞白血病病毒为HTLV-I。血清流行病学调查表明，日本一些地区HTLV-I流行，成人T细胞淋巴白血病抗体阳性率超过95%。

四、遗传因素

流行病学研究表明，不同种族白血病的发病情况有所差异；有某些遗传性疾病的儿童，如先天愚型（Down综合征），先天性再障（Fanconi综合征），先天性血管扩张性红斑病（Bloom综合征）等白血病的发病率比正常人群高出好多倍，这些均提示白血病的发生与某些遗传因素有关。与白血病发生相关的遗传性疾病见表1-1。

表 1-1 与白血病发生相关的遗传性疾病

	遗传方式	染色体定位	基因
染色体三体型			
Down 综合征	散发	21q	AML1?
8 号染色体三体嵌合	散发	8	
DNA 修复缺陷			
Bloom 综合征	AR	15q26.1	BLM
共济失调毛细血管扩张症	AR	11q22-23	ATM
Nijmegen/Berlin 断裂综合征	AR	8q21	
Fanconi 贫血	AR	9q22.3	FACC
		16q24.3	FAA
肿瘤抑制基因综合征			
神经纤维瘤病	AD	17q11.2	Nf1
Li Fraumeni 综合征	AD	17q13.1	p53
免疫缺陷综合征			
Wiskott-Aldrich 综合征	XLR	Xp11.23	WASP
Bruton 无丙种球蛋白血症	XLR	Xq21.3	BTK

续表 1-1

	遗传方式	染色体定位	基因
其他			
Schwachman-Bodian 胰腺脂肪瘤病	AR	t(6;12)?	
Kostmann 婴儿粒细胞缺乏症	AR	1p35	
Blackfan-Diamond 综合征	AD, AR		
纯家族性白血病			
7号染色体单体儿童 MDS	AR	inv1p?	
MDS 和/或 AML（多种亚型）	AD		
AML M5	AD 伴早显遗传		
AML M6	AD 伴早显遗传		
CLL	AD 伴早显遗传,? AR		
ALL	AR,? AD 伴早显遗传		
CML	AD 伴早显遗传		
多型白血病	AD,? 伴早显遗传,? XLR		
骨髓增生性疾病	AD 伴早显遗传		
淋巴瘤			

参考文献

1. Nisse C, Fenaux P. Hemopathies malignes. //Pairon JC, Brochard P, le Bourgeois JP, Ruffie P, et al. Les Cancers Professionnels. Paris: Margaux Orange, 2000: 497-535.
2. United Nations Scientific Committee on the Effects on Atomic Radiation (UNSCEAR) (2000). Sources and effects of ionizing radiation. United Nations.
3. Weiss HA, Darby SC, Doll R. Cancer mortality following X-ray treatment for ankylosing spondylitis. Int J Cancer, 1994, 59: 327-338.
4. Wong O. Risk of acute myeloid leukaemia and multiple myeloma in workers exposed to benzene. Occup Environ Med, 1995, 52: 380-384.
5. Hayes RB, Yin SN, Dosemeci M, et al. Benzene and the dose-related incidence of hematologic neoplasmas in China. Chinese Academy of Preventive Medicine-National Cancer Institute Benzene Study Group. J Natl Cancer Inst, 1997, 89: 1065-1071.
6. Brownson RC, Novotny TE, Perry MC. Cigarette smoking and adult leukemia: a meta-analysis. Arch Intern Med, 1993, 153: 469-475.
7. Kane EV, Roman E, Cartwright R, et al. Tobacco and the risk of acute leukaemia in adults. Br J Cancer, 1999, 81: 1228-1233.
8. Pasqualetti P, Festuccia V, Acitelli P, et al. Tobacco smoking and risk of haematological malignancies in adults: a case-control study. Br J Haematol, 1997, 97: 659-662.
9. Pedersen-Bjergaard J, Rowley JD. The balanced and the unbalanced chromosome aberrations of acute myeloid leukemia may develop in different ways and may contribute differently to malignant transformation. Blood, 1994, 83: 2780-2786.
10. Pedersen-Bjergaard J. Insights into leukemogenesis from therapy-related leukemia. N Engl J Med, 2005, 352: 15-16.

第四节 白血病的细胞生物学

一、细胞增殖

所有的生命活动都是以细胞为基础的。生命的基本特征之一是细胞增殖，即细胞数量的倍增。白血病细胞生物学的研究，在过去的二十多年里取得了巨大进展。人们认识到，白血病的发生是多因素、多基因、多步骤、多阶段的非常复杂的生物学现象。白血病细胞的特征是，它们逃逸了正常细胞增殖的调控体系，而进行自主地无限生长。

随着近年来的研究不断深入，人们对白血病的认识亦日趋完善。白血病细胞起源于白血病干细胞，白血病发生的过程与细胞增殖、细胞分化、细胞凋亡等正常生命活动息息相关，密不可分。而且，随着白血病研究的不断深入，人们对生命现象的本质有了更全面、更丰富的认识。

一般而言，正常细胞增殖需要细胞外因子的信号刺激，如各种生长因子，激素等。但是，大多数细胞生长因子并不直接进入细胞内（少数脂溶性的除外，如性激素），这些刺激细胞增殖的信号从细胞膜外传递到细胞核内，要通过细胞内的网络系统。信号从细胞膜传递到细胞核的这一过程，一般称之为信号传导（signal transduction）。而位于网络中的不同路径称之为传导途径。近年来，人们对参与造血细胞的增殖、活化、分化及生存的受体，受体介导的分子及其信号传导途径有了更深入的了解。信号传导领域的研究不仅是近年来白血病研究的热点，在整个生命科学研究中也占据极其重要的地位。

细胞生长的信号传导途径极其复杂，这些传导途径不仅立体多维和相互交融，而且相互影响。既具有特异性，又相互交叉，相互作用；既具有千姿百态的多样性，又在某一层次相互汇合、交融，具有共享性。但人们为研究方便，极其简单地将细胞信号传导的主要途径分隔式地描述。

常见的信号传导途径有以下几种：

1. PI3K/PTEN/Akt 传导途径

磷脂酰肌-3-激酶（PI3K）与蛋白激酶 B（Akt）是促进抗细胞作用的重要因子，其过量产生可抑制细胞的凋亡，该过程可能与细胞的转化和白血病的发生有关。抑癌基因 PTEN 则通过拮抗 PI3K 对 PIP3 磷酸化而下调 PI3K/Akt 通路的活性，从而控制细胞的分裂、增殖与细胞周期。

2. RAS/MAPK 途径

是目前研究最清楚的酪氨酸激酶受体引发的信号传导途径。大约30%的人类肿瘤与 Ras 基因的突变有关，同样在白血病、淋巴瘤及骨髓瘤中也均有 Ras 基因的突变激活，Ras 蛋白表达水平增高。FTI 以法尼基转移酶为作用靶点，抑制修饰酶的作用，从而抑制 Ras 突变性肿瘤及一些 Ras 上游某种蛋白（如 Tyr 蛋白激酶受体）过度表达的肿瘤，达到治疗肿瘤的目的，且在抑制肿瘤的同时对正常细胞无明显毒性。

3. JAK-STAT 途径

是当前细胞因子研究领域的热点，许多细胞因子和多数造血生长因子均通过此途径完成细胞信号传导过程，它还是多种炎症介质的重要信号交汇（cross-talk）和调控系统之一。

4. TGF-β 信号传导途径

TGF-β 对造血干细胞作用主要是通过降低其细胞周期进程，TGF-β 对细胞周期的作用是由位于细胞核内的 Smad2-Smad4 介导的，并且是由其复合物在核内的定位决定的。由于生长因子诱导的 MAPK 导致在 Smad2 连接区域的几个位点的磷酸化，使细胞质内的 Smad 多于细胞核含量，导致 TGF-β 对细胞周期的抑制作用下降。

5. NF-κB 途径

NF-κB 参与调控编码炎性分子基因的转录，多种炎性刺激如细菌脂多糖、病毒都可激活 NF-κB，活化的 NF-κB 调控趋化因子、黏附分子的转录，吸引炎性细胞到达炎症部位。此外，NFκB与细胞存活及凋亡密切相关，肿瘤细胞NF-κB的活化是其抗药性产生的机制之一，如细胞因子TNF-α的转录受NF-κB的调控，它又以自分泌或旁分泌的方式作用于细胞激活NF-κB。

二、细胞分化

细胞分化（cell differentiation）是指同一来源的细胞通过细胞分裂产生结构和功能上有稳定性差异的子代细胞的过程。细胞分化是一种相对稳定而持久的过程，并可将遗传特性遗传给后代细胞，从而导致个体发育的不可逆性。但在某些特定条件下，使具有增殖分裂能力的细胞处于有利于分化逆转的特定环境中，细胞分化又是可逆的。在诱导分化因素的作用下，可使高度分化的细胞通过重新分裂，回复到胚胎细胞状态，这种现象被称为去分化（dedifferentiation），又称逆转。

细胞增殖是所有生命活动的基础。细胞分化则是进化过程中的必然产物，是多细胞生物生命活动的基础。细胞分化一般是指在个体发育中，原始多潜能细胞向具有特殊功能的终末细胞逐渐成熟的过程。细胞增殖只能增加细胞的数量。唯有通过细胞分化，才可能产生不同种类的细胞，从而在形态、代谢、行为和功能上能够各尽所能，形成各种组织、器官乃至系统，最终由一个受精卵形成一个完整的和系统的生物个体。所以，细胞分化是个体发育过程中组织和器官形成的基础。

白血病细胞的基本特征之一就是细胞的分化异常。随着白血病细胞逃逸正常增殖的调控，而无限生长的同时，往往也就失去了正常分化的能力。随着细胞分化的生物学本质及调控机制，以及肿瘤发生与细胞分化的关系逐渐被人们所认识，"细胞一旦成为癌细胞，永远是癌细胞"的观点已经有了根本性改变。既然肿瘤细胞大多是去分化的能力而无限增殖，而细胞进入分化程序后就失去增殖的潜能。那么，诱导肿瘤细胞重新分化，促使其停止生长的"诱导分化"治疗之设想应运而生，并在临床治疗中得以实施。

目前已经确定，在体外细胞水平，可诱导细胞分化的化合物主要有：维生素甲类化合物，环核苷酸衍生物，二甲基亚砜等极性化合物，佛波酯类等促癌剂，维生素丁类化合物，某些抗肿瘤药物（如阿糖胞苷、甲氨蝶呤等），以及干扰素等其他一些分化诱导剂。诱导剂主要是诱导肿瘤细胞分化基因重新启动，而使恶性的癌基因受到抑制或灭活。近来发现，抑癌基因也有诱导肿瘤细胞分化的功能。可表现为细胞生长抑制，具有特异的形态特征，产生特异的糖蛋白、酶及分泌物，出现一些正常细胞的生理功能等。有一部分人和动物的白血病细胞株可用来作诱导分化试验，最常用的是早幼粒白血病细胞株 HL-60，经一定剂量分化诱导剂作用一定时间，可出现分化表型，由早幼粒细胞分化为中幼粒、晚幼粒、杆状核细胞或分叶核细胞。

在临床治疗上影响最大，且最为成功的首推全反式维甲酸（ATRA）治疗急性早幼粒细胞白血病（APL）。而且，维甲酸在肿瘤化学预防方面也有重要作用。APL 细胞遗传学的典型特征是染色体 15 与 17 的相互易位，t（15；17）（q22；q11-21），而其分子机制是位于 17q21 的 RARA 基因与 15q22 的 PML 基因相互融合。由于 RARA 基因突变与 APL 发生直接相关，所以应用全反式维甲酸进行治疗能取得良好效果。

三、细胞周期

细胞增殖，即细胞数量倍增，是通过 DNA 复制和有丝分裂来完成的，细胞增殖具有明显的周期性即细胞周期。一个母细胞经过复制，然后分裂成为两个完全相同的子细胞，通常经历四个时期。其中有两个功能期：S 期（DNA 合成期）和 M 期（分裂期）；以及两个准备期：G1 期（间期 1）和 G2 期（间期 2）。普遍被人们所接受的周期顺序是 G1→S→G2→M。完成分裂期的子细胞，如果继续进行分裂，则再次进入 G1→S→G2→M 的周期。这一周期性的细胞分裂活动一般称之为细胞分裂周期或细胞周期。

细胞周期的发现是 20 世纪 70 年代细胞学的重大发现，是细胞生物学发展的重要里程碑之一。同时，它为 70 年代兴起、90 年代蓬勃展开的细胞周期调控的分子机制研究奠定了良好的基础。通过对细胞周期的研究，人们不仅由表及里地认识了细胞生命世界的奥秘、揭示细胞分裂、增殖的本质和规律，而且使得人们对肿瘤发生的认识更加丰富、更加深入。同时，为临床治疗肿瘤提供了充分的理论依据。

不论低等单细胞真核生物（如酵母）或高等哺乳动物，细胞周期都是具有共同的特点：

1. 周期性

凡是细胞分裂，均按照 G1→S→G2→M 的顺序，周而复始。

2. 保守性

经过漫长的生物进化，从酵母细胞到高等哺乳动物细胞，细胞周期的基本调控机制沿袭不变，充分说明细胞周期调控机制对维持生命活动的重要性。

3. 精确性和守时性

尽管不同的细胞在各个时相的时间略为不同，但所有细胞都是在极严格和精确的调控机制下进入细胞周期，完成细胞分裂活动。肿瘤之所以发生，就在于细胞周期调控出现障碍，细胞失去控制而自主地不断分裂、繁殖，从而由正常细胞最终演变成肿瘤细胞。细胞周期领域的研究和细胞信号传导领域一样，都将是 21 世纪生命科学研究的热点和重点。

细胞周期调控系统主要由两大类蛋白家族组成。一类是细胞周期素（cyclin），另一类是与 cyclin 结合并激活底物蛋白磷酸化的 cyclin 依赖性激酶（CDKs）。cyclin/CDK 复合物对细胞周期的运行、停滞、退出、再进入等进行精细的调控。这些调节主要包括 cyclin 的合成和降解；cyclin/CDK 复合物的形成；CDK 的活化以及 cyclin/CDK 复合物的活化等。此外，抑癌基因（tumor suppressor gene）、组蛋白去乙酰基转移酶（histonedeacetylase，HDAC）和蛋白酶体等均在细胞周期的调节中发挥重要作用。

细胞周期的发现不仅具有重大的理论意义，而且对白血病的治疗也具有十分重要的临床意义。不同类型的白血病细胞增殖速度不同，而且处于细胞周期不同时相的白血病细胞对于临床所用化疗药物和放射线的敏感程度不同。尤其值得注意的是，处于 G_0 期的白血病细胞对于各类化疗药物均不敏感，化疗药物通常只对进入细胞周期的白血病细胞起作用，而对 G_0 期的白血病细胞无作用。所以，如何促使白血病细胞从 G_0 期细胞进入细胞周期，对白血病的治疗非常重要。

四、细胞凋亡

细胞凋亡是正常机体细胞在受到生理和病理性刺激后，在基因的调控下，主动结束生命的死亡过程，又称之为自杀。凋亡又称程序性细胞死亡（programmed cell death，PCD）。

细胞凋亡和细胞增殖都是生命的基本现象，是维持体内细胞数量动态平衡的基本措施。在胚胎发育阶段通过细胞凋亡清除多余的和已完成使命的细胞，保证了胚胎的正常发育；在成年阶段通过细胞凋亡清除衰老和病变的细胞，保证了机体的健康。和细胞增殖一样，细胞凋亡也是受基因调控的精确过程。随着对凋亡研究的深入，人们不但从形态学，而且从生物化学和分子生物学水平认识了凋亡；人们不但了解了其在正常组织分化、器官发育、机体稳态的维持中的作用，而且了解其在病理条件下，如肿瘤、自身免疫性疾病、病毒感染和神经退化性疾病等中的作用。

光镜下，典型的凋亡细胞体积缩小，并与邻近的细胞分开，故周围有一圈透亮区，胞浆嗜酸性增强，核染色质呈不规则半月形或核固缩。如核消失，胞浆浓缩可形成嗜酸性小体。在组织中常见细胞凋亡形成的凋亡小体，呈圆形或卵圆形，大小不一，由强嗜酸性的胞质或深染的核碎片组成。凋亡小体周围有明显的淡染晕环。透射电镜下，凋亡的细胞皱缩，体积缩小。细胞连接和膜结构消失，细胞器密集，核染色质凝集于核膜下，呈半月形或环形。继而，核碎裂成小片状，细胞膜起泡或出芽向外突起，细胞膜内陷将细胞分割形成大小不等的有膜包裹的圆形小体，称为凋亡小体（apoptotic body）。凋亡小体是由细胞膜包裹，内含浓缩的胞质、细胞器和核碎片的圆形小体。凋亡小体最终被巨噬细胞或邻近的细胞吞噬。

凋亡细胞具有与坏死细胞不同的形态变化。凋亡的发生既可在生理条件下，也可在病理条件下。有研究表明，凋亡小体形成后，由于细胞膜表面露出单糖，膜内侧磷脂酰丝氨酸外翻，有利于巨噬细胞的识别和吞噬。由于凋亡过程中，没有细胞膜和溶酶体的破裂，细胞内容物不外流，故不引起炎症反应。凋亡常发生于单个细胞，在组织中呈单个散在分布。而坏死则发生在病理条件下，如缺血、缺氧、物理、化学及生物病原体等造成细胞的病理性死亡，又称他杀或意外事故性细胞死亡。细胞坏死的表现与凋亡完全不同，细胞坏死表现为细胞通透性增加，细胞肿胀、体积增大，内质网、线粒体扩张和肿胀。核染色质浓缩成块，可见核固缩、碎裂和溶解。细胞内容物破裂并流入细胞间隙，引起炎症反应。细胞坏死不受基因控制，常常累及大片细胞。

细胞凋亡的一个显著特点是细胞染色体的 DNA 降解，这是一个较普遍的现象。这种降解非常特异并有规律，所产生的不同长度的 DNA 片段约为 180～200 bp 的整倍数，而这正好是缠绕组蛋白寡聚体的长度，提示染色体 DNA 恰好是在核小体与核小体的连接部位被切断，产生不同长度的寡聚核小体片段，实验证明，这种 DNA 的有控降解是一种内源性核酸内切酶作用的结果，该酶在核小体连接部位切断染色体 DNA，这种降解表现在琼脂糖凝胶电泳中就呈现特异的梯状 Ladder 图谱，而坏死呈弥漫的连续图谱。

细胞凋亡发生的过程和机制相当复杂，目前尚未完全阐明。细胞凋亡的途径主要有两条，一条是通过胞外信号激活细胞内的凋亡酶 caspase、一条是通过线粒体释放凋亡酶激活因子激活 caspase。这些活化的 caspase 可将细胞内的重要蛋白降解，引起细胞凋亡。虽然一般认为这两种途径是不同的，但实际上两者之间存在着广泛的联系（cross－talk）。

（马 军 邱 林 刘 宇 罗晓慧 陈立君）

参考文献

1. Segrelles C, Moral M, Paramio JM, et al. Molecular determinants of Akt-induced keratinocyte transformation. Oncogene, 2006, 25: 1174-1185.
2. Oki E, Baba H, Maehara Y, et al. Akt phosphorylation associates with LOH of PTEN and leads to chemoresistance for gastric cancer. Int J Cancer, 2005, 117: 376-380.
3. Zainuddin N, Jaafar H, Isa MN, Abdullah JM. Presence of allelic loss and PTEN mutations in malignant gliomas from Malay patients. Med J Malaysia, 2004, 59: 468-479.
4. Liu L, Dudler T, Gelb MH. Purification of a protein palmitoyltransferase that acts on H-Ras protein and on a C-terminal N-Ras peptide. J Biol Chem, 1996, 271: 23269-23276.
5. Lin HK, Bergmann S, Pandolfi PP. Cytoplasmic PML function in TGF-beta signalling. Nature, 2004, 431: 205-211.
6. Wang CY, Mayo MW, Korneluk RG, et al. NF-κB antiapoptosis: induction of TRAF1 and TRAF2 and c-IAP1 and c-IAP2 to suppress caspase-8 activation. Science, 1998, 281: 1680-1683.
7. Taranger CK, Noer A, Collas P, et al. Induction of dedifferentiation, genomewide transcriptional programming, and epigenetic reprogramming by extracts of carcinoma and embryonic stem cells. Mol Biol Cell, 2005, 16: 5719-5735.
8. Honma Y. Cotylenin A. A plant growth regulator as a differentiation-inducing agent against myeloid leukemia. Leuk Lymphoma, 2002, 43: 1169-1178.
9. Wang Z, Sun G, Chen Z, et al. Differentiation therapy for acute promyelocytic leukemia with all-trans retinoic acid: 10-year experience of its clinical application. Chin Med J (Engl), 1999, 112: 963-967.

第五节 白血病的实验诊断

白血病的细胞学检验

一、红细胞检验

（一）红细胞（RBC）计数意义

红细胞增多见于：

1. 血液中红细胞绝对值增多，见于真性红细胞增多症。
2. 机体长期缺氧，如高原红细胞增多症，慢性肺脏疾病，包括阿耶萨综合征（Ayerza'syndrome），先天性心脏病等引起继发性红细胞增多。
3. 能除外大量出汗，严重呕吐，腹泻，休克引起相对性红细胞增多。

红细胞减少见于各种原因引起的贫血，如骨髓造血功能障碍，造血原料缺乏，红细胞破坏过多、过早等。

（二）血红蛋白（Hb）测定意义

其增减的意义大致与红细胞增减相似，但在各种不同类型贫血时，红细胞数与血红蛋白量的减低不一定呈平行关系。如小细胞性贫血时，血红蛋白含量比红细胞数减少更为明显；在大细胞性贫血时，则红细胞减少的程度较血红蛋白减少更为严重。

正常参考值：

表1-2 血红蛋白及红细胞数正常参考值一览表

	血红蛋白（g/L）	红细胞数（$\times 10^{12}$/L）
成人男性	120～165	4.0～5.5
成人女性	110～150	3.5～5.0
新生儿	170～200	6.0～7.0

(三) 红细胞形态学检查

红细胞大小异常包括：

1. 小红细胞，直径小于 6μm，厚度薄，常见于缺铁性贫血。

2. 大红细胞，直径大于 10μm，体积大，常见于维生素 B_{12} 或叶酸缺乏引起的巨幼细胞性贫血。

3. 红细胞大小不均，大小相差 1 倍以上，常见于各种增生性贫血，但不见于再生障碍性贫血。

红细胞形态异常包括：

1. 球形红细胞，直径缩小，厚度增加，常见于遗传性球形红细胞增多症、自身免疫性溶血性贫血。

2. 椭圆形红细胞，长径增大，横径缩小，呈椭圆形，见于遗传性椭圆形红细胞增多症，也可见于巨幼细胞性贫血。

3. 镰形红细胞，如镰刀形、柳叶状等，主要见于镰形红细胞性贫血。

4. 靶形红细胞，呈靶形，主要见于珠蛋白生成障碍性贫血、脾切除术后等。

5. 红细胞缗钱状形成，呈平行钱串状排列，见于骨髓瘤、高纤维蛋白原血症等。

红细胞染色异常，红细胞染色深浅反映着血红蛋白含量，包括：

1. 低色素性，红细胞内含血红蛋白减少，见于缺铁性贫血及其他低色素性贫血。

2. 高色素性，红细胞内含血红蛋白较多，多见于巨幼细胞性贫血。

3. 嗜多色性，是未完全成熟的红细胞，呈灰蓝色，体积稍大，见于骨髓造红细胞功能旺盛的增生性贫血。

红细胞结构异常包括：

1. 嗜碱性点彩，见于硝基苯、苯胺等中毒及溶血性贫血、恶性肿瘤等。

2. 卡波 (Cabot) 环，可能是幼红细胞核膜的残余物，见于溶血性贫血、某些增生性贫血。

3. 豪-周（Howell-Jolly）小体，可能是细胞核的残余物，见于巨幼细胞性贫血、溶血性贫血及脾切除术后。

二、白细胞检验

（一）白细胞（WBC）计数意义

白细胞增多见于：

1. 急性感染：包括化脓菌感染、杆菌感染等，病毒感染引起传染性单核细胞增多症、乙型病毒性脑炎等，寄生虫感染引起急性血吸虫病等，重度感染时可引起白细胞总数显著增高并可出现明显核左移。

2. 严重烧伤、较大手术后、心肌梗死等引起的组织损伤、坏死。

3. 数量极度增高时，见于恶性肿瘤、白血病，类白血病反应，尤其是慢性白血病。

4. 见于急性失血，尤其是内脏破裂等引起的内出血。

5. 见于急性化学药物有机磷中毒，也见于糖尿病酮症酸中毒、尿毒症等引起的代谢性酸中毒。

白细胞总数减少见于：

1. 革兰阴性杆菌感染，如伤寒、副伤寒沙门菌感染；病毒感染，如流感、病毒性肝炎；寄生虫感染，如疟疾等。

2. 某些血液病，如再生障碍性贫血、粒细胞缺乏症、白细胞减少症等。

3. 自身免疫性疾病，如系统性红斑狼疮，免疫抗体导致的白细胞减少。

4. 理化损伤及药物反应，如苯及其衍生物引起的放射线损伤、化学品中毒，抗癌药等引起的各种反应。

5. 其他，如肝硬化、脾功能亢进等。

（二）白细胞分类（DC）的意义

中性粒细胞（N）总数的增多或减少的临床意义与白细胞

相似。

1. 嗜酸性粒细胞（E）增多见于

（1）过敏性变态反应，如药物性皮疹、支气管哮喘、血清病等。

（2）寄生虫病，如肝吸虫病、蛔虫病等。

（3）某些皮肤病，如湿疹、天疱疮、剥脱性皮炎等。

（4）急性传染病恢复时，一般常在起病时细胞数减少，当开始恢复时可呈现增多，提示病情好转。

（5）某些血液病及恶性肿瘤，如慢性粒细胞白血病、嗜酸性粒细胞白血病等。

2. 嗜酸性粒细胞减少见于

（1）当肾上腺皮质功能亢进或应用肾上腺皮质激素治疗时。

（2）急性发热性传染病，尤其在伤寒、副伤寒、严重烧伤、大手术后。

3. 嗜碱性粒细胞 增多见于

（1）某些血液病如慢性粒细胞白血病、红细胞增多症；

（2）脾切除术后、疫苗预防注射后等。

嗜碱性粒细胞减少一般无临床意义。

4. 淋巴细胞（L）增多见于

（1）某些感染，如病毒感染性疾病、细菌性感染（如结核病）的恢复期；

（2）某些血液病如再生障碍性贫血、粒细胞减少症可引起淋巴细胞相对性增多；急、慢性淋巴细胞白血病。

（3）初生婴儿、儿童的生理性增多；

（4）淋巴细胞减少大多是相对性减少，或见于长期接触放射线或应用肾上腺皮质激素治疗后。

5. 单核细胞（M）增多见于

（1）某些感染如结核病活动期，亚急性细菌性心内膜炎、疟疾等；

（2）某些血液病如高雪病、单核细胞白血病，且可出现原、幼单核细胞。单核细胞减少一般无特殊临床意义。

外周血白细胞正常参考值：

新生儿：$(17.227\pm7.391)\times10^9/L$

1～3岁：$(14.240\pm4.275)\times10^9/L$

4～5岁：$(8.150\pm1.995)\times10^9/L$

成人：$(4\sim10)\times10^9/L$；

白细胞分类计数：

中性粒细胞（N）：0.50～0.70（出生后2天～2岁 0.31～0.40）

嗜酸性粒细胞（E）：0.005～0.05 直接计数：$(50\sim300)\times10^6/L$

嗜碱性粒细胞（B）：0.0～0.01 直接计数：$(20\sim50)\times10^6/L$

淋巴细胞（L）：0.20～0.40 直接计数：$(1.684\pm0.404)\times10^9/L$

单核细胞（M）：0.01～0.08 直接计数：$(0.196\pm0.129)\times10^9/L$

未成熟细胞：0.03～0.10

（三）白细胞的常见形态变化

1. 中性粒细胞的核象变化包括

（1）核右移：主要见于营养性巨幼细胞性贫血、感染恢复期等。

（2）核左移：常见于感染，尤以急性化脓性感染最常见。

2. 中性粒细胞的形态异常包括

（1）中毒颗粒：常见于严重的化脓性感染、大面积烧伤等。

（2）空泡变性：常见于严重感染，特别是败血症，因粒细胞受损发生脂肪变性所致。

（3）核变性：临床意义同空泡变性。

（4）棒状小体：仅见于白血病细胞中，但在急性淋巴细胞白血病则不出现棒状小体。

3. 淋巴细胞形态变异根据形态特点分为3型

除Ⅰ型（单核细胞型）、Ⅱ型（浆细胞型）、Ⅲ型（幼淋巴细胞型）、Ⅳ型（原淋巴细胞型）外，尚可有呈浆细胞样或组织细胞样的异形淋巴细胞，见于：

(1) 病毒感染性疾病；

(2) 某些细菌性感染；

(3) 某些免疫性疾病、药物过敏等。

三、血小板检验

(一) 血小板计数意义

血小板减少见于：

(1) 血小板生成减少，如再生障碍性贫血、急性白血病、骨髓纤维化、放射线损伤；

(2) 血小板破坏过多，如免疫性血小板减少性紫癜、过敏性药物损伤；

(3) 血小板消耗过多，如弥散性血管内凝血、血栓性血小板减少性紫癜；

(4) 血小板分布异常，如脾肿大、输入大量血浆后血液受稀释等。

血小板增多见于：

(1) 急性大失血和溶血后可呈反应性增多；

(2) 骨髓增生病，如原发性血小板增多症、慢性粒细胞白血病、骨髓增殖性疾病等。

(二) 血小板形态检查

正常血小板呈圆形或椭圆形，直径 $2\sim4\mu m$，含嗜天青颗粒。功能正常的血小板多数个成簇聚集，若呈单个分散分布提示血小板功能不良。幼稚血小板体积大，胞质蓝色加深。当血小板异常增生时，呈大小不等，形态异常。

正常参考值：

多次化验检查血小板 $(100\sim300)\times10^9/L$

四、骨髓细胞学检验

（一）骨髓细胞学检验的临床应用
1. 诊断造血系统疾病。
2. 帮助诊断某些代谢障碍性疾病。
3. 诊断原发性和继发性转移瘤。
4. 诊断某些原虫性疾病。
5. 做干细胞培养及染色体检查，以辅助诊断某些类型血液病。

（二）涂片及染色

骨髓液的涂片与染色，要求比较严格，否则将会造成细胞鉴别上的困难，影响检查结果。当骨髓液取出后，应立即涂片，以免凝固，所用的玻片必须绝对干净，将一滴骨髓液置于玻片一端，以一边缘整齐的玻片作推片，涂片方法与血涂片制作相同。涂片宜薄，以免细胞重叠、挤压发生变形。染色常用的方法为瑞氏染色法，与血片染色相同，但染色时间比较长。通常各种骨髓细胞的形态特点是以瑞氏染色法所反应的特点来描述的。

（三）检查步骤

1. 低倍镜检查

（1）首先应在低倍镜下观察取材、涂片、染色是否满意，选择效果最好的涂片进行检查。

（2）骨髓增生程度：是根据骨髓片中成熟红细胞与有核细胞的比例来估计，增生程度一般分为五级。（见表1-3）

表1-3 骨髓增生程度一览表（分五级）

增生程度	成熟红细胞：有核细胞	常见情况
增生极度活跃	1～4（1）：1	白血病
增生明显活跃	4～20（10）：1	白血病，增生性贫血
增生活跃	20～50（20）：1	正常骨髓，增生性贫血
增生减低	50～100（50）：1	再生障碍性贫血
增生极度减低	150～500（200）：1	再生障碍性贫血

(3) 计算巨核细胞：一般低倍镜计算全片巨核细胞的数目，特别是要注意骨髓涂片的边缘及末端，以油镜鉴定细胞发育阶段。

(4) 注意观察有无体积较大的特殊细胞，如转移瘤细胞，高雪细胞，尼曼-匹克细胞等。

(5) 观察骨髓小粒是否饱满，血小板有无大量聚集等。

2. 油镜检查

(1) 在油镜下对每个细胞作仔细观察分类，一般共计数 500 个细胞，然后计算出各种细胞所占的百分率。

(2) 计算粒细胞与有核红细胞的比例：正常为 2~4:1，即各阶段粒细胞的百分率总和比：各阶段有核红细胞的百分率总和的数值。

(3) 淋巴细胞数。

(4) 单核细胞数。

(5) 巨核细胞数。

(6) 注意有无特殊细胞（肿瘤细胞）及有无寄生虫。

3. 根据骨髓检查结果，结合血象及临床作出诊断。

(四) 骨髓细胞的鉴别要点

骨髓细胞的种类甚多，辨认困难，有些细胞是大同小异，有些则差别较大，如果能抓住它们的共性和个性，掌握其鉴别要点，就能逐步掌握。

1. 原始阶段细胞

共同点：1) 细胞体积大；2) 染色质细致有核仁；3) 胞质呈蓝色或淡蓝色，无颗粒。不同点，见表 1-4。

2. 粒细胞系统

(1) 原始粒细胞：(见表 1-4)，正常骨髓内约占 0.5%~2%。

(2) 中性早幼粒细胞：胞体较大，12~22μm，较圆或椭圆形，有大小不等的颗粒，可有核仁或核仁痕迹。染色质较粗糙稍有浓集，蓝色稍浅，呈紫红色，大小形态不一，颗粒分布不均匀可盖在核上或在核周围。正常约占 0.5%~4%。

表1-4 各种原始细胞形态比较一览表

基本特点		原始粒细胞	原始淋巴细胞	原始单核细胞	原始红细胞
胞体	大小	大	较小	较大	较大
	形状	圆、卵圆或有凹陷	圆	不规则有扭折	圆
	核膜	不清楚	清楚、边缘染色质密集	不清楚	较清楚
	核仁	较小，2~5个	明显1~2个、常为1个	大而显著1~2个	常不清楚
	染色质	细薄沙状均匀分布	粗颗粒状、分布均匀、核膜及核仁周围浓集	纤细网状有起伏不平感	细沙状
胞质	量	少	较少	较多	少
	色	天蓝透明	蓝、较透明	灰蓝	混浊深蓝

(3) 中性中幼粒细胞，为圆形，10～18μm，胞质淡灰蓝色，有分布不均的颗粒。按颗粒性质不同分中性、嗜酸性、嗜碱性三种。正常中幼粒细胞约占 2%～12%，嗜酸性中幼粒细胞约占 0～1%，嗜碱性中幼粒细胞偶见。

(4) 中性晚幼粒细胞：圆形，胞核呈肾形、U 字形、V 字形，染色质更粗糙，排列更紧密，胞质量多，有多量特异性颗粒，正常约占 3%～13%。

(5) 中性杆状核粒细胞：胞体圆，胞质淡粉色，含红色颗粒，核呈带形状，W 字形，S 字形和环形。核质粗糙结块，正常约占 16%～32%（平均 23%）：

(6) 中性分叶核粒细胞：胞质有中性颗粒，各叶间有细丝相连，染色质粗糙结块。呈无色或极浅的淡红色。细胞核呈杆状或 2～5 分叶状。

3. 红细胞系统

(1) 原始红细胞：细胞较大，核染色质呈粒状，核仁 1～4 个，核膜清楚。胞质量少呈不透明的深蓝色，常有伪足突起。正常约占 0～1.5%。

(2) 早幼红细胞：体积变小，核染色质变粗，无核仁、胞质为蓝紫色，正常约占 0～2%。

(3) 中幼红细胞：体积较前显著变小，胞核变小，染色质排列甚为紧密，浓集成块，排列如车轮状，其间有明显的空隙，核仁已完全消失，胞质明显增多，呈灰蓝色（开始有血红蛋白），少数也可呈蓝色或灰红色，正常约占 2%～10%。

(4) 晚幼红细胞：呈圆形，其大小已接近成熟红细胞，胞核更小，染色质更紧密成团块，胞核固缩，胞质为橘红色，正常约占 10%。

4. 淋巴细胞系统

(1) 原始淋巴细胞：圆形或椭圆形，胞核圆形，染色质粒状，核仁清晰 1～2 个，胞质量极少，染浅蓝色，无颗粒。

(2) 幼淋巴细胞：圆形或椭圆形，与原始淋巴细胞大小相仿或稍小，胞核圆形，染色质较为紧密，核仁模糊或不见。胞质稍增多呈淡蓝色，有少许嗜天青颗粒，正常约占 0.5%。

(3) 淋巴细胞：按个体有大小之分，小淋巴细胞呈圆形，染色质粗糙紧密，排列均匀，胞质量极少，偶见大小不等的嗜天青颗粒。大淋巴细胞胞体较大，染色质疏松，胞质丰富，呈淡蓝色，有少量大小不等的嗜天青颗粒。

5. 单核细胞系统

(1) 原始单核细胞：正常骨髓中很少见到此细胞，细胞胞体较大，呈圆形或不规则形，染色质疏松呈网状，核仁 1～3 个明显，胞质量丰富，呈毛玻璃样的灰蓝色。

(2) 幼单核细胞：体积有时较原始单核细胞为大，细胞核形状不一，为椭圆形，亦可成折叠或分叶状，染色质疏松较原始单核胞为粗，但仍呈网状，核仁可有可无，胞质增多，灰蓝色，可见多数细小的嗜天青颗粒。正常骨髓中很少见。

(3) 单核细胞：呈不规则的圆形或椭圆形，细胞核呈不规则的圆形、椭圆形或肾形，染色质轻度聚集，胞质量较多，呈毛玻璃样半透明，含有较多细小的嗜天青颗粒。

6. 巨核细胞系统

(1) 原始巨核细胞：常较其他原始细胞为大，$24\mu m \times 27\mu m \sim 34\mu m \times 35\mu m$。外形多为不规则的多边形，很少呈卵圆形，胞核大，呈圆形，核偏在一旁，或不规则形。染色质为较粗的颗粒，呈网状排列，可有 2～3 个核仁，但不明显。胞质量较多，边缘不规则，染色深蓝色，不含颗粒，正常骨髓中很少见。

(2) 幼巨核细胞：比前者稍大，$26\mu m \times 40\mu m$，外形不规则，核为肾形或不规则形，染色质较粗糙，核仁可有可无，胞质量增多，形状不规则，可有伪足，呈蓝色，近核周处较淡，核周有少许嗜天青颗粒，正常骨髓中约占 0～5%。

(3) 巨核细胞：为在正常骨髓中最大的细胞，胞核呈不规则或分叶状，染色质粗糙，排列很紧密，胞质多呈均匀的淡紫红或淡红色。内含极细的紫红色颗粒，胞浆中无血小板形成者为过渡型巨核细胞（颗粒巨），占正常骨髓细胞的10%～27%。若胞浆中出现血小板，即为成熟型巨核细胞（产板巨），占正常骨髓细胞的44%～60%。

（4）裸核巨核细胞：胞质完全血小板化后，细胞退化而成为裸核。亦可由于巨核细胞脆弱，在涂片过程中受到损伤，使核排出而成，占8%～30%。

（5）血小板。

（五）细胞的发生与发展

1. 红细胞发生

红细胞发生历经原红细胞（proerythroblast）、早幼红细胞（或称嗜碱性成红细胞，basophilic erythroblast）、中幼红细胞（或称多染性成红细胞，polychromatophilic erythroblast）、晚幼红细胞（或称正成红细胞，normoblast），后者脱去胞核成为网织红细胞，最终成为成熟红细胞。从原红细胞的发育至晚幼红细胞大约需3～4天。巨噬细胞可吞噬晚幼红细胞脱出的胞核和其他代谢产物，并为红细胞的发育提供铁质等营养物。各阶段细胞的一般形态特点见表1-5。

2. 粒细胞发生

粒细胞发生历经原粒细胞（myeloblast）、早幼粒细胞（又称前髓细胞，promyelocyte）、中幼粒细胞（又称髓细胞，myelocyte）、晚幼粒细胞（又称后髓细胞，metamyelocyte）进而分化为成熟的杆状核和分叶核粒细胞。从原粒细胞增殖分化为晚幼粒细胞大约需4～6天。骨髓内的杆状核粒细胞和分叶核粒细胞的贮存量很大，在骨髓停留4～5天后释放入血。若骨髓加速释放，外周血中的粒细胞可骤然增多。各阶段细胞的一般形态特点见表1-6。

3. 单核细胞发生

单核细胞的发生经过原单核细胞（monoblast）和幼单核细胞（promonocyte）演变为单核细胞。幼单核细胞增殖力很强，约38%的幼单核细胞处于增殖状态，单核细胞在骨髓中的贮存量不及粒细胞多，当机体出现炎症或免疫功能活跃时，幼单核细胞加速分裂增殖，以提供足量的单核细胞。

表1-5 红细胞发生过程的形态演变一览表

发育阶段	发育阶段和名称	胞体 大小(μm)	胞体 形状	胞核 形状	胞核 染色质	胞核 核仁	胞核 核质比	胞核 嗜碱性	胞质 着色血红蛋白	分裂能力
原始阶段	原红细胞	14~22	圆	圆	细粒状	2~3个	>3/4	强,墨水蓝	无	有
幼稚阶段	早幼红细胞	11~19	圆	圆	粗粒状	偶见	>1/2	很强,墨水蓝	开始出现	有
幼稚阶段	中幼红细胞	10~14	圆	圆	粗块状	消失	约1/2	减弱,嗜多染性红蓝同染	增多	弱
幼稚阶段	晚幼红细胞	9~12	圆	圆	致密块	消失	更小	弱,红	大量	无
成熟阶段	网织红细胞	7~9	圆盘状	无				微红	大量	无
成熟阶段	红细胞阶段	7	圆盘状	无				无红	大量	无

表 1-6 粒细胞发生过程的形态演变一览表

发育阶段和名称	胞体		胞核				胞质			特殊分裂能力
	大小 (μm)	形状	形状	染色质	核仁	核仁/核质	嗜碱性	着色颗粒	嗜天青颗粒	
原始阶段 原粒细胞	11~18	圆形	圆	细网状	2~6个	>3/4	强天蓝	无	无	有
幼稚阶段 早幼粒细胞	13~20	圆形	卵圆	粗网状	偶见	>1/2	减弱,浓蓝	大量	少量	有
中幼粒细胞	11~16	圆形	半圆	网块状	消失	约1/2	弱,浅蓝	少	增多	有
晚幼粒细胞	10~15	圆形	肾形	网块状	消失	<1/2	极弱,浅红	少	明显	无
成熟阶段 杆状核粒细胞	10~15	圆形	带状	粗块状	消失	<1/3	消失	少	大量	无
分叶核粒细胞	10~15	圆形	分叶	粗块状	消失	更小	消失	少	大量	无

4. 血小板发生

原巨核细胞（megakaryoblast）经幼巨核细胞（promegakaryocyte）发育为巨核细胞，巨核细胞的胞质块脱落成为血小板。原巨核细胞分化为幼巨核细胞，体积变大，胞核常呈肾形，胞质内出现细小颗粒。幼巨核细胞的核经数次分裂，但胞体不分裂，形成巨核细胞。巨核细胞呈不规则形，直径 40～70μm，甚至更大，细胞核分叶状。胞质内有许多血小板颗粒，还有许多由滑面内质网形成的网状小管，将胞质分隔成许多小区，每个小区即是一个未来的血小板，内含颗粒。并可见到巨核细胞伸出细长的胞质突起沿着血窦壁伸入窦腔内，其胞质末端膨大脱落即成血小板。每个巨核细胞可生成约 2000 个血小板。

五、细胞化学染色

（一）过氧化物酶（POX）染色

原理：联苯胺反应显示 POX 的存在，当此酶活性存在时，它可将底物（H_2O_2）分解产生出新生态氧，进而使无色的联苯胺氧化为蓝色的联苯胺蓝。

意义：POX 主要存在于粒细胞系，除原粒细胞外，随细胞成熟，POX 阳性反应增强（嗜碱性粒细胞反应阴性）。单核细胞系从幼单核细胞起呈弱阳性反应，淋巴细胞系、红细胞系及巨核细胞系则任何阶段均呈阴性反应。本染色法最主要用于鉴别急性白血病细胞类型，急性粒细胞白血病呈强阳性，单核细胞白血病呈弱阳性，急性淋巴细胞白血病呈阴性反应。

（二）中性粒细胞碱性磷酸酶（NAP）染色

原理：当细胞内的 NAP 活性存在时，在 pH 为 9.2～9.5 的碱性条件下，它可将作用液中的基质 β-甘油磷酸钠水解，释出磷酸，进而与作用液中的钙离子结合，成为磷酸钙沉淀，再经过硝酸钴和硫化胺的作用，生成不溶性硫化钴，呈黑色沉淀定位于胞浆。

临床意义：

1. 细菌性感染时，NAP 活性明显增高，病毒性或寄生虫性感染时常无明显变化或减低。

2. 慢性粒细胞白血病时明显减低，类白血病反应时则显著增高。

3. 慢性粒细胞白血病时 NAP 活性明显减低，急变时活性增强。

4. 急性粒细胞白血病时活性减低，急性淋巴细胞白血病时活性增高。

5. 再生障碍性贫血时活性增强，阵发性睡眠性血红蛋白尿时活性减低。

（三）铁染色意义

原理：机体多余的铁以铁蛋白及含铁血黄素的形式储存，在幼红细胞中也有非血红素的含铁小粒。这些铁与铁氰化钾在酸性溶液中发生反应而呈蓝色。

临床意义：

1. 鉴别缺铁性与非缺铁性贫血。

2. 诊断铁粒幼细胞性贫血。

（四）特异性酯酶（naphthol AS - D chloroacetate esterase, SPE，CE）

CE 通常被看成是粒细胞及肥大细胞的标志酶，很多报道都强调了它对粒细胞有较强的特异性。1960 年探讨了 SPE 染色原理并应用于临床，提出此酶主要存在于粒系统里，在粒系白血病，原始粒细胞为强阳性反应，但成熟粒细胞的酶反应下降。

国际血细胞标准化委员会 1985 年推荐，固紫酱 GBC（fast Garnet GBC salt）法和新品红（new Funchisn）方法。

(1) CE 染色原理

细胞内的氯乙酸萘酚酯酶，在作用液中将氯乙酸 AS - D 萘酚进行水解，释放氯乙酸 AS - D 与重氮盐偶联产生不溶性有色沉淀，定位于胞质内。

(2) 特异性酯酶染色的临床意义

我们总结 310 例急性白血病，其阳性率强弱的排列顺序为：

M3＞M2b＞M5＞M2a＞M4＞M6＞Ml＞ALL。

粒系：原始及早幼粒细胞一般阴性，少部分可见弱阳性反应（＋～＋＋）。自中幼粒阶段以下阶段反应较强，阳性物充满胞浆，反应强度为（＋＋＋～＋＋＋＋）。部分 M2b 细胞核的凹陷处呈团块状反应（见彩图 1-1）。M3 异常早幼粒细胞呈强阳性，易见柴束样结晶。嗜碱性粒细胞阴性，个别弱阳性。嗜酸性粒细胞阴性或弱阳性。

单核细胞：阴性或弱阳性反应（＋～＋＋），阳性物为颗粒状散在分布。

ANLL 中 Auer 小体 CE 可呈阳性。

ALL：阴性。

NK 细胞：一般为阳性，阳性率约在 50％左右（见彩图 1-2）。

其他：巨核细胞、高雪细胞和尼曼-匹克细胞阴性。海蓝细胞阴性或弱阳性。浆细胞阴性。

组织嗜碱细胞：强阳性（见彩图 1-3）。

(3) SBB（苏丹黑）、MPO（髓过氧化物酶）、SPE 三种染色比较：

①SBB 出现得早，反应强，其次是 MPO，存在于嗜天青颗粒里，CE 出现最晚。

②CE 对 M1、M2a 早期粒细胞（原＋早）的检出率，不如 MPO、SBB。

③CE 在 M5b 时比相应 MPO 阳性率高，比 M1、M2a 的 CE 高。

④CE 在 M3、M2b 染色时，阳性率、阳性指数与 MPO、SBB 相平行。

CE 染色对鉴别 M2b 与 M2a；M5b 与 M2a、M3b；M2a 与 M3b 都有重要意义。

(五) 非特异性酯酶（non-specific esterase）

非特异性酯酶是一组在酸性、中性和碱性 pH 条件下，水解各种短链脂肪酸酯或芳香族酯的酶。几乎存在于所有血细胞，包括巨核细胞、浆细胞，甚至上皮细胞的溶酶体内。该酶是单核细胞、巨噬细胞的标志酶。根据 pH 不同分为中性非特异性酯酶，酸性非特异性酯酶，碱性非特异性酯酶。

底物：α-醋酸萘酚酯酶（α-naphthyl acetate esterase，α-NAE）；萘酚 AS 醋酸酯酶（naphthyl AS acetate esterase，NASAE）；萘酚 AS-D 醋酸酯酶（naphthyl AS-D acetate esterase，NAS-DAE）；α-丁酸萘酚酯酶（α-naphthyl butyrate esterase，α-NBE）。

重氮盐：坚牢蓝 B；固蓝 BB；六偶氮副品红等。

1985 年国际血液学标准化委员会推荐的非特异性酯酶染色方法：α-丁酸盐反应和萘 AS-D 醋酸盐固蓝 BB 法。

原理：NSE 是指作用于短链脂肪酸的酶。NSE 水解基质液中 α-醋酸萘酯而产生 α-萘酚，后者与重氮盐偶联生成不溶性有色沉淀定位于胞质中。

临床意义：NSE 主要存在于单核细胞系，从原单细胞到成熟单核细胞其活性逐渐增强。在急性单核细胞性白血病时呈强阳性反应，但其活性能被氟化钠抑制。急性粒细胞性白血病时，有部分病例可呈弱阳性反应，但其活性不能被氟化钠抑制，有助于急性单核细胞白血病与急性粒细胞白血病的鉴别。

（六）过碘酸-雪夫（periodic acid-Schiff，PAS）反应，又名糖原染色

糖原是人类的一种重要的贮存糖，它是产生能量的重要物质，在化学上糖原是 D-葡萄糖分子组成的聚合体。

1. 原理

过碘酸-碱性品红中的过碘酸是氧化剂，可以使细胞内多糖乙醇基变为乙二醛基。乙二醛基能与无色碱性品红染液（Schiff 液）结合成紫色染料。

2. PAS 染色阳性结果

胞浆内出现紫色颗粒、珠状、块状或片状，细胞核为蓝色。

3. PAS 染色阳性物分布

细颗粒弥散状；中粗颗粒、粗颗粒散在分布；呈裙边样反应；细颗粒弥散状基础上可见小珠；珠状、块状成冠。

4. PAS 染色临床意义

（1）原、幼淋巴细胞 PAS 染色阴性或阳性，阳性反应物多呈中粗颗粒、粗颗粒散在分布；呈珠状和块状围绕核周。成熟淋巴细胞多为细颗粒、中粗颗粒、粗颗粒散在分布。

（2）急性粒细胞性白血病：原粒及早幼粒细胞 PAS 染色呈阴性或弱阳性，阳性反应物多为细颗粒弥散状。异常早幼粒细胞的 PAS 反应呈强阳性，阳性反应物表现为密集的细颗粒弥散状，胞浆边缘及外浆处多分布粗大颗粒，在大部分急性粒细胞白血病病例中细胞胞浆内易见柴束状结晶（见图 1-4），少数病例在细颗粒弥散状基础上可见 1~2 个小珠。

（3）原、幼单核细胞 PAS 染色反应较粒细胞强，阳性反应呈细颗粒弥散分布，部分夹杂中粗颗粒、粗颗粒，胞质边缘及伪足处呈大粗颗粒，少部分在此基础上可见小珠，少数可见裙边样反应。

（4）$M4E_O$（急性粒单细胞白血病伴嗜酸性粒细胞增多）异常嗜酸性粒细胞 PAS 染色可见深粉红色小珠。ANLL 中 Auer 小体 PAS 阳性。

（5）微分化型 AL（M0）PAS 染色，阳性反应物可为细颗粒、中粗颗粒散在分布；部分在此基础上可见小珠。

（6）巨核细胞白血病：原始巨核细胞 PAS 染色呈阴性或阳性反应，部分为细颗粒弥散状，部分表现为强阳性，阳性反应物为中粗颗粒、粗颗粒散在分布，部分可见小珠或块状。小巨核细胞 PAS 染色反应物呈细小颗粒弥散状，边缘处为粗颗粒及小珠。

（7）嗜碱性粒细胞白血病中的嗜碱性粒细胞 PAS 染色为强阳性，阳性物多表现粗颗粒、珠状、块状。与幼稚淋巴细胞 PAS 较难鉴别。

（8）急性混合性白血病（AHL）中 PAS 染色部分细胞呈细颗粒弥散状，部分细胞呈粗颗粒、珠状。

(9) 浆细胞 PAS 染色弱阳性，一般呈淡粉色看不清颗粒，极少数病例可见粗颗粒和小珠。

(10) 高雪细胞 PAS 染色呈强阳性反应；尼曼-匹克细胞为阴性或弱阳性，空泡中心阴性。以此鉴别高雪细胞和尼曼-匹克细胞。

(11) 非霍奇金淋巴瘤（NHL）细胞 PAS 染色呈阴性或阳性反应，阳性反应物为中粗颗粒、粗颗粒散在分布；Reed-Sternberg 细胞则为弱阳性或阴性反应。

(12) 骨髓转移瘤细胞 PAS 染色大部分呈强阳性反应；腺癌细胞 PAS 染色呈强阳性反应，表现为红色颗粒或块状。

(13) 组织嗜碱细胞 PAS 染色强阳性，反应物呈细颗粒弥散状，部分可见大粗颗粒。

（七）酸性磷酸酶（ACP）染色法和抗酒石酸酸性磷酸酶（TRAP）染色

抗酒石酸酸性磷酸酶是一组能在酸性 pH 条件下，水解磷酸酯的酶，它定位于溶酶体中，并被认为是这些细胞器的标志酶。1970 年 Li 及 1978 年 Shibata 和 Sakaki 等发现在大部分有核血细胞的胞浆里均存在酶活性。

1. 原理

萘酚 AS-BI 磷酸被细胞内酸性磷酸酶水解，产生 AS-BI 萘酚，再与稳定的重氮盐偶联产生不溶性有色沉淀，定位于胞质内。酸性磷酸酶是一组同工酶，同工酶 5 具有独特抗酒石酸功能。

国际血液学标准委员会推荐的酸性磷酸酶染色法：固紫酱 GBC（fast garnet GBC method）；固红 ITR（fast red ITR method）；副品红方法（pararosaniline method）。

2. 临床意义

磷酸酶存在于许多造血细胞的溶酶体中，如粒细胞、T 淋巴细胞、浆细胞、单核细胞、巨核细胞、有核红细胞和吞噬细胞系统。用聚丙烯酰胺凝胶电泳证明，人类白细胞的酸性磷酸酶中共有 7 种同工酶（ACP 0、1、2、3、3b、4、5）。同工酶 0 存在于高雪细胞、单核细胞和巨噬细胞；同工酶 1、2、4 存在于中性粒细胞；同工酶 1、4 存在于单核细胞；同工酶 3b 存在于各型 AL 的原始细胞内；同工酶 3 存在于淋巴细胞；同工酶 5 存在于毛细胞，具有独特的抗酒石酸的功能，是毛细胞白血病所特有的。

(1) 毛细胞白血病（HCL）的诊断

20 世纪某医疗单位观察 22 例 HCL 发现 75%～95%病例强阳性反应，还观察 318 例病例，发现霍奇金病，上皮样细胞有比较强的阳性反应，++～+++。据我们观察 8 例 HCL，7 例 ACP 阳性，其中 4 例阳性率>60%，3 例阳性强度可见++++（见彩图 1-5）。TRAP 后 6 例为阳性。2 例仍可见++++（见彩图 1-6）。8 例 HCL 平均阳性率 56%，比欧美报道 98%低，与日本报道的 52%相同。有人认为 TRAP 中有一个++++可诊断 HCL。在我们总结 622 例不同类型 AL 中，发现 7 例病种中 23 例具有抗酒石酸的功能，有 HAL、B-CLL、T-ALL、AHL、GALL（急性颗粒性淋巴细胞白血病）、CML 急淋变和 NHL。

(2) 淋巴瘤诊断

国外有人报道一些恶性淋巴细胞性疾病也具有抗酒石酸的功能。根据我们观察较多的 NHL，特别是脾型（见彩图 1-7 和彩图 1-8）和具有毛细胞样脾型淋巴瘤具有抗酒石酸功能，有些阳性率很高，对其诊断有指导意义，有时与 HCL 很难鉴别。

(3) 网状细胞 ACP 呈强阳性反应。有些细胞具有抗酒石酸功能。

(4) 高雪细胞和尼曼-匹克细胞的鉴别：高雪细胞 ACP 呈强阳性反应；并具有抗酒石酸功能。尼曼-匹克细胞呈阴性或弱阳性反应。

(5) ACP 对 T-ALL 和 B-ALL 有鉴别意义

在人体发育中，T 淋巴细胞的酸性磷酸酶出现在发育早期胸腺细胞阶段，并持续到成熟。定位于高尔基细胞器中，所以大多数急性和慢性 T 淋巴细胞增生疾病都表现 ACP 活性，阳性物多呈颗粒型，也可以为阴性，以 T-ALL 的反应最强，B 淋巴细胞增生的 ACP 反应呈弱阳性或阴性。

(6) 急性髓系白血病的 ACP 染色反应

原始单核和幼稚单核细胞 ACP 染色为强阳性反应；原粒细胞对 ACP 染色反应不一，早幼粒细胞和中幼粒细胞 ACP 较弱，异常早幼粒细胞较强。

(7) ACP 染色用于 ALL 和 ANLL 的鉴别：ALL 阳性物多为颗粒型，ANLL 呈弥散状。

(8) 巨核细胞 ACP 染色呈较强的阳性反应。

(9) 浆细胞 ACP 染色呈较强的阳性反应，阳性物为大粗颗粒和珠状散在分布于细胞浆内。

(10) 转移瘤细胞强阳性。

(八) 细胞化学染色一览表（见表 1-7）

表 1-7 细胞化学染色一览表

染色方法	结果判定	临床意义
过氧化物酶染色（POX）	胞质中无蓝黑色颗粒为阴性反应，颗粒细小、分布稀疏者为弱阳性，颗粒粗大、密集者为强阳性反应	急性粒细胞白血病细胞多呈强阳性反应 急性单核细胞白血病多呈弱阳性反应 急性淋巴细胞白血病呈阴性反应
糖原染色（PAS）	胞质中出现红色物质者为阳性反应，以强阳性、弱阳性、阳性、阴性表示	①红血病或红白血病时幼稚红细胞呈强阳性反应，有助于与其他红细胞系统疾病鉴别；②急性粒细胞性白血病呈阴性或弱阳性，染色呈细颗粒状或均匀红色；③急性淋巴细胞白血病呈粗颗粒状或块状阳性；④急性单核细胞白血病多呈弥漫均匀红色或细颗粒状阳性

续表 1-7

染色方法	结果判定	临床意义
α-醋酸萘酚酯酶染色（α-NAE）	胞质中出现有色沉淀物者为阳性反应	急性单核细胞白血病细胞呈强阳性且可被 NaF 抑制 急性粒细胞性白血病细胞呈阴性或弱阳性不被 NaF 抑制
中性粒细胞碱性磷酸酶染色（NAP）	胞质中出现灰黑色以至深黑色颗粒或块片状沉淀为阳性，反应强度分为五级即 -，+，++，+++，++++；分积 0，1，2，3，4 分	慢性粒细胞白血病时明显减低而类白血病反应时明显增高 PNH 常降低而再生障碍性贫血常升高 急性淋巴细胞白血病增高而急性粒细胞白血病降低 MDS 可降低而增生型再生障碍性贫血可增高
铁染色	细胞外铁阳性：骨髓小粒上呈浅蓝、绿色均匀物质或蓝色、深蓝色小颗粒。按阳性反应分五级 细胞内铁：幼红细胞浆中蓝色细小颗粒（铁粒幼细胞）	缺铁性贫血时细胞外铁可呈阴性，细胞内铁减少，并可指导治疗；非缺铁性贫血时，细胞外铁升高。铁粒幼细胞性贫血时细胞外铁增多，环形铁粒幼细胞增多

六、白血病的分类

（一）FAB 分类

白血病的分类根据细胞的分化程度、自然病程的长短，分为急性和慢性两大类，再根据细胞的类型分为若干型。如急性白血病又分为急性淋巴细胞白血病和急性非淋巴细胞白血病。我国一向以细胞形态学（morphology, M）和细胞化学（cytochemistry）为主，我国参照法、美、英三国血液学家共同拟定的FAB分类，提出以下分型：

一般类型白血病

（1）急性白血病

淋巴细胞型

非淋巴细胞型

①粒细胞白血病：未分化型（M1）；

②粒细胞白血病：部分分化型（M2）；

③颗粒增多的早幼粒细胞白血病（M3）；

④粒-单核细胞白血病（M4）；

⑤单核细胞白血病（M5）；

⑥红白血病（M6）；

⑦巨核细胞白血病（M7）。

⑧早期原始髓细胞白血病（M0）

（2）慢性白血病

①淋巴细胞白血病；

②粒细胞白血病；

③粒-单核细胞白血病；

④单核细胞白血病。

（二）MIC分类（除上述形态学分类外，还可以结合免疫学、细胞遗传学进行分型，即MIC分类。）

1. 形态学分型 1986年天津召开的白血病分类分型讨论会将ANLL分为七型。

诊断标准如下：

（1）急性粒细胞白血病未分化型（M1） 骨髓中原粒细胞（Ⅰ+Ⅱ型）≥90%（占非红系细胞），早幼粒细胞很少，中性中幼粒细胞以下阶段不见或罕见。

（2）急性粒细胞白血病部分分化型（M2）分两个亚型：①M2a：骨髓中原粒细胞（Ⅰ+Ⅱ型）>30%，<90%（占非红系细胞），单核细胞<20%，早幼粒细胞以下阶段>10%；②M2b：

骨髓中异常原始及早幼粒细胞明显增多,以异常的中性中幼粒细胞增生为主,其胞核常有核仁,有明显的核浆发育不平衡,此类细胞>30%。

(3) 急性颗粒增多的早幼粒细胞白血病(M3) 骨髓中以颗粒增多的异常早幼粒细胞增生为主,>30%(占非红系细胞),其胞核大小不一,胞浆中有大小不等的颗粒。可分两个亚型:①粗颗粒型(M3a):嗜苯胺蓝颗粒粗大、密集甚或融合;②细颗粒型(M3b):嗜苯胺蓝颗粒密集而细小。

(4) 急性粒-单核细胞白血病(M4) 依原粒和单核细胞系形态不同,可包括下列四种亚型:①M4a:原始和早幼粒细胞增生为主,原幼单和单核细胞>20%(占非红系细胞);②M4b:原、幼单核细胞增生为主,原始和早幼粒细胞>20%(占非红系细胞);③M4c:原始细胞既具粒系,又具单核细胞系形态特征者>30%;④M4E$_O$。除上述特点外,有粗大而圆的、嗜酸颗粒着色较深的嗜酸性粒细胞,占5%~30%。

(5) 急性单核细胞白血病(M5) 分为两个亚型:①未分化型(M5a):骨髓中原始单核细胞(Ⅰ+Ⅱ型)(占非红系细胞)≥80%;②部分分化型(M5b):骨髓中原始和幼稚单核细胞>30%(占非红系细胞);原单核细胞(Ⅰ+Ⅱ型)<80%。

(6) 红白血病(M6) 骨髓中红细胞系>50%,且常有形态学异常的原始粒细胞(Ⅰ+Ⅱ型),或原始+幼单核细胞>30%;血片中原粒(Ⅰ+Ⅱ型)(或原始单核细胞)细胞>5%,骨髓非红系细胞中原粒细胞(或原始单核细胞+幼单核细胞)>20%。

(7) 巨核细胞白血病(M7) 外周血有原巨核(小巨核)细胞;骨髓中原巨核细胞>30%。原巨核细胞由组化电镜或单克隆抗体证实;骨髓造血细胞少时往往"干抽",活检有原始和巨核细胞增多,网状纤维增加。

ANLL的组织化学染色特征(见表1-8)。

表1-8 ANLL组织化学染色与FAB分型的关系一览表

组化染色	FAB分型						
	M1	M2	M3	M4	M5	M6	M7
糖原	−	−	−	−	−	+	+/−
苏丹黑	+	+	+	+/−	−	−	−
过氧化物酶	+	+	+	+/−	−	−	−
氯醋酸酯酶	+	+	+	+/−	−	−	−
非特异性酯酶	+	+	+	+/−	+	+	+/−
氟化钠抑制	−	−	−	+/−	+	−	+/−

2. 免疫学分型

ANLL的分型主要依靠形态学（包括细胞化学）来区分。主要用于ANLL与ALL的区别。在髓系细胞的分化过程中，CD34出现于粒系-单核系祖细胞（granulocyte - macrophage progenitor cell，CFU - GM），分化至原始粒细胞阶段消失。CD33、CD13见于髓系分化的全过程。HLA - DR存在于CFU - GM和各期单核细胞。幼稚及成熟期粒、单核细胞表面出现CD11b，粒系表达CD15，单核细胞表达CD14。红系祖细胞（BFU -E、CFU - E）表达血型糖蛋白A。巨核细胞系表达Ⅱb/Ⅲa/Ib。ANLL的免疫标志见表1-9。一般来说，ANLL的免疫学分型与FAB分型无明显相关，但少数类型有一定相关，如M4/M5表达CD14，M3缺乏HLA - DR抗原。

3. MIC分型

1986年9月，第二届国际MIC研究协作组制定了ANLL的MIC分类标准。首先根据细胞形态、细胞化学染色及免疫学标志区分ANLL与ALL（见表1-10）。

ANLL的特异染色体改变较ALL多见，常有独立的预后价值。根据染色体异常是否与形态学相关分为两大类：

表1-9　急性非淋巴细胞白血病 FAB 分型与膜标志一览表

抗体	M1	M2	M3	M4	M5	M6	M7
HLA-DR	+	+	−	+	+	+/−	+/−
CD34	+	+/−	−	+/−	+/−	−	+/−
CD33	+	+	+	+	+	+/−	+/−
CD13	+/−	+	+	+	+	−	未报告
CD14	−	+/−	−	+	+	−	未报告
CD15	−	+	+/−	+	+	+/−	未报告
血型糖蛋白 A	−	−	−	−	−	+	−
血小板 Gp Ⅱb/Ⅲa/Ib（J15、AN51，C17）							+

①与形态学相关的特异性染色体异常（见表1-11）。②与形态学不相关的染色体异常。

（三）WHO 髓系肿瘤及白血病 2000 年分类

1997 年来自美、欧、亚等各大洲的国际血液病学家和肿瘤学家组成的临床医师委员会与病理学家共同讨论，提出血液肿瘤疾病、白血病、淋巴瘤的新分类方法。在白血病 FAB、MIC 分类方法的基础上，提出了 WHO 分类法，经过 2 年的临床试用后，于 1999 年及 2000 年对新分类修订，做了进一步的解释和认定，形成 WHO 2000 年分类。下面就 WHO 2000 年分类中关于髓系肿瘤疾病及白血病部分作简单的介绍。

1. 髓系肿瘤疾病（包括髓系白血病）

髓系肿瘤疾病包括骨髓增殖性疾病（myeloproliferative disorders，MPD）、骨髓增生异常综合征（myelodysplastic syndrome，MDS）、骨髓增生异常/骨髓增殖性疾病（MDS/MPD）、急性髓系细胞白血病（acute myelocytic leukemia，AML，ANLL）。2000 年分类对急性白血病骨髓原始细胞数做了调整，同

表 1-10 细胞系列标志一览表

粒系	单核系	红系	巨核系	B细胞系	T细胞系
过氧化物酶 (POX)	ANAE±F①	血型糖蛋白 A②	血小板膜糖蛋白 Ⅱb/Ⅲa/Ⅰb	SmIg③	CD5
CD34	CD34	Spectrin		CyIg④	CD3
CD13	CD13			CD19	CD2⑤
	CD14			CD20	CD7⑤

①ANAE±F=α-萘酚醋酸酯酶±氟化物抑制
②血型糖蛋白 A=Glycophorin A
③SmIg=细胞表面免疫球蛋白
④CyIg=细胞浆免疫球蛋白
⑤CD2、CD7 尚可在少数 AML 的细胞上表达

表 1-11 AML 的 MIC 分类：核型-形态相关性一览表

核型改变	频率（%）	FAB 亚型	建议的 MIC 命名
t(8;21)(q22;q22)	12	M2	M2/t(8;21)
t(15;17)(q22;q12)	10	M3	M3/t(15;17)
t/del(11)(q23)	6	M5a(M5b,M4)	M5a/t(11q)
inv/del(16)(q22)	5	M4Eo	M4Eo/inv(16)
t(9;22)(q34;q11)	3	M1(M2)	M1/t(9;22)
t(6;9)(p21-22;q34)	1	M2 或 M4 伴嗜碱细胞增多	M1/t(6;9)
inv(3)(q21;q26)	1	M1(M2,M4,M7)伴血小板增多	M1/inv(3)
t(8;16)(p11;p13)	<0.1	M5b伴吞噬细胞增加	M5b/t(8;16)
t/del(12)(p11-13)	<0.1	M2 伴嗜碱细胞增多	M2Baso/t(12p)
+4	<0.1	M4(M2)	M4/+4

时取消了骨髓增生异常综合征-原始细胞增多转化型（MDS-RAEBT）。对骨髓增生异常综合征提出新的分类，增加了"难治性血细胞减少伴有多系增生异常"（RCMD），该类型在临床上没有贫血，仅见白细胞减少或血小板减少，但骨髓存在多系病态造血。对多年来争论较多的慢性粒-单核细胞白血病，意见趋于一致，认为不再列在骨髓增生异常综合征中，另归类在骨髓增生异常/骨髓增殖性疾病（MDS/MPD）中。在急性髓细胞白血病中有细胞遗传学异常或分子生物学异常的类型，单独列出，如 AML 伴有 t（8；21）(q22；q22)、AML1（CBF a）/ETO。

急性白血病时骨髓原始细胞数：原始细胞数≥20％时，诊断为急性白血病；有明显髓系肿瘤染色体异常，在原始细胞数未达20％时，也应诊断为急性白血病；在红系细胞＞50％时，应计算非红系细胞计数（NEC）。红系细胞＞50％时，原始细胞数≥20％非红系细胞时应诊断为急性白血病。

(1) 骨髓增殖性疾病（MPD）

慢性粒细胞白血病：Ph[t(9;22)(q34;q11). bcr/abl]$^+$

慢性中性粒细胞白血病

慢性嗜酸粒细胞白血病/高嗜酸性粒细胞综合征

慢性特发性骨髓纤维化

真性红细胞增多症

原发性血小板增多症

骨髓增殖性疾病，不能分类

(2) 骨髓增生异常/骨髓增殖性疾病（MDS/MPD）

慢性粒-单核细胞白血病（CMML）

不典型慢性髓系白血病（aCML）

幼年型慢性粒-单核细胞白血病（JMML）

(3) 骨髓增生异常综合征（MDS）

难治性贫血

伴有环状铁粒幼细胞（RARS）

不伴有环状铁粒幼细胞（RA）

难治性血细胞减少伴有多系增生异常（RCMD）

难治性贫血伴有原始细胞过多（RAEB）

5q-综合征

骨髓增生异常综合征，不能分类

(4) 急性髓系白血病（AML）

Ⅰ．AML 伴有重排性细胞遗传学易位

AML 伴有 t（8；21）（q22；q22）．AML_1（$CBF_β$）/ETO

APL ［AML 伴有 t（15；17）（q22；q12）及其变体。$PML/RARα$］

AML 伴有骨髓异常嗜酸性粒细胞［inv（16）（p13；q22）或 t（16；16）（p13；q11）．$CBF_β/MYH11$］

AML 伴有 11q23（MLL）异常

Ⅱ．AML 伴有多系增生异常

此前有 MDS

此前无 MDS

Ⅲ．AML 和 MDS，治疗相关性

烷化剂相关性

表鬼臼脂素相关性（有些可能是淋巴细胞性）

Ⅳ．AML，不另做分类（沿用 FAB 标准）

M0，M1，M2，M3，M4，M5，M6，M7

急性嗜碱性粒细胞白血病

急性全髓增殖症伴有骨髓纤维化

急性双表型白血病

2. 急性淋巴细胞白血病

急性淋巴细胞白血病（acute lymphocytic leukemia，ALL）的诊断强调了白血病细胞表面抗原标志，把急性淋巴细胞白血病分为三种亚型：B-细胞急性淋巴细胞白血病（B-ALL），T-细胞急性淋巴细胞白血病（T-ALL），Burkitt 细胞白血病。同时在急性淋巴细胞白血病的诊断中，重视细胞遗传学异常及分子生物学异常的发现，如 B-细胞急性淋巴细胞白血病伴有 t（9；22）（q34；

q11);BCR/ABL 重排基因等。不再把急性淋巴细胞白血病分为 L1、L2、L3。

急性淋巴细胞白血病的分类

(1) B-细胞急性淋巴细胞白血病 B-ALL

t(9;22)(q34;q11);*bcr/abl*

t(v;11q23);*MLL*

t(1;19)(q23;p13);*E2A/PBX1*

t(12;21)(P12;q22);*ETV/CBFα*

(2) T-细胞急性淋巴细胞白血病 T-ALL

(3) Burkitt 细胞白血病

附1 急性髓细胞性白血病

(一) M0(acute myeloblastic leukemia without cytologic maturation)急性原始粒细胞白血病未成熟型

M0 发病率非常低,占急性粒细胞白血病的 2%~3%,1991 年 FAB 分类原始细胞 MPO SBB 阳性率小于 3%,表达 CD13 CD33 成人 M0 可表达 CD13 CD33 CD34 TdT,儿童 M0 可表达 CD34,不表达或弱表达 CD13。形态学可见原始细胞胞体较大,染色质较细致并有一个或多个明显的细胞核 N/C 小,细胞浆嗜碱性,无嗜天青颗粒及奥氏小体,在骨髓病理标本中应用免疫组织化学染色技术是近年来发展的一个非常有用的技术

(二) 急性髓系白血病,M1 型(AML,M1)

急性原始粒细胞白血病低分化型(acute myeloblastic leukemia With minimal Differentiation)。骨髓中原粒细胞(Ⅰ型和Ⅱ型)>90%(非红系细胞——nonerythroid cells,NEC)。极个别病例存在大量的Ⅲ型原始细胞,原始细胞 3% 以上 MPO、SBB 阳性。单一的 Auer 小体偶见。早幼粒细胞很少,中幼粒细胞以下阶段不见或罕见,单核系细胞<10%(NEC)。(见彩图 1-9)

1. 血象 半数 AML 患者白细胞数增高,多在 $10\times10^9/L$~$100\times10^9/L$ 之间,20% 的病例甚至>$100\times10^9/L$。部分患者白细胞数可正常,少数病人(常为 M3 型或老年病例)白细胞数<4.0

$\times 10^9/L$。80%患者血红蛋白低于正常值,甚至出现严重贫血,网织红细胞常减少。血小板数多数患者减少,少数正常或轻度增高。

2. 骨髓象 多数患者高度增生,正常造血细胞被白血病细胞取代;少数患者骨髓增生低下,但原始细胞仍在30%以上。如胞浆内发现Auer小体,更有助于排除ALL而确诊为AML。

(三)急性髓系白血病,M2型(AML,M2)

按我国修订标准分为M2a和M2b两种亚型。

M2(acute myeloblastic leukemia with significant maturation)急性原始粒细胞白血病明显成熟型

M2 骨髓中原粒细胞(Ⅰ型+Ⅱ型)>30%,<90%(非红系细胞),大多数为Ⅱ型原始粒细胞,原始及幼稚单核细胞不超过20%,大于10%的骨髓有核细胞是早幼粒细胞或更成熟阶段的细胞。易见含Auer小体(40%～80%)的t(8;21)病例中CD19阳性,MPO、SBB强阳性。

M2a型:骨髓中原粒细胞比例低于M1型,占大于30%至小于90%(NEC),其中Ⅱ型原始细胞百分率增高,白血病细胞大小不一、形态多变,Auer小体较M1型易见。早幼粒细胞及以下阶段细胞比M1型增多,往往大于10%,单核细胞小于20%。一部分病例可伴嗜碱性粒细胞增多;

M2b型:骨髓中原粒细胞和早幼粒细胞比例略高,但以形态异常的中性中幼粒细胞增生为主(大于30%),该类细胞胞核/胞质发育明显不平衡,细胞核常有凹陷,染色质细微、疏松,核仁明显,胞质量丰富,可见Auer小体。其中分化差的细胞胞质嗜碱性,核凹陷处有透亮区,可见少量嗜中性颗粒。分化良好者含有较多细小而弥散分布的粉红色嗜中性颗粒(见彩图1-10)。

(四)急性髓系白血病M3型(AML-M3)/急性早幼粒细胞白血病(APL)(actue promyelocytic leukemia)(见彩图1-11)。

APL是早幼粒细胞的异常增生 多伴有t(15;17)及disseminated intravascular coagulation(DIC)

APL分为粗颗粒型和细颗粒型。

粗颗粒型：(M3a)：胞质丰富，蓝色外胞质呈伪足状突出，不含颗粒，内浆中布满粗大、深染、密集或融合的嗜苯胺蓝颗粒，或含较多的 Auer 小体，有时呈"柴捆"状，胞核常被颗粒遮盖而轮廓不清。可含有一个或多个 Auer 小体，少数病例可不出现 t（15；17），免疫分型多颗粒型 APL CD117、MPO 强阳性，CD13、CD33 阳性。HLA-DR、CD34 阴性。

细颗粒型（M3b）：胞质中的嗜苯胺蓝颗粒密集而细小。核扭曲、折叠或分叶，故易误诊为单核细胞。部分患者的早幼粒细胞胞质呈强碱性，颗粒稀少，胞核分叶明显。APL 由不典型的早幼粒细胞组成，该细胞胞核形状不规则，可见扭曲，折叠细胞浆含有细小的嗜碱性颗粒，免疫分型细颗粒型 APL 除全粒系抗原外可见 CD_2、CD_{34}、CD_{117} 阳性。

1. 外周血象特点　半数 AML 患者白细胞数增高，多在 $10×10^9/L \sim 100×10^9/L$ 之间，20% 的病例甚至 $>100×10^9/L$。部分患者白细胞数可正常，少数病人（常为 M3 型或老年病例）白细胞数 $<4.0×10^9/L$。80% 患者血红蛋白低于正常值，甚至出现严重贫血，网织红细胞常减少。血小板数多数患者减少，少数正常或轻度增高。

（五）急性髓系白血病 M4 型（AML, M4）(acute myelomonocytic leukemia）急性粒单核细胞白血病

M4 的发病率在成人急性白血病中占 20%～30%，在儿童急性白血病中占 20% 是由不同比例的原始及幼稚粒细胞和原始及幼稚单核细胞同时增生组成。非红系的原始细胞大于 30% 并小于 80%，骨髓中单核细胞系占非红系有核细胞（NEC）的 20% 以上，原始单核细胞略高于原始粒细胞，有丰富的细胞浆，明显的核仁，至少 3% 的原始细胞 MPO 阳性，外周血单核增多可达 5000 个/μl 或更多，免疫分型可见单核细胞表达 CD11c、CD11b、CD36、CD13、CD14、CD33、CD64、HLA-DR，原始粒细胞表达 CD13、CD33、CD34、CD117、HLA-DR。

根据粒、单核两系增生程度的不同可分为四种亚型。

M4a 型，骨髓中以原粒细胞及早幼粒细胞增生为主，原幼单

和单核细胞大于20%（NEC）（见彩图1-12）；

M4b型，骨髓中以原幼单核细胞增生为主，原粒细胞和早幼粒细胞大于20%（NEC）；

M4c型，原始细胞既具有粒系又具有单核系特征者大于或等于30%（NEC）；

M4E$_0$型，除上述特点外，嗜酸性粒细胞占5%～30%，胞质中嗜酸颗粒粗大而圆，着色较深。

（六）急性髓系白血病M5型（AML，M5）（acute monocytic leukemia），急性单核细胞白血病

根据骨髓中单核细胞分化程度不同又可分为两种亚型。

1. M5a型（未分化型）

骨髓中原单核细胞显著增生，大于或等于80%（NEC），幼单核细胞较少。白血病细胞单一，该类细胞呈类圆形或不规则形，胞核可有凹陷、折叠，染色质疏松，呈细网状，核仁明显，含有丰富的嗜碱性的细胞浆，有空泡感，含有少量的嗜天青颗粒，无Auer小体，可有伪足突出。

2. M5b型（部分分化型）：骨髓中可见分化不一单核系的白血病细胞，原单核细胞小于80%（NEC），幼单核细胞较M5a明显增多，可大于20%。白血病细胞大小不一，形态不规则，可形如拖尾状；胞核有折叠，呈笔架形、马蹄形、肾形、S形等，染色质呈网状或条索状，胞质量丰富呈蓝灰色，可有粗细不一、紫红色颗粒，偶见Auer小体，常有明显伪足（见彩图1-13）。

（七）急性髓系白血病M6型（AML，M6）/红白血病（acute erythroleukemia）（见彩图1-14）。

M6的发病率占急性白血病的4%～5%，分两种亚型M6a和M6b；M6a骨髓中原始及幼稚红细胞占50%以上并且原始粒细胞占20%以上；

M6b骨髓中80%以上的为成熟细胞是红系起源的。

PAS染色可出现强阳性反应，三分之二的病例中可出现染色体的复杂移位核型。

（八）急性巨核细胞白血病 M7 型（acute megakaryocytic leukemia）。

M7 是急性髓系白血病中的一种，原始细胞大于 20%，其中 50% 的细胞起源于巨核细胞系，发病率较低，占急性粒细胞白血病的 1%～2%，分成人和儿童两类，以儿童多见，约占儿童白血病的 10%～20%（欧洲），多伴有 Down's syndrome，在我国尚无明确的统计，形态学的变化主要依靠原始巨核细胞的成熟程度。在大多数病例，原始巨核细胞中等大小，圆形或轻度不规则的细胞核，胞质呈嗜碱性，含有小空泡。免疫分型可表达 CD33、CD41、CD61、CD44，细胞遗传学检查可发现 t（1；22）或 t（1；9），儿童多伴有＋21 FISH（荧光原位杂交）可发现 MLL - MLLT10 融合基因，分子生物学检查可发现 MLL 基因重排等。（见彩图 1 - 15）

附 2　急性淋巴细胞性白血病（ALL），（见彩图 1 - 16）

B-细胞急性淋巴细胞白血病（B - ALL）

B - ALL 是 B 原始淋巴细胞的恶性增生，原始淋巴细胞中等大小，N/C（细胞核与细胞浆之比）大，核染色质细致、均匀，核仁明显。免疫分型可见：CD19、CD79a、CD10、HLA - DR、TdT 阳性，部分表达 CD13 的病例可伴有 Ph^1 染色体。

T-细胞急性淋巴细胞白血病（T - ALL）

T - ALL 是 T 原始淋巴细胞的恶性增生，T 原始淋巴细胞与 B 原始淋巴细胞非常相似，中等大小，胞质量少，偏于一侧，染色质细致，核仁不明显。免疫分型可见：CD7、CD3、CD5 阳性，CD4/CD8 可同时阳性也可同时阴性，偶见 CD4 或 CD8 阳性，CD45 TdT 阳性。

Burkitt 细胞白血病

Burkitt 细胞白血病是 B 淋巴细胞的恶性增生，淋巴细胞中等大小，核仁较明显，胞质量多，含有大量的空泡。免疫分型可见：CD19、CD20、CD22、CD79a 阳性，TdT 阴性。

附3　慢性淋巴细胞性白血病（CLL）

慢性淋巴细胞性白血病（CLL），CLL 是一种以血、骨髓、淋巴结、肝、脾和其他器官中成熟淋巴细胞增殖和蓄积为特征的高度变异性疾病。95%以上的 CLL 为 B 细胞的克隆性增殖（即 B-CLL），仅不到 5%的病例为 T 细胞表型（即 T-CLL）。

（一）骨髓象

1. 增生明显活跃或极度活跃。
2. 淋巴细胞系高度增生，以成熟小淋巴细胞为主，占有核细胞的 50%以上，细胞形态与正常淋巴细胞相似；原始及幼稚淋巴细胞少见，一般<0.05；易见篮状细胞。
3. 粒系及红系细胞均明显减少。
4. 巨核细胞减少或缺如。

（二）血象

淋巴细胞绝对计数多超过 $10\times10^9/L$，一般单克隆 B 淋巴细胞达 $(5\sim10)\times10^9/L$ 即可诊断。CLL 细胞和正常淋巴细胞不易区别，一般地说 CLL 细胞体积更小，疾病晚期可见大细胞，而且可有核仁。约 15%的患者在就诊时可有贫血，为正细胞、正色素性贫血，主要与骨髓受累、脾功能亢进、免疫抑制有关。

附4　慢性粒细胞性白血病

慢性粒细胞性白血病（chronic myelogenous leukemia，CML）是一种以贫血，外周血粒细胞增高和出现各阶段幼稚粒细胞、嗜碱性粒细胞增高，常有血小板增多和脾肿大为特征的，起源于多能造血干细胞的克隆性疾病。本病有从慢性期（chronic phase，CP）演变为加速期（accelerate phase，AP）最终进入急变期（blastic phase，BP）这样一个病理演变过程，白血病细胞有特征性 t（9；22）（q34；q11）染色体易位异常。

（一）骨髓象

骨髓增生极度活跃或明显活跃，粒细胞系统明显增多。主要为中幼粒、晚幼粒及杆状核比例显著增高，嗜碱性粒细胞及嗜酸性粒细胞增高；红细胞系统比例早期正常，晚期减少，巨核细胞早期正常或增多，晚期减少。

（二）血象

白细胞计数明显增加，一般为 10～25 万/μl，甚至可高达 50 万/μl 以上。分类情况与骨髓所见相似。组织化学 NAP 活性明显减低。Ph^1 染色体 90%～95% 阳性。

参考文献

1. 刘志杰，黄文源，刘方文，等. 临床血液学及细胞学图谱. 第三版. 北京：科学出版社，2006：8.
2. 孙自镛，夏穗生，黄光英，等. 实验诊断临床指南. 第二版. 北京：科学出版社，2005：1-67.
3. 张之南，沈悌. 血液病诊断及疗效标准. 第三版. 科学出版社，2007：8.
4. Peter HW, John M, et al. Neoplastic Diseases of the Blood. 4th ed. Cambridge：Cambridge University Press. 2003：176-415.

（刘 宇）

白血病的流式细胞分析

流式细胞术（flow cytometry，FCM）是 70 年代发展起来的一种利用流式细胞仪对细胞等生物粒子的理化及生物学特性（细胞大小、DNA/RNA 含量、细胞表面抗原表达等）进行定量、快速、客观、多参数相关检测分析的新技术。它借鉴了荧光显微镜技术与血细胞计数原理，同时利用荧光染料、激光技术、单克隆抗体技术以及计算机技术的发展，大大提高了检测速度与统计精确性，而且从同一个细胞中可以同时测得多种参数，为生物医学与临床检验学发展提供了一个全新的视角和强有力的手段。FCM 在生命科学中的应用，标志着细胞生物学、肿瘤学、免疫学等进入了细胞和分子水平的研究。

流式细胞术白血病免疫分型是利用荧光素标记的单克隆抗体作

分子探针，多参数分析白血病细胞的细胞膜和细胞浆或细胞核的免疫表型，由此了解被测白血病细胞所属细胞系列及其分化程度。

1. 急性髓系细胞白血病（AML）

M0：有低的 SSC 和 FSC。在 CD45-SSC 图上出现在淋巴细胞位置上，强表达 CD34、HLA-DR，常表达 CD38、CD117 以及 CD33、CD13。TDT 可能阳性，但一般淋巴细胞系 T、B 标志阴性。AML 也可表达 CD7 或 CD19，有些研究表明 CD19 与 CD34 共同表达者预后差，原始细胞 MPO 阳性表达<3%。

M1：流式上 M1 与 M0 相似，不易区分，CD34 表达较 M0 少，M1 一般表达 CD13、CD33 和 HLA-DR，部分可能表达 CD15，至少 3% 原始细胞有 MPO 阳性表达。

M2：与 M1 的主要区别是成熟度增加，blasts 减少，CD15 较 M1 显著，CD34 弱于 M1，CD13 有时表达强于 CD33，多数病例 HLA-DR（+）。部分 M2 表达 CD19 和 CD56 伴有 t（8；21），罕见的伴有 t（8；21）的 M2 不表达 CD13，CD33 和 CD14 但 MPO 阳性。

M3：它具有特殊的免疫表型。粗颗粒型 M3，缺乏 HLA-DR 和 CD34，而强表达 MPO 和 CD117。流式可见 SSC 增高，表达 CD13、CD33 及 CD117，而且缺乏 HLA-DR 及 CD34。细颗粒型 M3，其细胞表面部分来自于泛髓系抗原，通常 CD2、CD34 及 CD117 有阳性表达。部分 M3 患者可能表达 CD56，表达 CD56 者应作基因检查（APL/RARα）以排除髓/NK 细胞急性白血病。

M4：至少 3% 原始细胞 MPO 阳性表达，流式细胞仪图示有两个明显的细胞群，成熟细胞出现在单核区，表达 CD11b、CD11c、CD13、CD14、CD33、CD64 和 DR，原始细胞表达 CD34、CD117、CD13、CD33 和 DR。部分 M4 可见 CD2、CD7、CD34 和 CD56 阳性。

M5：较之 M0、M1，M5 有更高的 FSS 和 SSC，M4 较 M5 表达更多的 $CD34^+$，CD45-SSC 图上，重要的表型为 CD11b、CD11c、HLA-DR、CD33 和 CD13，CD33 可表达强于 CD13，

$CD33^+$、$CD13^-$、$CD34^-$及MPO^-很可能为M5,部分M5可见CD56和CD64阳性。

M6：属罕见型,约占AML病例数的不足5%,红白血病原始细胞占非红细胞>20%,红系细胞占骨髓全部有核细胞数的>50%；真性红系白血病（true erythroid leukemia）属罕见型,以赘生性幼红细胞增殖为主,占骨髓全部有核细胞数的80%以上,无原粒细胞增殖。CD45-SSC图显示主要为红系,glycophorin A（GPHA）阳性表达。

M7：巨核细胞白血病,在AML中少于1%。免疫学表型一般为：$CD41^+$、$CD42^+$、$CD61^+$、$CD33^{+/-}$、$CD13^{+/-}$、$CD34^+$、$DR^{+/-}$、$CD10^-$。特异性标记CD41、CD42、CD61阳性可确诊M7,但要注意排除血小板黏附于细胞上的假阳性结果。

2. 急性淋巴细胞白血病（ALL）

目前在ALL分类中最常选用的标记物是CD2、CD3、CD7、CD10、CD19、CD20、CD34、DR和TDT,有时少数AML患者的白血病细胞可呈TDT或CD7阳性,此外约有10%～30%的ALL可表达髓系相关抗原,例如CD13和CD33。

早期B-前体细胞ALL：本型仅占非T-ALL 5%,不表达Ig或T细胞相关抗原,但可呈TDT、DR和CD34阳性,亦可表达CD19。

前体ALL：约占总病例的70%,blasts一般FSC、SSC很少,本型以B前体细胞表型,伴免疫球蛋白重链基因的重排,外加早期B淋巴细胞抗原的表达为主要特征,表达CD10、CD19、CD20、CD34、DR和TDT。

前B细胞型ALL：此型约占非ALL的10%～15%,常伴胞浆IgM（CIgM）的表达,尚同时表达DR、CD19、CD10及CD20、CD34多为阴性,其中$CD34^-$是独立的预后不良标记。

表 1-13 ALL 的免疫分型分类

免疫分型	分类	表达
T-ALL	早期前体细胞	CD7、TDT、CD34
	幼稚胸腺细胞	CD2、cCD3、CD5、CD7、CD34(±)、TDT
	中间型胸腺细胞	CD1、CD2、CD3、CD4、CD5、CD7、CD8、TDT
	成熟胸腺细胞	CD2、CD3、CD4 或 CD8、CD5、TDT(±)
非 T-ALL	早期 B-前体细胞	DR、TDT、CD19、CD34
	前体细胞(普通型)	DR、TDT、CD10、CD19、CD20(±)、CD34(±)
	前-B 细胞	DR、TDT(±)、CD10、CD19、CD20、胞浆 $C\mu$
	B 细胞	DR、CD10(±)、CD19、CD20、sIg

B 细胞型 ALL：白血病细胞的 FS 和 SS 较 B-祖细胞 ALL 明显增高，B 细胞 ALL 更为成熟，在 CD45-SSC 图上出现在淋巴和单核细胞区域。典型标记是细胞膜免疫球蛋白（sIg）阳性，表型一般为 CD19、CD20、CD22、CD24 阳性，多数病例 $CD10^+$，但 sIg 和成熟抗原出现可区别于更早的 B 系 ALL。

T 细胞型 ALL：多数表型为胸腺细胞型，最常见的是晚期胸腺皮质细胞亚型，CD1、CD2、CD5、CD7、CD4、CD8、CD3 表达较少，TdT 常阳性；另一常见亚型是早期胸腺皮质细胞亚型，CD2、CD5、CD7、TdT 阳性。髓质期亚型较少见，CD2、CD5、CD7，CD3、CD4 或 CD3、CD8，TdT 表达较少。前 T 细胞亚型，仅有 CD7 和 cCD3 而无其他 T 系抗原表达，预后较差。成人 T 细胞 ALL 预后较好，而儿童 T 细胞 ALL 较儿童 B-祖细胞 ALL 和前 B 细胞 ALL 预后差，虽然各亚类预后仍不甚明确，但 CD10 阴性者预后不良。

3. 慢性粒细胞白血病（CML）

由于慢性期显著的细胞分化，在 CD45-SSC 图上除了髓系细胞占主导外，只显示一个正常骨髓象。但流式细胞技术对急变期亚型的诊断具有极高价值，直接影响到治疗效果。急变期 CML 主要表现为髓系，偶为淋系，髓性急变可表现出多种形态包括未分化细胞；淋系急变具典型形态特征，为 $CD10^+$ 的 B-祖细胞 ALL，极少有 T 细胞型 ALL。

4. 慢性淋巴细胞白血病（CLL）

CLL 分 B 和 T 细胞两型，90%以上的 B-CLL 细胞属 CD5 阳性 B 细胞表型，伴弱的 SmIg 表达为特征，B 细胞标记物（CD19、CD20、CD23、CD79a 和 DR）呈阳性。在约有 5%～10%的 B-CLL 病例中，其白血病性 B 淋巴细胞呈 CD5 阴性，多数 CD5-CLL 亦呈 $CD23^-$，但可表达 CD13。B-CLL 的另一突出特点是赘生性淋巴细胞可与大鼠红细胞形成自发性玫瑰花环结；T-CLL 表型比较复杂，细胞表现成熟 T 细胞标志 CD3、CD2、CD5，既有 $CD4^+$ 型又有 $CD8^+$ 型及 $CD4^+/CD8^+$ 双表型，研究发现 $CD8^+$ 型预后良好。

5. 其他白血病

急性杂合型白血病（HAL）：HAL 分三种类型：双表型 HLA、双克隆 HLA 和转换型 HLA。随着流式技术的广泛应用，我们发现许多病例并不能严格划分为淋系或髓系，真正的双表型患者多为 t（9；22）或（11q23），现在杂合型的误诊率很高。最常导致误诊的原因是在分析中未能排除非白细胞，过度强调弱的非特异性结合，忽略了某些抗体缺乏系特异性，最重要的系特异性抗原在 B 系、T 系、髓系分别为 CD22、CD3 和 MPO。目前多联合应用形态学、细胞化学、免疫分型、染色体分型和分子生物学等多手段确定 HLA 的诊断。目前 HAL 分型标准多按 Catovsky 的方法进行。（见表 1-14）

表 1-14 HAL 的积分标准 (Catovsky)

积分	B系	T系	髓系
2	cCD79a	CD3	MPO
	cIgM	Anti-TCR	
	cCD22		
1	CD19	CD2	CD117
	CD20	CD5	CD13
	CD10	CD8	CD33
		CD10	CD65
0.5	TDT	TDT	CD14
	CD24	CD7	CD15
		CD1a	CD64

注：必须从两个不同细胞系所得之积分>2，才能诊断为急性双表型白血病

NK 细胞白血病：NK 系列白血病最早描述的是大颗粒淋巴细胞白血病（T 细胞或 NK 细胞），T 细胞型：$CD3^+$、$CD8^+$、$CD2^+$、$CD16^+$、$CD57^{+/-}$、$CD56^-$、$CD4^-$、$CD25^-$、TCR^+。NK 细胞型表达 $CD2^+$、$CD16^+$、$CD56^+$、$CD3^-$、$CD4^-$、$CD8^{+/-}$、$CD57^{+/-}$、$TCR\alpha^-\beta^-$。最近 NK 系列白血病又有新的亚型发现。急性前髓系/NK 细胞白血病是有明显的髓外涉及，不成熟的原始淋巴细胞样形态，伴 MPO^-、$CD7^+$、$CD33^+$、$CD13^+$、$sCD3^-$、$cCD3^-$、$CD56^+$，预后不良。急性髓系/NK 细胞白血病，形态学和免疫表型类似于 M3，但无 RARα 基因重排，一般 HLA-DR、$CD33^+$、$CD13^+$、$CD56^+$，多见于老年病人，对维甲酸无反应。原始 NK 细胞白血病，无髓系和淋巴系抗原，$CD56^+$、$cCD3^{+/-}$、$CD2^{+/-}$、$CD4^{+/-}$、$CD7^{+/-}$，少数有 TCRβ 基因重排，而无 TCRγ-δ 基因重排。

成人 T 淋巴细胞白血病（ATL）：ATL 细胞表达成熟 T 和活

化 T 细胞标志：免疫表型为 $CD3^+$、$CD4^+$、$CD5^+$、$CD6^+$、$CD38^+$、$HLA-DR^+$，常有黏附分子 L-选择素的异常表达，通常不表达 CD7，但 CD25 呈强表达，伴有 p53 异常者预后不良。

幼淋巴细胞白血病（PLL）：PLL 大多为 B 细胞型，通常 FMC7、sIg 表达强，CD5 和 CD23 阴性或弱阳性 B 细胞表型，中度表达 CD22，困难的是原发 B-PLL 和由 B-CLL 转化为 B-PLL 的区分，由 B-CLL 转化来的 B-PLL，CD5 阳性而 CD22 表达弱，类似于 B-CLL；尚有少部分 PLL 为 T 细胞标志，表达 CD2、CD3、CD5 和 CD7，大多数患者 $CD4^+CD8^-$，但偶有 $CD4^+CD8^+$，单独表达 CD8 者少见，较 B-PLL 恶性度高。

毛细胞白血病（HCL）：毛细胞是一种处于发育后期的 B 细胞，即前浆细胞，HCL 属 $CD5^-$ B 细胞表型，带有克隆性 Ig 基因重排，在表达浆细胞标记物 PCA-1 的同时，伴以 CD19、CD20、CD22 表达。此外，还可表达罕在其他 B 细胞增殖性疾病时表达的表面抗原 CD25、CD11c 和 CD103。HCL 可分成下列两种免疫表型，一种强烈表达 CD11c、CD22、CD25 和 CD103，另外一种表达全-B 细胞抗原，如在显示 CD19、CD20 和 CD22 的同时，又复合表达 CD11c、CD25 或 CD103。

浆细胞白血病：由于大多数患者骨髓标本中瘤细胞丧失了大多数 B 细胞系特异性标记，用流式细胞仪分析浆细胞白血病较为困难，成熟 B 细胞上表达的标志在浆细胞表面均不表达，典型的浆细胞 CD38、CD138 强表达而 CD45 弱表达。一般浆细胞 sIg 弱表达，cIg 阳性。

（马军　邱林　刘宇　罗晓慧　陈立君）

参考文献

1. Buccheri V, Mihaljevic B, Matutes E, et al. Mb-1: a new marker for B-lineage lymphoblastic leukemia. Blood, 1993, 82: 853-857.

2. Jense AW, Hokland M, Jorgensen H, et al. Solitary expression of CD7 among T-cell antigens in acute myeloid leukemia: identification of a group of patients with similar T-cell receptor β and δ rearrangements and course of disease suggestive of poor prognosis. Blood, 1991, 78: 1292-1300.
3. Greer J, Foerster J, Lukens J. Wentrobe's Clinical Hematology. 11th ed. Lippincott Williams & Wilkins, 2004.
4. Scott CS, Llmbert HJ, Roberts BE, et al. Prolymphocytoid variants of chronic lymphocytic leukemia: an immunological and morphological survey. Leuk Res, 1987, 11: 135-140.
5. Robbins BA, Ellison DJ, Spinosa JC, et al. Diagnosis application of the two - color flow cytometry in 161 case of hairy cell leukemia. Blood, 1993, 82: 1277-1287.
6. Catovsky D, Matutes E, Bucchei V, et al. A classification of acute leukemia for the 1990s. Ann Hematol, 1991, 62: 16-21.

第二章 急性髓系白血病

【疾病概论】

急性髓系白血病（acute myeloid leukemia，AML）是多种独立疾病实体构成的一类恶性克隆性造血系统疾病。细胞遗传学的累积变异促使造血干/祖细胞恶性转变，成为具有"自我更新"和增殖、生存优势的白血病干细胞，并发生凋亡障碍，分化阻滞于不同髓系发育的早期阶段，成为髓系原始细胞。这类细胞在骨髓、外周血和其他组织中无节制地增生、积聚，逐渐取代和抑制了正常造血，导致贫血、出血、感染和组织器官浸润等相应表现。患者的病情进展迅速，自然病程仅数周或数月。AML 发病机制复杂，细胞系列归属、临床表现和治疗反应并不一致。2001 年 WHO 造血和淋巴组织肿瘤分类采用淋巴瘤 REAL 分型的基本原则，将 AML 分为：①伴有重现性遗传学异常的 AML；②伴有多系发育异常的 AML；③治疗相关性 AML 和 MDS；④不另分类的 AML 等四个亚类。每个亚类又包含若干独立的疾病实体；又根据白血病细胞免疫表型特点确定"系列模糊的急性白血病"诊断。AML 诊断、分型更为科学、精确，更加反映了疾病本质。细胞、分子遗传特征是决定 AML 预后最重要的因素。根据染色体核型可将 AML 分为低危、中危、高危三组，三组疗效有显著差异。一些分子遗传异常（如 $Flt3-ITD$ 等）对 AML 预后也有显著影响。AML 现代治疗仍以经验性联合化疗为主，强调根据患者不同预后来合理制订整体治疗对策。对核心结合因子（core binding factor，CBF）异位的 AML 主张在诱导或巩固治疗期间应用大剂量阿糖胞苷治疗，高危组患者则主张在 CR1 期进行异基因干细胞移植。现阶段 60 岁以下成人 AML 约 30%～40%可望"治愈"。全反式维甲酸（ATRA）

和砷剂靶向治疗 t(15;17)/AML 取得成功，为 AML 的治疗开辟了一条新路，改变了人们以往单纯依赖化疗来试图"完全杀灭"白血病细胞的治疗观念。发现新的分子遗传异常为寻找靶向治疗新药提供了希望。生物靶向治疗、抗血管新生、耐药逆转和免疫治疗等有望进一步提高疗效。然而 AML 致病和耐药机制并不十分清楚；一些患者诱导治疗时早期死亡，或不能取得缓解，多数患者即使取得完全缓解也终将复发。难治、复发和老年 AML 是临床治疗的难点。

【流行病学】

AML 年发病率为 2～4/100 000，中位发病年龄 64～70 岁，属老年性疾病。发病率随年龄增大而增加。约 70% 的急性白血病（AL）属于 AML；婴儿、儿童和成人 AL 中 AML 分别占 55%～70%、17%～20% 和 80%～90%。婴儿发病以女婴多见，儿童无明显性别差异，成人男性稍多于女性（3∶2）。成人发病以北美、西欧和大洋洲最高，亚洲和拉丁美洲最低；儿童发病则以亚洲最高，北美和南亚次大陆最低。美国 AML 患者年死亡率约为 2.2/100 000；我国缺乏相关统计数据，估计高于西方发达国家。

环境因素、化学品和药品以及放射线等与 AML 致病有关，某些有前趋血液病史和遗传病史的患者易患 AML。离子射线、烷化剂可诱导 DNA 双链断裂，引起点突变、遗传物质丢失或染色体易位。CTX、瘤可宁、马利兰等烷化剂治疗相关的 AML 发病与患者年龄和药物累积剂量有关，一般潜伏期为 4～8 年，常先有 MDS 表现及 -7/7q-、-5/5q- 等染色体核型改变，疗效差。拓扑异构酶Ⅱ（TopoⅡ）抑制剂可稳定 TopoⅡ 与 DNA 的结合，使 DNA 断裂。阿霉素、柔红霉素、VP_{16} 和 VM_{26} 等 TopoⅡ 抑制剂治疗相关的 AML 潜伏期一般仅 1～3 年，主要为 M4、M5，也可为 M3 或 M4Eo，常无 MDS 前驱病史，主要遗传学改变为 11q23/*MLL* 基因易位，也可为 *AML*1 基因易位或 inv(16)、t(15;17) 等，预后相对较好。某些化学物品或化工原料可诱导细胞 RAS 基因突变。已发现氯霉素、保泰松、氯喹和甲氧沙林（用于治疗白癜风、银屑病）可诱导骨髓损伤，诱发 AML。我国学者发现乙双吗啉可致 AML，且多为 M3。苯、烟草、染料、除草剂和杀虫剂具有潜在致白血病毒性。从事制鞋、皮革、橡胶和化工原料生产的工人需长时间接触有机溶剂苯，这些人群的 AML 发病率可增高 2～10 倍。长期接触石油制品的人群 AML 发生率也有所增高，可能与这些物质中含苯和其他碳氢化合物有关。吸烟可使 t(8;21)/AML 的发病率增高，烟中含有苯代谢产物和其他致白血病因子或突变剂。某些血液系统疾病，如 MDS、CML、PV、ET 和 PNH 等可继发 AML。约 10%～50% 的 MDS 病程中继发 AML。约 70%～85% 的 CML 急性变，其中 75% 为 AML 或髓、淋双表型 AL。约 26% 的 SAA 经 ATG 治疗 8 年继发 AML/MDS；CSA、G-CSF 治疗的 AA 也有 22% 继发 AML/MDS。PNH 继发的 AML，恶性细胞来源于 PNH 克隆。遗传因素对 AL 发病有重要影响。体质性 8-三体综合征和 Down 综合征（21-三体）可发生家族性白血病。Down 综合征患者的白血病患病率增加 10～18 倍，其中 AML-M7 发病率是正常人群的 500 倍；3 岁以下多为 AML，3 岁以上则以 ALL 为主。Down 综合征继发 AML 与 21q22.3/*AML*1 基因异常和造血转录因子基因 *GATA-1* 缺失突变有关。DNA 损伤修复缺陷的遗传病如 Bloom 综合征、Fanconi 贫血等，AML 患病率明显增高。多发性神经纤维瘤位于 17q11.2 上的 *NF1* 抑癌基因突变失活，继发 AML/MDS 的机会增加。常染色体显性遗传病 Li-Fraumeni 综合征有抑癌基因 *P53* 突变失活，X-连锁免疫缺陷病 Wiskott-Aldrich 综合征存在 *WASP* 基因突变，常染色体隐性遗传病——Kostmann 婴儿遗传性粒细胞缺乏症有 G-CSF 受体（*G-CSFR*）基因突变，这些患者以及 Blackfan-Diamond 综合征的 AML 患病率均有增加。NAD（P）H 醌氧化还原酶 1（NQO1）和细胞色素 P450 家族成员 CYP1A1 参与苯及其他致癌剂的解毒过程，*NQO1* 和 *CYP1A1* 基因突变人群的 AML 发生率增加；*NQO1* 基因突变多见于 inv（16）/AML，*CYP1A1* 基因突变则多见于-5/-7 染色体核型及 *RAS* 突变的 AML。白血病患者一级亲属的 AL 发病率为普通人群的 3 倍。单卵双生子如一方 6 岁以内发生白血病，则另一方发生白血病的可能性为 25%。

【发病机制】

约 60% 的 AML 有克隆性染色体（数量、结构）异常，更多的患者存在着与细胞增殖、生存或分化调节有关的基因突变或表达异常。在多种致病因素联合打击下，造血干/祖细胞发生遗传学累积变异，恶性变为可形成白血病克隆的、具有"自我更新"能力的白血病干细胞（leukemic stem cell，LST）。遗传学变异主要表现为抑癌基因丢失或突变失活，癌基因表达增高或突变激活等。与大多数实体肿瘤不同，AML 常有特异染色体易位或基因重排，形成的融合基因在发病中起重要、甚或关键的作用，与其他遗传变异一起最终决定了 AML 的系列归属、临床表现和预后特点。

1. 癌基因突变与 AML

癌基因存在于细胞或病毒内，能诱使正常细胞转化，获得新的生物学特性。正常细胞的癌基因以非激活状态存在，称为原癌基因，是基因组的正常成员，通过编码生长因子、生长因子受体、细胞内信号传导分子和转录因子等参与细胞的增殖、分化调控。原癌基因表达增高或突变激活在 AML 发生、发展中起重要作用。原癌基因 Ras 的表达产物通过结合细胞内连接蛋白 Shc 和 Grb-2 来激活下游酪氨酸激酶受体或其他家族受体，介导细胞内信号传导。Ras 信号传导系统高度保守，调节着细胞生命的几乎每一方面。文献报道约 25%～44% 的 AML 和 MDS 有 Ras 基因突变（主要为 N-ras），最常见于 AML-M4；染色体核型正常的 AML N-ras 突变约占 9%。Ras 突变后持续激活，刺激细胞增殖，与不良预后有关。但近来临床研究认为 N-ras 突变并不影响预后。法尼基转移酶抑制剂（farnesyl transferase inhibitors，FTI）和二牛龙牛儿基抑制剂（geranyl-geranylation inhibitors）能特异地妨碍 Ras 蛋白正常定位到细胞内膜上而发挥作用，是 Ras 信号传导的小分子靶向抑制物。

c-kit（CD117）和 Flt3（FMS-like tyrosine kinase-3）是细胞膜上的Ⅲ型受体酪氨酸激酶，正常主要表达于造血干/祖细胞，通过与各自的特异性配体（SCF 和 FL）结合，调节细胞增殖、分化。*c-kit* 在绝大多数 AML 都有表达，是髓系细胞较为特异的分子标记；约5%的 AML 存在 *c-kit* 基因酪氨酸激酶结构域突变。*c-kit* 突变激活或持续表达与 AML 发病显著相关。甲磺酸伊马替尼（格列卫）是bcr-abl 融合蛋白特异性抑制物，也能抑制 *c-kit* 的功能。Flt3 表达见于 89%的 AML。约 30%～35%的 AML 有 *Flt3* 基因激活突变，是 AML 最常见的分子异常。*Flt3* 突变主要有两种形式，一种是编码受体跨膜区的基因序列（通常是第 14 号和 15 号外显子）发生内部串联复制（internal tandem duplication, ITD），使该区自我抑制激酶激活的功能丧失，Flt3 发生非配体依赖的二聚体化和自主磷酸化激活，通过 Ras、STAT5 和 PI3K 途径介导细胞增殖，抑制凋亡，促进细胞转化；Flt3-ITD 见于 20%～25%的 AML，最常见于正常核型的患者（占28%～34%），主要累及 M3 和 M5，常有高白细胞和高原始细胞数，预后差。另一种是位于第二个酪氨酸激酶结构域（tyrosine kinase domain, TKD）的密码子突变，主要累及第 835 和第 836 位密码子，见于 5%～10%的 AML，正常核型 AML 的检出率约为 11%～14%，最近报道儿童 ALL 也可发现 Flt3-TKD。Flt3-TKD 的患者一般白细胞数不高。Flt3-TKD 对预后的影响文献报道不一。将转染 *Flt3-ITD* 的造血干细胞移植到致死剂量照射的小鼠体内，可诱导髓系增殖表型，但不发生 AML；而 *Flt3-TKD* 则诱导类似 T 细胞淋巴瘤的表型。基因表达谱分析发现，Flt3-ITD 和 Flt3-TKD 的信号传导存在一定差异，可能是两者临床特点不一致的重要原因。

　　*AML*1、*C/EBPα* 和 *GATA-1* 基因表达产物都是造血特异的转录因子或转录辅助因子。*AML*1 基因功能缺失突变与易患 AML 的家族性血小板病（FPD/AML）发生密切相关，也见于 3%～5%的原发性 AML，主要是 M0（约占 25%）和伴三体 21 的 AML/

MDS。C/EBPα在指导造血细胞系列特异性发育和髓系祖细胞向成熟粒细胞分化过程中起关键作用。C/EBPα氨基末端的无义突变可形成截短的C/EBPα分子，后者能显著性负性抑制全长的野生型C/EBPα功能；C/EBPα羧基末端亮氨酸拉链结构域的读码框架内突变则可抑制C/EBPα的二聚体化，干扰与DNA的结合。C/EBPα的两种突变常同时出现，主要见于伴9q-或正常核型的AML。有研究认为 *C/EBPα* 突变常预示预后良好。

此外，*c-myc*、*c-myb*、*bcl-2* 和 *c-mpl*（TPO受体基因）等原癌基因表达增高也见于AML，能促进细胞增殖，与不良预后有关。高表达 *c-myc* 和 *bcl-2* 可抑制细胞凋亡。

2. 抑癌基因突变与AML

抑癌基因的表达产物参与细胞周期和凋亡调控。只有当细胞内两个等位基因都同时缺失或突变失活时才显示出促瘤活性。白血病中抑癌基因的功能性缺失突变较实体瘤少见。野生型P53对细胞周期起负性调节作用，能抑制细胞由G_1期进入S期，促进细胞凋亡。约7%的AML有 *P53* 基因缺失或突变失活，伴11q23易位或继往有MDS病史的患者 *P53* 失活突变可能更为常见，CML急变为AML时也常有 *P53* 突变失活。*Rb* 基因表达产物是细胞周期调控的中央环节，它在G_1期作为细胞周期关卡（checkpoint），在细胞分化的起始阶段也发挥着关键作用；它还能抑制原癌基因 *N-myc* 的转录，且能通过与 *N-myc* 蛋白结合而阻断其作用。*Rb* 基因突变失活在由MDS进展的AML中较多见。少数AML有细胞周期调节蛋白基因 *P16* 的突变失活。*WT1* 是位于11p13上的抑癌基因，编码一个含四个锌指结构的转录因子，具有转录抑制和激活双重功能，对造血细胞 *CSF-1*、*TGFb-1*、*RARα*、*c-myc* 和 *bcl-2* 等基因的表达起抑制作用。*WT1* 高表达于$CD34^+CD38^-$造血干细胞，随着细胞分化而表达下调，并指导粒-单核细胞分化。75%的AML高表达 *WT1*，主要见于粒系AML，分化程度越低（如M0、M1）表达越高。高表达 *WT1* 的患者CR率低，生存期较短。最近发现10%的核型正常AML存在 *WT1* 突变，主要是累及第7~9外显子的插入或缺失突变。突变破坏了WT1的功能,促进细胞增殖,抑制分化,可能与诱导治疗失败有关。

NPM(*NPM1*)基因编码的NPM蛋白主要定位于核仁,能通过N端寡聚化功能结构域形成六聚体结构,功能上参与核糖体前体和其他蛋白的胞浆-核穿梭运输。NPM也是一种分子伴侣,能稳定与之结合的蛋白分子构象,防止结合的蛋白分子在核内过多积聚。例如,NPM可与抗凋亡蛋白P53直接结合,调节P53的稳定和转录活性,并诱导P53依赖的细胞凋亡。NPM既可作为癌基因,也可作为抑癌基因参与调节细胞生物学行为,在细胞增殖和生长抑制中都起作用。*NPM*基因第12号外显子突变见于25%~35%的AML,且主要是染色体核型正常的AML,发生率为45%~62%。儿童患者少见。NPM突变者常为女性,骨髓原始细胞比例和血清LDH较高,原始细胞高表达CD33,而CD34常阴性,40%的患者合并*Flt3-ITD*。NPM突变对AML的预后影响可能与其他遗传学改变有关。*NPM*第12号外显子突变使NPM蛋白丧失核仁结合位点,并形成新的核输出信号,使突变蛋白主要定位于胞浆,又可通过二聚体化将野生型NPM扣留使之不能进入核内,这些都与AML发病有关。

治疗相关的AML和MDS继发的AML常见有一些染色体区带如5、7和20号染色体长臂等的丢失,且与不良预后有关。这些区域可能包含有与肿瘤发病有关的未知基因,特别是抑癌基因。染色体区带的缺失将导致这些基因单倍剂量不足(haploinsufficiency),在AML发病中起作用。

3. 染色体易位、融合基因与AML

AML染色体易位和基因突变的类型多达200多种,以t(8;21)、t(15;17)、int(16)/t(16;16)和11q23易位/*MLL*基因重排最为多见,占AML的30%~40%(图2-1)。易位基因包括转录因子基因、造血发育必需基因、造血分化基因、同源功能基因及凋亡相关基因等,以转录因子基因易位最为多见。易位形成融合基因,编码融合蛋白,使基因表达异常,或表达产物的稳定性、定位和功能异常，引起造血干/祖细胞的恶性转化和增殖、分化抑制或凋亡障碍。

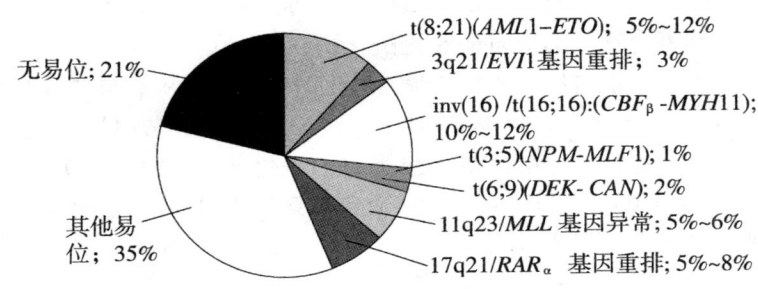

图2-1 AML中不同染色体易位构成比

(1) t(8;21)(q22;q22); (AML1-ETO)/AML

t(8;21)使21q22上的 AML1 (acute myeloid leukemia 1)基因与8q22上的 ETO (eight twenty one)基因交互重排，在21号染色体上形成 AML1-ETO 融合基因。易位很可能发生于多潜能早期造血干细胞阶段，一些患者易位发生于胚胎期。确切的易位机制不明，可能与射线或拓扑异构酶Ⅱ(TopoⅡ)抑制剂治疗有关。在 AML1 和 ETO 易位断裂区分别有3个和2个 TopoⅡ切割位点，且与DNA酶Ⅰ(DNaseⅠ)高敏位点相一致；TopoⅡ主要识别DNA结构，而非特异序列；DNaseⅠ可能使染色质结构开放，而使 TopoⅡ易于切割。TopoⅡ抑制剂能稳定 TopoⅡ与DNA的结合，可能与t(8;21)形成有关。CML急性变也可引起t(8;21)/AML。

AML1是与果蝇Runt基因同源的转录因子，主要表达于造血组织，是早期造血必需的转录因子。它与另一个转录因子CBFβ结合，组成核结合因子(core binding factor, CBF)；通过Runt同源结构域与靶基因启动子上特异序列结合，调节造血特异基因($G-CSFR$、$TCR\alpha/\beta$、MPO、$NP-3$、$IL-3$、$GM-CSF$等)的组织特异表达(图2-2)。CBF实际起"转录组织者"的作用，它对基因的转录调控还受其他转录因子或转录辅因子的影响。ETO是与果蝇 Nervy 基因高度同源的转录调节因子，不与 DNA 结合，而是通过自身 HHR 结构域形成同二聚体，并与核转录辅助抑制因子 N-CoR、SMRT 和 mSin3A 等结合，形成核辅助抑制复合物。核辅助抑制复合物募集组氨酸脱乙酰化酶（HDAC），后者使染色体核小体上的组蛋白赖氨酸残基脱乙酰化而带正电，从而与带负电的 DNA 骨架紧密结合，阻止了其他转录因子、转录调节因子的进入，抑制靶基因的转录。染色体上组蛋白乙酰化/脱乙酰化和 DNA 碱基甲基化/去甲基化修饰被称为"染色体重构"，是影响基因转录的两种重要方式（图 2-3）。

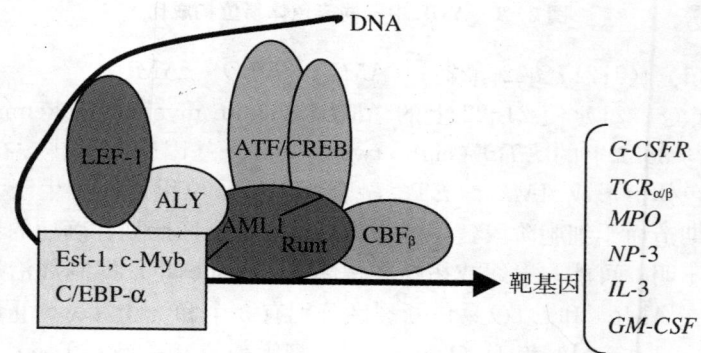

图 2-2　AML1 和 CBFβ 组成 CBF，募集其他转录因子或辅助转录调节因子调节造血特异基因的表达

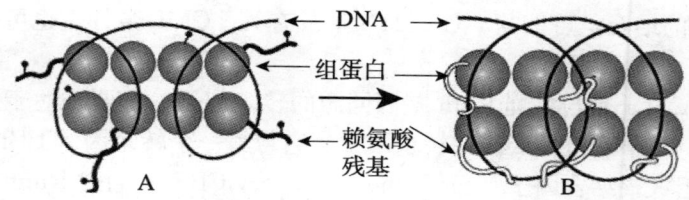

图 2-3　染色体重构-核小体结构中组蛋白赖氨酸残基乙酰化和脱乙酰化。图 A：组蛋白赖氨酸残基乙酰化而带负电，与带负电的 DNA 双链结合松散，有利于基因转录；图 B：组蛋白赖氨酸残基脱乙酰化而带正电，与 DNA 双链紧密结合，阻止基因转录

易位时AML1基因断裂点位于第5内含子，ETO基因则位于第2外显子之前。AML1-ETO融合基因保留了AML1的Runt结构域，缺失了其后的转录激活结构域，并拥有了几乎所有的ETO功能结构域（图2-4）。因此AML1-ETO融合蛋白仍能与CBFβ和靶基因启动子上的特异序列结合，与野生型AML1竞争结合位点；融合蛋白通过ETO功能结构域募集N-CoR、SMRT、mSin3A和HDAC，抑制了AML1的靶基因的转录（图2-5）。融合蛋白还能与野生型ETO蛋白形成异二聚体，也能与其他转录因子结合，干扰后者的转录调节活性。AML1-ETO具有多向功能，它对靶基因的转录调节主要取决于它所结合的其他转录因子或转录调节因子。融合蛋白能抑制多种AML1靶基因的激活，却能激活G-CSFR的转录，可能与异常克隆向粒系定向分化有关。AML1-ETO可激活抗凋亡基因bcl-2的表达，使细胞凋亡受抑；也能下调几种与T细胞分化有关的未知基因的表达。这些均与白血病发病有关。

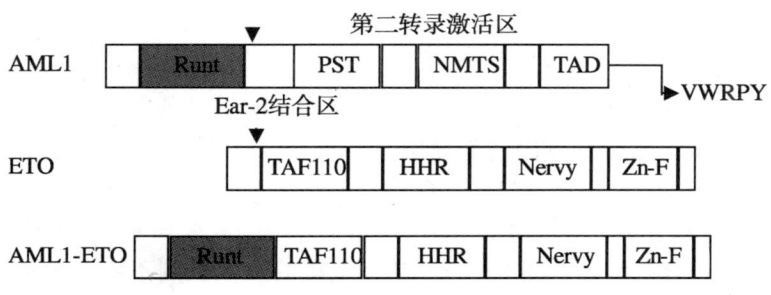

图2-4 AML1、ETO和AML1-ETO融合蛋白的结构。箭头所指为断裂、融合的位点

转染了AML1-ETO融合基因的造血干细胞体外培养时分化受阻，G_1期延长。胚胎发育晚期阶段表达AML1-ETO融合蛋白的转基因小鼠，其造血前体细胞增生明显受抑，粒系成熟障碍，但不发生白血病。这种小鼠经肿瘤诱变剂处理可发生AML或T细胞

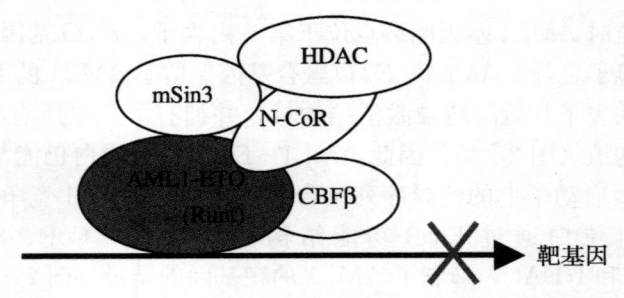

图 2-5　AML1-ETO 抑制野生型 AML1 调节的靶基因的转录

淋巴瘤/白血病。t（8；21）/AML 有较高的 $c-kit$ 突变率，初治和复发患者也常有其他染色体异常；化疗和异基因干细胞移植后长期维持缓解的患者体内仍有少量 $AML1-ETO$ 阳性细胞克隆；一些患者出生时的血斑即可检测到 $AML1-ETO$ 融合基因，但直到 1 岁以后才发病；融合基因也可在少数健康儿童和成人中检出。提示 t（8；21）可能是造血干细胞恶性转化的初始必要条件，最终发病还需其他继发性打击和细胞遗传学异常参与。

（2）t（15；17）（q22；q21）；（$PML-RAR\alpha$）及变异易位的 AML

98% 的 APL 具有 t（15；17），形成 $PML-RAR\alpha$ 融合基因；少数患者为 $RAR\alpha$ 基因的变异易位，如 t（11；17）（q23；q21）/$PLZF-RAR\alpha$、t（5；17）（q35；q21）/$NPM-RAR\alpha$、t（11；17）（q13；q21）/$NuMA-RAR\alpha$ 和 17q 中间缺失所致的 $Statb5-RAR\alpha$ 融合基因等（图 2-6）。基因重排的发生机制不明。少数患者 t（15；17）发生于胚胎发育期。t（15；17）起源于较晚期的 $CD34^+CD38^+$ 造血祖细胞，但也有部分患者起源于较早期的 $CD34^+CD38^-$ 造血干细胞。白血病细胞克隆分化阻滞于早幼粒细胞阶段。

A：t（15；17）（q22；q21）；（$PML-RAR\alpha$）/AML　t（15；17）使 15q22 上的 PML（早幼粒细胞锌指）基因与 17q21 上的 $RAR\alpha$（维甲酸受体 α）基因交互重排，在 15 和 17 号染色体上分别形成

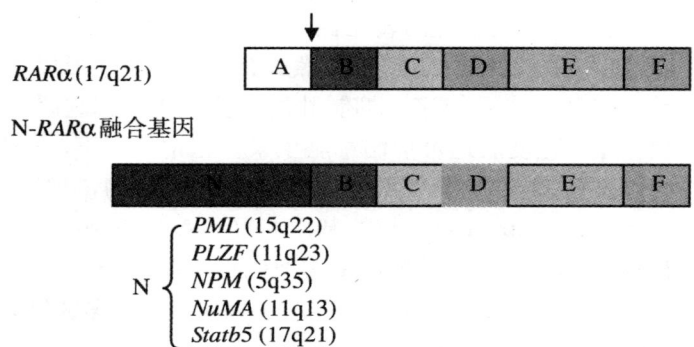

图 2-6 *RARα* 的功能结构域 (A-F) 及 5 种结构性重排所形成的融合基因结构。箭头所指为 *RARα* 基因重排时的断裂位点

PML-RARα 和 *RARα-PML* 融合基因。仅 70%~80% 的患者同时表达 *RARα-PML*，说明 *PML-RARα* 融合基因才是致病的关键。*RARα-PML* 表达可能与白血病进展有关。RARα 属于类固醇/甲状腺激素核受体超家族成员，为转录因子；VitA 的活性代谢产物维甲酸 (RA) 是它的天然配体，ATRA 和 9-顺式维甲酸也是它的配体。RARα 主要表达于髓系细胞，它不是正常造血所必需的转录因子，但对细胞分化起重要作用。RARα 有 A~F 共 6 个保守的功能结构域，A/B 结构域有内在的转录激活活性，C 结构域负责与 DNA 上维甲酸反应元件 (RARE) 特异结合，E 结构域与配体和转录因子 RXR 结合，具有配体依赖的转录激活活性 (图 2-6)。RXR 是另一种与 RARα 结构、功能类似的核受体型转录因子，与 RARα 形成 RARα/RXR 复合物来调节靶基因的转录。RARα/RXR 复合物可募集 N-CoR、SMRT 和 mSin3A 等组成转录调节复合物；当不结合配体存在时，转录调节复合物与组蛋白脱乙酰化酶 (HDAC) 结合，抑制靶基因的转录；与配体结合后，可能因 RARα 构象改变而使 HDAC 解离出来，转而与组蛋白乙酰基转移酶 (HAT) 结合，使组蛋白乙酰化而带负电，激活靶基因转录。RARα 的靶基因还不太清楚。

PML 是一种广泛表达的转录因子,含有环状锌指(RING)、B 盒和 α-卷曲螺旋结构域。α-卷曲螺旋介导蛋白质间形成二聚体或多聚体。PML 在细胞衰老、抑制肿瘤生长和诱导细胞凋亡中可能起重要作用,过度表达可抑制细胞生长。正常情况下,PML 与 SP100 等以蛋白多聚体的形式在核内形成斑状结构,称为 POD(PML oncogenic domains),与核基质相联。APL 细胞核内 POD 结构被破坏,PML-RARα 蛋白呈弥散的微斑状分布;经 ATRA 或亚砷酸治疗后,野生型 PML 可重新正确定位,恢复 POD 结构(图2-7)。说明 POD 结构破坏与 APL 的致病有关。应用 PML 单克隆抗体检测 POD 结构可用于 t(15;17)APL 的诊断。

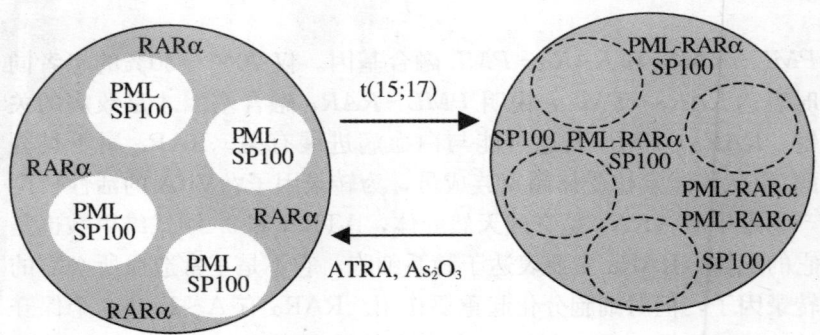

图2-7 正常时,PML 与 SP100 等以多聚体蛋白的形式在核内形成 POD 结构。t(15;17)时,POD 结构解构;经 ATRA 或 As_2O_3 治疗后,又恢复形成 POD 结构

RARα 基因易位时断裂点在第1内含子,*PML* 基因的断裂点则可在内含子6、外显子6或内含子3(分别称为 bcr1、bcr2 和 bcr3),分别占病例总数的 55%、5% 和 40%。不同 PML 断裂点融合基因患者的临床表现和治疗反应无差异。PML-RARα 保留了 PML 的功能结构域,并拥有了 RARα 的 B-F 结构域,功能上相当于变异的维甲酸受体。融合蛋白能与野生型 PML 蛋白或其他蛋白形成二聚体或多聚体,扣留野生型 PML,显著负性地抑制了后

者的转录调节功能；融合蛋白也形成同二聚体，或与 RXR 形成 PML-RARα/RXR 复合物，且能与配体和 DNA 上的 RARE 结合，与野生型 RARα 竞争 DNA 结合位点；PML-RARα 也能与 N-CoR、SMRT 和 mSin3A 等核转录辅助抑制因子结合，募集 HDAC，显著负性地抑制了 RARα 依赖的靶基因转录，阻滞了维甲酸依赖的髓系分化。PML-RARα 与辅助抑制因子结合能力强于 RARα，需药理剂量的 ATRA（生理剂量的 100 倍）才能使核转录辅助抑制因子与 PML-RARα 融合蛋白解离，恢复 POD 结构和维甲酸依赖的靶基因转录，使细胞得以继续分化（图 2-7、2-8）。

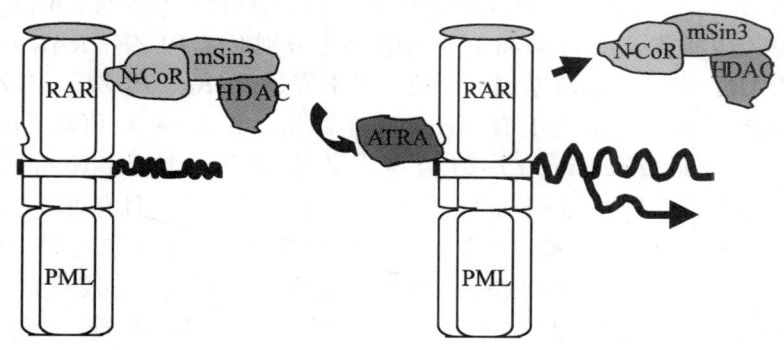

图 2-8　PML-RARα 融合蛋白募集 N-CoR、mSin3、HDAC 等组成核转录辅助抑制复合物，抑制靶基因的转录；药理剂量的 ATRA 可使核转录辅助抑制复合物与融合蛋白解离，激活转录

利用由不同髓系启动子调控的 PML-RARα 转基因小鼠模型，可观察到 PML-RARα 的致白血病作用。由人类 MRP8 启动子调节的 PML-RARα 转基因小鼠，融合基因表达于早期髓系祖细胞、成熟中性粒细胞和单核细胞；小鼠中性粒细胞数量正常，但有分化障碍，经 3~9 个月后 30% 的小鼠发生了 APL，经 ATRA 治疗后可使之缓解。人类组织蛋白酶（cathepsin）G 启动子调控的转基因鼠，融合基因仅表达于幼稚单核细胞和早幼粒细胞；小鼠骨髓和外周血中不成熟粒细胞增多，经 12~14 个月后 10%~30% 的小鼠发

生白血病，ATRA 可诱导不成熟髓系细胞凋亡，但不能诱导细胞分化。当融合基因改由 CD11b 启动子调控后，PML-RARα 在髓系分化的较晚阶段表达，这时小鼠不发生白血病，且粒系分化、成熟正常，但经亚致死剂量照射后小鼠粒细胞恢复慢。说明 *PML-RARα* 融合基因可致 APL，融合基因表达时机对能否发生白血病较为关键。转基因小鼠的白血病发生率较低、潜伏期较长，提示其他细胞遗传学异常可能参与发病。

B：t(11;17)(q23;q21)；(*PLZF-RARα*)/AML t(11;17)(q23;q21)占 APL 的 0.8%，是 APL 最多见的变异易位类型。易位使 11q23 上的 *PLZF*（早幼粒细胞白血病锌指）基因与 *RARα* 基因交互重排，在 11 号和 17 号染色体上分别形成 *PLZF-RARα* 和 *RARα-PLZF* 融合基因。少数患者不表达 *RARα-PLZF*。PLZF 是转录因子，结构上有 Krupple 样锌指。其 N 端为 POZ（pox virus and zinc finger）结构域，又称 BTB（broad complex, tramtrack, bric-a-brac），介导蛋白同/异二聚化，且有可转移的转录抑制活性；C 端是 9 个 Krupppel 样锌指，能与 DNA 上特异的 $GTAC^T/_AGTAC$ 序列结合。PLZF 正常定位于核内，形成约 50 个核体结构。PML 和 PLZF 都定位于 POD 上，紧靠核基质，功能上可能相关。PLZF 表达于未分化的髓系细胞，随着细胞分化表达逐渐减低。它可能对维持造血干细胞或/及早期祖细胞的生存起重要作用。某些 HOX 基因家族成员和细胞周期调节因子（如 cyclin A 和 c-myc）是 PLZF 调节的靶基因。PLZF 可能通过调节细胞周期调节因子的表达而抑制细胞生长，功能上相当于肿瘤抑制因子。它通过 POZ 结构域或经与 ETO 结合而直接或间接地募集 mSin3A、N-CoR、SMRT 和 HDAC，抑制靶基因的转录。尽管如此，PLZF 基因完全敲除的小鼠不发生造血异常。

t(11;17)(q23;q21)患者白血病细胞核内的 POD 结构也被破坏，PLZF 和 PLZF-RARα 呈散在的微斑状分布。POD 结构的破坏可能与白血病发病有关。PLZF-RARα 融合蛋白含有完整的 PLZF N 端结构域及前面 2 个锌指，并拥有 RARα 的 B-F 结构域。RARα-PLZF融合蛋白含有RARα的非配体依赖转录激活结构域和PLZF的后面7个锌指结构。PLZF-RARα仍可通过保留的2个锌指结构形成同二聚体，也可通过RARα结构域与RXR形成异二聚体，并与RARE结合，形成多聚体化的DNA-蛋白复合物。PLZF-RARα/RXR异二聚体与RARE的结合能力强于PLZF-RARα同二聚体，但弱于RARα/RXR异二聚体。PLZF-RARα可通过扣留RARα和RXR，并与野生型RARα竞争RARE结合位点而显著负性地抑制野生型RARα的功能；通过结合ETO而更多地募集mSin3A、N-CoR、SMRT和HDAC，抑制RARα靶基因的转录。即使药理剂量的ATRA也不能将这种转录抑制复合物解构，这也是ATRA不能取得疗效的原因。但ATRA联合HDAC抑制剂（如TSA、苯丁酸钠等）却可使白血病细胞分化。此外，PLZF-RARα/RXR异二聚体还能与RARE的非共有序列结合，影响其他基因的表达，与白血病发病有关。动物实验中，*PLZF-RARα*转基因小鼠可出现类似CML的血液学改变，但不发生APL。

交互性的RARα-PLZF融合蛋白能通过七个PLZF的锌指结构与野生型PLZF竞争DNA结合位点。与PLZF相反，RARα-PLZF对PLZF靶基因起激活作用，促进cyclinA2的表达并使细胞生长。t(11;17)(q23;q21) APL对ATRA和化疗不敏感可能也与此有关。一方面，PLZF-RARα融合蛋白阻止了ATRA的转录激活作用；另一方面，RARα-PLZF融合蛋白又通过激活细胞周期调节因子而抑制了ATRA和化疗的抗细胞增殖作用。*RARα-PLZF*转基因小鼠可出现脾大和MDS样改变。同时"敲入"*PLZF-RARα*和*RARα-PLZF*融合基因的转基因小鼠出生后6个月100%发生APL，说明*RARα-PLZF*融合基因在致白血病中也起重要作用。

C：t(5;17)(q35;q21);(*NPM-RARα*)/AML 1994年发现一种新的APL变异易位t(5;17)(q35;q21)。该易位使5q35上的*NPM*基因与*RARα*基因发生重排。在3例已报道的t(5;17) (q35；q21) APL，易位使 NPM 的 5′端与 RARα 第三外显子相连，形成的 NPM-RARα 融合基因含 NPM 的寡聚化结构域。NPM-RARα 融合蛋白功能上也属于变异的维甲酸受体，具有配体依赖的转录调节活性。它通过与转录辅助抑制因子结合并与 RARα 竞争 RARE 结合位点而显著负性抑制野生型 RARα 的功能。药理剂量的 ATRA 能使这种转录抑制复合物解构，进而激活靶基因的转录。NPM-RARα 融合蛋白失去了与 P53 直接结合的能力，但它仍可通过与野生型 NPM 蛋白结合而影响 P53 依赖的细胞信号传导。有些患者可同时表达 RARα-NPM 融合基因，但它在白血病发病中的作用还不太清楚。t (5；17) APL 细胞内的 NPM-RARα 融合蛋白以微斑的形式在核内散在分布，PLZF 蛋白也从核体中解离出来，而 PML 的 POD 结构保持完整，提示 PLZF 的异常定位可能也与 t (5；17) APL 的发病有关。将 NPM-RARα 融合基因转入 U937 细胞后，细胞不能被 Vit D_3 和 TGF-β 诱导向单核细胞分化。NPM-RARα 融合基因转基因小鼠经一定潜伏期后可发生 APL，且对 ATRA 敏感。

E：t (11；17) (q13；q21)；(NuMA-RARα)/AML 1997 年发现 APL 中有 t (11；17) (q13；q21)。易位涉及 NuMA 基因。NuMA 是组成核基质的结构蛋白，它与纺锤体极相连，与细胞有丝分裂有关。NuMA 蛋白的中间是卷曲螺旋结构域，负责蛋白的同/异二聚体化，两端为球状结构域。易位形成的 NuMA-RARα 保留了 NuMA 的 N 端球状结构域和中间的卷曲螺旋结构域，并拥有了 RARα 的 B-F 结构域。因此 NuMA-RARα 融合蛋白也与 RARα 的其他融合蛋白一样，抑制 RARα 依赖的靶基因转录激活。NuMA 卷曲螺旋结构域是融合蛋白执行转录抑制功能所必需的结构。目前还不清楚这类患者是否同时有 RARα-NuMA 的表达。

F：Stat5b-RARα/AML 1999 年发现一例 AML-M1 患者的部分白血病细胞具有细颗粒型 APL 的细胞形态特征。遗传学分析发现患者白血病细胞存在 Stat5b-RARα 融合基因。形成融合基因的原因是 17 号染色体上 Stat5b 和 RARα 基因之间的染色体区带发生了缺失。Stat5b 是广泛表达的转录因子，属于转录信号传导子和激活子蛋白家族成员，基因定位于 17q11 上。正常时 Stat5b 以去磷酸化的方式存在于胞浆内，受 JAK 激酶磷酸化后转入核内，再以同二聚体的形式与 DNA 上特异的靶序列结合，激活靶基因转录；Stat5b 与造血相关的靶基因有 $c-myc$ 和 IL-2 受体基因等。它可诱导抗凋亡基因 $bcl-x$ 的表达，抑制终末分化的髓系细胞凋亡；同时也可激活 PI3 激酶/AKT 信号传导途经而促进细胞生长。Stat5b-RARα 融合蛋白含有几乎全部的 Stat5b 功能结构域，N 端为一个卷曲螺旋结构域，与蛋白的二聚化有关，并能与辅助因子 Nmil 结合，后者增强 Stat5b 与转录辅助激活因子 p300/CBP 的结合。因此 Stat5b-RARα 融合蛋白能扣留有关的转录辅助激活因子。融合蛋白的中央区为 DNA 结合结构域、SH_3 和截短的 SH_2 结构域，而少了 Stat5b C 端的转录激活结构域，取而代之的是 RARα 的 B-F 结构域。融合蛋白可自身形成二聚体，但主要是与 RXR 形成异二聚体，并与 RARE 结合，显著负性地抑制 RARα/RXR 的转录激活活性。融合蛋白与 SMRT 有高的亲和力，需要药理剂量的 ATRA 才能将其解离。此外，融合蛋白可通过 SH_2 结构与野生型 Stat5b 竞争细胞因子受体结合位点，并将后者扣留，从而干扰了正常的 JAK/Stat 信号传导。

（3）inv（16）/t（16；16）；（$CBF\beta-MYH11$）/AML

基因重排机制不明。少数患者 inv（16）出现于胚胎发育期。inv（16）和 t（16；16）均使 16q22 上的 $CBF\beta$ 基因和 16p13 上的 $MYH11$ 基因重排，形成 $CBF\beta-MYH11$ 融合基因。CBFβ 是早期造血必需的转录因子，结构还不太清楚，它与 AML1 形成 CBF。通常将伴 t（8；21）和 inv（16）/t（16；16）的 AML 合称为 CBF AML。CBFβ 广泛表达，正常定位于胞浆，与 AML1 结合后才进入核内。CBFβ 能增强 AML1 与 DNA 的结合能力，还使 AML1 免于泛素化而被蛋白酶体降解。$MYH11$ 基因又称为 $SMMHC$，是编码平滑肌肌球蛋白重链的结构基因，含有一个介导自身二聚体化的 α-螺旋结构域，该区也能与其他蛋白形成多聚体。

MYH11 的 C 端还有一个非螺旋的尾结构域。

$CBF\beta$ 基因的易位断裂点主要在第 5 内含子，$MYH11$ 基因的断裂点则位于第 7~13 外显子之间，形成多种 $CBF\beta-MYH11$ 融合基因转录本。在 inv (16)，$MYH11$ 断裂点 5′端以前的序列常发生丢失，因此仅形成 $CBF\beta-MYH11$ 融合基因。融合蛋白保留了几乎全部 $CBF\beta$ 的功能结构域，并拥有 $MYH11$ C 端的功能结构域，包括 α-卷曲螺旋。融合蛋白能与 AML1 结合，并通过 α-卷曲螺旋结构组成大分子多聚体。$CBF\beta-MYH11$ 的致病机制还不十分清楚。胞浆内高表达的融合蛋白与 AML1 蛋白结合，形成大分子多聚体，使 AML1 扣留在胞浆而不能进入核内发挥转录调节作用；AML1/$CBF\beta-MYH11$ 复合物仍保留与 DNA 结合的能力，能通过 $MYH11$ 的 C 末端募集 mSin3A 和 HDAC8 等转录辅助抑制因子，以染色体重构方式干扰转录；HDAC 抑制剂能解除这一转录抑制效应。将 $MYH11$ 的 cDNA"敲入"到小鼠 $CBF\beta$ 基因座上，可建立 inv (16) 的小鼠模型。这种小鼠不能形成肝胎造血，于胚胎期 12.5~16 天死亡，非常类似于两个 AML1 或 $CBF\beta$ 等位基因敲除的小鼠，与融合基因破坏了 CBF 介导的基因转录有关；"敲入"$CBF\beta-MYH11$ 融合基因的嵌合鼠不发生白血病，但经致癌剂 ENU 诱变后，84% 于 2~6 个月后发生典型的 AML-M4，说明融合基因确是致白血病的重要条件，发生的白血病还有细胞系列特异性。

(4) 伴 11q23/MLL 基因异常的 AML

MLL 和 IgH 基因是人类肿瘤染色体易位最常涉及的区域。已发现 40 余种与 MLL 基因易位相关的伴侣基因。MLL 基因易位和 MLL 基因内部部分串联重复突变（PTD）都与急性白血病（AL）发病有关，所形成的白血病细胞没有系列特异性。MLL 基因异常最常见于婴儿 AL、拓扑异构酶Ⅱ抑制剂治疗相关 AL，少数为儿童或成人原发性 AL，罕见于老年 AL。AML 中与 11q23 易位相关的染色体区带有 1q21、2q21、4q21、6q27、9p22、10p11、17q25、19p13.3 和 19p13.1 等，以 t (9；11)(p22；q23)、t (11；19) (q23；p13.1) 和 t (6；11)(q27；q23) 等最常见。

MLL 基因重排的白血病细胞克隆起源于多能造血干细胞。基因重排可发生于胚胎发育期。部分患者发生 MLL 基因重排与拓扑异构酶Ⅱ抑制性药物或食物有关。MLL 基因易位断裂点都集中在一个 8.3kB 的区域（含第 5～11 外显子），该区有数个遗传不稳定性 DNA 序列，如七碱基和九碱基重复重组信号序列、核基质接触区（SARs）、拓扑异构酶Ⅱ高亲和结合序列和 Alu 序列等，易发生 DNA 断裂、重组。拓扑异构酶Ⅱ抑制剂治疗相关 AL 的 MLL 基因断裂点大都位于断裂区的近端粒一侧，该处含有 SARs 和高亲和的拓扑异构酶Ⅱ结合序列；而绝大多数原发性 AL 的 MLL 基因断裂点则位于断裂区 5′端的近着丝粒一侧，含有许多 Alu 序列；两者的基因易位机制可能不同。婴儿 AL 的 MLL 基因易位断裂点与拓扑异构酶Ⅱ抑制剂治疗相关 AL 一致，其 MLL 基因重排可能与胚胎发育期经母体接触拓扑异构酶Ⅱ抑制性药物或食物有关。

MLL 基因又称为 ALL1、HRX 或 HTRX1，它在许多组织细胞内都有表达，正常定位于胞浆和核内，可能是一种转录调节因子，参与细胞的正常分化和发育。MLL 基因结构上含有三个与果蝇 Trithorax 基因高度同源的结构域，包括位于蛋白中央的富半胱氨酸的 6 个锌指结构域（称为 PHD 或 LAP）和 1 个位于 C 末端的 SET 结构域。SET 与调节细胞生长和分化的信号传导有关。MLL 的 N 端含有 3 个 AT 吊钩（AT hook，能与 DNA 双螺旋小沟内的 AT 富集区结合）、1 个转录抑制区和 1 个与 DNA 甲基转移酶同源的结构域，C 端有 SET 结构域和一个转录激活结构域（图 2-9）。AT 吊钩和 DNA 甲基转移酶同源结构域与染色体 DNA 重构有关，直接或间接地参与了 MLL 靶基因（如 HOX 基因家族成员）的转录，这些基因对于造血和淋巴细胞发育可能是重要的。对 MLL 基因"敲除"的小鼠研究表明，MLL 基因对形成正常数量的造血前体细胞及其正常分化是必需的。

t(9;11)(p22;q23)、t(11;19)(q23;p13.1)、t(11;19)(q23;p13.3)和 t(6;11)(q27;q23)分别形成 MLL-AF9、MLL-ELL、

MLL-ENL 和 MLL-AF6 融合基因（图 2-10）。近 25%～30% 的患者不表达相应的交互性的融合基因，说明它们在白血病致病中并不起关键性作用。融合基因中保留了编码 MLL 的 AT 吊钩、DNA 甲基转移酶同源结构域和转录抑制结构域的序列，并与伴侣基因断裂点 C 端的结构域融合。伴侣基因为融合蛋白二聚体化提供了功能结构域。融合蛋白二聚体化后被激活，使细胞恶性变。融合蛋白仅存在于核内，与野生型 MLL 蛋白的定位不同，提示融合蛋白激活与它在细胞内的异常定位有关。

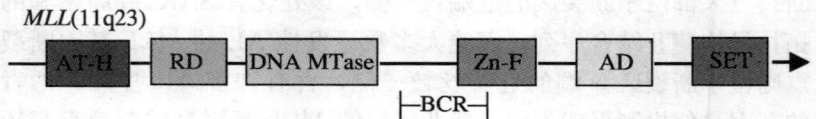

图 2-9 MLL 的功能结构域。AT-H：AT 吊钩；RD：转录抑制结构域；DNA MTase：DNA 甲基转移酶同源结构域；Zn-F：锌指结构；AD：转录激活结构域。BCR 为断裂区

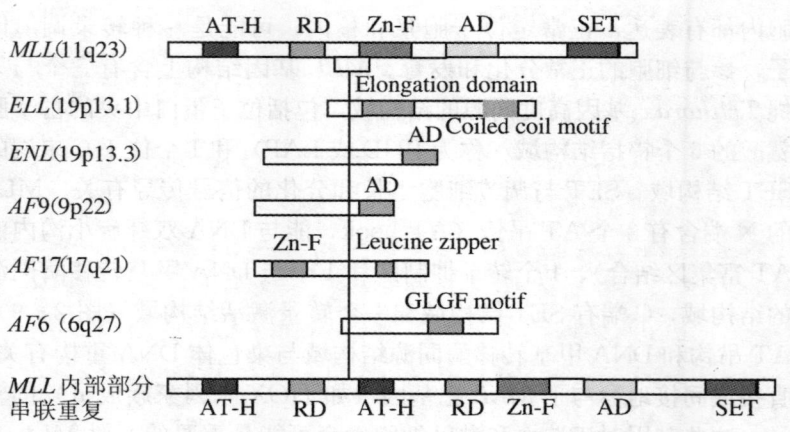

图 2-10 AML 中部分常见的 MLL 融合基因的断裂、融合位点和 MLL 内部串联重复突变结构

少数具有＋11 核型的 AML 不存在 MLL 基因重排，但 MLL 基因内部却有包含外显子 2～6 或外显子 2～8 的部分串联重复突变

PTD（图2-10）。这一突变是由内含子 Alu 序列介导的。突变 MLL 蛋白多了 AT 吊钩和 DNA 甲基转移酶结构域。MLL-PTD 致病可能与 DNA 甲基化和脱乙酰基化机制有关，因此 DNA 甲基转移酶抑制剂和 HDAC 抑制剂可作为这类患者的靶向治疗药物。一些正常人中也可检出 *MLL-PTD*，提示该基因异常的致白血病作用还需有其他细胞遗传学异常的参与。核型正常的 AML 中约 5%~11%存在 MLL-PTD，这部分患者 CR 期较短，强烈化疗和自体移植可能提高疗效。

动物试验表现，携有 *MLL-AF9* 融合基因的嵌合型小鼠于出生4个月后发生 AML，且大多于12个月内死亡。将 *MLL-ENL* 基因转染到小鼠造血干细胞后，能分化为具有髓系标记的原始细胞；将这类转染了 *MLL-ENL* 基因的干细胞植入同系小鼠或 SCID 小鼠体内，可诱发 AML。

（5）同源异形基因 *HOX* 家族成员易位或表达异常

同源异形基因 *HOX* 家族成员的表达在造血发育中受到精细调控，对正常造血发育起着关键作用。AML 常见的涉及 *HOX* 基因家族成员的易位包括 t（7；11）/*NUP98-HOXA9* 和 t（2；11）/*NUP98-HOXD13*。*HOXA9* 表达于早期造血祖细胞，随细胞分化而表达下调，不表达于成熟血细胞。t（7；11）时，*HOXA9* 易位到 *NUP98* 下游，在 *NUP98* 基因的强启动子操控下，*HOXA9* 过度表达，可抑制细胞向下分化。*NUP98* 为核膜孔复合体成分。融合蛋白中保留的 *NUP98* 的 *FG* 重复序列，可将 CBP/p300 等转录共刺激因子募集到 *HOXA9* 的 DNA 结合位点上。将 *NUP98-HOXA9* 融合基因表达于 3T3 成纤维细胞，将使后者恶性变。在白血病小鼠模型中，单纯 *HOXA9* 高表达并不足以致白血病，但将它与 *MEIS*1 等转录共刺激因子同时表达，则可致 AML；说明融合蛋白中残存的 *NUP98* 序列在白血病发病中也起重要作用。一些 AML 本身并无 *HOX* 基因家族成员易位，但调节该基因家族成员表达的上游基因（如 *MLL*）发生了易位，进而影响到 *HOX* 基因的表达，可能在 AML 发病中也起一定作用。由

MLL 重排形成的融合基因共同的生物学特征可能就是在造血发育中改变了 HOX 基因的表达。t（12；13）/AML 形成 TEL-CDX2 融合基因。CDX2 是结肠上皮细胞内调节 HOX 基因家族成员表达的同源异形蛋白，正常不表达于造血细胞。形成 TEL-CDX2 融合基因使 CDX2 高表达于造血祖细胞，进而使 HOX 基因家族成员高表达，与白血病的发生有关。

（6）转录调节蛋白基因易位

某些转录共刺激因子或转录共抑制因子基因易位与白血病发病有关。转录共刺激因子基因 CBP、p300 和 TIF2 等易位形成 MLL-CBP、MLL-p300、MOZ-CBP 和 MOZ-TIF2 融合基因。CBP 和 p300 具有组蛋白乙酰基转移酶（HATs）活性；TIF2 本身虽无 HATs 活性，但能通过与 CBP 结合的结构域募集 CBP。这些融合基因致白血病的机制还不太清楚。

（7）t（6；9）(p23；q34)；(DEK-CAN)/AML

见于年青 AML 患者，形态表现为 FAB-M2、M4 和 M1，预后较差。易位使 6p23 上的 DEK 基因与 9q34 上的 CAN 基因重排，形成 DEK-CAN 融合基因，包含了几乎全部的 DEK 功能结构和 2/3 CAN 的 C 末端结构。CAN 蛋白在结构上含有两个卷曲螺旋结构域，1 个亮氨酸拉链，C 端还有许多富苯丙氨酸和甘氨酸的重复序列。CAN 正常定位于核膜内、外两侧，是核孔复合物关联蛋白，与 RNA 和蛋白质的跨核膜转运有关。CAN 基因敲除小鼠于胚胎发育期 4~4.5 天死亡，在此之前，小鼠胚胎可依赖母体来源的 CAN 蛋白生存，但 3.5 天后，胚胎细胞的核蛋白进入核内和 mRNA 经核进入胞浆都受影响。最近发现，CAN 蛋白能与 NUP88 和 hCRM1 蛋白相互作用；NUP88 也是核孔复合物的组成分子，它不与 DEK-CAN 蛋白相互作用；hCRM1 可能与维持正常的染色体结构有关，DEK-CAN 蛋白可与 hCRM1 结合。因此，融合蛋白的致白血病作用可能与蛋白间的相互作用有关。形成融合基因时，CAN 的断裂点位于第二个卷曲螺旋结构域；形成的融合蛋白定位于核内，干扰了 CAN 的正常定位。

(8) t(16;21)(p11;q22);(*TLS/FUS-ERG*)/AML

见于 AML、CML 急性变和 MDS。易位时，16p11 上的 *TLS/FUS* 基因与 21q22 上的 *ERG* 基因融合，编码出融合蛋白。TLS/FUS 和 ERG 广泛同源，两者均含有 SYGQQS 多肽重复顺序，能与 RNA 结合。ERG 为与 Flt1 同源的 ETS 转录因子家族成员，N 端含有转录激活结构域，C 端含有 DNA 结合结构域。易位时，TLS/FUS 的 N 端序列与 ERG 的 C 末端序列融合，使 DNA 结合和转录激活功能发生改变，细胞出现分化障碍和恶性变。

(9) t(3;5)(q25.1;q35);(*NPM-MLF1*)/AML

主要见于 M6，也见于 MDS。易位使 5q35 上的 *NPM* 基因与 3q25.1 上的 *MLF1*（myelodysplasia - myeloid leukemia factor 1）基因形成融合基因。*NPM* 基因易位也见于 t(2;5)(p23;q35);(*NPM-ALK*) 的退行性大细胞性淋巴瘤和 t(5;17);(*NPM-PLZF*)/APL。这三类融合基因都保留了 NPM 的 N 末端的金属结合基序，但在 *NPM-MLF1* 中的 *NPM* 序列较 *NPM-ALK* 和 *NPM-PLZF* 多了 58 个氨基酸，含一个核定位信号。NPM-MLF1 使原本正常定位于胞浆的 MLF1 转而定位于核内，与 AML 发病有关。三种不同的 NPM 易位分别见于三种不同的造血恶性疾病，提示 NPM 在正常造血分化中起作用。

(10) inv(3)/t(3;3)(q21;q26)/AML

EVI-1(ecotropic virus integration site 1)最初发现于鼠髓系白血病，是逆转录病毒的整合位点。将逆转录病毒整合到小鼠 *EVI-1* 基因座可使之异常表达。人类 *EVI-1* 基因位于 3q26 上，正常仅表达于肾和卵巢，在造血细胞并不表达。inv(3)(q21;q26) 和 t(3;3)(q21;q26) 使 *EVI-1* 基因与核糖体结合糖蛋白（ribophorin）基因并置，导致 *EVI-1* 不恰当地激活。这类患者骨髓中巨核细胞增多，且形态异常（小巨核细胞）；巨核细胞在外周血中也可见到，且血小板数常增多。与 AML 大多数基因易位不同，inv(3)(q21;q26) 和 t(3;3)(q21;q26) 并不形成融合基因。但在 t(3;21)(q26;q22)/AML，*EVI-1* 却与 *AML1* 形成

融合基因。

(11) t (8; 16) (p11; p13) /AML

见于原发性或治疗相关性的 AML，表现为 M4 或 M5，骨髓中原始细胞有吞噬红细胞现象。易位使 16p13 上的 *CBP* 基因 (CREB-binding protein) 与 8p11 上的 *MOZ* 基因 (monocytic zinc finger) 融合。CBP 是转录共刺激因子，能与多种蛋白如 CREB、Fos、Jun、ATF1、YY1、E1A、TFIIB、P53 和 myb 等相互作用，具有组蛋白乙酰基转移酶活性，调节基因转录。MOZ 含有 2 个 Cys4-His-Cys3 和 1 个 Cys2-His-Cys 锌指结构，也含有 1 个推测的乙酰基转移酶结构域。MOZ-CBP 融合蛋白含有 MOZ 的锌指结构和乙酰基转移酶结构域，且包含了几乎所有的 CBP 功能结构域。

(12) t (10; 11)(p13; q14) /AML

见于 AML（M0 或 M1）、ALL 和 U937 白血病细胞系。易位使 10p13 上的 *AF*10 基因与 11q14 上的 *CALM* (clathrin assembly lymphoid myeloid leukemia) 基因融合。*AF*10 也是 t (10; 11)(p13; q23) 中 *MLL* 基因的伴侣基因，它与另一种 *MLL* 基因的伴侣基因 *AF*17 高度同源，都含有 1 个锌指结构和 1 个亮氨酸拉链；*CALM* 基因则与鼠 *ap*-3（网格装配蛋白基因）高度同源。融合基因包含有这两个基因的几乎所有编码序列。

(13) t (9; 22)(q22; q22); (*BCR-ABL*)/AML

主要见于 M1、M2 和 M4 等。可以是原发性，也可为 CML 急性变。*BCR-ABL* 融合基因在原发性 AML 仅表达于白血病细胞，而在 CML 急性变者还可见于有核红细胞、巨核细胞和淋巴细胞等。融合蛋白中 BCR 提供了卷曲螺旋结构域，能使融合蛋白自身二聚体化，具有酪氨酸激酶活性的 ABL 因而发生自主磷酸化激活，引起 Ras 信号传导及 Junk、myc、Cyclin D1、NF-κB、PI$_3$ 激酶、PLC-γ、STAT 及 bcl-2 等的表达，细胞发生恶性转化。

4. 白血病干细胞与 AML

AML 体内的白血病细胞并不均匀一致，它们的遗传学、分子免疫表型和增殖潜能都存在一定的差异。少数细胞增殖潜能最大，称为白血病干细胞。这类细胞最大的特点就是有"自我更新"能力，能以非对称性分裂的方式形成一个白血病干细胞和一个分化的白血病细胞，不断补充白血病细胞群。将人类 AML 细胞接种于受亚致死剂量照射的非肥胖型重症联合免疫缺陷小鼠（NOD/SCID），可复制出人类 AML 的模型，并可传代，证明功能上确实存在着这样一类细胞。白血病干细胞仅占 AML 细胞的 1/100 000，常处于 G_0 期。除 M3 以外，其他 AML 亚型的白血病干细胞均为 $CD34^+$、$CD38^-$、$CD71^-$、HLA-DR^-、$CD90^-$、$CD117^-$、$CD123^+$，说明不同亚型的 AML 尽管细胞系列归属和分化程度不同，但恶性细胞均起源于相同的细胞发育阶段，具有某些共同的生物学特征。恶性转化细胞本身具有向不同的髓系部分分化的潜能，最终形成不同类型的 AML。与正常 $CD34^+CD38^-$ 造血干细胞相比，$CD34^+CD38^-$ 白血病干细胞的 *AML1*、*AF4* 和 *EWS* 基因表达增高，两种抑癌基因 *IRF-1* 和 *DAPK* 的表达也上调。APL 的白血病干细胞既可为 $CD34^+CD38^+$，也可为 $CD34^+CD38^-$。将 *MLL-ENL* 融合基因表达于已分化的髓系祖细胞，可使这类细胞重新获得自我更新能力。说明恶性转化事件既可发生于造血干细胞，也可发生于造血祖细胞阶段。处于 G_0 期的白血病干细胞对化疗不敏感，是 AML 复发的根源，也是 AML 根治的理想靶点。

根据肿瘤二次打击学说，AML 的发病是个多步骤的过程。2002 年 Gilliland 等提出 AML 的 Ⅱ 类突变致病假说，将 *Flt*3、*Ras*、*c-KIT*、*bcr-abl* 和 *TEL-PDGFBR* 等称为 Ⅰ 类突变，这类突变引起细胞内固有信号传导通路中的蛋白质激酶活性改变，使造血干/祖细胞获得增殖、生存优势；另一些遗传变异如 *AML1-ETO*、*CBFβ-MYH*11、*PML-RARα*、*NUP*98-*HOXA*9、*MOZ-TIF*2 和 *MLL* 基因重排等为 Ⅱ 类突变，这类变异改变了与发育分化有关的转录因子功能，使细胞获得了自我更新能力或发生分化阻滞。两类突变的共同作用最终形成显性白血病（图 2-11）。

小鼠 AML 模型的构建充分说明 AML 发病是个多步骤的过

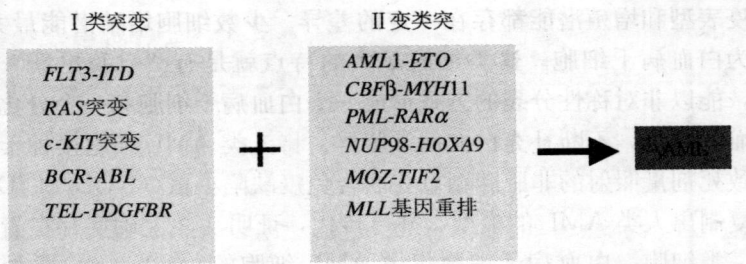

图 2-11 AML 形成模式——Ⅰ类和Ⅱ类突变在致白血病中的作用。

程。例如 *AML1-ETO* 融合基因的转基因小鼠并不发生白血病，经肿瘤诱变剂处理后却可发生 AML 或 T 细胞淋巴瘤/白血病。伴 t (8;21)、inv (16)/t (16;16) 和 t (15;17) 的 AML 常有 *c-Kit* 或 *Ras* 突变。CML 患者急性变为 AML 时，除保留 t (9;22)/bcr-abl 融合基因外，还发生了 *P53* 缺失突变等其他继发遗传学异常。烷化剂和 TopoⅡ抑制剂治疗相关 AML 发病前一般都有明确的潜伏期，烷化剂常先引起 MDS，发生 AML 时又出现了新的遗传变异。有报道化疗后持续 8 年 CR 或异基因骨髓移植后长期 CR 的 t (8;21) 患者的骨髓仍可发现少量的 *AML1-ETO* 阳性克隆，但这些细胞并不扩增，不表现出疾病状态，提示这类遗传异常是 AML 致病的必要条件而非充分条件。

【临床表现】

AML 的主要临床表现可概括为正常骨髓造血抑制和白血病细胞浸润。病初可先有感冒样症状，或局部皮肤破溃难愈、感染扩散，或骨、关节肿痛。也可先出现皮肤红斑、结节，这类皮肤改变为正常的中性粒细胞浸润所致，称为 Sweet 综合征。Sweet 综合征可先于 AML 数月出现，与白细胞多少无关，皮质激素治疗有效。继而出现头晕、乏力、苍白、心悸等贫血表现。血小板减少或合并凝血障碍时可有皮肤、黏膜自发出血，或创伤后出血不止。感染以口咽、呼吸系统、胃肠道或肛周等最多见，少数也可表现为阑尾炎、急性坏死性结肠炎或肠梗阻等。相当多的发热患者找不到明确的感染病灶。一般感染以细菌最多见。白细胞低、中性粒细胞功能异常、长期使用广谱抗生素等可导致真菌或其他机会性感染。真菌感染以念珠菌和曲霉菌最多见。念珠菌感染常发生于舌、软腭、硬腭等处，有时也发生肺、食管念珠菌病，甚至念珠菌血症。曲霉菌感染多在肺部和鼻窦。也可发生疱疹病毒或巨细胞病毒（CMV）感染。AML 可有轻中度脾大或肝肿大。脾大一般不超过肋下 5cm，巨脾提示可能继发于 MPD。与 ALL 不同，AML 一般无淋巴结肿大和胸腺浸润。牙龈增生、皮肤浸润性结节、斑块多见于 AML-M4、M5。粒细胞瘤常为孤立性皮下包块，以颅骨、眼眶、硬脊膜等处多见。原始细胞含较多髓过氧化物酶颗粒，瘤体切片遇空气易氧化成绿色，称为绿色瘤。粒细胞瘤在 t (8；21)、inv (16) 和白细胞显著增多的 AML 较多见。AML 初诊时中枢神经系统白血病（CNSL）少见，脑脊液检查仅发现 5%～7% 的初诊患者存在 CNSL，这些患者多为外周血原始细胞数过高，血清 LDH 增高，或为 M4、M5 亚型。原始细胞可浸润软脑膜或脑实质。颅神经根麻痹较为罕见，一般见于 WBC$>50\times10^9$/L 者，与白血病浸润神经根鞘有关，以第 5 颅神经（三叉神经）、第 7 颅神经（面神经）损害较多见。颅神经根浸润可见于无 CNSL 的患者，脑脊液可找不到白血病细胞，MRI 或 CT 检查可见神经鞘增厚。白血病细胞浸润眼部视盘、视神经浸润可致突然失明，也可浸润脉络丛、视网膜等其他组织。眼底镜检查时如发现视神经乳头水肿和视盘苍白即应考虑白血病眼部浸润。而眼部浸润高度提示脑膜白血病。患者的复发率高，生存期较短。外周血原始细胞超过 50×10^9/L 时易发生颅内和肺内白血病细胞淤滞。颅内白血病细胞淤滞与白血病细胞黏附、浸润和颅内局部解剖结构有关，表现为弥漫性头痛、疲乏，可迅速出现精神错乱、昏迷。肺内白血病细胞淤滞在单核细胞白血病和 M3v 较为多见。此时肺内微血管栓塞、麻痹、体液渗漏，患者可突然出现气短、进行性呼吸窘迫，或有发热，双肺广泛水泡音；胸片见弥漫性肺间质渗漏。伴高碳酸血症、低氧血症和进行性酸中毒的患者，即使快速降低白细胞和机械辅助通气预后也差。心功能改变通常是肺功能障碍和代谢、电解质紊乱的结果。化疗毒性是心功能改变的主要原因。蒽环类药物可致急、慢性心脏毒性，且与其他药物有协同作用。应于开始化疗前评估心脏功能及左、右心室射血分数。

AML 常有代谢紊乱、电解质异常。高尿酸症最为多见。低钾血症主要见于 AML-M4、M5。单核细胞内溶菌酶浓度较高，大量溶菌酶释放可损伤近端肾小管，使钾离子经肾丢失过多。白血病细胞合成肾素样因子以及抗生素、化疗药物、腹泻、呕吐和低镁血症等都与低钾血症的形成有关。白血病细胞迅速杀灭也可致高钾血症。高钙血症与骨质浸润、破骨细胞活化和继发性溶骨有关，也可能与白血病细胞释放甲状旁腺素或甲状旁腺素样物质有关。血钙水平与疾病严重程度正相关。低钙血症可能与白血病细胞释放加快骨形成的因子有关，或与肾损害后血中磷酸盐过多有关，表现为手足抽搐、甚至致命性心律失常。乳酸酸中毒可能与白血病细胞无氧糖酵解有关，主要见于原始细胞数极高和髓外浸润、白血病细胞淤滞表现的患者。外周血出现大量原始细胞时也可出现假性低血糖和动脉血氧饱和度降低，可能与白血病细胞代谢时消耗氧和血糖有关。原始细胞数极高或增殖快的 AML 易发生肿瘤溶解综合征，尤其是接触化疗药物之后，表现为高尿酸血症、高钾血症、高磷酸盐血症、低钙血症和代谢性酸中毒等，病情快速进展，可出现急性肾损害、致死性心律失常和手足抽搐、肌痉挛等。

【相关检查的规范】

急性白血病的诊断一般不难，多数患者可根据典型症状、体征和外周血象即可确定诊断意向，根据前趋病史、细胞形态、免疫表型和遗传学改变等可进一步确定具体分型。患者入院后检查主要分两个方面，一是患者器官功能状态的检查；二是与急性白血病诊断、分型和预后判断有关的检查。患者器官功能状态检查一般包括：粪、尿常规，肝、肾、心功能，血清 LDH，血尿酸，血清电解质（Na^+，K^+，Cl^-，Ca^{2+}，Mg^{2+}）、CO_2CP，凝血功能检查，以及胸片、心电图、腹部 B 超和超声心动图等。应及时请耳鼻咽喉科和口腔科医生会诊，清除潜在感染病灶；请眼科医生行眼底镜检查，明确有无眼底出血、渗出、浸润或视乳头水肿。初诊时若无 CNSL 表现，可不进行常规腰穿检查。疑有脑实质或神经根浸润的可行 MRI 或 CT 检查。化疗开始前应进行鼻、咽、牙龈、肛周及可疑感染部位的拭纸培养＋药敏，对可疑排泄物和分泌物也应进行细菌、真菌培养＋药敏，高热患者最好在抗生素应用前多次（至少三次）抽血培养。细菌、真菌检查对选择或更换抗生素有重要指导意义。

与 AML 诊断、分型及预后有关的检查包括：全套血象，骨髓和外周血细胞形态，细胞化学染色，电镜及免疫电镜超微结构检查，细胞免疫表型，骨髓活检，常规染色体核型，融合基因（如 $AML1-ETO$、$CBF\beta-MYH11$、$PML-RAR\alpha$ 和 MLL 基因重排等），$MDR1$ mRNA 和 P170 多药耐药蛋白检测，白血病细胞培养和化疗药物敏感试验。65 岁以下患者及其同胞兄弟姊妹需常规行 HLA 配型检查，以备异基因干细胞移植。$Flt3$ 激活突变是 AML 最常见的分子异常，与预后高度相关，应将 $Flt3-ITD$ 列为 AML 常规检查之一。一些对预后有明显影响的分子异常，如 $P53$ 突变、$C-kit$ 突变、$MLL-PTD$ 和 $EVI-1$、$bcl-2$、$BAALC$、$MDR1/P170$ 等，有条件时也需检测。

AML 全套血象常显示 RBC、PLT 减少，WBC 可高可低，多为 $(5\,000\sim30\,000)\times10^9/L$。外周血涂片 Wright-Giemsa 染色可见原始、幼稚髓系细胞，有时也可见有核红细胞。外周血涂片检查简单、迅速，多数情况下能在第一时间明了急性白血病大致类型（AML 或 ALL），并将需要特殊治疗的 APL 从 AML 中区分出来。推荐对拟诊为 AL 的所有患者都进行外周血涂片形态检查。细胞形态检查是急性白血病诊断、分型的基础。1976 年由法-英-美三国学者提出的 FAB 标准历经修改，沿用至今。FAB 标准按原始细胞形态将 AML 分为 M0～M7 若干亚型。原始细胞包括原始粒细胞（Ⅰ型和Ⅱ型）、M3 中的异常早幼粒细胞、M4/M5 中的原始和幼稚单核细胞以及 M7 中的原始巨核细胞。除罕见的纯红系白血病外，原始细胞不包括原始红细胞，也不包括发育异常的小巨核细胞。我国依据细胞形态定义的 AML - M2b 的原始细胞应包括异常中性中幼粒细胞和原始、早幼粒细胞。AML 骨髓涂片 Wright - Giemsa 染色多增生活跃～极度活跃，也可增生减低。按 WHO 现行标准，AML 骨髓或外周血中原始细胞比例应≥20%。少数患者白血病细胞在骨髓中分布不均，部分患者因白血病细胞显著增高或合并骨髓纤维化而导致骨髓"干抽"，这时骨髓活检对诊断有重要意义。

细胞化学染色提高了形态诊断的正确性。细胞化学染色一般包括过氧化物酶（POX）、苏丹黑（SBB）、特异性酯酶（CE）、非特异性酯酶（AE）、碱性磷酸酶（ALP）和酸性磷酸酶（ACP）等。AE 又包括中性酯酶（NAE）、酸性酯酶（ANAE）和丁酸酯酶（NBE），通常以 α-醋酸萘酯为底物。AML 原始细胞 POX、SBB、CE 或 AE 染色阳性，单核细胞白血病的 AE 染色可被氟化钠抑制。POX 或髓过氧化物酶（MPO）是鉴别 AML 和 ALL 的重要指标，原始细胞 POX 或 MPO 阳性率≥3% 可确定为 AML。AML 中 POX/MPO 阳性率依次为 M3＞M2＞M4＞M5＞M1。用单克隆抗体进行 MPO 流式细胞术或免疫电镜检查，或 RT - PCR 检测 MPO mRNA，要比常规 MPO 化学染色更为敏感，可用于微分化型 AML（M0）的诊断。SBB 意义与 POX/MPO 染色类似。CE 是中性粒细胞标志酶，在 M1、M2a 和淋巴细胞一般阴性，但 M3 强阳性。通常将 CE 与 POX/MPO 和 SBB 联合，用于 AML 和 ALL 的鉴别。NAE 主要分布在单核、淋巴和巨核细胞，粒细胞和有核红细胞为弱阳性或阴性。单核细胞 NAE 染色弥散阳性，可被 NaF 抑制；淋巴细胞 NAE 为单个点状阳性颗粒，常位于细胞核旁；粒系 AML 细胞 NAE 也强阳性，在 M3 反应强度和积分高于 M4、M5，但粒细胞 NAE 阳性反应不被 NaF 抑制。ANAE 正常主要见于 T 细胞、单核细胞、巨核细胞，而在 B 细胞、粒细胞和有核红细胞含量较少，主要用于 ALL 与 AML 鉴别和从 ALL 中区分出 T -

ALL。NBE是单核细胞标志酶，在单核细胞反应最强，淋巴细胞和巨核细胞仅为弱阳性或阴性，粒细胞为阴性；主要用于将M4、M5与M3区分开来。ALP是中性粒细胞标志酶，在晚幼粒和成熟粒细胞含量最高，原始粒细胞和其他血细胞为阴性。类白血病反应时ALP显著增高，而急性粒细胞白血病和CML则减低。ACP在AML中反应强度要高于ALL，以M4较强。在AML中ACP阳性物质为弥散状分布，而ALL为局灶分布。

通常采用流式细胞术检测原始细胞表面或细胞内的抗原表达。AML表达CD117、cMPO、CD33、CD13、CD11b、CD14、CD15、CD64、血型糖蛋白A和CD41、CD42b、CD61等髓系抗原标记，以及CD34、HLA-DR等早期造血细胞抗原，也可跨系表达淋系相关抗原。某些特殊类型的AML诊断需依赖细胞免疫表型。如M0在形态上不能辨认，POX和SBB染色阴性，只能通过免疫表型加以确认，需至少表达一个髓系特异抗原（cMPO、CD13/CyCD13和CD33/CyCD33等）；M7诊断需有CD41、CD42b、CD61抗原表达或经免疫电镜证实PPO阳性；系列模糊的急性白血病诊断必须依靠EGIL积分系统才能确定。

细胞遗传学检查可确定克隆起源，对AML诊断、判断预后有重要意义，也是决定治疗选择最重要的参考因素。通常采用R或G显带技术分析原始细胞染色体核型，观察有无染色体数量、结构异常。一般分析20~25个分裂中期细胞，需至少两个分裂中期细胞具有相同的染色体增加或结构异常，或至少3个细胞有一致性的染色体缺失方能定为异常克隆。某些特殊易位如t（8；21）和inv（16）或t（16；16）等，只要在一个分裂中期细胞中发现就能确定为异常克隆。染色体核型检查受中期细胞培养技术和阅片者经验的影响，同时也因隐性易位、复杂易位而使核型难于辨认，因此"核型正常"并不等于不存在异常克隆。敏感性高、特异性强的分子遗传检测技术如荧光原位杂交（FISH）、RT-PCR等是染色体核型分析的重要补充。FISH技术基于碱基互补配对的原则，应用不同荧光标记的基因座特异探针、着丝粒重复序列探针或全染色体涂抹探针，检测分裂间期和中期细胞内的特定染色体 DNA 的结构或数量异常，具有简单、快速、直观的优点。目前已发展出多重 FISH、光谱核型分析（SKY）等多种技术。聚合酶链式反应（PCR）应用特异的引物，可使特定基因或 DNA 片段在体外扩增数十万至百万倍。目前临床常用逆转录 PCR（RT-PCR）和实时定量 PCR（real-time PCR）检测来测定基因的表达，利用筑巢式 PCR（nested PCR）和 Real-time PCR 来检测具有特殊遗传标记的 AML 在治疗后的微小残留白血病（MRD）水平。其他分子检测手段如 Southern 印迹杂交、比较基因组杂交（CGH）和基因芯片等在 AML 诊断中应用较少。

【诊断、分型的规范】

AML 是一类由多种独立疾病实体构成的高度异质性疾病。FAB 标准仅从形态学角度来确定 AL 的诊断、分型，实践中可重复性仅为 60%～70%。FAB 标准将骨髓原始细胞≥30%（NEC）定义为 AL 太过武断，根据胞浆中嗜天青颗粒多少将原始粒细胞分为原粒Ⅰ型和Ⅱ型在实际工作中不易掌握，易有歧义。仅少数形态学分型与临床特征相关，如 M3 出血重、早期死亡率高，M7 常伴骨髓纤维化，M4、M5 常有牙龈增生和脾浸润等。仅少数形态学分型与细胞遗传学改变和预后相关，如 t（8；21）见于 M2，t（15；17）见于 M3，inv（16）或 t（16；16）见于 M4E_O 等。1986 年国际上提出了白血病 MIC（形态、免疫、细胞遗传学）分型，明确了 AML 亚型与免疫表型、染色体核型之间的密切关系。2001 年 WHO 又借鉴淋巴瘤 REAL 分型的基本原则，结合病因、发病机制、细胞系列归属、临床、治疗和预后特点，对包括 AML 在内的血液系统肿瘤进行了重新定义。AML 分为：①伴重现性染色体异常的 AML；②伴多系增生异常的 AML；③治疗相关的 AML 和 MDS；④不另分类的 AML 等四个亚类，以下又分若干独立的疾病实体（表 2-1）。具体的诊断、分型参见附录 1。因 MDS-RAEBt 临床转归、治疗和预后与 AML 一致，WHO 标准建议将骨髓或外周血中原始细胞≥20%作为 AML 的诊断标准，摈弃了 MDS-RAEBt 的诊断。对有 t(8;21)(q22;q22)、inv (16) (p13q22) 或 t(16;16)(p13;q22) 等特殊染色体易位的 AML，即使原始细胞比例达不到 20%，也可诊断。WHO 分型标准更为科学、准确、可靠，已逐渐为国内外广大血液学工作者接受。

表 2-1 WHO 提出的 AML 诊断、分型

（一）伴重现性染色体异常的 AML
1. t(8;21)(q22;q22);(*AML1-ETO*)/AML
2. inv(16)(p13;q22)或 t(16;16)(p13;q22);(*CBFβ-MYH*11)/AML
3. t(15;17)(q22;q21);(*PML-RARα*)/AML 及其变异型
4. 11q23(*MLL*)异常的 AML

（二）伴多系增生异常的 AML
1. 继发于 MDS 或 MDS/MPD
2. 无前趋 MDS 史

（三）治疗相关的 AML 和 MDS
1. 烷化剂相关
2. 拓扑异构酶Ⅱ抑制剂相关
3. 其他相关

（四）不另分类的 AML
1. AML 微分化型
2. AML 不成熟型
3. AML 成熟型
4. 急性粒-单核细胞白血病
5. 急性原始单核细胞白血病和急性单核细胞白血病
6. 急性红白血病
7. 急性原始巨核细胞白血病
8. 急性嗜碱性粒细胞白血病
9. 急性全髓增殖症伴骨髓纤维化
10. 髓细胞肉瘤

附录 1　AML 的诊断、分型

1. AML 伴重现性染色体异常

(1) t(8;21)(q22;q22);(*AML*1-*ETO*)/AML

主要见于年轻患者；初诊时可有粒细胞肉瘤，骨髓原始细胞比例可少于 20%。细胞形态多为 FAB-M2 型，原始细胞胞体较大，胞浆丰富，常有较多的嗜天青颗粒，部分原始细胞还可见假 Chediak-Higashi 颗粒；Auer 小体常见，呈两头尖的针棒状，亦可见于成熟中性粒细胞；外周血中较易见到胞体较小的原始细胞；骨髓早幼粒、中幼粒和成熟中性粒细胞有不同程度增生异常的特点，表现为核分叶异常（假 Pelger-Hüet 核），或均匀一致的粉红色胞浆；不成熟嗜酸性粒细胞常增多，但形态和细胞化学染色特点与 inv(16) 的异常嗜酸性粒细胞不同；也可见嗜碱性粒细胞/及肥大细胞增多；而原始红细胞和巨核细胞形态正常。白血病细胞表达 CD13、CD33、MPO 和 CD34 抗原，且常表达 CD19 和 CD56；CD56 的表达可能与预后不良有关；部分患者 TdT 也可阳性。具有特异的 t(8;21)(q22;q22)和 *AML*1-*ETO* 融合基因；部分患者无 t(8;21)，但融合基因阳性；多数还伴有性染色体丢失或 del(9)(q22) 等继发性染色体异常。t(8;21)(q22;q22)/AML 患者对化疗敏感，CR 率高，采用含 HD-AraC 的方案治疗，无病生存期较长。

(2) inv(16)(p13q22) 或 t(16;16)(p13;q22);(*CBF*β-*MYH*11)/AML　主要见于年轻患者。

初诊时可有粒细胞瘤，有时粒细胞瘤为复发的唯一表现。细胞形态一般为 FAB-M4E$_O$。骨髓中可见各分化阶段的嗜酸性粒细胞，少数患者的骨髓嗜酸性粒细胞可不增多。外周血中嗜酸性粒细胞常不增多。异常的嗜酸性颗粒较大，主要见于早幼粒和中幼粒细胞，有时因嗜酸性颗粒太多而使细胞形态难于辨认。这类异常嗜酸性粒细胞 CE 染色弱阳性，与正常嗜酸性粒细胞或 t(8;21) 所见的嗜酸性粒细胞不同。原始细胞可见 Auer 小体，MPO 阳性率≥3%。原始和幼稚单核细胞的 AE 染色阳性，部分患者阳性程度较弱。患者的骨髓中性粒细胞较少，成熟中性粒细胞比例减低。极少数患者原始细胞比例可低于20%。原始细胞表达CD13、CD33和MPO抗原，常表达单核细胞分化抗原CD14、CD4、CD11b、CD11c、CD64和CD36，也常共表达CD2。细胞遗传学异常以inv(16)居多，t(16;16)较少；两者都形成 $CBF\beta$ - $MYH11$ 融合基因。inv(16)有时核型分析不易发现，这时融合基因检测阳性。由于inv(16)/t(16;16)和t(8;21)均涉及组成核心结合因子（CBF）的 $CBF\beta$ 和 $AML1$ 基因易位，发病机制上存在共同之处，因此常将二者并称为CBF AML。采用HD-AraC治疗CR率高，生存期长。

(3) t(15;17)(q22;q21); $(PML$ - $RAR\alpha)$ /AML及其变异型

t(15;17)(q22;q21)/AML主要见于中年患者，常伴DIC，临床出血重，早期死亡率高；FAB分为M3（粗颗粒型）和M3v（细颗粒型）两型。M3的核形和大小不规则，常为肾形核或双叶核；胞浆内充满粗大的嗜天青颗粒，部分细胞胞浆则充满细小的粉尘状颗粒；Auer小体粗大，常呈"柴束状"，电镜表现为六边形的管状结构；MPO染色强阳性；近25%的患者AE染色弱阳性。M3v白血病细胞无颗粒或少颗粒，多为双叶核形，易与急性单核细胞白血病混淆，但仍可见少量的白血病细胞有典型的M3细胞形态特点；患者WBC常显著增高，MPO染色强阳性，与急性单核细胞白血病不同。ARTA治疗复发的患者异常早幼粒细胞胞浆常呈强嗜碱性。APL细胞均匀一致地高表达CD33，CD13表达程度不一，HLA-DR和CD34一般阴性；CD15常为阴性或弱阳性；常共表达CD2和CD9。有人根据白血病细胞抗原表达谱的特点（即CD33和CD13阳性，CD117、CD15、CD11b、CD34和HLA-DR阴性）来诊断粗颗粒型t(15;17)/AML，但有假阴性和假阳性；Paietta等认为，M3和M3v的t(15;17)APL都低表达HLA-DR、CD11a和CD18，这一特点在三种不同 PML、$RAR\alpha$ 断裂融合的患者间无差异，可依此作出明确诊断，但尚需进一步证实。M3和M3v都有特征性的t(15;17)和 PML - $RAR\alpha$ 融合基因，少数患者复杂易位检测不到 t(15;17)，但 *PML-RARα* 融合基因阳性。t(15;17)/AML 对 ATRA 极为敏感，采用 ATRA、As_2O_3 或蒽环类药物治疗能取得良效。

t(11;17)(q23;q21)/AML 的白血病细胞核形状较为规则，胞浆颗粒较多，常无 Auer 小体，易见假 Pelger-Hüet 核细胞，与典型 APL 不同；患者 MPO 染色强阳性；对 ATRA 治疗无反应。t(5;17)/AML 细胞多为粗颗粒型，少数细胞呈细颗粒型，且无 Auer 小体，ATRA 可取得疗效。

(4) 11q23（*MLL*）异常的 AML

临床上婴儿 AML 和 TopoⅡ抑制剂治疗相关的 AML 易见 11q23 或 *MLL* 基因异常。11q23（*MLL*）异常主要见于儿童患者，可伴 DIC，也可发生单核细胞肉瘤或牙龈、皮肤浸润；细胞形态常为 M4 或 M5，以 M5a 多见；AE 染色常为强阳性，原始单核细胞 MPO 染色常阴性；白血病细胞免疫表型并不特异，常表达 CD13 和 CD33，可表达 CD14、CD4、CD11b、CD11c、CD64、CD36 及溶菌酶等单核分化抗原，M5a 患者 CD34 常阴性。与 11q23 易位相关的染色体区带或基因多达 40 余种，均涉及 *MLL* 基因重排。AML 中最常见的易位类型为 t(9;11)(p21;q23)、t(11;19)(q23;p13.1) 和 t(11;19)(q23;p13.3)，分别形成 *MLL-AF9*、*MLL-ELL* 和 *MLL-ENL* 融合基因；分子检测常较常规核型分析更为敏感，通常应用 *MLL* 基因离断探针进行 FISH 检查，或用长片段反向 PCR 技术确定 *MLL* 基因重排及其伴侣基因。少数正常核型或+11 的患者 *MLL* 基因不重排，而是发生内部部分串联重复（*MLL-PTD*）突变。具有 11q23/*MLL* 基因异常的患者预后中等或较差。

2. AML 伴多系增生异常

AML 伴多系增生异常可为原发性，也可继发于 MDS 或 MDS/MPD。诊断主要基于细胞形态。患者多为老年人，常有严重的全血细胞减少，骨髓或外周血中原始细胞≥20%。未经治疗患者骨髓中至少有 2 系超过 50% 的细胞存在增生异常的形态特点。粒系表现为中性粒细胞颗粒少，核低分叶（假 Pelger-Huet 核）或多分叶，在部分患者的外周血中粒细胞增生异常更为明显。红系常有巨幼样变、核碎裂、核分叶或多核有核红细胞，环形铁粒幼红细胞、胞浆空泡易见，PAS 染色阳性。有小巨核细胞、单叶或多分叶的巨核细胞。诊断时主要需与 M6 和 M2 鉴别。骨髓原始细胞 CD34、CD13 和 CD33 阳性，常表现 CD56/及 CD7，粒系分化抗原表达可与正常发育分化的粒细胞不同。原始细胞 MDR-1 表达率高。染色体异常类似 MDS，常见-7/7q-、-5/5q-、+8、+9、+11、11q-、12p-、-18、+19、20q-和+21，t(2;11)、t(1;7)和 3q21 与 3q26 易位较少见；inv(3)(q21;q26)、t(3;3)(q21;q26)和 ins(3;3)的患者常伴血小板增多。inv(3)(q21;q26)也见于其他类型的 AML 和 MPD，伴血小板增多，骨髓中巨核细胞增多。t(3;21)(q21;q26)常与治疗相关，或见于 CML 急变期，而 t(3;5)(q25;q34)表现为多系增生异常，但无血小板增多。患者的 CR 率低，预后差。

3. 治疗相关的 AML 和 MDS

包括烷化剂相关、Topo Ⅱ 抑制剂相关和其他药物相关的 AML 和 MDS。患者如有特异的形态或遗传学异常应归类到其他相应的类别，但需冠名"治疗相关"。

烷化剂治疗相关的 AML 和 MDS 发病的中位潜伏期为 5～6 年，与患者年龄和烷化剂的累积用量有关。常先发生 MDS：2/3 为 RCMD，1/3 的环形铁粒幼红细胞超过 15%，近 1/4 符合 RAEB1 或 2 的诊断。多数患者死于 MDS 的造血衰竭，少数逐步进展为多系增生异常的 AML。也有直接表现为 AML，伴多系增生异常。增生异常一般涉及所有髓系列，几乎所有病例都有粒系和红系病态造血。60% 的患者环形铁粒幼红细胞增多，25% 的患者骨髓嗜碱性粒细胞增多，1/4 的患者巨核细胞增生异常、数量增多。少数患者可见 Auer 小体。部分患者的细胞形态与 M2 一致，少数为 M4、M5、M6 或 M7，M3 罕见。骨髓病理显示 50% 的患者增生活跃，25% 增生正常或减低，近 15% 伴不同程度的骨髓纤维化。免疫表现也具异质性；原始细胞比例不是很高，一般表达CD34、CD13和CD33，常表达CD56/及CD7，其他髓系抗原的表达也与正常的分化细胞不同。原始细胞MDR-1表达增高。常有克隆性细胞染色体异常，类似于AML伴多系增生异常或原发性MDS-RCMD、MDS-RAEB，主要涉及5号/及7号染色体长臂部分或全部缺失或不平衡易位，5号染色体长臂缺失常包含5q23-q32；也可见1、4、12、14和18号染色体的非随机异常；复杂核型最为多见。患者一般对化疗不敏感，生存期短。

Topo Ⅱ 抑制剂治疗相关AML和MDS见于各种年龄患者，发病潜伏期短，中位时间仅为33~34个月（12~130个月）；常无MDS期；形态表现以M5a、M4为主，也可为其他类型的急性粒细胞型白血病，偶有MDS的特点，或表现为M7。Topo Ⅱ 抑制剂治疗也可致t(4;11)(q21;q23)ALL。AML中遗传学异常主要为11q23或MLL基因的平衡易位，t(9;11)、t(11;19)和t(6;11)常见，也可见t(8;21)、t(3;21)、inv(16)、t(8;16)和t(6;9)等，t(15;17)(q22;q21)也有报道。患者的疗效和预后与遗传学异常的类型有关。

4. 不另分类的AML

包括了不能归类为上述任一疾病实体的其他AML，诊断主要依赖细胞形态和细胞化学染色。白血病细胞比例需达AL诊断标准。除原始粒细胞外，APL中的异常早幼粒细胞、单核细胞分化的AML中原始、幼稚单核细胞都归类为原始细胞。纯红细胞白血病的诊断应基于异常原始有核红细胞的比例，较为特殊。

（1）AML微分化型

即FAB分型中的M0，占AML的5%，绝大多数为成人患者。白血病细胞形态上难以确认是属于AML还是ALL，MPO、SBB和CE染色阴性（即原始细胞阳性率<3%），且AE和NBE染色阴性或弱阴性，与单核细胞不同。电镜可见原始细胞的胞浆内小颗粒、内织网、高尔基体或核膜MPO染色阳性。原始细胞表达至少一种髓系抗原（CD13、CD33和CD117），anti-MPO常为阴

性，但少数原始细胞可阳性；一般不表达粒细胞和单核细胞分化抗原如 CD11b、CD15、CD14、CD65 等；无淋巴细胞特异抗原 CyCD3、CyCD79a 和 CyCD22 等的表达；绝大多数 CD34、CD38 和 HLA-DR 阳性，1/3 的患者 TdT 可阳性，常有 CD7、CD2 或 CD19 等淋系相关的非特异抗原弱表达。骨髓病理常显著增生，原始细胞分化程度低。本病需与 ALL、M7、双表型 AL 鉴别，有时也要与大细胞淋巴瘤（LCL）白血病相鉴别。鉴别主要依靠细胞免疫表型。染色体异常多为复杂核型、+13、+8、+4 和-7 等，不具有特异性；IgH 和 TCR 基因多为胚系结构。患者预后较差，CR 率低，生存期短，早期复发率高。

（2）AML 不成熟型

即 FAB 分型中的 M1，占 AML 的近 10%，大多为成人患者，中位发病年龄 46 岁。骨髓增生明显活跃，也可正常或增生减低；骨髓中原始细胞显著增多（≥90%NEC），MPO 或 SBB 阳性率≥3%，胞浆内可有细小颗粒或 Auer 小体。应主要与 ALL 鉴别，尤其是当胞浆内无颗粒、MPO 阳性率低时。原始细胞至少表达两种髓系抗原，如 CD13、CD33、CD117 或 MPO 等；CD34 和溶菌酶可阳性；一般 CD11b 和 CD14 阴性，淋巴细胞抗原 CD3、CD20 和 CD79a 阴性。无特征性的重现性染色体异常。绝大多数患者 IgH 和 TCR 基因为胚系结构。高白细胞数的患者病情进展较快。

（3）AML 成熟型

即 FAB 分型中的 M2，占 AML 的 30%~45%，见于各年龄阶段，40% 的患者大于 60 岁，小于 25 岁者占 20%。骨髓或外周血原始细胞≥20%，早幼粒以下阶段粒细胞≥10%，常可见不同程度增生异常；单核细胞<20%。原始细胞胞浆可有或无嗜天青颗粒，Auer 小体易见。不成熟嗜酸性粒细胞常增多，但形态和细胞化学染色有异于 inv（16）AML。有时也可见嗜碱性粒细胞、肥大细胞增多。骨髓增生活跃，原始细胞的 MPO 和溶菌酶反应阳性。原始细胞比例较低时应注意与 MDS-RAEB 鉴别，比例较高时应与 M1（急性粒细胞白血病不成熟型）鉴别，伴单核细胞增多时应

与急性粒-单核细胞白血病鉴别。原始细胞表达1个或多个CD13、CD33和CD15等髓系抗原，也可表达CD117、CD34和HLA-DR。伴嗜碱性粒细胞增多的病例可有12p11-13缺失或易位，也可有t(6;9)(p23;q34)/*DEK-CAN*融合基因；极少数患者有t(8;16)(p11;p13)，常有血细胞吞噬现象，特别是噬红细胞现象。患者经强化治疗有效，但伴t(6;9)的患者预后较差。伴t(8;21)者应归类为t(8;21)(q22;q22)/AML。

(4) 急性粒-单核细胞白血病（AMML）

即FAB分型中的M4，占AML的15%～25%，以年龄较大的患者多见，中位发病年龄为50岁，男女之比为1.0～1.4:1。骨髓中原始细胞比例≥20%；原始、幼稚粒细胞和单核细胞增生，原始、早幼粒细胞和单核细胞比例均≥20%，有别于AML不成熟型和成熟型。外周血WBC可增高，可有单核细胞增多（常≥5×10^9/L）。原始和幼稚单核细胞有时不易区分。原始单核细胞胞体较大，胞浆丰富，呈中度或强嗜碱性，可有伪足；可见散在的细小嗜天青颗粒和空泡；核圆或类圆型，染色质纤细呈起伏状，可有1个或多个大的核仁。幼稚单核细胞形态较不规则，染色质纤细、较致密，胞浆嗜碱性偏弱，颗粒相对易见，有时较大，也可见空泡。外周血中易见较成熟的单核细胞。细胞化学染色时原始细胞MPO≥3%；单核系细胞的AE染色一般阳性，部分患者可弱阳性或阴性；形态似单核细胞而AE染色阴性不能除外诊断；AE和CE双染色时可见双阳性细胞。原始细胞常表达CD13和CD33，一般表达某些单核细胞分化抗原如CD14、CD4、CD11b、CD11c、CD64、CD36和溶菌酶等；CD34可为阳性。绝大多数患者无特异的细胞遗传学异常，有inv(16)或11q23/*MLL*基因重排的应归类到"伴重现性染色体易位的AML"。临床上应主要与AML成熟型和急性单核细胞白血病鉴别。患者需接受强化治疗，预后不一。

(5) 急性原始单核细胞白血病和急性单核细胞白血病

即FAB分型中的M5a和M5b，M5a占AML的5%～8%，

主要见于年轻患者；M5b 则占 3%～6%，主要见于成人（中位发病年龄 49 岁），男女之比为 1.0～1.8：1。临床常见出血，皮肤、牙龈和 CNS 浸润较常见。M5a 80%的白血病细胞为原始、幼稚和成熟单核细胞，且以原始单核细胞为主（≥80%），粒系比例可低于 20%；M5b 中则以幼稚单核细胞为主。原始和幼稚单核细胞的形态如上所述。M5a 中 Auer 小体罕见，骨髓中如有噬血细胞或噬红细胞现象常提示有 t(8;16)(p11;p13)。绝大多数患者原始和幼稚单核细胞 AE 染色强阳性，而约 10%～20%的 M5a AE 染色阴性或弱阳性，需经细胞免疫表型加以确定。MPO 染色在原始单核细胞为阴性，幼稚单核细胞一般为弥散阳性。M5a 和 M5b 都常表达 CD13、CD33、CD117 等髓系抗原，一般同时表达某些如 CD14、CD4、CD11b、CD11c、CD64、CD36 和溶菌酶等单核细胞分化抗原，CD36、CD64、CD4 和 CD11c 的表达较 CD14 多见；CD34 常阴性，但 CD33 常为强阳性。11q23 缺失或易位主要见于 M5a，偶可见于 M5b 和 AMML 或 AML 成熟型和不成熟型，需归类到"伴 11q23/*MLL* 基因易位的 AML"；t(8;16)(p11;p13)可见于 M5b 或 AMML。患者常需强化治疗。

(6) 急性红白血病

一类以红系细胞群为主的 AML，根据有无原始粒细胞显著增多分为 M6a（红白血病，即 FAB 分型中的 M6a）和 M6b（纯红细胞白血病）两类。M6a 主要见于成人，占 AML 的 5%～6%；骨髓中有核红细胞比例≥50%，且原始粒细胞≥20%NEC。M6b 极罕见，可见于任何年龄阶段，为有核红细胞恶性增殖性疾病，红系比例≥80%，但无原始粒细胞显著增多。个别 CML 急性变时可呈 M6a，或 M6b。

M6a 既可原发，也可继发于 MDS－RAEB 或 RCMD；骨髓增生活跃以上，各阶段有核红细胞均可见，并有增生异常的特点，表现为巨幼样变或双核、多核有核红细胞，胞浆内可有分界不清的空泡；巨核细胞也可增生异常；原始粒细胞中等大小，胞浆内常含少许颗粒，Auer 小体偶见；骨髓铁染色可见环形铁粒幼红细胞，有核红细胞 PAS 染色可阳性；原始粒细胞 MPO 或 SBB 染色可阳性。原始红细胞一般不表达髓系抗原标记，anti-MPO 常阴性，但血型糖蛋白 A 和血红蛋白 A 抗原阳性。原始粒细胞表达多种髓系相关抗原，如 CD13、CD33、CD117 和 MPO 等，CD34 和 HLA-DR 可为阳性或阴性。本病应与 MDS-RAEB、伴有核红细胞增多的 AML 成熟型以及 AML 伴多系增生异常相鉴别。当骨髓红系≥50%有核细胞、而原始粒细胞少于 20%NEC 时，应诊断为 RAEB；如红系或巨核系≥50%的细胞有增生异常的特点，则应诊断为"AML 伴多系增生异常"。

M6b 未分化型的原始有核红细胞胞体中等大小或较大，核圆，染色质细，有 1 到多个核仁，胞浆强嗜碱性，常无颗粒，有分界不清的空泡，PAS 染色常阳性；少数情况下原始红细胞类似于原始淋巴细胞，但电镜可发现有典型的有核红细胞特点，如胞浆内可见游离铁蛋白和铁蛋白体等；PPO 可阳性。原始红细胞 MPO 和 SBB 染色阴性，AE、ACP 和 PAS 染色阳性。有核红细胞分化较好时免疫表型的特点为血型糖蛋白 A 和血红蛋白 A 阳性，而 MPO 或其他髓系抗原阴性，原始有核红细胞 CD34 和 HLA-DR 阴性；分化差时血型糖蛋白 A 也常为阴性或弱阳性，CD36、碳脱水酶 1（carbonic anhydrase 1）和 Gero 抗原等常阳性。CD41 和 CD61 一般阴性，但某些病例可部分表达。应与 Vit B_{12}、叶酸缺乏所致的巨幼细胞性贫血相鉴别。有核红细胞分化差者应与其他类型 AML（特别是 M7）、ALL 和淋巴瘤鉴别；无淋巴细胞抗原表达可排除 ALL 和淋巴瘤的诊断，如存在有核红细胞免疫表型特点则可与 M7 区分开来；确有少数患者免疫表型模棱两可，可能红系和巨核系都受累，此时如有多系增生异常的特点，应归类为"AML 伴多系增生异常"。

本组疾病无特异遗传学异常，常为复杂核型，5 和 7 号染色体异常最为多见。

M6a 临床恶性程度较高，原始粒细胞比例可逐渐增多，中位生存期仅为 25 个月。M6b 原发耐药，中位生存期仅为 3 个月。

注：近来又有人把骨髓原始红细胞（占红系比例）和原始粒细胞（NEC 比例）均超过 30% 的患者归类为 M6c；白血病细胞对现有药物原发耐药，中位生存期仅为 10 个月。

(7) 急性原始巨核细胞白血病

为 FAB 分型的 M7，占 AML 的 3%～5%，成人和儿童均可发病。患者外周血细胞减少，通常血小板减少，偶也可增高；中性粒细胞和血小板可有发育异常的形态特点。一般无肝脾肿大，但伴 t(1;22) 的儿童患者常有明显的腹腔包块；患儿可有溶骨性损害。年轻男性发病可能与胚细胞瘤有关，常于胚细胞瘤发生后 0～12 个月出现白血病。原始巨核细胞中等大小或较大，核圆或稍不规则、锯齿状，染色质细网状，有 1～3 个核仁；胞浆嗜碱性，常无颗粒，可有明显空泡或假伪足；一些患者以小的原始细胞为主，核浆比高，类似淋巴细胞；同一患者中可见大和小的原始细胞。原始细胞有时呈小簇状分布。外周血中亦可见小巨核细胞、原始巨核细胞碎片和发育异常的大血小板、少颗粒中性粒细胞。小巨核细胞有 1～2 个圆形核，染色质较致密，胞浆成熟，不属于原始细胞。骨髓纤维化是本型患者的特点之一，但并不是所有患者都存在。因骨髓广泛纤维化而"干抽"，常需通过骨髓病理切片来确定诊断。伴 t(1;22)(p13;q13) 婴儿患者的骨髓有如转移瘤细胞浸润。原始巨核细胞 SBB、MPO 染色阴性，PAS、ACP 和 AE 可阳性；电镜显示核膜和内质网 PPO 阳性，MPO 仍为阴性。原始巨核细胞表达一种以上的血小板糖蛋白抗原（CD41、CD61），CyCD41 和 CyCD61 检测更为敏感，CD42 的表达较低；也可表达 CD13 和 CD33 等髓系抗原，CD34、CD45 和 HLA-DR 一般阴性，尤其是儿童患者；CD36 也为阳性，但 anti-MPO、髓系分化抗原、淋系标记和 TdT 阴性，而 CD7 可为阳性。成人患者无特异的核型异常，有时可见 inv(3)(q21;q26)，但也见于其他类型 AML；儿童、特别是婴儿患者可有 t(1;22)(p13;q13)；继发于间质胚细胞瘤的年轻男性患者可见包括 12p 等臂染色体在内的数种染色体异常。诊断上应与 AML 微分化型、急性全髓增殖症伴骨髓纤维化、ALL、M6b、CML-BC

(慢性髓细胞白血病急变期)及特发性骨髓纤维化相鉴别。后两种疾病一般病史较长，脾明显肿大。特发性骨髓纤维化的红细胞异形明显，CML则有Ph染色体或BCR-ABL融合基因。某些转移瘤骨髓浸润的改变与本病类似，特别是儿童患者；如神经母细胞瘤骨髓转移就类似于t(1;22)婴儿急性巨核细胞白血病。本病与急性全髓增殖症伴骨髓纤维化不易区分；一般而言，前者以原始巨核细胞增殖为主，后者则表现为粒、红和巨核系三系增殖。患者预后常常很差，特别是t(1;22)婴儿患者。

(8) 急性嗜碱性粒细胞白血病

为AML的一种罕见类型（<1%），部分患者源于CML急性变。可有皮肤浸润、器官肿大和高组胺血症表现。患者白血病细胞向嗜碱性粒细胞分化。外周血可有或无原始细胞。骨髓或外周血中的原始细胞中等大小，核浆比高，核呈卵圆、圆形或双分叶形，染色质松散，有1个～多个明显的核仁；胞浆中度嗜碱性，含数量不等的粗大嗜碱性颗粒，甲苯胺蓝染色可阳性，亦可见胞浆空泡。成熟嗜碱性粒细胞常较少见，散在分布。有核红细胞可有发育异常的特点。电镜显示嗜碱性颗粒具有不成熟嗜碱性粒细胞或肥大细胞颗粒的超微结构特点。一些不成熟细胞可同时含嗜碱性颗粒和肥大细胞颗粒。原始细胞最大的特点是甲苯胺蓝染色阳性；ACP染色常为弥漫阳性，一些患者PAS染色呈团块状，而SBB、MPO和AE常为阴性。电镜下原始细胞的核膜、内质网和胞浆颗粒POX染色可阳性。骨髓病理显示原始细胞弥漫性浸润，不成熟嗜碱性粒细胞增多；白血病细胞向肥大细胞分化时，核卵圆形，胞浆细长，骨髓网状纤维增生常较明显。原始细胞CD13、CD33等髓系抗原和CD34、HLA-DR等早期造血标记阳性，常表达CD9，有时TdT阳性，但无特异的淋系标记。患者无特异的染色体核型异常，少数为原发性Ph染色体阳性的AML。临床上应主要与CML-BC、伴嗜碱性粒细胞增多的AML［如M2、12p异常或t(6;9)的AML］及急性嗜酸性粒细胞白血病鉴别，少数情况下也要与具有明显粗大颗粒的ALL相鉴别。临床特点、细胞遗传学

和原始细胞形态有助于与 CML-BC 和伴嗜碱性粒细胞增多的 AML 鉴别，通过免疫表型可与 ALL 相区别，MPO 染色和电镜特点与急性嗜酸性粒细胞白血病不同，可资鉴别。患者预后一般较差。

(9) 急性全髓增殖症伴骨髓纤维化

临床罕见，主要为成人患者。既可是原发性，也可继发于使用烷化剂或放疗后。常有严重的全血细胞减少，脾不大或稍肿大，临床进展快，化疗反应差，生存期短。外周血可见红细胞大小不均、大红细胞和有核红细胞，但红细胞异形性不明显；偶见原始和幼稚粒细胞，且常有发育异常；也可见不典型的血小板。骨髓穿刺常"干抽"。骨髓病理示增生活跃以上，粒、红、巨核三系均有不同程度增生；包括原始细胞在内的不成熟粒细胞散布其中，较晚期阶段的有核红细胞成簇分布；大量巨核细胞异常增殖且形态异常，细胞大小不一，核常不分叶，染色质松散；胞浆嗜酸性，PAS 染色阳性；Ⅷ因子相关抗原和 CD61 可阳性。骨髓纤维化程度不一，网状纤维显著增生，胶原纤维增生较少见。细胞免疫表型较具异质性，原始细胞表达一种或多种髓系相关抗原（CD13、CD33、CD117 和 MPO），部分患者的不成熟细胞可表达红系或巨核系分化抗原。骨髓免疫组化可见 MPO、溶菌酶、CD41 和 CD61、Ⅷ因子等巨核细胞标记，也不同程度地表达血型糖蛋白 A 和血红蛋白 A 等红系标记。常有异常染色体核型，如复杂核型、或 5/7 号染色体异常等，无特异性。临床上应主要与急性原始巨核细胞白血病、伴骨髓纤维化的其他类型 AL、伴纤维结缔组织增生的骨髓转移瘤以及慢性特发性骨髓纤维化（CIMF）相鉴别。应该注意的是，伴骨髓纤维化的急性原始巨核细胞白血病、AML 伴多系增生异常和急性全髓增殖症伴骨髓纤维化的区别是人为定义的，目前还不知道它们之间是否有一定的临床相关性。一般地说，如果增殖是以一个髓系系列为主，应将其归类为该系列类型的 AML（伴骨髓纤维化）；如果增殖见于所有髓系系列或大多数髓系系列，则归类为急性全髓增殖症伴骨髓纤维化较为准确。应做骨髓免疫化学染色以对髓系系列类型加以确定。CIMF起病缓慢,脾肿大明显,骨髓中增多的巨核细胞大多数核扭曲、染色质致密,是较成熟的巨核细胞;而急性全髓增殖症伴骨髓纤维化的患者起病急,发展快,一般无脾肿大,骨髓中巨核细胞较不成熟,核不分叶或少分叶,染色质松散。伴骨髓纤维化的转移瘤细胞不属造血细胞,通过细胞免疫表型可资鉴别。

(10) 髓细胞肉瘤

为原始、幼稚髓系系列细胞浸润髓外或骨形成的瘤性包块,见于AML、MDS或CML等慢性骨髓增殖性疾病。可独立发生,或与以上疾病同时发生,亦可为AML治疗后复发的初始表现。髓细胞肉瘤最常见于颅骨、鼻窦、胸肋骨、椎骨和盆骨等骨膜下骨质,也见于淋巴结、皮肤等处,可先AML数月或数年发生。髓细胞肉瘤一般包括两类,一类是最常见的粒细胞肉瘤,根据细胞成分不同可分为原始粒细胞型、不成熟粒细胞型(以原始和早幼粒细胞为主)和分化型(以早幼粒和更成熟的粒细胞为主);另一类是较少见的单核细胞肉瘤,含较多的原始单核细胞,常先于或与急性单核细胞白血病同时发生。慢性骨髓增殖性疾病进展期也可发生粒、红、巨核细胞浸润性瘤块,或有核红细胞、巨核细胞为主的瘤块。临床上髓细胞肉瘤需主要与霍奇金淋巴瘤、Burkitt淋巴瘤、大细胞淋巴瘤和一些小圆形细胞肿瘤,特别是儿童神经母细胞瘤、横纹肌肉瘤、尤文肉瘤(Ewing's sarcoma)/原始神经外胚层瘤(PNET)和髓母细胞瘤等鉴别。应根据病理组织的细胞化学染色或免疫组化来确定髓细胞肉瘤的诊断。组织印片中原始粒细胞和中性粒细胞的MPO和CE染色阳性,单核细胞NSE染色可阳性;免疫组化检测MPO和溶菌酶以及CE染色是诊断的关键指标。粒细胞肉瘤的原始粒细胞表达CD13、CD33、CD117和MPO等髓系相关抗原;单核细胞肉瘤的原始单核细胞可表达CD14、CD116、CD11c等,且溶菌酶和CD68常阳性。绝大多数髓细胞肉瘤表达CD43。当肿瘤细胞$CD43^+CD3^-$时应高度怀疑髓细胞肉瘤,可行MPO、溶菌酶、CD61等检查加以确认。粒细胞肉瘤可能发现t

(8;21)(q22;q22)、inv(16)(p13q22)等遗传学异常，单核细胞肉瘤则可能发现涉及 11q23/*MLL* 基因的易位。MDS 或 MPD 发现髓细胞肉瘤时应视为急性变。单纯髓细胞肉瘤可局部放射性治疗。

患者临床特点对确定 AML 诊断、分型有时有重要的提示作用。例如 M3 出血较重，血常规常示"全血细胞减少"；M4、M5 牙龈增生、肿胀和脾肿大较为明显；粒细胞瘤多见于 M2b，CNSL 在 M4E_O 更多见；M7 的骨髓常"干抽"。形态诊断时，肉眼观察 AML 骨髓涂片常见骨髓小粒和油粒；而 ALL 的骨髓涂片则如血膜，无油无粒，低倍镜下原始细胞呈小簇或葡萄串状分布。Auer 小体是 AML 的特点。M3 的 Auer 小体粗短、常呈"柴束状"，单核细胞白血病的 Auer 小体呈细长针棒状。M3 骨髓中的异常早幼粒细胞通常均匀一致地增多，比例多>50%，形态类似脏单核细胞，胞浆嗜天青颗粒粗大而多，常使细胞核形难以辨认；$M3_V$ 的胞体大小不等，胞浆颗粒细小、密集，但总有少数白血病细胞具有典型粗颗粒异常早幼粒细胞的形态特点，尤其是在外周血片中。$M4E_O$ 的嗜酸粒细胞为白血病克隆来源，嗜酸颗粒粗大、色深，主要见于早幼粒和中幼粒细胞，CE 染色弱阳性，与正常来源嗜酸性粒细胞不同。不能确定细胞系列归属时，认真分析细胞移行阶段能提供重要线索。细胞化学染色可增加 AML 诊断、分型的正确性。白血病细胞免疫分型是 AML 诊断、分型的重要补充。cMPO 和 CD117 是髓系高度特异性抗原，绝大多数 AML 都有表达；CD33、CD15 和 CD13 等髓系抗原也可表达于 ALL，特异性相对较低。某些抗原为系列分化抗原，如 M4、M5 表达 CD14、CD11b、CD64，M6 表达血型糖蛋白 A，而 M7 表达 CD41、CD42b 和 CD61 等。AML 也常表达淋系相关抗原，如 CD7、CD2 和 CD19 等。所谓"系列模糊的 AL"包括急性未分化型白血病（undifferentiated acute leukemia，AUL）和急性双系列型白血病（bilineal acute leukemia）或急性双表型白血病（biphenotypical acute leukemia）。AUL 原始细胞的 POX 和 NBE 染色阴性，不表达髓系和淋系抗原，形态、细胞化学染色和免疫表型无法确定细胞系列归属，治疗与 AML 相同。急性双系列型和急性双表型白血病原始细胞兼有髓、淋两系的形态、免疫表型特点，或同时具有 B 系和 T 系的免疫标记，诊断上应符合 1998 年修订的 EGIL 积分系统标准（表 2-2），只有当其他系列抗原表达累积分值超过 2 分时才能确诊。

多数重现性细胞遗传学异常的患者具有典型的原始细胞形态，但也有的患者细胞形态并不典型。例如 t(8;21)(q22;q22)/*AML*1-*ETO* 可见于 M1、M4 或 M0，inv(16) 或 t(16;16)/*CBFβ*-*MYH*11 可见于 M2、M5 或 M1，*MLL* 基因重排也可见于 M0、M1、M2、M6 甚至 M7 等。极少数具有典型 APL 形态特点的 AML 却无 t(15;17)(q22;q21)/*PML*-*RARα*，甚至无其他 *RARα* 基因的变异易位。因此有条件时应对所有 AML 进行 *AML*1-*ETO*、*CBFβ*-*MYH*11、*PML*-*RARα* 融合基因和 *MLL* 基因重排的 RT-PCR 或 FISH 检测。细胞染色体核型、FISH 和 RT-PCR 检查应相互印证，互为补充。

表 2-2　1998 年修订的 EGIL 积分系统

分值	髓系抗原	B 系抗原	T 系抗原
2	MPO	CyCD79a	CD3 (Cy/m)
		CyIgM	Anti-TCR α/β
		CyCD22	Anti-TCR γ/δ
1	CD117	CD19	CD2
	CD13	CD20	CD5
	CD33	CD10	CD8
	CD65		CD10
0.5	CD14	TdT	TdT
	CD15	CD24	CD7
	CD64		CD1a

AML 诊断时需与其他血液系统和非血液系统疾病相鉴别：

1）类白血病反应

表现为外周血白细胞数增高，可见幼稚细胞或有核红细胞。骨髓增生，原始、幼稚细胞比例可增高，可有核左移。但患者一般有感染、中毒、肿瘤或应激等病理基础；一般无贫血、血小板减少，无髓外白血病浸润表现；骨髓、外周血中原始细胞比例低于 20%，无 Auer 小体，无克隆性细胞遗传学异常；粒细胞胞浆内中毒颗粒多，中性粒细胞碱性磷酸酶不低；去除原发病后血象、骨髓象可恢复正常。

2）再生障碍性贫血

急性再障以感染、出血为主要表现，进行性贫血，病情进展快；慢性再障以贫血为主，可有反复感染、出血，病情迁延。一般无脾脏肿大，无白血病髓外浸润表现。外周血象示"全血细胞减少"，无幼稚粒、单核细胞，网织红细胞比例和绝对计数减少。骨髓增生低下，造血细胞减少，原始、幼稚细胞比例不高，而非造血细胞比例相对增多，小粒空虚，巨核细胞绝对减少。

3）骨髓增生异常综合征

表现为贫血、出血，反复感染；起病缓慢，病史较长。外周血象示一种、两种或全血细胞减少，可见幼稚粒细胞、有核红细胞，可见巨大红细胞或巨大血小板。骨髓增生程度不一，有一系、二系或三系病态造血的形态特点；原始和幼稚粒细胞比例增高，原始细胞达不到急性白血病的诊断标准；可有 Auer 小体。可有＋8、－7/7q－、－5/5q－、＋11 等克隆性染色体异常。高风险发展为 AML。

4）慢性粒细胞性白血病

一般慢性起病，进展缓慢。初期可无贫血、血小板少。骨髓和外周血中粒系比例显著增多，以中幼粒、晚幼粒和杆状核粒细胞为主。脾脏显著肿大。骨髓增生极度活跃，原始粒细胞比例在慢性期、加速期不超过 20%，嗜酸、嗜碱性粒细胞可增多。中性粒细胞碱性磷酸酶减低。具有特征性 Ph 染色体，或 BCR－ABL 融合基因阳性，在粒、单、红、巨核甚至淋巴细胞中都能检测得到。

5）淋巴瘤

一般表现为淋巴结、脾（肝）、胸腺或结外淋巴组织、器官肿大，可伴发热、骨痛、皮疹、搔痒等表现，可有贫血、血小板减少，外周血可见幼粒、幼红细胞。淋巴组织或骨髓病理检查可见淋巴瘤细胞增生、浸润，淋巴组织正常结构破坏。有淋巴细胞克隆性增殖的证据（异常染色体核型，异常淋巴细胞免疫表型，TCR 或 IgH 基因重排等）。

6）其他

如乳腺癌、肺癌、胃癌或肝癌等实体肿瘤骨转移所致的骨髓痨性贫血，可依据相应病史和检查除外。

【AML 预后分析】

影响 AML 疗效的因素有很多。一类主要与早期治疗相关死亡（treatment-related death，TRD）有关，如体力状况、年龄和器官功能状况等；另一类主要与白血病化疗耐药有关，如细胞和分子遗传特征、治疗反应、继往血液病史和放、化疗病史等。成人初治 AML 中早期治疗相关死亡及"难治"的病例可分别占 10%~20%。"早期"是人为设定的时间概念。诱导治疗第 21 天时大多数患者不能达到 CR 标准，这一阶段的早期死亡是由支持治疗失败所致。诱导治疗第 21~35 天时治疗失败与支持治疗不能取得疗效和原发耐药都有关。体力状况评分对预测早期 TRD 最为重要。一般按 WHO 推荐的 Zubrod 评分标准来进行体力状况评分：0 分是指无症状，可自由活动和工作；1 分为有症状，但卧床时间不增加，可从事轻体力劳动；2 分为每日卧床时间少于 12 小时，生活可自理，但不能从事劳动；3 分为每日卧床时间多于 12 小时，可下床活动，自理能力有限；4 分为需完全卧床休息。Zubrod 评分 3~4 分、年龄大于 60 岁、器官功能差的患者早期 TRD 高。

具有不良细胞/分子遗传、治疗反应差和继往有血液病史或接受过放/化疗的病例难治者多,复发率高。细胞遗传学是影响 AML 预后最重要的因素之一。1998 年和 2000 年,英国 MRC 与美国西南肿瘤研究组(SWOG)分别提出按白血病染色体核型对 AML 进行预后分层,将 AML 分为预后良好、中等和不良三组(表 2-3),三组 CR 率分别为 84%~90%、76%~84% 和 55%~58%,5 年 OS 率分别为 56%~65%、35%~41% 和 12%~26%,均有显著差异;主张根据预后分层来决定患者的治疗。目前认为,这一预后分层意见对临床具有普遍的指导意义。除 t(9;11)(p22;q23)属于中等预后组外,其余涉及 11q23/*MLL* 基因异常的 AML 均归类为预后不良组。实践中发现,预后中等或良好组患者的疗效差别可能很大。德国 AML 国际协作组认为伴+22 的 inv(16) AML 无复发生存(RFS)率相对较高;GALGB 认为伴-Y 的 t(8;21)AML 生存期较短,非白种人 t(8;21)AML 的诱导治疗反应较差;归类为预后良好的患者如 WBC 数过高预后也差。近年来发现,多种分子遗传异常可显著影响 AML 患者的预后,尤其是预后中等和良好组的患者(表 2-4)。*c-Kit* 和 *RAS* 基因突变的 t(8;21)和 inv(16) AML 复发率较高。具有 *Flt3-ITD* 的患者复发率高,预后差;*Flt3-ITD* 与野生型 *Flt3* 高比率的患者生存期较短。高表达 *MDR1*、*bcl-2*、*WT1* 和 *P53* 突变的患者预后也差。*EVI-1* 基因表达增高者预后极差。伴 *MLL-PTD* 的中等预后核型组患者预后不良。*BAALC* 基因(brain and acute leukemia, cytoplasmic)编码一个未知功能的蛋白,正常表达于神经外胚层来源的组织和造血前体细胞;高表达 *BAALC* 的正常核型 AML 患者易耐药,5 年累积复发率高,生存期短。*C/EBP-α* 基因突变大多见于中等预后核型组,具有较高生存率。60% 左右的正常核型 AML 表达胞浆核磷蛋白(NPM,nucleophosmin),NPM 表达与诱导治疗缓解相关,但对预测患者的预后意义还不清楚。通过高通量分子筛选和基因表达谱分析可发现新的 AML 分子遗传异常,可能对患者预后作更加精确的归类,同时也能为 AML 治疗提供新的可能靶点。

表 2-3 MRC 和 SWOG 的 AML 细胞遗传学预后分组

	SWOG 标准	MRC 标准
预后良好	t(15;17)（可伴其他异常）	t(15;17)（可伴其他异常）
	inv(16)/t(16;16)/del(16q)（可伴其他异常）	inv(16)（可伴其他异常）
	t(8;21)[不伴 del(9q)或复杂核型]	t(8;21)（可伴其他异常）
预后中等	＋8，－Y，＋6，del(12p)	＋8，＋21，＋22，del(7q)，del(9q)
	正常核型	正常核型
		11q23/MLL 基因异常
		所有其他结构或数量异常
		（无良好，不良组的染色体型改变）
预后不良	－5/del(5q)，－7/del(7q)	－5/del(5q)，－7
	3q,9q,11q,20q,21q,17p 异常	3q 异常
	t(6;9)，t(9;22)，t(8;21)伴 del(9q)或复杂核型	
	复杂核型（异常核型≥3 个）	复杂核型（异常核型≥5 个）
		（不伴良好组染色体型改变）
未知	所有其他异常	

表2-4 AML分子异常对预后的影响

分子异常	发生率（%）	复发	生存期
P53突变	4.5	—	短
bcl-2和WT1高表达	36	高	短
MLL-PTD	8*	高	无意义
EVI-1高表达	10	高	短
C/EBP-α突变	4.3～11	低	长
C-kit突变	31**	高	短
BAALC高表达	65*	高	短
Flt3-ITD	20～25	高	短

注：*——正常核型组中的发生率；**——t(8;21)和inv(16)患者中的发生率

CR后微小残留病（MRD）水平与复发密切相关。MRD监测可及早预测复发，对确定缓解后治疗策略有重要的指导意义。MRD水平高的患者早期接受造血干细胞移植可望提高治愈率。监测MRD的方法主要有流式细胞术（flow cytometry）和PCR等。前者是利用白血病细胞抗原表达差异、跨系表达、非同步表达或异位表达的特点来量化残存的白血病细胞。由于白血病细胞抗原在治疗前后可能存在"抗原飘移"，通常应用多色流式细胞术（multicolor flow cytometry）来检测AML的MRD。采用3～4色流式细胞术检测AML的MRD敏感性可达10^{-3}～10^{-4}。目前有人采用8～9色流式细胞术来检测MRD，以增加敏感性和特异性。流式细胞术检测诱导治疗后MRD水平达0.045%～0.1%的患者和巩固治疗结束后MRD高于0.035%～0.5%的患者，复发率显著增加。PCR的方法是以白血病细胞稳定的遗传分子标志为检测对象，敏感性可达10^{-4}～10^{-6}。这些分子遗传标记包括t(8;21)/AML1-ETO、t(15;17)/PML-RARα、inv(16)/CBFβ-MYH11、t(6;9)/DEK-CAN、NPM1、RAS、MLL、Flt3-ITD、Flt3-

TKD、KIT 和 C/EBP 等。100%的预后良好核型患者和约 80%的中等预后核型患者可应用 PCR 进行 MRD 监测。

【治疗方法的规范】

AML 治疗近四十年来已取得了长足的进展，CR 率已达 50%~80%，30%~40%的患者可望获得"治愈"。其中 60 岁以下者 CR 率可达 70%~80%，3 年 OS 率为 50%。APL CR 率已达 90%以上，5 年 OS 率 80%。疗效提高得益于治疗方案的改进、支持治疗加强和干细胞移植技术的进展与广泛应用。尽管如此，仍有 10%~20%的初治患者不能取得缓解，另有相同比例患者在诱导期间死于各种并发症。达 CR 的患者中 50%~70%终将复发，再缓解率仅为 25%~40%，中位生存期不足 6 个月。老年 AML CR 率不足 50%~60%，3 年 OS 率低于 10%。难治、复发和老年 AML 成为临床治疗难点。

AML 治疗的根本目的就在于取得 CR，降低死亡率，使患者长期无病生存、乃至治愈。达 CR 患者的生存期能显著延长。CR 维持 3 年以上的，复发率不到 10%。持续 CR 达 3~5 年以上的基本可认为"治愈"。病情不同，治疗目的也不一样。老年人、伴有其他疾病、身体条件差和继发于 MDS 或放、化疗的患者，总体疗效差，可根据个人意愿采取以支持治疗为主的姑息治疗；复发患者力争取得再次缓解，延长生存。

现行 CR 标准是由 1990 年 NCI 提出来的，包括：①骨髓增生正常，原始细胞<5%；②外周血无原始细胞；③无髓外白血病表现；④PLT≥100.0×10^9/L，PMN≥1.5×10^9/L。随着治疗强度加大和 MRD 监测水平的提高，CR 标准日趋严格。患者骨髓恢复期出现的原始细胞也并非都是白血病细胞，约 30%~50%属于正常造血来源。2001 年一个国际工作组重新修订了 AML 疗效标准，提出"形态学无白血病状态"的概念，即计数 200 个骨髓有核细胞，原始细胞<5%，不存在有 Auer 小体的原始细胞，无髓外白血病。在此基础上将 CR 分为形态学 CR、形态学 CR 伴不完全血

象恢复（CRi）、细胞遗传学CR（CRc）和分子生物学CR（CRm）。形态学CR需符合形态学无白血病状态，且外周血PMN$\geq 1.0\times 10^9$/L，PLT$\geq 100.0\times 10^9$/L，不需红细胞输注。CRi是指符合形态学无白血病状态，但外周血象未达形态学CR的标准。CRc是指在形态学CR基础上，如原有克隆性细胞遗传学异常，则在治疗后基于常规显带技术或FISH核查恢复到正常核型。CRm是指在形态学CR基础上，应用敏感的方法（如PCR等）检测原有的特征性分子标记（如PML-$RAR\alpha$等）转阴。而部分缓解（PR）是指骨髓原始细胞降低50%以上，或原始细胞比例下降到5%～25%，或虽然原始细胞<5%但存在有Auer小体的原始细胞。借此可更深入地研究不同CR状态的预后意义，更好地指导治疗。

AML治疗是一个整体，包括支持治疗和抗白血病治疗。以抗感染、血制品输注和细胞因子应用为代表的支持治疗是抗白血病治疗取得疗效的重要保证。AML整体疗效的提高在很大程度上应归功于支持治疗的进步。应及时足量应用高效、广谱的抗生素控制感染，并根据疗效和微生物培养结果及时调整用药。明显贫血、出血时应输红细胞、血小板，一般将Hb维持在80g/L以上、PLT达$(10\sim 20)\times 10^9$/L以上较为安全，APL时诱导期间PLT应维持在50×10^9/L以上。化疗后粒细胞缺乏期应用G-CSF可促进粒细胞恢复，减少粒细胞缺乏持续时间。白细胞显著增高易致肺内、颅内白血病细胞淤滞或肿瘤溶解综合征，可予降白细胞治疗。发生肿瘤溶解时应水化、碱化利尿，抑制尿酸形成，保护肾功能。有CNSL表现时应做腰穿检查，明确诊断，并给予药物鞘内注射，或局部放疗。

现阶段抗白血病治疗仍以化疗为主。一般采用一种蒽环类或蒽醌类药物联合阿糖胞苷（Ara-C）为基础的方案，分为诱导治疗和缓解后治疗两个阶段。诱导治疗的目的在于尽快降低白血病负荷，取得CR，恢复正常造血。CR越早、越彻底，CR维持时间就越长、治愈希望越大。AML十分重视诱导缓解治疗，要求在1个疗程内、至多 2 个疗程达到 CR，否则 CR 率降低，CR 持续时间短，易于复发。APL 和非 APL 患者的诱导治疗方案选择不同。理论上 CR 后患者体内仍残留 10^9 以下的白血病细胞，称为"微小残留病"（MRD），是疾病复发的根源。缓解后的治疗目的就是要清除这些残余白血病细胞，阻止耐药，预防复发，延长生存。缓解后化疗根据治疗强度可分为巩固、强化和维持治疗。联合、大剂量和早期强化是缓解后治疗的基本原则。联合不同作用机制和毒性的药物可提高疗效，降低毒性。一定范围内药物剂量越大，白血病细胞杀灭也越多（量效比为 1∶10）。患者治疗早期器官功能状态较好，骨髓储备较高，能耐受强烈化疗，白血病细胞也尚未耐药，早期强化治疗可延长 CR 期和生存期，防止复发。应根据预后因素和治疗反应来决定缓解后治疗对策。经过强烈诱导和巩固强化治疗后再进行维持治疗，并不增加 3 年无复发生存率（relapse-free survival，RFS），这类患者可不需维持治疗。如果缓解后治疗的强度不够大，则可能需要维持治疗，维持治疗的强度应以达到骨髓抑制为标准。

AML 化疗方案选择不是随意的，需综合体力状况评分、年龄、器官系统功能、细胞/分子遗传特征、继往病史和治疗反应等来合理制订诱导治疗和缓解后治疗方案，强调以循证医学的客观结论为基础，对患者进行规范化治疗。治疗剂量要足。感染、出血不是推迟诱导治疗的理由。如不尽快降低白血病负荷，恢复正常造血，则感染、出血难以控制。应在积极抗感染、补充血小板和抗凝治疗的同时开始诱导治疗。CR 患者接受 4~6 个疗程足够强烈的巩固、强化治疗后，继续巩固或维持治疗并不能防止复发，可停止化疗，或试用 IL-2 等免疫调节治疗；应定期观察骨髓、外周血象，监测 MRD。

1. 支持治疗

感染、出血是导致患者死亡的最常见原因。白血病患者屏障功能差，有功能的白细胞少，自身抗感染能力低下，定植菌易于转变成致病菌；感染易于扩散，不易形成局限性感染病灶，临床表现不典型；发生院内感染、耐药菌感染和二重感染的机会较高，抗感染疗效差。积极预防感染能有效降低感染率，节省治疗费用。应提倡良好的卫生习惯，病区和患者用品应经常清洁消毒。医护人员的双手是引起患者交叉感染的重要原因，接触患者前后都应消毒清洗（最好用70%乙醇）。及时处理潜在感染病灶，每日用氯己定（洗必泰）含漱，1:5000 高锰酸钾或 1:20 碘附，便后坐浴，不食不洁饮食；可用复方芦荟胶丸、麻仁丸、酚酞等润肠通便，保持大便通畅，避免肛门、直肠黏膜损伤而招致感染。对易感部位应进行常规的细菌和真菌检查。因缺乏循证医学依据，NCCN 不推荐在 AML 治疗期间常规给予肠道消毒和预防性抗生素治疗。体温连续 1 小时超过 38℃ 即应认为感染，应积极寻找感染部位，尽可能明确感染源，对可疑部位、血液或其他可疑体液进行细菌、真菌培养，结合本地病源学、药敏试验和抗生素的使用情况，选用高效广谱抗生素如头孢哌酮/舒巴坦、头孢拉定（头孢他定）、头孢吡肟，或哌拉西林/他唑巴坦、替卡西林/克拉维酸等加 β 内酰胺酶抑制剂的广谱青霉素，或亚胺培南/西司他丁、美罗培南等碳青霉烯类抗生素，"重拳出击"，立即进行经验性抗菌治疗。当感染菌群为耐甲氧西林（MRSA）的 G^+ 球菌、屎肠球菌时可选用万古霉素、去甲万古霉素、替考拉林或利奈唑胺。抗菌治疗期间应严密观察血压、脉搏、呼吸、尿量，充分补液，调节水、电解质和酸碱平衡，防止发生感染性休克或继发多器官系统功能衰竭。体温过高可给予布洛芬、阿司匹林、对乙酰氨基酚或吲哚美辛等非甾体抗炎药退热，也可予小剂量激素，配合物理降温。抗菌治疗无效应结合致病菌培养结果及时更换抗生素。近年来侵袭性真菌感染（IFI）愈来愈多见，主要表现为念珠菌性肺炎、念珠菌血症和肺、鼻窦曲霉病。IFI 确诊较为困难，诊断时需考虑宿主、临床表现和微生物检查三方面因素。宿主因素是指患者有真菌感染的易感因素，如外周血中性粒细胞减少（$<0.5×10^9/L$）、使用强效免疫抑制剂或长期使用类固醇激素，继往有侵袭性真菌感染、HIV 阳性或有 GVHD 病史等。临床表现是指患者持续发热超过 96 小时而合理的广谱抗生素治疗无效，且有下呼吸道、鼻及鼻窦或 CNS 感染的症状、体征或影像学检查

结果。微生物因素是指痰、鼻窦液或支气管肺泡灌洗液、血液、脑脊液及其他无菌体液中发现真菌感染的微生物学证据，或有真菌感染的组织病理学依据。IFI 诊断分确诊（深部组织感染、真菌血症）、临床诊断和拟似诊断三个层次。拟诊需有宿主因素和临床表现，加上微生物因素即可临床诊断，当存在真菌感染的组织病理学依据时即可确诊。血清半乳甘露聚糖（GM）试验阳性支持曲霉菌感染，血清 1，3-β-D-葡聚糖（G）试验阳性支持隐球菌以外的其他真菌感染。临床大多数 IFI 都为拟诊或临床诊断病例，确诊病例很少。应根据真菌感染的类型来选择伊曲康唑、氟康唑、两性霉素 B、伏立康唑或卡泊芬净等抗真菌治疗。伊曲康唑、氟康唑和伏立康唑为唑类抗真菌药，通过破坏真菌细胞膜麦角固醇的合成而起作用。氟康唑主要用于白色念珠菌感染和隐球菌性脑膜炎的治疗，但对克柔念珠菌、平滑念珠菌和曲霉菌感染无效。伊曲康唑可用于曲霉病、念珠菌病、隐球菌病和组织胞浆菌病的治疗，不良反应较少。伏立康唑抗真菌谱较广、较强，可用于对伊曲康唑耐药的念珠菌病治疗，但可出现视觉障碍、发热、皮疹、恶心、呕吐、腹泻、头痛、败血症、周围性水肿、腹痛以及呼吸功能紊乱等不良反应，有时甚至需要停药。两性霉素 B 属多烯类抗真菌药，通过结合真菌细胞膜上的麦角甾醇来杀死真菌，抗菌谱广，毒副反应大，可引起寒战、高热、低钾血症和肾功能损伤等。两性霉素 B 改变肾小管上皮细胞通透性，致使排氢障碍而增加尿钾排出；也可影响浓缩功能而致肾性尿崩症；还可引起肾血管收缩，导致肾皮质缺血和肾小球滤过率减少，剂量较大时甚至引起不可逆急性肾损伤。唑类和两性霉素都对卡氏肺孢子虫感染无效。卡泊芬净是半合成的棘白菌素类抗真菌药，通过抑制 β(1，3)-D-葡聚糖的合成而起作用，毒副作用低，抗菌谱包括多种致病性曲霉菌和念珠菌属，对卡氏肺孢子虫感染也有效，但对新生隐球菌、镰刀霉素属、毛霉菌等无活性。

血制品支持是 AML 治疗的重要一环。应主要根据临床表现来决定血制品的输注。严重贫血或有活动性出血表现的，即使 Hb≥80g/L、PLT≥(10～20)×10^9/L 也要输红细胞或血小板。AML

常见凝血功能障碍，特别是 APL。但 AML 出血最主要原因还是 PLT 减少。APL 的血小板应维持在 50×10^9/L 以上，非 APL 患者则应维持在 $(10 \sim 20) \times 10^9$/L 以上。凝血功能异常时可输注血浆或抗纤溶治疗。因供、受者 HLA 抗原和红细胞、血小板抗原不同，反复输血可致发热、过敏、非溶血性输血性黄疸（FNHTR）、急性输血肺损伤（TRALI）和红细胞、血小板无效输注等。免疫功能低下或使用氟达拉宾等嘌呤类免疫抑制剂治疗后，反复输血还可能引起输血相关性移植物抗宿主病（TA-GVHD），表现为发热、皮肤红斑、腹泻、黄疸和全血细胞少；尽管发生率仅为 $0.1\% \sim 1\%$，但死亡率 $\geqslant 90\%$。过滤或紫外线照射可有效降低血制品中的白细胞数，当低于 5×10^6 时可使 97% 以上的患者免于发生 HLA 同种免疫反应。血制品经 $20 \sim 25$ Gy 的 γ 射线照射也可有效防止 HLA-C 类抗原所引发的 TA-GVHD。血小板无效输注是 AML 治疗的难点，与 HLA 同种免疫反应有关，也与高热、脾大、并发 DIC 或药物介导的免疫反应有关。对血制品进行过滤、紫外线照射或 γ 射线照射可有效防止输血相关的 HLA 同种免疫反应。部分血小板无效输注的患者输 HLA 配型相合的血小板有效。不同供者来源的血小板集中大量输注也能有效地提高血小板数，这可能是因为其中含有 HLA 配型相合的血小板，且大量血小板输注也能短暂地降低患者体内的抗体滴度，使随后输入的血小板不被立即破坏。单一供者来源的血小板输注并不一定优于不同供者来源的血小板集中输注。输自身冷存血小板更为有效。化疗后应用 IL-11、TPO 等可能减少血小板的输注量。可能是由于同种抗体与自身抗体的生物学差异，常规治疗 ITP 有效的方法，如大剂量皮质激素、切脾、血浆置换和大剂量丙种球蛋白等，对血小板无效输注的患者基本无效。

GM-CSF、G-CSF 可通过增加 S 期细胞比例来增强白血病细胞对周期特异性药物的敏感性，也能干扰白血病细胞自分泌-旁分泌环路，诱导白血病细胞分化，有直接的抗白血病作用；还可保护干细胞，缩短粒细胞缺乏持续时间，增强正常粒细胞、单核细胞的抗病源微生物能力，降低感染率。细胞因子一般有三种用法：化疗前1～2天开始用，与化疗同步用，或化疗后骨髓抑制期用。多个前瞻性临床试验证明，AML诱导治疗期间任何时候用细胞因子都是安全的。诱导治疗后用细胞因子能将粒细胞缺乏期缩短2～7天，明显降低诱导相关死亡率，节省治疗费用。粒缺期伴真菌感染时，GM-CSF具有潜在应用价值。细胞因子最佳使用时间是在确认骨髓受抑后的第10～14天，作为支持治疗的重要一环，推荐AML诱导和巩固治疗后均使用细胞因子。化疗前1～2天开始或与化疗同步应用细胞因子的主要目的是试图增加白血病细胞对药物的敏感性，提高抗白血病治疗疗效。但细胞因子同时也诱导AML细胞增殖，有降低化疗疗效、诱导复发的风险。目前没有证据表明细胞因子能增加抗白血病治疗的疗效。除一些严格设计的临床试验（如FLAG、CAG方案等），一般不将细胞因子用于提高抗白血病疗效之目的。

初诊时WBC$\geqslant 100 \times 10^9$/L称为高白细胞性AL。白细胞上升过快，或初诊时WBC$\geqslant (50 \sim 100) \times 10^9$/L的AML患者易发生肺、颅内白血病细胞淤滞和肿瘤溶解综合征，诱导治疗前应先降白细胞治疗。白细胞单采术和小剂量化疗（如羟基脲1～3g/d、Ara-C 100～200mg/d、高三尖杉酯碱2～4mg/d等）都能短暂地降低白细胞。应同时水化、碱化利尿，调节水、电解质和酸碱平衡，口服别嘌呤醇抑制尿酸生成，保护肾功能。APL的血小板减少较为明显，又常合并严重的凝血障碍，白细胞单采术时又常需要较多的柠檬酸盐抗凝，因此高白细胞APL进行白细胞单采的风险较大，不能降低病死率，故不推荐使用。有头痛、呕吐，感觉或精神异常，或病理征阳性时应注意CNSL。颅内白血病细胞淤滞也可出现类似表现，可通过降低外周血WBC消除症状。有CNSL表现者应先行CT等影像学检查除外颅内出血、感染，在纠正凝血功能异常和血小板输注支持下行腰穿以明确诊断。CNSL时应予每周二次的MTX、Ara-C和Dex三联鞘注治疗，待症状消失、腰穿结果阴性后再给予每周一次鞘注治疗，共4～6次；也可考虑局部放疗。NCCN不建议对初诊时对无CNSL表现的患者进行常规腰穿检查。除非初诊时WBC达$100×10^9$/L以上，或急性单核细胞白血病，一般不建议对大多数AML在达CR后常规进行CNSL筛查。

2. 联合化疗

AML化疗方案按Ara-C的用量可分为标准剂量［SDAC，$100\sim200$ mg/(m^2·d)］、中剂量（ID-AraC，每次$0.5\sim1.5$g/m^2）和大剂量（HD-AraC，每次$2\sim3$g/m^2）。20世纪70～80年代形成的"DA（3+7）"方案［DNR 45mg/(m^2·d)×3，Ara-C $100\sim200$mg/(m^2·d)×7］是AML的标准诱导治疗方案，用于60岁以下患者首次CR率可达60%～70%。将DNR改为其他蒽环类、蒽醌类药物［如IDR $10\sim12$mg/(m^2·d)×3、MTZ $8\sim12$mg/(m^2·d)×3、VP_{16} 75mg/(m^2·d)×7或150mg/(m^2·d)×3、VM_{26} $75\sim100$ mg/(m^2·d)×3或AMSA 70mg/(m^2·d)×5等］，或三药联合（如HAD、HAM、HAA、HAE或AAE等），HHT用量为$2.5\sim3$mg/(m^2·d)×7，总体上疗效并未显著提高。IA方案（IDR+SDAC）可提高50岁以下预后良好和预后中等组患者的疗效，但骨髓抑制重，肝损害多见，不适用于老年患者。ID-AraC/HD-AraC（q12h×3～5天）一般与一种蒽环类或蒽醌类药物联用（剂量同上）。理论上ID-AraC/HD-AraC可提高白血病"庇护所"CNS和睾丸内的AraC浓度，并增加白血病细胞内的活性三磷酸AraC浓度。多数研究资料表明，60岁以下AML诱导或缓解后治疗期间应用HD-AraC可取得比SDAC更好的疗效。与SDAC相比，HD-AraC并不提高CR率，但能明显延长CR期。t(8;21)和inv（16）AML对HD-AraC极敏感。HD-AraC可使t(8;21)、inv（16）AML和正常核型患者的治愈率分别由70%提高到80%、30%提高到40%，但不改变不良预后核型患者的疗效。HD-AraC骨髓抑制较重，一般不适用于65岁以上老年AML的治疗。HD-AraC还可引起小大脑功能失调、非心源性肺水肿、心包积液、结膜炎或过敏等毒性反应。地塞米松滴眼液可预防结膜炎的发生。双诱导治疗是指患者在首轮诱导治疗后，不管是否 CR，均于开始化疗后第二周或第三周再给予一次相同或不同方案的诱导治疗。两次诱导治疗的间隔时间一般为 6~11 天。双诱导治疗的基本理论是：白血病细胞首次接触细胞毒剂后可被同步驱赶进入细胞周期，使之对细胞周期特异药物更加敏感。这一作用在化疗开始后 6~10 天最大。尽管治疗强度加大，但双诱导治疗的治疗相关死亡率并未增加，而 CR 率和无病生存（DFS）率却有提高。德国的资料表明，含 HDAC 的强烈双诱导（如 TAD - HAM）可提高不良预后组患者的疗效。

AML 诱导治疗时多无遗传学资料，主要根据患者年龄、白血病类型（APL 和非 APL）、前驱病史（血液病、放化疗）、器官功能状况和体力评分等来决定诱导治疗方案，定时观察疗效和骨髓增生状态，及时调整药物剂量和用药时间。根据 NCCN AML 治疗指南，诱导治疗一般可分为四种情况：①年龄小于 60 岁、无前趋血液病史的患者，可选择含 HD - AraC 的方案，或含 SDAC 的方案（可能需 2 个疗程）。②年龄大于 60 岁、一般情况良好的，可优先选择临床试验性方案，或含 SDAC 的方案（可能需要 2 个疗程）。③年龄小于 60 岁、但有前趋血液病史或为治疗相关性 AML，可进入临床试验；如有 HLA 配型相合的供者，应立即推荐异基因干细胞移植；对高危 MDS 或由 MDS 进展而来的低原始细胞数 AML，是否需要先诱导缓解后再做移植尚无定论。④有严重器官、系统功能不良（非白血病所致）的任何年龄患者，采用最好的支持治疗，也可选择小剂量的临床试验治疗。通常在诱导治疗开始后第 14 天或第 21 天复查骨髓，如骨髓增生活跃，仍可见原始细胞，应开始第二次诱导治疗（为减低骨髓毒性，化疗药物可适当减量，如 DA 2 天＋5 天）；如增生低下则推迟化疗。中国医科院血研所在 AML 诱导期间常规做三次骨穿，诱导治疗第 5~7 天如骨髓增生活跃，不管有无原始细胞，均加用 1~3 天 SDAC 化疗，一般情况好的可加用 HD - AraC；停化疗的第 7~10 天一般骨髓抑制程度最大，此时观察骨髓可初步估计疗效：如增生减低且分类基本上是淋巴细胞，则缓解可能性大；如仍见原始细胞则可能不缓解，此时可考虑双诱导治疗。停化疗 2~3 周即骨髓恢复期观察骨髓可确定疗效，指导下一阶段治疗。经诱导治疗后未达缓解的，可进入临床试验，或进行 HLA 相合的同胞供者移植或无关供者移植（采用 SCT 治疗仍可有 25%~30% 的患者取得长期无病生存）。

缓解后治疗对策主要根据细胞遗传学和治疗反应等加以确定。对于：①年龄小于 60 岁、无前趋血液病史的 CR 患者，如细胞遗传学提示预后良好，可接受 4 个疗程含 HD-AraC 的强化治疗，或接受 1 个疗程含 HD-AraC 方案巩固治疗后行自体干细胞移植；中等预后的可进入临床试验，有 HLA 配型相合的同胞供者行异基因干细胞移植，也可行自体移植，或接受 4 个疗程含 HD-Ara-C 的强化治疗；不良预后的患者则进入临床试验，或进行 HLA 相合的同胞供者移植或无关供者移植。如病情复发，早期复发（<6 个月）可进入临床试验，或行 HLA 配型相合的同胞/无关供者移植；晚期复发（>6 个月）也可进入临床试验，或行 HLA 配型相合的同胞/无关供者移植，或应用原来有效的诱导方案再诱导治疗。

②年龄大于 60 岁、一般情况良好的 CR 患者，可选择临床试验，还可选择含 SDAC 的巩固治疗；对体力状况佳、肾功能正常、正常核型或良好核型的，可给予 1~2 个疗程含 Ara-C 1~1.5g/(m^2·d)（每个疗程 4~6 剂）的方案治疗；也可选择减低预处理剂量的微移植治疗。这类患者如早期复发，可进入临床试验、支持治疗或 CD33 抗体治疗；如晚期复发则可进入临床试验、重复原来有效的诱导治疗方案或 CD33 抗体治疗。

3. 难治/复发 AML 的治疗

难治性 AML 是指：经典诱导方案治疗 2 个疗程未达 CR、首次 CR 后 6~12 个月内复发、CR 6~12 个月以后复发但原方案再诱导治疗失败和两次或以上复发的患者。1996 年 GIMEMA-EORTC 协作组将难治性 AML 分四种情况：①绝对耐药，即第 1 个疗程诱导缓解治疗的第 28 天骨髓原始细胞比例仍超过诊断时的 50%；②低增生性耐药，即化疗后骨髓抑制，但恢复后骨髓中原始细胞比例超过诊断时的 50%；③髓外白血病持续存在；④诱导化疗1个疗程骨髓中原始细胞比例下降50%以上，但2个疗程后仍不能达到CR。该标准根据骨髓原始细胞的下降比例把难治性白血病的判断时机提前，较明确地提出了再生耐药和髓外白血病在判断难治性AML中的地位。也有人提出清髓性预处理的自体干细胞移植术后复发也属于难治性病例。

难治/复发AML预后极差，原发和继发耐药是主要原因。患者再诱导治疗时骨髓抑制期较长，并发症多，黏膜炎发生率高；中位再缓解持续时间小于14个月，3年中位生存率仅8%～29%。决定复发患者预后的主要因素是年龄、CR1期长短和体力状况等。年龄≥60岁、CR1期不足1年的再缓解率低，不良核型者的再缓解率也相对较低。首次复发的治疗策略主要根据CR1期长短而定。CR1期超过1年的可用现行方案再诱导和缓解后治疗，也可考虑干细胞移植；CR1期不足1年的可采用现行诱导方案，更多的是采用与原诱导方案无交叉耐药的方案，或大剂量化疗、造血生长因子＋化疗，或探索性治疗方案、免疫治疗和干细胞移植等。

4. 老年AML的治疗

老年患者常合并其他内科疾病，易发生细菌、真菌感染，体力状况差，骨髓贮备能力低，并发症多，不能耐受化疗。患者易有前趋血液病史或放、化疗史，多表达MDR1等多药耐药表型，不良核型如复杂核型、-5/5q、-7/7q-、11q23易位、inv（3q）、t(6;9)和t(9;22)等多见，易对化疗耐药。这些特点使老年AML治疗相关死亡率高达30%～50%，CR率仅45%，且CR期短，仅20%的CR患者能长期生存，总生存率不到10%。老年AML的不良预后因素有：年龄75岁以上，不良核型，体力状况评分3～4分，器官功能异常，有前趋血液病史或放化、疗史等。有一个以下不良预后因素的老年AML约占20%，CR率可达60%以上，早期诱导相关死亡率低于10%，1年总生存率可达50%以上；可给予标准剂量化疗。有3个以上不良预后因素的患者占25%～30%，CR率不到20%，早期诱导相关死亡率超过50%，1年生存率低于10%，宜采用减毒的姑息性治疗，如靶向治疗、小剂量Ara-C、核苷酸拟似剂、或 CD33 单抗等；小剂量 Ara-C 治疗 CR 率为 15%，1 年生存率为 27%，疗效优于羟基脲。

【新的治疗方法】

近四十年的努力已使 AML 疗效有了明显的改观，但通过联合化疗来进一步提高疗效的空间已经不大。基于 AML 发病和耐药机制研究而开发的靶向药物是 AML 治疗取得突破的希望所在。当前正在开发的一些新药和新的治疗方法包括：

1. 酪氨酸激酶抑制剂

AML 患者白血病细胞常存在 $Flt3$ 和 c-Kit 等基因突变。这些突变基因表达产物具有增高的酪氨酸激酶活性，对白血病发生、发展起重要作用，因而是白血病治疗的理想靶点。PKC412 和 MLN518 是 Flt3 抑制剂，能抑制 $Flt3$-ITD 的自主酪氨酸激酶活性。目前已完成了 Flt3 抑制剂与化疗联合的 I 期临床试验。CALGB 正对 60 岁以下 $Flt3$-ITD 阳性的初治 AML 进行一项前瞻性临床随机比较研究，观察在诱导和巩固治疗期间加或不加 PKC412 对患者疗效的影响。约 20% 的 t(8;21) 和 30% 的 inv(16) AML 存在 Kit 突变，这些患者的 5 年累积复发率分别为 70% 和 56%，而无 Kit 突变的患者则仅为 36% 和 29%。伊马替尼可抑制 Kit 的酪氨酸激酶活性，临床试验发现对 Kit 突变的 AML 无效。包括 Flt3 抑制剂在内的一些其他类型的酪氨酸激酶抑制剂在体外实验中可抑制突变的 Kit 活性。

2. 表观遗传修饰异常的靶向治疗

DNA 甲基化/去甲基化和染色体组蛋白乙酰化/脱乙酰化是影响基因转录的两种重要方式，称为染色体重塑。AML 中能引起染色体重塑异常的重现性染色体易位包括 t(8;2)/$AML1$-ETO、t(15;17)/PML-$RAR\alpha$、t(11;17)/$PLZF$-$RAR\alpha$、11q23 或 MLL 基因重排、t(8;16)/MOZ-CBP 和 inv(8)/MOZ-$TIF2$ 等。异常的 DNA 甲基化和组蛋白乙酰化抑制了正常基因的表达，与白血病致病有关。DNA 甲基转移酶（DNMTs）抑制剂和组蛋白脱乙酰基酶（HDACs）抑制剂可恢复这些基因的表达，使细胞恢复正常的生长、分化功能。美国 FDA 已批准 DNMTs 抑制剂阿扎胞苷（5-Azacytidine）和地西他滨（Decitabine）用于 MDS 的治疗。地西他滨用于老年初治 AML 治疗可获得 26% 的有效率。CALGB 正研究将地西他滨用于 AML 的维持治疗。临床在研究的 HDACs 抑制剂有 SAHA、丙戊酸和丁酸苯酯等。HDACs 抑制剂单独用于 AML 治疗作用有限。将 DNMTs 抑制剂与 HDACs 抑制剂联用可使 14%～19% 的 AML 获得 CR。

3. 新的化疗

Fludarabine（氟达拉滨）和 2-CdA（2-氯脱氧腺苷）是核糖核酸还原酶抑制剂，两者都可增加脱氧胞苷激酶的活性，使细胞内三磷酸 Ara-C 的浓度增高，因而被用于难治、复发 AML 的治疗；方案中加入 G-CSF 后可进一步提高疗效。由 Fludarabine 和 2-CdA 组成的 FLAG 方案和 CLAG 方案治疗难治、复发 AML 的 CR 率可达 50%。FLAG 方案为：Fludarabine $25\sim30mg/(m^2 \cdot d)$ 输注半小时，d1-5；Ara-C $1\sim2g/(m^2 \cdot d)$ 持续滴注 4 小时，d1～5，Fludarabine 输毕 4 小时后开始输注；G-CSF $300\mu g/d$，从化疗前 1 天开始直到中性粒细胞恢复到安全水平。CLAG 方案则以 2-CdA（$5mg/m^2$，d1-5）取代 Fludarabine。Toptecan 是 Topo I 的特异性抑制剂，对烷化剂诱导的 DNA 损伤有促进作用。Cortes 等将 Toptecan 与 Ara-C、CTX 组成 CAT 方案 [CTX $500mg/(m^2 \cdot q12h)$，d1～3；Topotecan $1.25mg/(m^2 \cdot d)$ 持续输注，d2～6；Ara-C $2g/(m^2 \cdot d)$，d2-6] 治疗 52 例难治、复发 AML，结果 CR 率为 19%，有效率为 23%；另外 11 例不良预后的 AML 在 CAT 方案中加入了 ATRA 或 G-CSF 治疗，结果 10 例取得 CR。由于治疗例数偏少，还难以肯定该方案对难治、复发 AML 的真实疗效。

Cloretazine 属于烷化剂，它的两种中间代谢产物对细胞具有明显毒性。Cloretazine $60mg/m^2$ 治疗 104 例老年初治 AML/MDS，CR 率为 29%，总有效率 32%，中位生存期为 94 天。主要的副作用是骨髓抑制毒性。目前正在做 Cloretazine±HD-AraC 的临床随机双盲对比试验。Troxacitabine 和 Sapacitabine 都是核苷类似药，Troxacitabine 在结构上与抗病毒药拉米夫定类似，对 AML 细胞有一定毒性；Sapacitabine 为口服的脱氧胞苷类似药，能引起难以修复的 DNA 单链断裂。两种药物正被用于 AML 的试验性治疗。Tipifarnib 是法尼基转移酶抑制剂，可抑制 Ras 蛋白的法尼基化，从而干扰 Ras 蛋白在细胞内的正常定位，抑制 Ras 介导的细胞信号传导。Tipifarnib 单药用于老年初治 AML 治疗可获 14% 的 CR 率，总有效率为 23%；用于成人难治/复发 AML 的治疗有效率为 8%。目前正在探索 Tipifarnib 的最佳用量、用法。RNR 是核糖核酸还原酶，能使核糖核酸转变成脱氧核糖核酸，是 DNA 合成时的限速酶。RNR 包含 R1 和 R2 两个亚基。GTI-2040 是 R2 亚基 mRNA 的反义寡核苷酸，能有效地抑制 R2 亚基的表达。目前正在试验 GTI-2040＋HD-AraC 对难治/复发 AML 的疗效。

4. 耐药逆转的靶向治疗

AML 耐药的重要原因就是多药耐药蛋白的表达。MDR1/P-gp 表达增高见于 20%～30% 成人原发性 AML、30%～50% 复发 AML、70% 继发性 AML 和 90% 治疗相关 AML。CSA 和 PSC833 是 MDR1/P-gp 的有效抑制剂。SWOG 用 DNR [$45mg/(m^2 \cdot d)$，d6～8]＋HD-AraC [$3g/(m^2 \cdot d)$，d1～5]±CSA [$16mg/(kg \cdot d)$，d6～8] 方案诱导治疗 226 例难治/复发 AML，结果加 CSA 组的 CR 率为 39%，两年无复发生存率（RFS）为 34%，明显好于单纯化疗组。但后来多数作者认为化疗加 CSA 并不能提高总体疗效，原因在于 CSA 增大了化疗毒性，常需使化疗剂量减量，且 CSA 有免疫抑制作用和肾毒性反应。PSC833 是 CSA 的类似药，既无免疫抑制也无肾毒性，但 GALGB 和 ECOG 均认为，化疗中加用 PSC833 并不提高疗效。bcl-2 是抗凋亡蛋白，能稳定线粒体膜，抑制 Caspase 通路的激活。bcl-2 过度表达是 AML 的重要耐药机制之一。将 bcl-2 的反义寡核苷酸与 FLAG 方案用于 20 例老年难治/复发 AL 的治疗，发现 6 例取得 CR，1 例取得 CRi。将

bcl-2 的反义寡核苷酸与 DA 方案联合用于 29 例老年初治 AML 的治疗，CR 率为 48%，总有效率为 58%。细胞内 bcl-2 反义寡核苷酸浓度高的患者更易取得疗效。bcl-2 反义寡核苷酸可能对高表达 bcl-2 的患者更有效。其他正在试验的可能逆转耐药的药物有细胞因子依赖的激酶抑制剂 Flavopiridol 和蛋白酶体抑制剂硼替佐米等。

5. 免疫治疗

用于 AML 治疗的单抗包括 CD33、CD45 和 CD66 的抗体。CD33 是较为特异的髓系细胞跨膜抗原，在 90% 的 AML 均有表达，是抗白血病治疗的良好靶点。HuM195 是鼠 M197 品系来源的抗人 CD33 单抗，该单抗的 C 区被人的免疫球蛋白 C 区序列所取代，因而对人没有免疫原性。HuM195 可通过抗体依赖的细胞毒作用（ADCC）和与补体结合来杀伤白血病细胞。191 例成人难治/复发 AML 采用 MAE 方案（MTZ 8mg/m^2，VP16 80mg/m^2，Ara-C 1g/m^2，d1~6）±HuM195 诱导治疗，发现联合治疗组与单用化疗组的有效率分别为 36% 和 28%，无显著差异。后来发现，低白血病细胞负荷的患者应用 HuM195 更易取得疗效。目前正在探索 HuM195 用于 AML 微小残留病的治疗。GO（Gemtuzumab ozogamicin, Mulotarg）是结合蒽环类药物刺孢霉素（Calicheamicin）的鼠抗人 CD33 单抗，Ⅰ～Ⅱ期临床研究发现在治疗难治/复发 AML 时的 CR 率可达 20%～30%。GO 的用法为每次 6～9mg/m^2，每 2 周用 1 次，一般用 2～3 次。最常见的副作用是发热、寒战和血压降低，一般 8 小时后恢复。还可致黏膜炎、恶心、呕吐、感染等。将每个周期的用量改为每次 3mg/m^2，第 1、第 4、第 7 天应用可减少治疗毒性。美国 FDA 已批准将 GO 用于首次复发的、不适合化疗的 CD33 阳性老年 AML 的治疗。将 GO 与化疗联合应用于难治/复发或初治患者的治疗疗效报道差异较大，可能与治疗方案和患病群体差别有关。MRC 认为，成人初治 AML 标准诱导方案中加入 GO（3mg/m^2，d1）可在不增加毒性的情况下明显降低复发率，提高 3 年 DFS 率。还有多个研究组正在探讨 GO 用于

AML 巩固和维持治疗的疗效。

CD45 是酪氨酸磷酸酶,稳定表达于所有白细胞及其前体细胞膜上,也表达于恶性变的髓系细胞。结合同位素的 CD45 单抗可用于 AL 的治疗。西雅图在 AML 的移植前预处理方案中加用 ^{131}I 标记的 CD45 单抗,初步的结果令人鼓舞。

6. 抗血管新生治疗

血管上皮生长因子(VEGF)的表达被认为是影响 AML 预后的独立因素之一。VEGF 受体酪氨酸激酶抑制剂用于 AML 治疗并无明显疗效,但与化疗联用可诱导 CR。贝伐珠单抗(Bevacizumab)为抗 VEGF 的单克隆抗体,与 MA 方案联合用于难治/复发 AML 的诱导治疗 CR 率可达 33%。来那度胺(Lenalidomide)的作用机制不明,已被美国 FDA 批准用于 MDS 5q-综合征的治疗,目前正研究该药对 AML 的疗效。

(王建祥)

参考文献

1. Hoffman R, Benz Jr EJ, Shattil SJ, et al. Hematology Basic Principles and Practice, 4th ed. New York: Churchill Livingstone Press, 2005.
2. Jaffe ES, Harris NL, Stein H, et al. World Health Organization classification of tumours. Pathology and genetics of tumours of haematopoietic and lymphoid tissues. Lyon: IARC Press, 2001.
3. Stamatoyannopoulos G, Majerus PW, Perlmutter RM, et al. The Molecular Basis of Blood Diseases. Singapore: Harcourt Asia Pte Ltd Press, 2001.
4. Henderson ES, Lister TA, Greaves MF. Leukemia. 7th ed. Elsevier Science Press, 2002.
5. Ferrara F, Vecchio LD. Acute myeloid leukemia with t(8; 21)/AML/ETO: a distinct biological and clinical entity. Heamatologica, 2002, 87: 306-319.
6. Hart SM, Foroni L. Core binding factor genes and human leukemia. Haematologica, 2002, 87: 1307-1323.

7. Sirulnik A, Melnick A, Zelent A, et al. Molecular pathogenesis of acute promyelocytic leukemia and APL variants. Best Practice & Research Clinical Haematology, 2003, 16 (3): 387-408.
8. Dann EJ, Rowe JM. Biology and therapy of secondary leukemias. Best Practice & Research Clinical Haematology, 2001, 14 (1): 119-137.
9. Leopold LH, Willemze R. The treatment of acute myeloid leukemia in first relapse: a comprehensive review of the literature. Leukemia & Lymphoma, 2002, 43 (9): 1715-1727.
10. Schiffer CA. Management of patients refractory to platelet transfusion. Leukemia, 2001, 15: 683-685.
11. Rowe JM. Uncertainties in the standard care of acute myelogenous leukemia. Leukemia, 2001, 15: 677-679
12. Willman CL. Targeted AML therapy: new biologic paradigms and therapeutic opportunities. Leukemia, 2001, 15: 690-694.
13. Karp JE. MDR modulation in acute myelogenous leukemia: is it dead? Leukemia, 2001, 15: 666-667.
14. Robak T, Wrzesién-Kús A. The search for optimal treatment in relapsed and refractory acute myeloid leukemia. Leukemia & Lymphoma, 2002, 43 (2): 281-291.
15. O'Donnell MR, Baer MR, Tallman MS, et al. NCCN Clinical Practice Guidelines in Oncology: Acute Myeloid Leukemia, 2006. NCCN Inc, 2006.
16. Sonneveld P, List AF. Chemotherapy resistance in acute myeloid leukemia. Best Practice & Research Clinical Haematology, 2001, 14 (1): 211-233.
17. Löwenberg B, Griffin JD, Tallman MS. Acute myeloid leukemia and acute promyelocytic leukemia. Hematology, 2003: 82-101.
18. Wang Zhen-yi. Treatment of acute leukemia by inducing differentiation and apoptosis. Hematology, 2003: 1-13.
19. Giles FJ, Keating A, Goldstone AH, et al. Acute myeloid leukemia. Hematology, 2002: 73-110.
20. Appelbaum FR, Rowe JM, Radich J, et al. Acute myeloid Leukemia. Hematology, 2001: 62-86.
21. Gorin NC, Estey E, Jones RJ, et al. New developments in the therapy of

acute myelocytic leukemia. Hematology, 2000; 69-89.
22. Grimwade D, Walker H, Oliver F, et al. The importance of diagnostic cytogenetics on outcome in AML; analysis of 1612 patients entered into the MRC AML 10 trial. Blood, 1998, 92; 2322-2333.
23. Slovak ML, Kopecky KJ, Cassileth PA, et al. Karyotypic analysis predicts outcome of preremission and postremission therapy in adult acute myeloid leukemia; a Southwest Oncology Group/Eastern Cooperative Oncology Group study. Blood, 2000, 96; 4075-4083.
24. Harousseau JL, Cahn JY, Pignon B, et al. Comparison of autologous bone marrow transplantation and intensive chemotherapy as postremission therapy in adult acute myeloid leukemia. Blood, 1997, 90; 2978-2986.
25. Geller RB, Burke PJ, Karp JE, et al. A two-step timed sequential treatment for acute myelocytic leukemia. Blood, 1989, 74; 1499-1506.
26. Berman E, Heller G, Santorsa J, et al. Results of a randomized trial comparing idarubicin and cytosine arabinoside with daunorubicin and cytosine arabinoside in adult patients with newly diagnosed acute myelogenous leukemia. Blood, 1991, 77; 1666-1674.
27. Wiernik PH, Banks PL, Case DCJ, et al. Cytarabine plus idarubicin or daunorubicin as induction and consolidation therapy for previously untreated adult patients with acute myeloid leukemia. Blood, 1992, 79; 313-319.
28. Bishop JF, Lowenthal RM, Joshua D, et al. Etoposide in acute nonlymphocytic leukemia. Australian Leukemia Study Group. Blood, 1990, 75; 27-32.
29. Bishop JF, Matthews JP, Young GA, et al. A randomized study of high-dose cytarabine in induction in acute myeloid leukemia. Blood, 1996, 87; 1710-1717.
30. Archimbaud E, Thomas X, Leblond V, et al. Timed sequential chemotherapy for previously treated patients with acute myeloid leukemia; long-term follow-up of the etoposide, mitoxantrone, and cytarabine-86 trial. Journal of Clinical Oncology, 1995; 11-18.
31. Archimbaud E, Leblond V, Fenaux P, et al. Timed sequential chemotherapy for advanced acute myeloid leukemia. Hematol Cell Ther, 1996, 38 (2); 161-167.

32. 卞寿庚,郝玉书,王志澄,等. 急性非淋巴细胞白血病强烈化疗91例疗效观察. 中华内科杂志,1900,29(1):22-25.
33. 薛艳萍,卞寿庚,孟庆祥,等. HAD方案治疗成人急性非淋巴细胞白血病疗效观察. 中华血液学杂志,1995,16(2):59-61.
34. 张鹏,王树叶,胡龙虎,等. 三氧化二砷治疗急性早幼粒细胞白血病七年总结——附242例分析. 中华血液学杂志,2000,21(2):67-70.
35. 陆道培. 白血病治疗学. 科学出版社,1992.
36. 张之南,沈悌. 血液病诊断及疗效标准. 第三版. 科学出版社,2007.
37. Cimino G, Papanotti MC, Sprovieri T, et al. ALL1 gene alterations in acute leukemia: biological and clinical aspects. Haematologica, 1998, 83: 350-357.
38. Strout MP, Marcucci G, Caligiuri MA, et al. Core-binding factor (CBF) and MLL-associated primary acute myeloid leukemia: biology and clinical implications. Ann Hematol, 1999, 78: 251-264.
39. Kawasaki H, Isoyama K, Eguchi M, et al. Superior outcome of infant acute myeloid leukemia with intensive chemotherapy: results of the Japan Infant Leukemia Study Group. Blood, 2001, 98 (13): 3589-3594.
40. Döhner H. Implication of the molecular characterization of acute myeloid leukemia. Hematology Am Soc Hematol Educ Program, 2007, 2007: 412-419.
41. Erba HP. Prognostic factors in elderly patients with AML and the implications for treatment. Hematology Am Soc Hematol Educ Program, 2007, 2007: 420-428.
42. Burnett AK, Knapper S. Targeting treatment in AML. Hematology Am Soc Hematol Educ Program, 2007, 2007: 429-434.
43. Mato AR, Morgans A, Luger SM. Novel strategies for relapsed and refractory acute myeloid leukemia. Curr Opin Hematol, 2008, 15 (2): 108-114.
44. Blum W, Marcucci G. New approaches in acute myeloid leukemia. Best Pract Res Clin Haematol, 2008, 21 (1): 29-41.
45. Amadori S, Stasi R. Integration of monoclonal antibodies and immunoconjugates into the treatment of acute myeloid leukemia. Curr Opin Hematol, 2008, 15 (2): 95-100.

46. Faderl S, Gandhi V, Kantarjian HM. Potential role of novel nucleoside analogs in the treatment of acute myeloid leukemia. Curr Opin Hematol, 2008, 15 (2): 101-107.
47. Ravandi F, Burnett AK, Agura ED, et al. Progress in the treatment of acute myeloid leukemia. Cancer, 2007, 110 (9): 1900-1910.
48. Stone RM. Targeted agents in AML: much more to do. Best Pract Res Clin Haematol, 2007, 20 (1): 39-48.
49. Smith M, Barnett M, Bassan R, et al. Adult acute myeloid leukaemia. Critical Reviews in Oncology/Hematology, 2004, 50: 197-222.
50. Burnett AK, Mohite U. Treatment of older patients with acute myeloid leukemia—new agents. Semin Hematol, 2006, 43: 96-106.
51. Jabbour EJ, Estey E, Kantarjian HM, Adult acute myeloid leukemia. Mayo Clin Proc, 2006, 81: 247-260.
52. Estey E, Döhner H. Acute myeloid leukemia. Lancet, 2006, 368: 1894-1907.

第三章 成人急性早幼粒细胞白血病（APL）治疗

急性早幼粒细胞白血病（acute promyelocytic leukemia，APL）曾经是急性白血病最险恶易致死的亚群之一，经过近30年的临床治疗进展已经成为了白血病可以治愈的恶性血液肿瘤。其中以上海、哈尔滨为代表的全反式维甲酸（ATRA）的诱导分化治疗和三氧化二砷（ATO）诱导凋亡治疗已成为了世界上最受注目的成功诱导分化凋亡治疗，也成为了APL的金标准的靶向治疗。

一、APL流行病学

APL是急性髓系细胞白血病（acute leukemia，AML）的一种特殊亚型。欧美及亚洲发病率完全不同，美国ASH统计了2005年AML12000例中，APL为824例占6.8%。洛杉矶癌症监测中心统计了1980～1995年2222例AML中有107例为APL占4.8%。纽约市癌症控制中心统计了1980～2005年4200例AML中有428例APL占10.2%。根据美国ASH统计APL大约占AML发病率的5%～13%。每年大约有600～920人发生APL。

墨西哥城统计1980年—2000年APL大约占AML的9.8%～27%，明显高于美国，特别在墨西哥湾石油地区APL占AML的15%～27.7%。

拉丁美洲中的哥斯达黎加APL占AML中的34%。而西班牙国立癌中心统计，AML中APL发病率占24%～34%。日本白血病组统计1980年—2000年APL占10.3%。中国哈尔滨血液病肿瘤研究所统计1980年—2005年共诊断黑龙江省地区的2540例成人AML，APL占23%，而特别是大庆石油区域发病率明显增高。

由于全世界还没有APL的确切发病率，应加强国际协作，统计各国 APL 患者数。总之 APL 占 AML 约为 3.8%～34%左右。有些国家，特别是石油地区发病率略高于其他地区。

（一）APL 发病率与民族

APL 是 AML 的亚型，有着特殊的发病机制。各国的流行病学特点也不尽相同。Douer 在 1984 年首先报道了拉丁美洲种系人群 APL 发病率较高，大约占 AML 的 30%左右。

墨西哥大学血液中心也报道了本国土人 APL 发病率占 AML 的 27%的高发病率，西班牙巴塞罗那大学也报道了西班牙当地人 APL 发病率在 AML 中占 21.6%。美国 MD 安德森 Eetey 报道了近 5 年中新诊断 1245 例 AML 中有 120 例为 APL，占 9.6%。而其中有拉丁美洲血统的 APL 患者占 AML 的 15%～27.7%，平均 17.6%，而白种人平均为 7.7%（6.2%～9.5%），黑人平均为 10.3%（5.7%～18.7%），证明拉丁美洲血统的 APL 发病率较高。

哥斯达黎加统计了 10 年 APL 发病率为 34%，这些 APL 患者中没有一例拥有纯非洲、东方或美国印第安祖先。他们来自欧洲高加索种系的人。

德国统计了纯德国系人口 APL 发病率占 AML 的 9.4%左右，而英国大约占 AML 的 10.7%左右，两国相同。

中国哈尔滨血研所统计 2540 例 AML 中 APL 占 23%，其中均为黑龙江人，汉族为主，极少为蒙、满族，其中 67%祖籍来自于山东省。

石油地区易发生高 APL 发病率，这主要与环境因素有关，由于原油污染水源而苯环物质易使机体内发生 APL 的 RARα 基因调节紊乱和易发生 APL 的 PML/RARα 融合基因活化所致。而 Estey 发现在 APL 患者中西班牙人爱吃富含高脂肪食物——欧洲黑鲈，而 RARα 基因涉及造血和脂肪的调节，也可引起维生素 A 通路障碍发生 PML/RARα 基因活化

另外：在继发性 APL 患者中乳腺癌继发 APL 者较多，主要由于化疗药物烷化剂可使 PML 基因断裂点分布在嵌入点上，而发生 PML 融合基因活化易发生 APL。另外欧美患乳腺癌女性中有

BCRA1、BCRA2 基因异常也易导致 APL。

(二) APL 发病率与年龄

APL 和 AML 发病年龄群完全不同，AML 中＞60 岁以上老年人发病率明显增加，去除 APL 病例，AML 的发病率大约在 57 岁以上人群。

美国统计了 1272 例 APL 患者发病年龄范围 4～91 岁，平均发病年龄 40 岁，而日本统计了 420 例 APL 患者，发病年龄平均为 41 岁。中国哈尔滨血研所分析了初治 APL1250 例患者，年龄范围为 2～91 岁，平均为 37 岁。

巴西 11 个血液中心报道了 148 例 APL，年龄范围为 5～79 岁，平均为 32 岁。

AML 与 APL 的发病年龄相关性发生率有所不同。哈尔滨血研所通过对 1250 例 APL 年龄进行了分析，发现 7 岁以下的发病率极低，大约 80% 病例集中在 20～52 岁之间，而年龄在 55 岁以上的 APL 的发病率也随之下降。

二、APL 的发病原因和机制

大多数 APL 患者病因尚未完全清楚。绝大多数 APL 患者为原发性，约 5% 的 APL 患者发病前有其他肿瘤或放、化疗史。继发性 APL 最多见于药物治疗后发生，特别是乙双吗啉、雷佐生 (Razoxane，丙亚胺) 治疗银屑病，其他原因包括电离辐射、其他肿瘤并发或者化疗后继发 (如烷化剂、TopoⅡ抑制剂) 等，当前尚未发现与 APL 发病有关的环境和职业因素。

细胞遗传学的改变是人类肿瘤的发病基础。与实体瘤不同的是，许多急性白血病患者具有特异的细胞染色体易位，易位导致基因键断裂、重组，形成新的融合基因，致使基因表达异常，或编码产生新的融合蛋白，在正常造血干/祖细胞的恶性转化中起重要作用。

目前，在 APL 患者中已发现 5 种 $RAR\alpha$ 基因的重排类型，它们分别是 t(15;17)(q22;q21)、t(11;17)(q23;q21)、t(5;17)(q35;

q21)、t(11;17)(q13;q21)以及因基因间染色体 DNA 缺失所形成的 $Statb5$-$RAR\alpha$ 融合基因。这 5 种不同的融合基因的融合方式模式图及部分临床特点见表 3-1、图 3-1。

表 3-1　APL 各亚型临床特点和发生频率

细胞遗传学特征	APL 中发生率	融合产物	临床特点
t(15;17)(q22;q21)	>95%	PML-RARα	ATRA 敏感
		RARα-PML	Arsenic 敏感
t(11;17)(q23;q21)	0.8%	PLZF-RARα	ATRA 不敏感
		RARα-PLZF	Arsenic 耐药
t(11;17)(q13;q21)	罕见	NuMA-RARα	ATRA 敏感
		不存在交互易位	
t(5;17)(q35;q21)	<0.5%	NPM-RARα	ATRA 敏感
		RARα-NPM	
der(17)	罕见	STAT5b-RARα	? ATRA 敏感
		不存在交互易位	

（一）APL t(15;17)(q22;q21);(PML-$RAR\alpha$)

t(15;17)易位约占 APL 的 98%，易位使 15q22 上的早幼粒细胞锌指（PML）基因与 17q21 上的维甲酸受体 α 基因（$RAR\alpha$）发生交互性重排，分别在 15 和 17 号染色体上形成 PML-$RAR\alpha$ 和 $RAR\alpha$-PML 融合基因。患者的白血病细胞均有 PML-$RAR\alpha$ 融合基因表达，仅 90% 的 APL 的患者同时表达 $RAR\alpha$-PML 融合基因，说明 PML-$RAR\alpha$ 融合基因是致病的关键。PML-$RAR\alpha$ 的表达可能与白血病进展有关。

$RAR\alpha$ 为类固醇/甲状腺激素核受体转录因子超家族成员，$RAR\alpha$ 主要表达于髓系细胞，它并非正常造血所必需的基因，但在细胞分化中起重要作用。

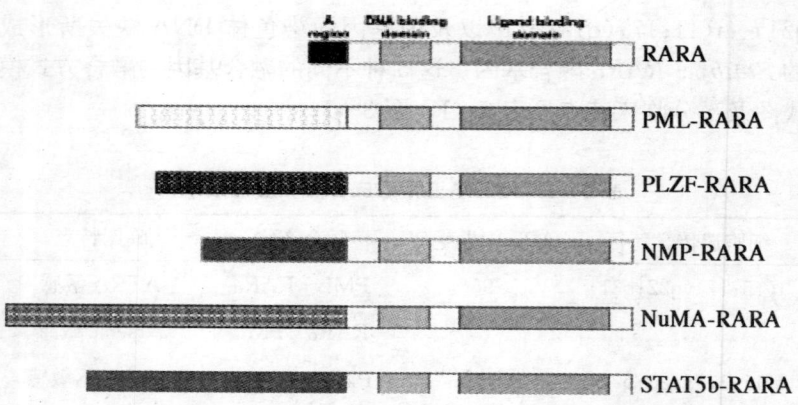

图 3-1 RARA 蛋白的功能域和目前已知累及染色体 17q12-21 上基因 RARA 的各种易位所产生的 X-RARA 融合蛋白结构示意图

PML 也是一种转录因子,广泛表达于各组织器官,在细胞衰老、抑制肿瘤生长和诱导细胞凋亡中可能起重要作用。过度表达 PML 可抑制细胞生长。

t(15;17)易位的形成机制还不完全清楚。一些患者的 t(15;17) 起源于胚胎发育期。易位时 $RAR\alpha$ 基因的断裂点在第 1 内含子,PML 基因的断裂点则在第 6 内含子、第 6 外显子或第 3 内含子上,分别称为 bcr1、bcr2 和 bcr3,三种不同断裂方式形成的融合基因分别占 t(15;17)APL 的 55%、5% 和 40%。每一患者只有一种断裂方式。由 PML 不同断裂点形成的 $PML-RAR\alpha$ 融合基因的患者,临床表现和治疗反应无差异。$PML-RAR\alpha$ 融合蛋白保留了 PML 的功能结构域,与野生型 PML 蛋白或其他蛋白形成二聚体或多聚体,显著负性地抑制野生型 PML 的转录调节功能;$PML-RAR\alpha$ 融合蛋白间也能形成同二聚体,且能与 RXR 形成异二聚体的 $PML-RAR\alpha/RXR$ 复合物,并与配体和 DNA 上的 RARE 结合。APL 细胞中高表达的 $PML-RAR\alpha$ 融合蛋白以多聚体的形式扣留了野生型 PML、RXR 和其他转录辅助因子,并与野生型 $RAR\alpha$ 竞争 DNA 结合位点,显著负性地抑制了 $RAR\alpha$ 依赖的靶基因的转录,阻滞了维甲酸依赖的髓系分化,功能上相当于变异的维甲酸受体。与 RARα 一样,PML-RARα 融合蛋白能与 N-CoR、SMRT 和 mSin3A 等核转录辅助抑制因子组成转录调节复合物,并募集 HDAC。ATRA 能将 PML-RARα 融合蛋白从中解离出来,并恢复 POD 结构,激活维甲酸依赖的基因转录,使细胞得以继续分化。PML-RARα 与辅助抑制因子结合的能力比 RARα 更强,需要相当于生理剂量 100 倍的 ATRA 才能解除对靶基因的抑制(见图3-2)。

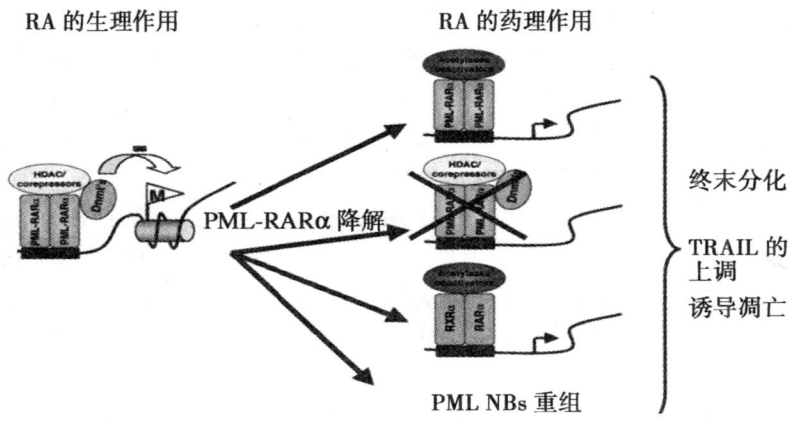

图3-2 APL 相关的 PML-RARα 的作用机制与 ATRA 的作用示意图

RA(retinoic acid)维甲酸;Dnmt's(DNA methyltransferases)DNA 甲基转移酶;M(methylation)甲基化;NBs(nuclear bodies)核小体;TRAIL(tumour necrosis factor-related apoptosis-inducing ligand)肿瘤坏死因子相关凋亡诱导配体;Acetylases coactivators 乙酰基转移酶共激活物;HDAC(histone deacetylase)组蛋白去乙酰化酶;corepressors 共抑制物

PML-RARα 融合基因的致白血病作用在转基因小鼠中得到了证实。动物实验结果表明:PML-RARα 融合基因可致 APL,它的表达时机对于能否发生白血病较为关键;较低的白血病发生率和较长的潜伏期也说明,除 PML-RARα 融合基因表达外,APL

的发生可能还需要其他细胞遗传学异常参与。

(二) APL t(11;17)(q23;q21)(*PLZF-RARα*)

1993年,陈竺等发现APL中存在另一种变异易位——t(11;17)(q23;q21),并克隆出一种新的Krupple样锌指基因*PLZF*。*PLZF*亦称为早幼粒细胞白血病锌指,是含锌指结构的转录因子,表达于未分化髓系细胞,随着分化进程,表达逐渐减低;它对维持造血干细胞及早期祖细胞的生存可能起重要作用。某些*HOX*基因家族成员(如*MLL*等)和细胞周期调节因子(如*cyclin A*和*c-myc*)是PLZF调节的靶基因。PLZF可能通过调节细胞周期调节因子表达而抑制细胞生长,功能上相当于肿瘤抑制因子,已知*PLZF*可通过POZ结构域募集许多转录辅助抑制因子如mSin3A、N-CoR、SMRT和HDAC等,并可与转录辅助抑制因子ETO结合,抑制靶基因的转录。但*PLZF*基因完全敲除的小鼠并无明显造血异常,不发生白血病或其他肿瘤。

迄今已报道16例t(11;17)APL病例,约占APL的0.8%,是APL中最多见的变异易位类型。易位分别在11号和17号染色体上形成*PLZF-RARα*和*RARα-PLZF*融合基因。绝大多数患者均有这两种融合基因的表达,但也有患者不表达*RARα-PLZF*融合基因,说明*PLZF-RARα*是致病的关键。与t(15;17)APL类似,患者白血病细胞核内由PLZF形成的核体结构被破坏,PLZF和PLZF-RARα蛋白呈散在的微斑状分布。核体结构的破坏可能与白血病的发病有关。PLZF-RARα融合蛋白间可形成同二聚体,也可通过RARα结构域与RXR形成异二聚体,并与RARE结合,形成多聚体化的DNA-蛋白复合物。PLZF-RARα/RXR异二聚体与RARE的结合能力强于PLZF-RARα同二聚体,但弱于RARα/RXR异二聚体。*PLZF-RARα*可通过扣留*RARα*和*RXR*、并与野生型*RARα*竞争*RARE*结合位点而显著负性地抑制野生型*RARα*的功能;并通过与结合*ETO*更多地募集*mSin3A*、N-*CoR*、SMRT和*HDAC*等转录辅助抑制因子,抑制*RARα*靶基因的转录。即使药理剂量ATRA也不能将这种转录抑制复合物解构，这也是患者不能用 ATRA 取得疗效的原因。但 ATRA 联合 HDAC 抑制剂（如 TSA 或苯丁酸钠等）却可使 t（11；17）APL 细胞发生分化。此外，PLZF-RARα/RXR 异二聚体还能与 *RARE* 的非共有序列结合，影响其他基因的表达，与白血病发病有关。在动物实验中，携有 *PLZF-RARα* 融合基因的转基因小鼠可出现类似 CML 的血液学改变，但不形成 APL，说明融合基因在致白血病中起重要作用（见图 3-3）。

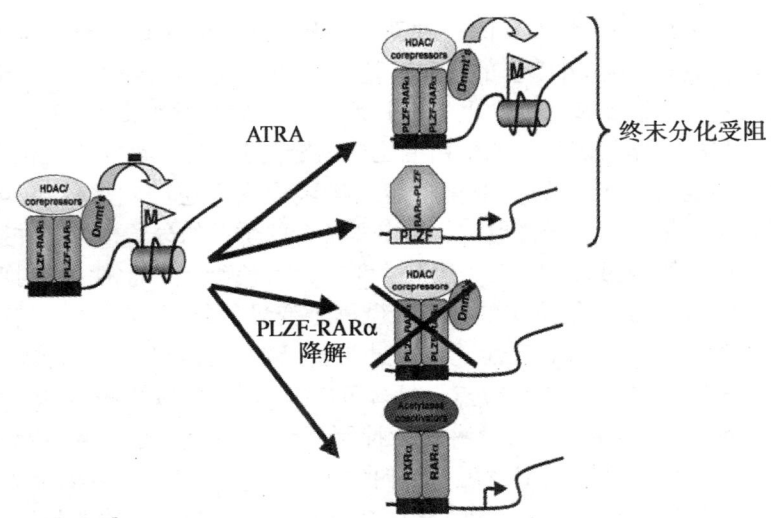

图 3-3 t(11;17)相关的 APL 中 RARα-PLZF 作用机制示意图

RA（retinoic acid）—维甲酸；Dnmt's（DNA methyltransferases）—DNA 甲基转移酶；M（methylation）—甲基化；NBs（nuclear bodies）—核小体；TRAIL（tumour necrosis factor-related apoptosis-inducing ligand）—肿瘤坏死因子相关凋亡诱导配体

交互性的 RARα-PLZF 融合蛋白含有 7 个 PLZF 的锌指结构，能与野生型 PLZF 竞争 DNA 结合位点。与 PLZF 相反，RARα-PLZF 对 PLZF 靶基因起激活作用，能促进 cyclinA2 的表达并使细胞生长。t（11；17）APL 对 ATRA 和化疗不敏感可能也与此相关，即一方面，PLZF-RARα 融合蛋白阻止了 ATRA 的转录激活作用，另一方面，RARα-PLZF 融合蛋白则通过激活细胞周期调节因子而抑制了 ATRA 和化疗的抗细胞增殖作用。*RARα-PLZF* 转基因小鼠可出现脾肿大和 MDS 样改变。同时"敲入"*PLZF-RARα* 和 *RARα-PLZF* 融合基因的转基因小鼠于出生后 6 个月 100% 发生类似于人类 APL 的白血病，说明 *RARα-PLZF* 融合基因在致白血病中也起了重要作用。

（三）APL t(5;17)(q35;q21);(*NPM-RARα*)

这是在 1994 年发现的一种新的 APL 变异易位 t(5;17)(q35;q21)。该易位使 5q35 上的 *NPM* 基因与 *RARα* 基因发生重排。此前已发现 *NPM* 基因重排也见于其他的白血病或淋巴瘤。NPM 蛋白参与核糖体前体和其他蛋白的胞浆-核穿梭运输，它主要定位于核仁，能通过 N 端的寡聚化功能结构域形成可逆的六聚体结构。同时它也是一种分子伴侣，能稳定所结合的蛋白的分子构象，并防止它们在核内过多积聚。NPM 过度表达可使细胞增生明显受抑。NPM-RARα 融合蛋白在功能上也属于变异的维甲酸受体，具有配体依赖的转录调节活性。它通过与转录辅助抑制因子结合并与 RARα 竞争 RARE 结合位点而显著负性抑制野生型 RARα 的功能。药理剂量的 ATRA 能使这种转录抑制复合物解构，进而激活靶基因的转录。NPM-RARα 融合蛋白失去了与 p53 直接结合的能力，但它仍可通过与野生型 NPM 蛋白结合而影响 p53 依赖的细胞信号传导。有些患者可同时表达 *RARα-NPM* 融合基因，但它在白血病发病中的作用还不太清楚。t(5;17) APL 细胞内的 NPM-RARα 融合蛋白以微斑的形式在核内散在分布，PLZF 蛋白也从核体中解离出来，而 PML 的 POD 结构保持完整，提示 PLZF 的异常定位可能也与 t(5;17)APL 的发病有关。NPM-RARα 融合基因转基因小鼠经一定潜伏期后可发生 APL，且对 ATRA 敏感。

（四）APL t(11;17)(q13;q21);(*NuMA-RARα*)

1997 年发现 APL 中有 t(11;17)(q13;q21)，易位涉及 *NuMA* 基因。NuMA 是组成核基质的结构蛋白，它与纺锤体极相连，与细胞有丝分裂有关。易位形成的 $NuMA\text{-}RAR\alpha$ 保留了 $NuMA$ 的 N 端球状结构域和中间的卷曲螺旋结构域，并拥有了 $RAR\alpha$ 的 B-F 结构域，因此，$NuMA\text{-}RAR\alpha$ 融合蛋白也与 $RAR\alpha$ 的其他融合蛋白一样，抑制 $RAR\alpha$ 依赖的靶基因转录激活。$NuMA$ 卷曲螺旋结构域是融合蛋白执行转录抑制功能所必需的结构。目前尚不清楚这类患者是否同时有 $RAR\alpha\text{-}NuMA$ 的表达。

（五）APL $Stat5b\text{-}RAR\alpha$ 融合基因

1999 年发现 1 例 AML-M1 患者的部分白血病细胞具有细颗粒型 APL 的细胞形态特征。遗传学分析发现患者的白血病细胞存在 $Stat5b\text{-}RAR\alpha$ 融合基因，而形成基因融合的原因是 17 号染色体上 $Stat5b$ 和 $RAR\alpha$ 基因之间的染色体区带发生了缺失，因此并没有交互性的 $RAR\alpha\text{-}Stat5b$ 融合基因。Stat5b 是广泛表达的转录因子，属于转录信号传导子和激活子蛋白家族成员，正常时 Stat5b 以去磷酸化的方式存在于胞浆内，受 JAK 激酶磷酸化后转入核内，再以同二聚体的形式与 DNA 上特异的靶序列结合，激活靶基因转录。与造血相关的靶基因有 $c\text{-}myc$ 和 IL-2 受体基因等。它可诱导抗凋亡基因 $bcl\text{-}x$ 的表达，抑制终末分化的髓系细胞凋亡；同时也可激活 p13 激酶/AKT 信号传导途径而促进细胞生长。Stat5b-$RAR\alpha$ 融合蛋白含有几乎全部的 Stat5b 功能结构域，因此，Stat5b-$RAR\alpha$ 融合蛋白能扣留有关的转录辅助激活因子。融合蛋白可自身形成二聚体，但主要是与 RXR 形成异二聚体，并与 RARE 结合，显著负性地抑制 $RAR\alpha$/RXR 的转录激活活性。融合蛋白与 SMRT 亲和力高，需要药理剂量的 ATRA 才能将其解离。此外，融合蛋白可通过 SH2 结构与野生型 Stat5b 竞争细胞因子受体结合位点，并将后者扣留，从而干扰了正常的 JAK/Stat 信号传导。

三、临床特征

（一）临床表现

APL 患者具有急性白血病常见的表现如贫血、出血、感染、白血病细胞浸润等。除此之外，APL 患者还具有一些特殊表现，其最显著的临床表现为出血倾向，如皮肤瘀斑、鼻出血、牙龈出血、咯血、消化道出血、颅内出血，偶有血栓引起的突然失明和血管栓塞表现。正因为此，出血曾是 APL 患者主要的死亡原因。近年来，随着研究和治疗的进展，APL 患者由于出血而引起的死亡发生率大大降低，但仍然是早期死亡的一个主要原因。

初诊的 APL 患者发生白血病细胞髓外浸润者少见。但是，随着目前有效治疗手段的出现，APL 患者的生存期明显延长，发生髓外浸润的几率也随之增加。而 APL 患者复发的一个主要原因就是中枢神经系统发生白血病细胞浸润，因此需要定期进行鞘内注射化疗药物。

（二）实验室检查

1. 外周血白细胞计数检查

APL 患者的外周血白细胞数常为 $(3.0 \sim 15.0) \times 10^9/L$，大多低于 $5.0 \times 10^9/L$ 而外周血白细胞数 $\geqslant 10 \times 10^9/L$ 称为高白细胞血症，治疗风险大，预后较差。高白细胞数主要见于 M3v 型患者，一般为 $(50.0 \sim 100.0) \times 10^9/L$。

2. 细胞形态学检查

外周血细胞涂片可见较多的异常早幼粒细胞和一些其他阶段的幼稚粒细胞，合并 DIC 时可发现红细胞碎片。

骨髓增生程度常在活跃以上，异常早幼粒细胞异质性增多，通常占 60% 以上，而原始粒细胞及中幼粒细胞以下均极少。根据白血病细胞形态，FAB 工作组将其划分为急性髓细胞白血病 M3 型——包括粗颗粒型 APL（M3）和变异性细颗粒型 APL（M3v）两型，其中粗颗粒型 APL（M3）型约占 APL 的 75%。在粗颗粒型 APL（M3）患者的骨髓中，异常早幼粒细胞胞浆内含有大量的紫红色粗大颗粒；核形不规则，呈分叶状或折叠，有时因胞浆内充满粗大嗜天青颗粒使细胞核难于辨认；常有"柴束状"Auer 小体，涂片中常见细胞破裂，出现由颗粒和 Auer 小体构成的背景；细胞化学染色中，髓过氧化物酶（MPO）、苏丹黑 B（SBB）和特异性酯酶（CE）染色强阳性，CE染色时Auer小体呈细条状，而过氧化物酶染色时一般见不到Auer小体。而在变异性细颗粒（M3v）型APL患者的骨髓中，白血病细胞胞体大小不等，核多为双叶、多叶或肾形；胞浆有不同程度嗜碱性，大多数白血病细胞胞浆内无颗粒或仅含少许散在的细小颗粒，但仍有少数细胞具有典型的M3型细胞形态特点；MPO染色阳性程度低于M3。

少数APL患者的骨髓细胞也具有其他的形态特征。高嗜碱性急性早幼粒细胞白血病具有典型的t(15;17)，患者白血病细胞的核/浆比例较高，胞浆强嗜碱性，胞浆内无颗粒或仅含少许颗粒，细胞边缘不规则，有突起，类似于小巨核细胞，MPO染色强阳性。也有PML-RARα阳性的急性嗜酸性粒细胞白血病患者，骨髓中白血病细胞含有粗大的嗜酸性颗粒，对ATRA的治疗反应较好，经治疗后嗜酸性早幼粒白血病细胞逐渐消失，嗜酸性中、晚幼粒细胞也减少。白血病细胞含嗜碱性颗粒的APL患者，骨髓白血病细胞胞浆内有粗大的嗜碱性颗粒，甲苯胺蓝染色呈紫红色，患者大多有t(15;17)，个别还有12p13等其他染色体异常；这一形态特点在某些经ATRA治疗后的患者中也可见到。无t(15;17)的APL大多有t(11;17)的核型改变，患者白血病细胞胞浆含有许多粗颗粒或细小颗粒，可有Chediak样颗粒或嗜碱性颗粒；细胞核形规则，假Pelger-Hüet样细胞增多；MPO染色强阳性；这类患者对ATRA不敏感。其他易位的APL白血病细胞胞浆内也可见Chediak样颗粒和嗜碱性颗粒。

4. 细胞免疫学检查

细胞表面免疫学标记检测对于白血病分型诊断具有十分重要的意义。流式细胞术检测伴有t(15;17)的APL患者细胞的抗原表达，可见CD33均匀一致的强表达，但CD13的表达较具异质性，即同一患者的白血病细胞CD13表达程度不均一。HLA-DR和CD34抗原一般不表达或仅有少数白血病细胞表达。CD15常为阴性，或有弱的表达，但不与CD34共表达。常伴CD2和CD9的表达。

5. 细胞遗传学及分子生物学检查

据目前的资料，约 90% 以上的急性白血病患者具有非随机的染色体畸变，这些畸变中某些特异性染色体与其白血病发生相关，从而成为诊断分型、预后判断、检测微量残留病变的有用指标。在 APL 患者中进行细胞遗传学及分子生物学检查对于其诊断等亦十分重要，具有确定意义。常规核型分析 98% 的 APL 患者具有 t(15;17)(q22;q21)，少数为 t(11;17)(q23;q21)、t(5;17)(q35;q21)、t(11;17)(q13;q21) 或 17q11~17q21 的中间缺失。它们分别形成 $PML-RAR\alpha$、$PLZF-RAR\alpha$、$NPM-RAR\alpha$、$NuMA-RAR\alpha$ 和 $Stat5b-RAR\alpha$ 融合基因，可经 RT-PCR 或 FISH 检测发现。根据 PML 基因断裂点的不同，伴有 t(15;17) 的 APL 患者具有两种不同的融合基因转录本，即长型（L型）和短型（S型），后者的预后较前者为差。

6. 其他检查

APL 常伴有由 APL 细胞衰老或化疗所致的细胞溶解释放促凝物质所诱发的凝血机制异常，表现为 DIC 或原发性纤维蛋白溶解亢进，可经 TT、PT、APTT、3P、Fg 试验等证实。DIC 时 3P 试验阳性，纤维蛋白降解产物（FDP）和 D-二聚体亦为阳性，但纤维蛋白原降解产物（FgDP）为阴性，外周血中可见到红细胞碎片；而在原发性纤维蛋白溶解亢进时，3P、FDP、D-二聚体均为阴性，但 FgDP 为阳性，外周血中一般见不到红细胞碎片，可资鉴别。

四、诊断与鉴别诊断

（一）诊断

APL 患者的临床治疗较为特殊，及时、正确的诊断对于采取有效的特异性治疗具有重要意义。多数 APL 患者可根据其临床表现和典型的骨髓细胞形态等作出诊断。APL 患者多以青壮年为主，临床上以出血症状为主要表现。外周血计数白细胞数可低、正常或增高，但外周血和骨髓中异常早幼粒细胞异质性显著增多。

对 APL 诊断较为重要的实验室检查指标主要有以下 4 个：

1. 骨髓细胞学检查骨髓中颗粒增多的异常早幼粒细胞增多，占非红系30%以上。如果有 t（15；17）或者 PML-$RAR\alpha$ 基因，骨髓中早幼粒细胞可以少于30%。

2. 白血病细胞免疫表型检测主要表现为常表达 CD33、CD13 等髓系抗原，CD15、HLA-DR 和 CD34 常为阴性，常有 CD2 和 CD9 的共表达，即 $CD13^+$、$CD33^+$、$CD2/CD9^+$、$CD34^{-/+}$、$HLA-DR^-$、$CD15^+$、$CD11b^-$。

3. 细胞遗传学检测可见特异的染色体易位或融合基因，如特异性 t(15;17)(q22;q21) 或者其他变异型异常如 t(11;17)(q23;q21)、t(11;17)(q13;q21)、t(5;17)(q35;q21)、der(17)。

4. 分子生物学检测可见到 PML-$RAR\alpha$ 融合基因（FISH）、及其转录本（RT-PCR/Q-PCR）或者融合蛋白（PML 抗体进行的直接免疫荧光检测 PML 癌基因结构域形成的弥漫性微颗粒荧光），或者可以检测到变异型 $PLZF$-$RAR\alpha$、$NuMA$-$RAR\alpha$、NPM-$RAR\alpha$、$STAT5b$-$RAR\alpha$ 融合基因。

在以上4个指标中，符合1+3条者或者1+4条者即可诊断 APL，免疫表型作为辅助诊断标准。但需注意：细胞遗传学检查是明确诊断的关键，RT-PCR 可能有假阳性或假阴性的结果，因此最好几种检查方法联合应用。

诊断 APL 中，还有其他一些实验室证据，例如凝血功能检测常有 DIC 或原发性纤维蛋白溶解亢进的表现，也有助于 APL 的诊断。

此外，最初，根据白血病细胞形态，FAB 工作组将其划分为急性髓系细胞白血病 M3 型——包括粗颗粒型 APL（M3）和变异性细颗粒型 APL（M3v）两型。1977年，Rowley 等发现 APL 有特征性的 t（15；17），形成 PML-$RAR\alpha$ 融合基因，此后又相继发现了其他几种少数的变异易位类型，均有 $RAR\alpha$ 基因的重排，形成不同的融合基因。在 FAB 分类基础上，世界卫生组织（WHO）根据细胞形态学、免疫学、细胞遗传学、分子生物学对造血系统和淋巴组织肿瘤进行分类建议，将这类疾病都归为 AML

伴有特征性染色体改变 t(15;17)(q22;q21)，(PML-$RAR\alpha$) 及变异型。

（二）鉴别诊断

根据以上诊断标准 APL 诊断一般不困难，但是对一些特殊情况必须进行鉴别，以免误诊。

1. 一些患者起病时全血细胞减少，应仔细阅读外周血和骨髓涂片，以免误诊为 MDS 或再生障碍性贫血等。

2. APL 的形态易与急性单核细胞白血病（AMML）相混淆，特别是胞浆颗粒较少的 M3v。APL 细胞核常扭曲、折叠或呈分叶状，我国以前称其为"脏单核细胞"。但 M3v 的少数白血病细胞仍具有典型的 M3 形态特点，也可有柴束状 Auer 小体，POX、SBB 和 CE 染色明显强于 AMML。AMML 的 NSE 染色常为阳性，且可为氟化钠抑制，而仅 15%～20% 的 APL NSE 染色弱阳性；咐醇酯（TPA）可诱导单核细胞分化，出现贴壁、胞浆丝状突起和吞噬功能增加，但在 APL 时一般为阴性。

3. 此外，也应注意少数 APL 还有其他的形态特点，如 t(11;17)APL 的白血病细胞核形较为规则，胞浆内颗粒较多，常无 Aure 小体，假 Pelger-Hüet 核细胞增多，MPO 为强阳性。t(15;17)APL 复发时细胞形态也可不典型，可能与获得其他染色体异常有关。有人根据白血病细胞抗原表达谱的特点（CD33 和 CD13 阳性，CD117、CD15、CD11b、CD34 和 HLA-DR 阴性）来诊断粗颗粒型 t(15;17)APL，但有假阴性或假阳性的结果。Paietta 等认为，M3 和 M3v 型 t(15;17)APL 均低表达 HLA-DR、CD11a 和 CD18 三种抗原，且这一特点在三种不同 PML-$RAR\alpha$ 融合方式的患者间无差异，以此为标准可明确诊断。但需进一步证实。

4. 具有典型 APL 形态学表现而遗传学和分子生物学阴性者，可能有两种情况：一种是，由于凝血功能异常，APL 患者骨髓经常容易出现凝固，在进行遗传学检查时分裂相少或者染色体结构微小异常而导致假阴性，同时，融合基因 PML-$RAR\alpha$ 的 mRNA 在体外容易降解，也容易导致 PCR 结果假阴性；另外一种情况可能是存在目前尚未认识的变异型 APL。

5. 需要与急性髓系/自然杀伤细胞白血病（MNKL）鉴别诊断。MNKL 的临床特点是，骨髓细胞形态为相对成熟的髓系特点，类似 APL，表现为细胞胞体相对较大，大小不一，胞核不规则，核仁明显，胞浆染色较浅，嗜苯胺蓝颗粒不明显或者较多。细胞 MPO 阳性，免疫表型为 HLA-DR（−）、CD33（+）、CD56（+）、CD16（−），对 SWOG 的 AML 化疗方案治疗有效，9/20 例中位生存期 30 个月。Suzuki 等报道了细胞发育阶段更早的 MNKL，临床有髓外浸润；细胞形态类似 ALL-L2 型，大小不一，核仁明显，胞浆染色浅，无胞浆颗粒或者 Auer 小体。MPO 阴性，免疫表型为 CD56（+）、CD7（+）、CD33（+）、CD34（+），部分表达 CD11b、CD13、HLA-DR，TdT（-）；对针对髓系的化疗方案有效，6/7 例达 CR，但是缓解期维持时间短，中位生存期 19 个月。

五、全反式维甲酸的诱导分化治疗

（一）维甲酸的主要药理作用和机制

维甲酸（retinoic acid，RA）是一类视黄醇（即维生素 A）的衍生物，作为维生素 A 的活性产物，它们在脊椎动物的胚胎发育、细胞分化和维持生物体的正常生理状态中起着重要作用。正因为如此，它也成为诱导分化剂中最重要并已成功应用于临床治疗的一类药物，包括维生素 A 的天然物及人工合成的衍生物。

1. 维甲酸对正常造血系统细胞的作用

许多研究表明，维甲酸能促进正常人骨髓细胞的集落生长。研究证实，全反式维甲酸（all-trans retinoic acid，ATRA）和几种新合成的维甲酸对 CFU-GM 具有较强的促增殖作用。在 $10^{-6} \sim 10^{-10}$ mol/L 的浓度下，维甲酸的活性和浓度呈钟形曲线，10^{-8} mol/L 的浓度促增殖活性最强。ATRA 和新合成维甲酸对 CFU-MK 也具有促增殖活性，对 BFU-E 的促增殖活性较弱。但也有报道骨髓细胞培养基中加 13-顺式维甲酸及 1,25-$(OH)_2D_3$ 后，

CFU-MIX 无变化，CFU-GM 增多，而 BFU-E 减少。各家报告不一的原因之一可能是所用的方法不同。

2. 维甲酸对肿瘤细胞的作用

(1) 抑制肿瘤细胞增殖不伴分化作用

维甲酸对以下肿瘤细胞株在培养条件下能抑制其增殖：急性粒细胞白血病（非 M3 急性粒细胞）、乳腺癌、软骨肉瘤、非小细胞肺癌、变异小细胞肺癌、黑色素瘤、神经母细胞瘤、骨肉瘤、前列腺癌、横纹肌肉瘤、鳞状细胞癌。

(2) 直接诱导肿瘤细胞分化

实验证明，维甲酸可诱导以下肿瘤细胞分化：人类神经母细胞瘤、白血病细胞株（HL-60、K562、NB4、U937、KG-1、THP-1、HEL）、乳腺癌、软骨肉瘤、非小细胞肺癌、变异小细胞肺癌、前列腺癌、鳞状细胞癌、胃癌等，新维 A 类查尔酮酸 R9158 和 YS904012 单独或联合 γ 干扰素有诱导分化 U937 细胞株的作用。

(3) 通过旁分泌抑制肿瘤细胞增殖、诱导分化

主要是指维甲酸对有些细胞可促进 TGF-β 的形成。对缺乏维生素 A 的小鼠一次注射维甲酸，可以广泛诱导 TGF-β 的表达。

(4) 诱导肿瘤细胞凋亡

在诱导凋亡的过程和机制中，可能是通过 RARβ 激活使 HL-60 细胞在维甲酸作用 6～8 天后发生凋亡，也可能是维甲酸诱导产生 TGF-β 家族成员而引起 HL-60 细胞凋亡。

3. 维甲酸对白血病细胞的作用

(1) 维甲酸对白血病细胞集落生长的影响

维甲酸对 KG-1（原粒系细胞株）、HL-60（早幼粒）、K562（慢粒急红变）三株细胞集落的生长有抑制作用，对 KG-1 的抑制作用最强，浓度为 2.4nM 时，抑制率可达 50%。但浓度即使高达 10μM，对 RAK562 仍无抑制作用。维甲酸在 0.25～2.0μM 能使前 B 细胞急淋集落的生长下降 60%～80%，1.0～2.0μM 可使普通型急淋 Burkitt 淋巴细胞瘤细胞集落下降 20%～40%，但 T 细胞急

淋集落的生长不被抑制。Douer 将 7 例髓系白血病细胞与维甲酸一起培养，发现 RA 浓度为 5nM～0.3μM 时，有 5 例的细胞集落抑制率大于 50%，RA 增至 1μM 时，抑制率可达 64%～98%，而其他两例白血病细胞，RA 的浓度即使大于 10μM，白血病细胞集落仍不被抑制，说明白血病细胞集落形成对 RA 的反应并不一致。

（2）维甲酸的诱导分化作用

Breitman 等于 1980 年报告了 RA 对 HL-60 细胞的诱导分化作用。实验前在培养基中，早幼粒细胞占 90% 以上，中幼粒、晚幼粒和杆状核细胞仅占 3%～11%，加 RA 培养 6 天后，90% 的细胞形态上接近成熟粒细胞，NBT 阳性细胞升至 95%。

维甲酸还能启动 U-937 细胞向单核细胞分化，随着诱导分化的进展，U-937 细胞表面的胰岛素结合位点显著下降。HL-60 和 U-937 细胞经低浓度 RA 预处理后，加入 cAMP 诱导剂，可使 RA 的诱导作用加强。HL-60 细胞与 10nM 的维甲酸预先孵育 20 小时，再加入 10nM PGE_2 或 1nM 霍乱毒素，细胞即分化。在体外，RA 对急粒、慢粒、急粒单、慢粒单均无诱导分化的效应。其他研究者也证明 RA 不能诱导非 APL 白血病细胞成熟。

4. 维甲酸对免疫功能的作用

研究表明，维甲酸能促进机体对各种外源物质产生抗体，在生理剂量下，维甲酸可激活 T 杀伤细胞，并提高细胞介导的细胞毒作用。但大剂量时，免疫功能反而受到抑制。此外，维甲酸可激活小鼠腹腔巨噬细胞，使其数量明显增加、H_2O_2 的释放增加，这可能是维甲酸抗肿瘤的机制之一。

5. 维甲酸对上皮细胞及胚胎发育的作用

1922 年 Mori 等报道，大鼠若缺乏维生素 A，可导致上皮角化、毛囊过度角化及脱毛。体外实验表明，角化细胞用牛血清培养时，只要加入少量维甲酸（10^{-9} mol/L），就可抑制角质标志抗原 K1、K10 角玻璃质、上皮胶原酶、膜结合的转谷氨酰胺酶、特异上皮脂质的形成，以及角化包膜交叉连接。维甲酸能调节胚芽发育。

（二）维甲酸诱导细胞分化的作用机制

在过去的十余年研究中发现，无论是体内由视黄醇合成来的，或是以外源药物形式摄入的维甲酸，一旦进入细胞核，即与其特异的核受体结合，通过调节靶基因的表达而发挥生物学活性，产生"维甲酸效应"。

1. 维甲酸受体

1987年以来，相继克隆了两个维甲酸受体家族的基因：维甲酸受体（RAR）和维A类X受体（RXR），从而促进了人们对维甲酸生理和药理作用的了解。RAR既能和ATRA结合，又能和9-cRA结合，而RXR只与9-cRA有高度亲和性结合。每个受体家族包括3个成员：α、β和γ，每个成员又有许多异构体，因为它们的基因采用了不同的启动子和剪接方式。

维甲酸受体的结构类似于类固醇激素受体（SHR）、维生素D受体（VDR）和甲状腺素受体（THR）。这些受体在结构上的相似性提示它们很可能是由一个共同的祖先基因进化而来，因此有人将编码这些受体的基因归于核激素受体基因超家族。作为激素可诱导的转录因子，这些受体均具有6个结构域（A-F）。此外，在同一家族中，还存在着众多的所谓"孤儿受体"（orphan receptor），即其配基（激素）尚不明了的受体，提示可能还存在着新的核激素。对于RAR而言，只有形成RAR/RXR异二聚体才是其活性形式。RAR/RXR异二聚体与位于靶基因启动子部位被称为 *RARE* 的特异DNA序列结合，调节靶基因的转录表达。应该指出的是，由于RAR和RXR的不同成员、不同异构体之间的异二聚体化，形成多种组合方式，因而可产生极其多样的生物学效应。

2. 维甲酸受体的靶基因

在维甲酸调控的基因中，有些基因的启动子部分含有RARE结构，被维甲酸及其受体直接激活，转录合成某些调控因子，而这些蛋白质又可转录激活另外一些基因的表达。一般将那些启动子中有RARE结构、被维甲酸受体直接作用的基因称为维甲酸靶基因。大量的研究表明，维甲酸通过RARE结构直接调节 *HOX* 基因家族的转录表达，而 HOX 基因家族在形态发生、神经系统发育和骨髓分化中起中心作用。

3. ATRA 治疗 APL 的作用机制

(1) ATRA 可以导致 PML/RARα 的快速降解及 RAR/RXR 和 PML 结构、功能的恢复，数组研究报道 ATRA 处理 APL 细胞后，可以恢复 POD 的正常结构。这一发现间接提示 ATRA 的确可能调变 PML－RARα。最近的研究发现，APL 与 PML－RARα 结合后可特异性引起 PML－RARα 的降解，而野生型 RARα 则不受影响。PML－RARα 的快速降解是由两种系统介导的。其一是由溶蛋白小体——泛素化蛋白系统介导的，其二是由 caspase 系统介导的。

(2) APL 细胞中受维甲酸调控的基因或蛋白也可能参与

受 ATRA 上调的基因或蛋白有：转录因子 [STAT1、IFR、JEM (RIG－F)、hMEF]，信号转导分子 (PKC、RIG－G、ISG54K、人类 IFN 可诱导-维甲酸也可诱导基因)，受体/黏附分子 (MCP1、RIG－E)，代谢调节分子 [糖原蛋白 (RIG－H)、细胞色素 C 氧化酶亚单位 Ⅱ]，维甲酸受体或维甲酸结合蛋白 [RARα (α2 同源异构体)，CRABPⅡ]，其他 (包括 RIG－1, 谷胺酰胺转移酶Ⅱ)。受 ATRA 下调的基因或蛋白有：膜联蛋白Ⅷ、PLZF、组织因子。在与转录表达调控相关的基因中，发现与干扰素调控基因表达相关的因子 STAT1 以及 IRF 可受维甲酸的上调及活化。RIG－E 和 RIG－G 都是干扰素可诱导的基因。ATAR 和干扰素对这两个基因的转录表达均产生协同作用。

(三) 维甲酸治疗 APL 过程

ATRA 治疗 APL 是近 25 年来 AML 治疗中取得的最大成就。它改变了以往单纯采用化疗"全杀"的治疗概念，找到了 AML 治疗的一种新的模式，即诱导分化治疗。我国上海瑞金医院于 20 世纪 80 年代后期率先将 ATRA 用于 APL 的治疗，取得了满意疗效。目前 ATRA 联合蒽环类药物为主的方案已成为初诊 APL 诱导缓解治疗的标准方案。根据大系列研究表明 ATRA＋蒽环类联合诱导，患者缓解后给予必要的巩固化疗及恰当的维持治疗，初诊 APL 的治愈率已大于 70%。如此高的治愈率是通过一系列临床试验后证实的。

1. 诱导缓解治疗

目前对 APL（尤其是伴初诊时高白细胞数的患者）采取以 ATRA 联合蒽环类化疗药物的诱导治疗已是普遍使用的方法。本治疗有助于改善 APL 的凝血异常，控制白细胞数升高，减少严重出血和维甲酸综合征（RAS）的发生率和病死率，使 APL 的 CR 率达到 90%。

欧洲 APL 组（EAPLG）通过使用 ATRA 联合化疗治疗年龄 ≤65 岁、白细胞数 $\leq 5\times 10^9/L$ 的 APL 初诊患者 208 例后得出结论认为，APL 在 ATRA 治疗早期（ATRA 用药 2～4 天时）加用化疗可以更好地改善本病凝血异常，保持白细胞数 $<10\times 10^9/L$，并降低复发率。日本成人白血病研究组（JALSG）研究认为，APL 患者初诊时白细胞数 $>(3\sim 5)\times 10^9/L$ 时，即应加用化疗，白细胞数 $>10\times 10^9/L$ 是 APL 独立的不良预后因素。对 APL 初诊患者的诱导治疗 Tallman 等推荐采用 ATRA $45mg/(m^2 \cdot d)$ 加蒽环类，DNR $50\sim 60mg/m^2$，1～3 天或 Ida $12mg/m^2$，1、3、5、7 天。但是，临床试验发现，ATRA 采用 $25mg/(m^2 \cdot d)$，在疗程不变情况下，完全缓解率相同而副反应相对减少。

2. 巩固治疗

APL 缓解后的巩固治疗一般采用蒽环类或联合 Ara-C 方案共 2～3 个疗程，通常可使多数患者的 $PML\text{-}RAR\alpha$ 融合基因转阴。JALSG 报道 APL 初获 CR 时 50% 患者的 PCR 检测 $PML\text{-}RAR\alpha$ 融合基因仍阳性，以 Ida 联合标准剂量 Ara-C 巩固 3 个疗程后全部（220 例）$PML\text{-}RAR\alpha$ 融合基因均转为阴性。MRC、PETHMA、GACE、GIMEMA 等使用类似巩固治疗，获相同结果。一般认为在 APL 的巩固治疗中 HD Ara-C 无明显作用，然而对常规剂量巩固化疗后 PCR 检测依然呈阳性的患者，可考虑使用 HD Ara-C，以进一步清除残留病。意大利 GIMEMA 研究小组和西班牙 PETHEMA 研究小组根据试验结果提出，对于高危组患者在巩固阶段增加蒽环类如 IDA 的剂量和加用 ATRA 有利于进一步提高总体生存率。

3. 维持治疗

维持治疗对 APL 是必需的。欧洲 APL 组、英国医学研究会（MRC）等世界上多个实验小组研究表明，诱导方案中 ATRA 的应用对 CR 和长期生存是必要的，特别是对于初诊白细胞数小于 $10\times10^9/L$ 的 APL 患者，ATRA 持续用至 CR 是必要的；与此同时，尤其是对于老年或初诊时伴高白细胞数的患者采取含 ATRA 的维持治疗将有助于减少复发和延长生存。Fenaux 等（1999）报道 APL 缓解后经用蒽环类为基础的方案巩固治疗后，采用停药观察、单用 6-MP 和 MTX、单用 ATRA、ATRA 联合 6-MP 和 MTX 维持治疗，4 组患者的复发率分别为 32%、22%、20% 和 9%。因此，目前推荐的维持治疗的方案为 ATRA $45mg/m^2$，每 3 个月用 15 天，加 6-MP $50mg/(m^2 \cdot d)$ 和 MTX $15mg/(m^2 \cdot w)$，共历时 2 年。

4. 维甲酸治疗中的副作用

（1）维甲酸综合征（retinoic acid syndrome，RAS）

ATRA 治疗时，尤其是诱导缓解治疗过程中，可见皮肤、黏膜干燥，高甘油三酯血症，头痛、骨痛或关节痛，消化道症状或转氨酶增高等毒副反应。最严重的不良反应是维甲酸综合征，发生率约 15%～25%，主要表现为发热、呼吸窘迫和肺浸润，其他有体重增加、身体下垂部位水肿、胸膜渗液、肾功能损害，偶见心包渗液、心功能衰竭或低血压等。RAS 中位发生时间为治疗后 7（2～21）天，病死率一般低于 2.5%。部分患者因严重的呼吸困难常需机械辅助通气治疗。死亡的主要原因是呼吸衰竭，尸检可见弥漫性肺间质粒细胞浸润。RAS 的发生可能与 ATRA 诱导大量白血病细胞分化或细胞因子的大量释放有关。多数患者发生 RAS 前外周血 WBC 数明显增高，中位 WBC 数为 $31\times10^9/L$，但也有患者 WBC 数并未增高。白细胞分选、停用 ATRA 或改用联合化疗均不能使 RAS 病情逆转，但及时应用大剂量糖皮质激素，如地塞米松 10mg

静脉注射，每日2～4次，连用3天，可使3/4的患者症状迅速好转。因此，ATRA治疗时应注意观察病情变化，如患者出现发热、呼吸困难等表现，应立即怀疑RAS，一般应停用ATRA，给予大剂量糖皮质激素治疗，等症状消失后再继续使用，而此后患者一般不会再出现RAS的表现。欧洲APL协作组的报道认为，诱导治疗中ATRA＋联合化疗可明显降低RAS的发生率。

（2）假性脑瘤综合征

ATRA治疗的另一个严重毒副反应是假性脑瘤综合征，主要见于儿童患者，表现为严重头痛、恶心、呕吐、视力改变、视乳头水肿和视网膜出血等，可伴有RAS和/或高白细胞数表现。

（3）ATRA

治疗过程中，有时还可以出现皮肤、黏膜干燥，高甘油三酯血症，头痛、骨痛或关节痛、消化道症状或转氨酶增高等毒副反应。

5. ATRA治疗APL中的几个需要注意的问题

（1）ATRA治疗中应强调治疗的个体化

①ATRA比化疗明显提高CR率，在诱导治疗时，ATRA和化疗同时应用比序贯应用可以明显降低复发率，维持治疗应用ATRA/小剂量化疗或者二者联合应用可以进一步减少复发率；②诱导和巩固时联合应用Ara－C可能不是必要的，对于CR、DFS和复发率无显著性影响；③对于中危和高危患者，诱导时增加蒽环类药物剂量、巩固时应用ATRA可以提高DFS，而巩固时联合应用Ara－C可能不是必要的；④对于高危患者巩固时蒽环类药物应联合其他化疗药物、增大Ara－C剂量、联合应用ATRA可以减少复发，提高根治率。

（2）ATRA的原发耐药极少见，除$t(11;17)/PLZF-RAR\alpha$ APL外，其他易位患者用ATRA治疗一般均能取得疗效。

（3）过去，APL很少发生髓外白血病，但自采用ATRA方案以来，本病的髓外复发比较常见。这可能与下述因素有关：①ATRA治疗使白血病细胞黏附分子的表达增加；②APL治疗过程中，伴随ATRA同时使用的化疗药物剂量通常偏低，使"庇护所"（包括

CNS)内的白血病细胞无法被杀灭;③ATRA治疗使更多的APL患者延长了生存期。因此,对APL患者采用MTX和Ara-C常规预防性鞘注是十分必要的。

(4) *PML/RARα* 的分子异质性及其意义

在t(15;17)累及的*PML*基因中发现了两个DNA重组的"热点"。*PML*基因重排的异质性形成了两种主要的*PML/RARα*融合基因转录异构体,即含有6个PML外显子的长型和只含3个外显子的短型。长型和短型的区分具有重要的临床意义,临床研究表明,表达短型*PML/RARα*的APL患者的缓解率和缓解期较表达长型PML/RARα患者差。体外实验发现,某些长型的变异型3,其*PML/RARα*断裂/融合位点位于PML6号外显子,这些患者的白血病细胞在体外对ATRA的敏感性较低。

(5) APL缓解后定期的PCR检测对发现微量残留白血病有重要意义,*PML-RARα*阳性预示本病不久将复发,持续阴性常预示患者可能获得长期生存。一般主张缓解后每3个月检测1次,连续观察2年,然后每6个月检测1次,再观察2~3年。

六、亚砷酸治疗APL的基础与临床

三氧化二砷(ATO),首先由哈尔滨医科大学附属第一院医生应用于临床的,在治疗初治和复发APL中发挥了极其重要的作用。ATO主要通过诱导细胞凋亡,降解PML-RARα蛋白,尤其对复发难治性APL有着肯定的疗效,这一凋亡疗法是中国在白血病靶向治疗中的又一创举。

(一) 三氧化二砷的临床应用历史

中国中医药学在《本草纲目》中用于临床治疗的砷剂主要有砒石、砒霜、雄黄和雌黄。《本草纲目》中早有记载"砒石大热大毒之药,而砒霜之毒尤烈"砒石升华为砒霜,其主要化学成分为三氧化二砷(Arsenic trioxide, AS_2O_3)是中医用来以毒攻毒的中药,《太平圣惠方》用砒黄丸治疗诸恶疮肿,时而有出奇制胜的疗效。以后民间中医又用砒黄及雄黄粉或膏内用及外用治疗各种恶性疑难疾病，并广泛地在民间应用，也有一些疗效。19世纪Lissauer用1‰亚砷酸钾口服液（Folwer液）治疗慢性粒细胞白血病（CML），取得了意外疗效，主要控制CML的发热和脾肿大症状，曾于1931年在JAMA杂志发表。由于烷化剂及Folwer的毒性问题而停用。

1960年—1970年上海、北京中医师们用含雄黄的传统中成药牛黄解毒片治疗白血病取得了一定疗效。

1971年哈医大一院韩太云药师随医疗队下乡巡回医疗，偶然发现黑龙江省林甸县民主公社卫生院一位乡村老中医用民间秘方，主要成分为砒霜配成药膏治疗淋巴结结核，后经韩太云药师将其改制成针剂肌肉注射治疗各种癌症。分别命名为"713注射液"和"癌灵一号注射液"。1973年医大一院张亭栋教授等应用"癌灵1号"治疗6例CML，取得了一定疗效。1975年金镇静教授应用"癌灵一号"治疗24例急性粒细胞白血病，其中16例获完全缓解（CR），CR率为66.67%。

从1971年—2006年全世界应用AS_2O_3治疗初治APL3200例左右，CR率大约为65.6%～94%，治疗复发APL2400例左右，其中CR率为46.6%～92%。临床应用证明三氧化二砷已经成为治疗APL特别是复发的APL最有效的药物之一。APL已成为靶向治疗可以治愈的白血病典范。

（二）三氧化二砷治疗APL的原理

砷（Arsenic，ATO）位于元素周期表上的第33位，原子量为74.92，属于氮族元素，是广泛分布于外部环境中的自然物质，作为微量元素存在于正常人体内，含量约为14～21mg。以纯元素状态存在的情况少见，多以高毒性、化学不稳定性的硫化物、氧化物质，与钾、钙、钠结合成砷化物存在。无机砷化物主要有三种类型：红色砷化物（red arsenic AS_4S_4：Realger），主要成分四硫化四砷；黄色砷化物（yellow arsenic AS_2S_3：Orpiment）主要成分为三硫化二砷；白色砷化物（white arsenic AS_2O_3：Arsenic trioxide）主要成分为三氧化二砷。砷在化合物中经三价或五价砷原子与碳原子键结合而形成的有机砷化合物24小时分布至肝、脾、胃肠道等器官中。砷在机体内主要在肝脏发生甲基化而解毒，经肝、肾排泄，皮肤、汗腺和唾液腺也有微量砷排出，过量的砷往往沉积于真皮、毛发、指甲及骨骼等部位。所以有机砷化合物则是稳定而少具毒性的。

AS_2O_3 主要作用于细胞内分子，主要诱导细胞凋亡，其次为诱导细胞分化和抑制血管新生。但经近年研究虽有很大进展，但仍有较多不明之处，有待今后的研究。

1. 三氧化二砷诱导细胞凋亡和分化

1994年哈尔滨血研所发现 AS_2O_3 治疗 APL 病例中主要变化为出现早幼粒转化到中幼粒细胞后死亡，认为这一现象是细胞凋亡所致，由而开创了 AS_2O_3 治疗 APL 主要是诱导细胞凋亡的这一理论。1996年陈竺、马军在 Blood 杂志首先报道了 AS_2O_3 治疗 APL 可引起细胞凋亡，被 Science 杂志定为创新性发明，引起了国内外学者的关注。

APL 的发病及特征主要包括 $PML/RAR\alpha$ 融合基因，融合蛋白靶基因启动子区域募集的转录其抑制复合物。这就形成了引起细胞分化凋亡障碍导致发生 APL。

AS_2O_3 主要对 $PML/RAR\alpha$ 融合蛋白有靶向治疗作用，体外试验表明低浓度水平（AS_2O_3 0.1～0.5μmol/L）会引起 APL 细胞部分分化，高浓度水平（AS_2O_3 0.5～2μmol/L）则发生 APL 细胞凋亡。

AS_2O_3 凋亡途径主要是从细胞线粒体发生作用，主要机制由转孔复合物通透性来调节的跨膜电位的变化，导致细胞色素 C 的释放，激活半胱氨酸蛋白酶级联反应。AS_2O_3 靶点就能导致氧化或交联的巯基簇。

另外也有报道 AS_2O_3 诱导细胞凋亡途径并非依赖于线粒体和半胱氨酸蛋白酶，而 C-Jun 氨基粒端激酶活化后激活转录因子 AP-1 似乎对介导砷剂作用更重要。

另外还有报道由于 AS_2O_3 的细胞毒性乃至 APL 细胞分化而 Caspase 1 和 Caspase 3 酶活同时启动细胞凋亡而诱导细胞死亡。

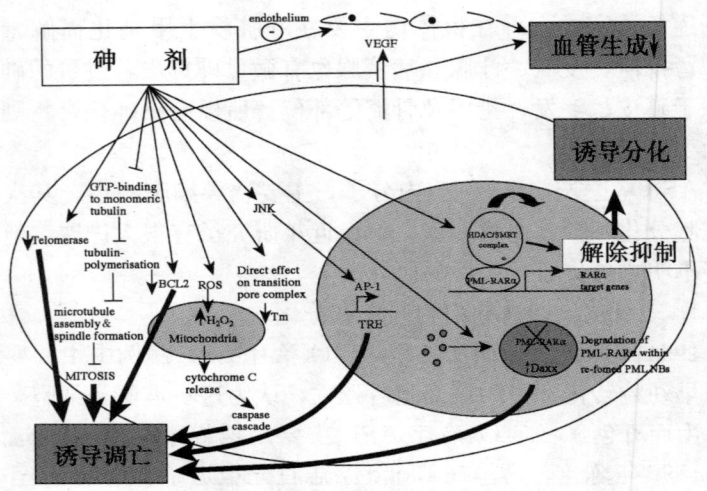

图 3-4 砷剂的作用机制示意图

ROS (reactive oxygen species) —反应性氧物质;Tm (transmembrane potential) —跨膜电位;HDAC (histone deacetylase) —组蛋白去乙酰化酶;SMRT (silencing mediator for RAR and TR) —甲状腺和维甲酸受体的沉默子介导物

AS_2O_3 主要是作用于 *PML* 基因,下调其蛋白活化。近年研究表明,*PML* 基因是抑制细胞凋亡的主要活化因子。

在 AS_2O_3 实验过程中,也可引起微小泛素样调节分子的共价结合后导致 P53 受累,以及是否真会导致 PML/RARα 蛋白的降解和 PML 重新定位于核小体上而有利于发生 APL 细胞凋亡,尚需进一步证实。

AS_2O_3 也有诱导分化的作用,主要是通过丝裂原激活蛋白(MAP)激酶通路减少 SMRT (silencing mediator for RAR and TR) 的磷酸化,快速抑制 SMRT 共抑制物与 PML/RARα 融合蛋白之间的相互作用,而诱导细胞分化。AS_2O_3 也有促进 SUMO 与 PML/RARα 融合蛋白的结合,增加 PMLNBs 的降解而发生诱导细胞分化。

AS_2O_3 治疗过程中 APL 仍出现高白细胞综合征,主要是由于促 PML/RARα 造成细胞变性解除了,DAXX 复转录抑制而造成

APL细胞分化形成高白细胞综合征。所以证明了AS_2O_3既可诱导细胞凋亡也可诱导细胞分化的功能。

2. 三氧化二砷抑制血管新生物作用

肿瘤血管形成是肿瘤恶性生长、浸润和转移的形态学基础，且与预后有着密切关系。以不同浓度AS_2O_3（0.01～5mg/ml）处理人类脐静脉内皮细胞（human umbilical vein endothial cells, HUVECS），结果表明此细胞因三氧化二砷产生显著的活化性形态改变，使内皮细胞产生了凋亡作用，这种现象与剂量依赖和时间依赖有密切关系。也有实验表明经三氧化二砷处理后的白血病细胞株（HEL）其VEGF分泌被抑制。经世界各实验室重复结果表明三氧化二砷具有抗肿瘤血管形成作用。

3. 三氧化二砷细胞毒抑制肿瘤生长

三氧化二砷有原浆毒作用，可抑制干扰机体内含巯基的酶或蛋白质活性，主要影响丙酮酸氧化酶、丙酮酸脱氢酶、磷酸酯酶、细胞色素酶和脱氧核糖核酸聚合酶，直接干扰细胞代谢过程。三氧化二砷作用于APL细胞后抑制了细胞核分裂使部分细胞DNA断裂而死亡。有研究表明不同剂量三氧化二砷用于人和小鼠肝癌细胞株，均可抑制癌细胞的增殖。可以发现肝癌细胞生长缓慢及细胞坏死现象。前列腺癌细胞株经三氧化二砷处理后发现经由多种酶调控（P38、JNK、Caspase-3、ROS）而诱导细胞死亡和抑制细胞生长。同时也抑制了裸鼠结肠癌腹腔转移。

4. 三氧化二砷诱导细胞凋亡过程中可抑制酪氨酸蛋白激酶活性

近年来实验研究表明，三氧化二砷可抑制慢性粒细胞白血病（CML）细胞株（如K562）的ABL蛋白酪氨酸激酶活性。主要是通过凋亡作用使CML患者缓解。近年我所应用STI-571和三氧化二砷联合应用可使BCR/ABL阳性的CML急性髓系白血病变的患者获得完全缓解。

（三）三氧化二砷用法及用量

三氧化二砷主要是静脉输注每天每公斤剂量为0.15mg，[0.15mg/(kg·d)]或每天每平方米5mg[5mg/(m²·d)]用5%

萄葡糖或 0.9%氯化钠 100~500ml 稀释,静脉输注 2~4 小时,如有急性血管反应可延长输注时间。

七、三氧化二砷治疗 APL 的临床应用

(一)三氧化二砷治疗初治急性早幼粒细胞白血病的临床观察

急性早幼粒细胞白血病是血液系统恶性肿瘤,过去主要应用诱导分化、化疗,造血干细胞移植治疗。1986 年上海二医大王振义首先在国际上应用全反式维甲酸(ATRA)成功治疗了 APL,开创了诱导分化治疗的新纪元。APL 存在着特异性染色体 t(15;17)(q22;q21)和 t(11;17)(q23;q22)所致的 $PML/RAR\alpha$ 和 $PLZ/RAR\alpha$ 融合基因。实验证明三氧化二砷主要是降解 PML/RARα 融合蛋白,并且有双向调节作用,即主要是诱导细胞凋亡,部分诱导细胞分化,故称为"靶向治疗"。

1971 年哈医大一院采用三氧化二砷首先成功地治疗了 APL 以后,全世界至 2006 年已用三氧化二砷治疗了近 5600 例 APL。

自从哈医大一院首先应用三氧化二砷治疗 APL 成功以来,现已成为治疗 APL 的首选药物之一。综述哈尔滨血研所 1250 例初治 APL 患者治疗观察,用药量一般在 180~670mg,平均 310mg,时间从 19~67 天,平均 30 天即可完全血液学缓解(CR)。CR 率为 87%,NR 率 13%,10 年长期生存率为 70%。由于三氧化二砷仍可造成大约 32%的患者出现高白细胞综合征,但较 ATRA 引起者为轻。同时三氧化二砷可使促凝活性(PCA)的表达下调,从而阻止了 APL 合并 DIC 的发生,经 4 个小组临床观察表明三氧化二砷治疗中死亡率为 8%~12.4%,明显低于化疗组,所以三氧化二砷也是治疗 APL 最有效的药物之一。见表 3-2。

(二)三氧化二砷治疗复发难治性 APL 的临床观察

1987 年我所应用三氧化二砷治疗了 4 例复发的 APL,均获得了完全缓解。我国从 1987 年—2006 年共治疗复发 APL579 例 CR 率为 72.1%,PR 率为 13.4%,CR+PR 率为 85.5%。临床观察表明三氧化二砷是治疗复发 APL 最有效的药物。见表 3-3。

表3-2 三氧化二砷治疗初治APL疗效观察

报告者	病例数	用药时间（日）	CR率（%）	NR率（%）	死亡率（%）	7年生存率（%）
张亭栋	42	19～67（29）	90.4	9.6	8.0	71.4
孙洪德	48	18～59（34）	76.4	14.6	9.2	76.5
张鹏	24	18～64（32）	87.9	12.1	12.4	65.4
马军	1250	18～67（30）	87	13	9.2	72

表3-3 三氧化二砷治疗复发难治性APL疗效观察

报告者	例数	用药时间（日）	CR率（%）	NR率（%）	7年生存率（%）
张亭栋	38	24～78	86.4	13.7	71.6
孙洪德	40	22～89	82.4	8.1	4.3
张鹏	118	24～68	74.2	25.8	76.7
沈志祥	15	19～48	93.0	7	
马军	368	19～68	78	20	68.6

（三）AS_2O_3＋ATRA＋去甲氧柔红霉素（IDA）三诱导治疗复发APL临床观察

应用三氧化二砷、全反式维甲酸、去甲氧柔红霉素三诱导治疗多次复发性APL46例全部病例均经血液学、遗传学诊断符合APL。46例患者中有36例为多次复发。治疗方法 AS_2O_3 10 mg/d，ATRA 30 mg/d，IDA 10 mg/d 第1、3、5天给药，疗程为32日。

46例患者中有37例完全缓解，CR率为80.4%。5例治疗中死亡。而37例缓解者中有34例治疗中发生了感染，感染率为92%，经升白细胞药物及抗感染治疗后恢复。5年生存率为72%。

AS_2O_3 和 ATRA 是通过诱导细胞分化和凋亡的途径来使 APL 细胞分化凋亡而达到完全缓解。IDA 主要通过 IDA 醇，直接杀伤 APL 细胞使白血病细胞 DNA 破坏而达到治疗作用。

近年来，对 APL 复发者主要采用联合用药方法，这样可使协同作用增强达到无病长期生存疗效。

本组临床研究表明，三诱导方法可使复发 APL，特别是多次复发的 APL 再次完全缓解，获得长期生存（5年）可达72%的好疗效。由于本方法感染、出血率较高，应在条件好的血液病中心应用为佳。

（四）AS_2O_3＋ATRA 双诱导治疗初治 APL 的临床观察

从1989年开始我所采用 AS_2O_3＋ATRA 双诱导治疗初治 APL210 例，发现 CR 率高，主要是遗传学及分子生物学完全缓解较快，复发率较低，可作为初治 APL 的首选方案。

表 3-4 AS_2O_3＋ATRA 双诱导治疗初治 APL 的临床检验结果

病例数	中位年龄（岁）	治疗前 WBC（$\times 10^9$/L）	治疗前 PLT（$\times 10^9$/L）	高白细胞综合征（%）
210	15~76（37）	0.6~120（3.9）	0.5~170（21）	37

表 3-5 AS_2O_3＋ATRA 双诱导治疗初治 APL 的临床疗效结果

病例数	完全缓解时间（日）	CR 率（%）	NR 率（%）	治疗相关死亡率（%）	预计7年生存率（%）	复发率（%）
210	16~60（29）	92	8	4	81	16

表 3-6 AS_2O_3＋ATRA 双诱导治疗初治 APL 的血液学及遗传学缓解结果

病例数	血液学完全缓解时间（日）	遗传学完全缓解时间（日）	分子生物学完全缓解时间（日）
85	18~60（29）	68~210（88）	100~260（102）

采用双诱导治疗初治 APL 完全缓解率为 92%，其中血液学完全缓解时间平均为 29 日，染色体转阴所需时间平均为 88 日，分子生物学完全缓解定量 PCR 检测 *PML/RARα* 基因定量转阴时间为 102 日，较单诱导 CR 高。经近十年临床观察，双诱导治疗 APL 复发率较低，预计 7 年无病生存率可达 81% 的最好疗效。（见表 3-4、3-5、3-6）

八、三氧化二砷中毒的防治

三氧化二砷静点 2 小时后测得高峰血浓度的时间为 4 小时，一般 10mg 三氧化二砷治疗后 24 小时总排砷量为 1mg 左右，砷进入人体 95% 与细胞内血红蛋白结合再分布全身，80% 砷停留在肝、肾、胃肠、脾、肺部位，其平均血浆分布半衰期为 0.89 ± 0.29 小时，消除半衰期为 0.89 ± 0.29 小时。一旦有 AS_2O_3 中毒可采用二巯丙磷酸、二巯丁二钠驱砷。也可用 10% 硫代硫酸钠 10ml 静脉注射。

【三氧化二砷的禁忌证和毒副作用】

（一）禁忌证

1. APL 伴有严重肝、肾、心功能障碍者；2. 妊娠及婴儿患 APL 者要慎用；3. 有明显砷中毒者；4. 对砷剂有耐药者。

（二）三氧化二砷毒副作用

AS_2O_3 副作用主要为消化道症状（恶心、呕吐、食欲不振、腹泻）、皮肤损害、末稍神经损害、一般可以耐受、一般对症治疗即可。主要的严重副作用为高白细胞增多症（APL 综合征），出现率大约为 17%~55% 不等，一般可停用 AS_2O_3 或减量加入地塞米松治疗和用羟基脲或去甲氧柔红霉素（IDA），我所共总结了 121 例 APL 出现高白细胞增多症，一般采用 AS_2O_3 减量，可同时应用 IDA 10mg/d×3 日＋地塞米松治疗，死亡率明显减低。

另外的副作用为心功能损害，有报道患者出现 QT 延长伴有心功能衰竭，我所见到了 APL 伴有 QT 延长者 39 例，4 例死亡，而欧美报道 QT 延长者占 18%~50% 左右，明显高于我国。还有患者出现低钾血症大约占3%左右,在 AS_2O_3 治疗中要注意高白细胞血症,心功能不全和低钾血症,见表3-7。

表3-7 AS_2O_3 治疗 APL 时副作用

报告	Shen (1997)	Niu (1999)	Ma (2000)	Soigne (2001)	Carmosino (2004)
病例数	15	11	368	40	47
消化道症状	4(27)	—	72(20)	19(48)	10(21)
皮肤症状	4(27)	—	41(11)	7(18)	12(26)
末稍神经损伤	—	2(18)	10(3)	3(25)	5(11)
心功能损害	2(13)	—	30(8)	5(13)	8(17)
QT延长	—	2(18)	39(11)	16(40)	—
肝损伤	2(13)	—	40(11)	—	15(32)
白细胞增多	5(33)	6(55)	121(33)	6(50)	26(55)
精神症状	—	—	6(2)	—	—

综上所述,三氧化二砷治疗初治 APL 或复发难治 APL 的完全缓解率均超过了80%以上,同时分子生物学缓解率也在45%～90%,复发率也较低,已成为了治愈 APL 的主要靶向治疗的方法。

三氧化二砷为主靶向一线治疗也同时被国际国内学者认同,对于初治者应采用 AS_2O_3 +ATRA 双诱导 CR 后应用以蒽环类为主的药物进行巩固化疗,以后应用 6MP+MTX 和 AS_2O_3 或 ATRA 进行维持治疗,同时要预防中枢神经白血病的发生,如持续治疗 CR 后应进行定量 PCR 监测 PML/RARα 基因变化,如有复发可应用 ATO+ATRA 或抗 CD33 单克隆抗体+IDA 治疗,一旦 CR 后进行造血干细胞移植。

经过近三十几年中国两代血液学家的努力,APL 在中国已经成为可以治愈的白血病之一。希望今后国内应联合进行随机治疗

APL 的临床研究，制定出中国可行的 APL 标准治疗方案。为攻克白血病而奋斗。

九、APL 的其他治疗方法

APL 自从有 ATRA 和 AS_2O_3 两种治疗方法以来，已经可以使 70% 的患者获得长期生存，但仍有少部分患者复发，对 ATRA 和 AS_2O_3 治疗无效。近年来国际学者又发明了 APL 的特殊靶向治疗使更多的 APL 获得长期生存。

（一）APL 的新维甲类化合物——Am-80 临床应用

Am-80 首先由日本学者首藤合成的一种安息香酸的新维甲类化合物。它具有对热点、酸化有着极好的安定药物特性。它对 APL 细胞株 HL-60 和 NB4 有较强的体外分化诱导作用，大约是 ATRA 诱导分化的 6～8 倍。同时能解除 ATRA P450 蛋白（CYP26）作用，也可降解 PML/RARα 蛋白，减少 ATRA 耐药性。日本已批准了对复发难治 APL 的临床研究治疗。

1995～1996 年日本对 ATRA 治疗 APL 复发患者 24 例进行了 Ⅰ、Ⅱ 期临床观察，Am-80 $6mg/m^2$ 连日口服，APL 14 例中（58%）再次 CR，用药到 CR 时间为 20～58 日，平均 41 日。CR 持续时间 13～45 个月，平均为 22 个月。副作用主要为口唇炎 33%，皮肤干燥症 37%，高血脂症 67%，白细胞增加 14%。APL14 例 CR 后有 6 例进行了非血缘造血干细胞移植、获长期生存。

2003 年日本又一次进行了临床实验，主要研究者为复发 APL，年龄范围 15～75 岁，Am-80 $6mg/m^2$ 二次口服连用。两周后无疗效时可增加至 9～$12mg/m^2$，如有严重药物副作用可减量至 $3mg/m^2$。Am-80 共治疗的 36 例复发 APL 中，25 例 CR（61%），而初治 APL23 例中 18 例 CR（78.3%）。主要副作用同 Ⅰ 期临床试验相同。

临床及实验表明，它与 ATRA 无交叉耐药，现正在与 AS_2O_3 合用可使 APL 获得更高的无病长期生存。

(二) 抗 CD_{33} 单克隆抗体（mylotarg/gemtuzumab ozogamicin Go）在 APL 中的临床应用

抗 CD_{33} 单克隆抗体（GO）是 1990 年发明的一种针对急性髓细胞白血病的靶向药物。主要是抗 CD_{33} 单抗和抗肿瘤抗生素 γ-Calicheamicin（加利东霉素）后诱导体结合（hp67.6）化学合成的一种药物性单克隆抗体。

Calicheamicin 是从环境中分离出来的抗肿瘤抗生素，可杀死肿瘤细胞，是阿霉素的 1000 倍，它与 CD_{33} 单抗结合，可杀灭表达 CD_{33} 抗原的白血病细胞，它主要是通过细胞毒和细胞凋亡间接杀死肿瘤细胞而发挥作用。

美国 FDA 在 2000 年批准 GO 应用于 60 岁以上的 AML 患者。

国际从 1999 年—2005 年进行了联合临床研究结果表明，对于高复发难治的 AML 大约有 40% 的有效率（CR+CRP 和 PR）。

GO 的治疗原理主要是 AML 患者中白血病细胞 90% 存在 CD_{33} 表达。在 APL 中 CD_{33} 为高表达。美国从 2000 年—2005 年采用单药 GO 治疗了复发 APL40 例，其中有 63% 获 CR，3 年无病生存率为 60%。而 $PML/RAR\alpha$ 融合基因转阴率为 68%。2005 年又报道了对老年人初治 APL36 例采用 GO 单药治疗 CR 率 72%，2 年无病生存达到 64%。近来也开展与 AS_2O_3、去甲氧柔红霉素联合治疗可取得更好疗效。用药方法 GO $9mg/m^2$ IV，每两周应用一次，共二次为一个疗程。

副作用：

肝功能异常大约为 9%~23%，大部分肝损伤是可逆转的，但有 1 例出现肝坏死而死亡，在造血干细胞移植复发的 27 例 AML 应用 GO 治疗中。有 4 例出现了肝 VOD 而死亡。

(三) 造血干细胞移植（SCT）在 APL 的临床应用

APL 由于有 ATRA 和 AS_2O_3 的诱导分化、凋亡治疗，已经成为可以治愈的白血病之一。近年 SCT 病例越来越少。

根据我所近 20 年上千例 APL 临床观察，CR 率已达到 90% 左右，无病长期生存也已达 80%。对于初治 APL 已经没有造血干细胞的移植必要，尤其是异基因造血干细胞移植，由于 GVHD、感染等并发症可使 35%～40%患者治疗相关死亡，临床治疗疗效明显低于 APL 的诱导分化凋亡疗法，所以在 2006 年美国 NCCN APL 指南中确定只对复发难治患者进行造血干细胞移植。

复发难治 APL 的 SCT

欧洲移植学会（EBMT）报道，对复发 APL CR 后进行了 ASCT 和 allo SCT，复发率（LFS）分别为 32%和 22%。有 60%患者获无病长期生存。EBMT 又报道了复发 122 例 APL CR 后有 73 例进行了 SCT，（ASCT 50 例，allo SCT 23 例）7 年 OS 两组以 ASCT 疗效较好，大约 60%获长期生存。而其他 49 例采用 AS_2O_3 加化疗治疗也有 60%获长期生存。

综上所述，APL 复发治疗 CR 后如 PML/RARα 融合基因阴性可进行 ASCT 治疗，同样可获较好疗效。

日本 JBMT 组观察了 21 例复发 APL CR 后进行了 PBSCT+CD_{34}^-分选移植，采集前必须 RQ-PCR 定量 PML/RARα 融合基因阴性，21 例有 18 例获得了无病长期生存的好疗效。

如果 APL 经用 ATRA 或 AS_2O_3 治疗后多次复发，也可采用 SCT 进行治疗，仍可获长期生存。

（马　军　沈志祥）

参考文献

1. Mistry AR, Pedersen EW, Solomon E, et al. The molecular pathogenesis of acute promyelocytic leukaemia: implications for the clinical management of the disease. Blood Rev, 2003, 17: 71-97.
2. Chen Z, Brand NJ, Chen A, et al. Fusion between a novel Kruppellike zinc finger gene and the retinoic acid receptor-a locus due to a variant t(11;17) translocation associated with acute promyelocytic leukaemia. EMBO J, 1993, 12: 1161-1167.
3. Redner RL, Rush EA, Faas S, et al. The t(5;17) variant of acute

promyelocytic leukemia expresses a nucleophosmin retinoic acid receptor fusion. Blood, 1996, 87: 882-886.
4. Wells RA, Catzavelos C, Kamel-Reid S. Fusion of retinoic acid receptor a to NuMA, the nuclear mitotic apparatus protein, by a variant translocation in acute promyelocytic leukaemia. Nat Genet, 1997, 17: 109-113.
5. Gu BW, Xiong H, Zhou Y, et al. Variant-type PML-RAR（a） fusion transcript in acute promyelocytic leukemia: use of a cryptic coding sequence from intron2 of the RAR（a）gene and identification of a new clinical subtype resistant to retinoic acid therapy. Proc Natl Acad Sci USA, 2002, 99: 7640-7645.
6. 张之南，李家增. 血液病治疗学. 北京：北京科学技术文献出版社，2005, 406-414.
7. Tallman MS, Nabhan C, Feusner JH, et al. Acute promyelocytic leukemia: evolving therapeutic strategies. Blood, 2002, 99: 759-767.
8. Fenaux P, Chastang C, Chevret S, et al. A randomized comparison of all transretinoic acid (ATRA) followed by chemotherapy and ATRA plus chemotherapy and the role of maintenance therapy in newly diagnosed acute promyelocytic leukemia. The European APL Group. Blood, 1999, 94: 1192-1200.
9. Fenaux P, Chomienne C, Degos L. All-trans-retinoic acid and chemotherapy in the treatment of acute promyelocytic leukemia. Semin Hematol, 2001, 38: 13-25.
10. Zhang TD, Chen GQ, Wang ZY, et al. Arsenic trioxide, a therapeutic agent for APL. Oncogene, 2001, 20: 7146-7153.
11. Chen Z, Chen GQ, Shen ZX, et al. Treatment of acute promyelocytic leukemia with arsenic compounds: in vitro and in vivo studies. Semin Hematol, 2001, 38: 26-36.
12. Miller Jr WH, Schipper HM, Lee JS, et al. Mechanisms of action of arsenic trioxide. Cancer Res, 2002, 62: 3893-3903.
13. Hong SH, Yang Z, Privalsky ML. Arsenic trioxide is a potent inhibitor of the interaction of SMRT corepressor with its transcription factor partners, including the PML-retinoic acid receptor a oncoprotein found in human acute promyelocytic leukemia. Mol Cell Biol, 2001, 21: 7172-7182.

14. Lu DP, Qiu JY, Jiang B, et al. Tetra－arsenic tetra－sulfide for the treatment of acute promyelocytic leukemia: a pilot report. Blood, 2002, 99:3136－3143.
15. Zhao W, Wang H, Wang X, et al. Effects of all－trans－retinoic acid and arsenic trioxide on the hemostatic disturbance associated with acute promyelocytic leukemia. Thromb Res, 2001, 102: 197－204.
16. Westervelt P, Brown RA, Adkins DR et al. Sudden death among patients with acute promyelocytic leukemia treated with arsenic trioxide. Blood, 2001, 98: 266－271.
17. Kwong YL, Au WY, Chim CS, et al. Arsenic trioxide－and idarubicin－induced remissions in relapsed acute promyelocytic leukaemia: clinicopathological and molecular features of a pilot study. Am J Hematol, 2001, 66: 274－279.
18. Leoni F, Gianfaldoni G, Annunziata M et al. Arsenic trioxide therapy for relapsed acute promyelocytic leukemia: a bridge to transplantation. Haematologica, 2002, 87: 485－489.
19. Ohnishi K, Yoshida H, Shigeno K et al. Arsenic trioxide therapy for relapsed or refractory Japanese patients with acute promyelocytic leukemia: need for careful electrocardiogram monitoring. Leukemia, 2002, 16: 617－622.
20. Shen ZX, Shi ZZ, Fang J, et al. All－trans retinoic acid As_2O_3 combination yields a high quality remission and survival in newly diagnosed acute promyelocytic leukemia. PNAS, 2004, 101: 5328－5335.

第四章 慢性粒细胞白血病

【定义】

慢性粒细胞型白血病（chronic myelogenous leukemia，CML）是髓系造血干细胞异常的恶性克隆性白血病。19世纪40年代，CML成为第一个被确认的白血病。1960年，Nowell等在CML病人骨髓细胞中发现异常染色体 t(9;22)(q34;q11)，命名为费城（Ph^1）染色体，使CML成为第一个被发现标记染色体的人类肿瘤。近年来问世的伊马替尼（Imatinib，IM）成为人类第一个人工合成的具有分子靶向肿瘤生成机制的抗癌新药，为CML的治疗开辟了一条新的途径，开创了肿瘤靶向治疗的新纪元。90年代以前，CML治疗的传统方法主要为化疗、干扰素-α（Interferon-α，IFN-α）治疗和异基因造血干细胞移植（Allo-HSCT）。但由于其各自的副作用或局限性，治疗效果均不理想，预后相对较差。除Allo-HSCT可以成功治愈CML外，大部分病人5年生存不足20%。接受常规化疗和IFN-α治疗的病人最终多进入进展期。3～18个月后，75%的病人将发生急性变，其表现类似于高危或继发性急性白血病，90%的病人将在6个月内死亡。IM的出现彻底改变了CML的治疗，使慢性期CML（CML-CP）病人和经IFN-α治疗失败的病人能够长期无病生存。随着对IM耐药机制的研究深入，第二代和第三代TK抑制剂（TKI）和其他靶向治疗药物的不断出现并进入临床，为IM耐药和不耐受的病人带来了希望。异基因造血干细胞移植（Allo-HSCT）的进步，进一步降低了CML病人的死亡率和复发率。在细胞遗传学基础上引入了分子生物学技术，促进了疗效监测和预后评价的进步。使CML的治疗提高到个体化、系统化治疗的新阶段。

【流行病学】

全球 CML 占所有成人白血病的 15%～20%，年发病率为 1～2 例/10 万人口。我国 80 年代调查结果发病率为 0.36 例/10 万人口。CML 病人中位发病年龄为 55～60 岁，发病率随年龄增长而上升，60 岁以上病人占到 30%。美国癌症学会测算 2005 年在美国将有 850 人因 CML 死亡，占所有白血病死亡的 3.7%。

【发病机制】

Ph^1 染色体的发现是 CML 细胞遗传学研究的里程碑。1982 年 Heisterkamp 等报告在 9 号染色体上发现来自 Abelson 小鼠白血病病毒的 c－abl 癌基因同源序列，提示 Ph^1 染色体不仅是 CML 的标志，还可能是 CML 发病的关键因素。近年来的研究结果证明 Ph^1 染色体包含 bcr/abl 融合基因，这一异常基因是由 9q34 上的 abl 原癌基因断片移至 22q11 上的 bcr 基因断端而成。正常情况下，在大多数细胞 abl 基因位于细胞核，参与细胞周期的调控，抑制 G1 期细胞增殖、G1/S 期转化、并可能通过 RNA 多聚酶Ⅱ磷酸化增加 S 期基因转录。abl 基因由非受体型酪氨酸激酶编码，bcr/abl 融合基因编码的 bcr/abl 嵌合蛋白具有失控的酪氨酸激酶活性，它的表达导致 CML 细胞转化。abl 基因断裂点位于 5′端，最多于前两个外显子；bcr/abl mRNA 无 1 号外显子，故 bcr 直接与 abl 外显子 a2 融合。22 号染色体的 bcr 基因断裂点发生在三个区域，95% 的 CML 和 1/3 的 ALL 发生在 5.8kb 区域称主要断裂点群集区，此区有 5 个外显子，以往称 b1－b5，现在按其在基因的真正位置命名为 e12－e16，大多数断裂点发生在 e13（b2）或 e14（b3），形成 e13a2（b2a2）或 e14a2（b3a2）融合基因。2/3 Ph^+ ALL 和少数 CML、AML 的 bcr 断裂点发生在主要断裂点群集区的上游，称次要断裂点群集区，断裂发生在外显子 e2′和 e2 之间。第三个断裂点区域在 bcr 基因 3′端外显子 e19 和 e20 之间。bcr/abl 转染的小鼠可出现红系、巨噬细胞和淋巴细胞的异常增殖，三种不同类型的 bcr/

abl 基因转染动物均同样能导致 CML 样骨髓增殖综合征。

bcr/abl 酪氨酸激酶磷酸化，生长信号主要通过 Ras 和 PI3K 途径下传，导致癌样过度增殖；Raf 和 JNK/SAPK 也是酪氨酸信号传导途径。此外肿瘤细胞转化还需 $NF-\kappa B$、$c-Myc$、$c-Jun$ 的转录；而转化的肿瘤细胞生长增殖则需 STAT5 磷酸化。

bcr/abl 嵌合蛋白的分子量依 bcr 基因断裂点不同而不同，大多数 CML 病人表达 210kDa 蛋白，而 Ph^+ 急性淋巴细胞白血病既可表达 210kDa 蛋白也可表达 190kDa 蛋白。$p190^{bcr/abl}$ 酪氨酸激酶活性较 $p210^{bcr/abl}$ 强。另外在部分特殊亚类 CML 病人中还发现更大分子量的 BCR/ABL 嵌合蛋白 $p230^{bcr/abl}$，临床表现为白细胞不增高甚至减少。

【危险因素】

由于 IM 治疗 CML 的巨大成功，使 CML 进入到个体化和系统化治疗的阶段。通过不同的手段对新诊断的 CML 慢性期病人进行治疗前的评价，这对于观察疗效和推测预后具有至关重要的作用。国际上这方面的研究进展很快，需要国内同行给予密切关注。

1. 细胞遗传学分析

骨髓分裂中期细胞分析能够鉴定出包括 Ph^1 染色体在内的任何细胞遗传学异常，因此，它曾是 CML 诊断的标准技术。治疗过程中发生的新的染色体异常，如染色体畸变、三倍体和单倍体等通常预示治疗的效果差，预后不佳。但 CML 诊断之初，如发现除 Ph^1 染色体以外还有其他染色体改变，是否表明预后不佳尚不明确。研究表明，由于克隆演变进展到加速期（AP）的病人，使用 600mg/d 的 IM，临床缓解率更高。因此，对于诊断时已处于 AP 的 CML 病人，使用 600mg/d 或 800mg/d 的初始剂量可能是合理的。染色体 9q 缺失病人应用 IM 治疗对预后的影响目前还存在争议。

2. Sokal 和 Hasford 预后评分

上述两项评分系统产生于 IM 时代前，但是对于预测 IM 治疗反应仍具有一定价值。Sokal评分低危病人，完全细胞遗传学反应（CCR）和主要分子学反应（MMR）发生率更高，已获得CCR的病人随着治疗的继续进一步获得MMR的比例也更高。Sokal评分高危的病人12个月获得CCR，其预期54个月生存期为90%，中、低危病人分别为94%、97%（P=0.054）。由于缺乏足够依据，所以哪怕是预后评分最差的病人，也不能判定其不适合IM治疗，转而直接进行移植。见表4-1。

表4-1 初诊时危险因素评估

临床特征	Sokal	Hasford
年龄	0.0116×(年龄-43.4)	年龄≥50岁为0.6666
脾大(cm)	0.0345×(脾大-7.51)	0.042×脾大
血小板($\times 10^9$/L)	0.188[(血小板/700)^2-0.563]	≥1500为1.0956
原始粒细胞(%)	0.0887(原始粒细胞-2.10)	0.0584×原始粒细胞
嗜酸性粒细胞(%)	—	0.0413×嗜酸性粒细胞
嗜碱性粒细胞(%)	—	≥3时为0.2039
相对危险度	积分总和<0.8为低危 >1.2为高危，0.8~1.2为中危	积分总和×1000 ≤780为低危，≥1480为高危，781~1479为中危

3. mRNA表达图谱

由于部分CML病人的分子信号通路和基因改变存在个体差异，因此，应用基因微阵列技术研究治疗前CML病人外周血或骨髓中个性化基因表达图谱，可为每名病人的治疗反应和治疗相关毒性作出预测。虽然这对个体化治疗是一个非常好的设想，但目前基因表达图谱还无法做到充分的个体化特征描述，更谈不上整合到治疗指南。但近年来的几项研究引起人们的重视：Yong 等将来自 CD34$^+$ 细胞的微阵列分析数据应用于多因素 COX 回归模型，结果表明 CD33$^+$ 细胞上 CD7 的表达低下，同时蛋白酶 3 或弹性蛋白酶高是病人获得长期生存的强烈预测指标。干扰素和 IM 国际随机对照研究（IRIS）试验已鉴定出 31 种基因能够强有力地预测病人获得 MCR，但这些基因的预测还缺少前瞻性的评估。最新的研究结果表明，细胞遗传学缓解（CyR）与否，在 CD34$^+$ 细胞基因表达谱方面存在一些明显的区别，尤其是发现急变期 BP 期有 3000 种基因的不同表达。目前需要在更大规模病人群中进行有关前瞻性研究，以更准确地判定是否能鉴定出一个基因表达图谱具有充分的负面预测价值。

4. abl 激酶抑制剂的体内活化

（1）IC50^{IM}

IC50^{IM} 是体外抑制 CML 细胞 50% bcr/abl 激酶活性所需 IM 的浓度。由于治疗前 CML 病人外周血单个核细胞中 IC50^{IM} 明显不同，IC50^{IM} 高则病人细胞内 IM 的浓度低，治疗效果不佳，Sokal 评分与 IC50^{IM} 无关，但二项预后指标的联合可更准确地预测治疗的分子学反应。

（2）组织阳离子运输器-1（OCT-1）

IM 进入细胞主要依靠 OCT-1 活性摄入泵。OCT-1 功能上的差异明显影响 IM 进入细胞的量。因此，检测 CML 细胞中 OCT-1 mRNA 水平可推测预后。

（3）WT-1

WT-1 基因在生殖泌尿系统和 Wilm 瘤的发生中起关键作用，近年来发现其与白血病的发生和预后也有很大关系。研究表明，暴露体外的 CML 细胞 WT-1 的表达高低，可反映细胞内 IM 浓度的差异，也可预测治疗后细胞遗传学反应。

（4）bcr/abl mRNA 的基线水平

利用 RQ-PCR 方法确定 CML 病人治疗前外周血或骨髓 bcr/abl 水平，对于治疗后疗效的评价至关重要。但诊断时外周血 bcr/

abl 水平的高低是否对预后有价值，尚无定论。

【临床表现】

1. 症状

半数 CML 病人在发病时无症状。常见的症状包括乏力、厌食、左上腹不适、腹胀、消瘦、盗汗和体重减轻；虽然白细胞极度增高较少见，但一旦发生，病人可能会出现高黏血症、头痛、意识恍惚、耳鸣、阴茎异常勃起等。

2. 体征

体格检查 50% 以上的病人有脾肿大，部分病人可有轻度的肝肿大。随着疾病的进展，病人可出现不明原因发热、骨痛、脾脏进行性肿大，部分病人可有白血病皮肤浸润、出血、其他部位髓外浸润等。

实验室检查：白细胞常 $>10\times10^9/L$，分类以中幼粒至成熟粒细胞增多，贫血少见，部分病人可有血小板增多。骨髓可见髓系增生极度活跃，以中、晚幼粒细胞增生为主，伴有嗜酸、嗜碱细胞比例增加。组织化学染色碱性磷酸酶积分减低甚至缺如。骨髓活检部分病人可有不同程度纤维化。95% 的病人能检出 Ph^1 染色体，100% 病人均能查到 BCR/ABL 融合基因。

【诊断的规范】

CML 临床上分慢性期（CP）、加速期（AP）和急变期（BP）三期，部分病人可无明显的 AP 而直接进入 BP。大部分病人诊断于 CP。约 20%~40% 的病人在诊断时无症状，仅在常规检查时发现白细胞过高。根据临床表现有脾大，外周血白细胞增高、有中晚幼粒细胞，骨髓髓系增生明显→极度活跃、以中晚幼粒细胞为主，细胞遗传学检查有 Ph 染色体或分子生物学检查发现 bcr/abl 融合基因，CML 诊断即可确立。随着疾病的进展，临床及实验室表现有所不同，最近 WHO 提出 AP 和 BP 的诊断标准，临床上尚未普遍采用，其特点及与其他分类标准的差别详见表 4-2。

1. 诊断的标准

(1) 血象

CML-CP 病人白细胞数明显增高，以中性粒细胞为主，可见各阶段的粒细胞，以晚幼粒细胞和杆状核粒细胞为主。原始细胞<2%，嗜酸、嗜碱性粒细胞绝对值增多。单核细胞<3%。血小板正常或增高。多数病人有轻度贫血。

(2) 骨髓象

明显增生，尤以粒系为主，分化发育正常，无病态造血。嗜酸、嗜碱性粒细胞增多。原始细胞<5%，若>10%则以进展至 AP。约 40%~50% 病人的巨核细胞明显增生，有的则正常或轻度减少；巨核细胞可小于正常，并有核分叶少。红系比例常减少。约有 30% 骨髓标本中可见假性戈-谢细胞（pseudo-Gaucher cell）和海蓝组织细胞。若粒系有明显的病态造血或有明显的小病态巨核细胞或明显的纤维化均提示已进入 AP。若原始细胞>20%，则已进展至 BP。

(3) 组化/免疫分型

CML-CP 时中性粒细胞的碱性磷酸酶染色明显减弱。CML-BP 时髓过氧化酶可增强、减弱或消失。CML-CP 时的免疫表型为髓系的弱表达，如 $CD15^+$，$HLA-DR^+$。CML-BP 时则有各种髓系和淋系抗原表达。

(4) 细胞遗传学 90%~95% CML 具有典型的 t(9;21)(q34;11) 异常核型，即 Ph 染色体。除第 9 号和第 22 号染色体外，也可有涉及第三或第四条染色体所形成的复杂易位。常见的附加染色体异常有+8，双 Ph 染色体，i(17q)，-Y 等。

(5) 基因诊断

可用荧光原位杂交（FISH）、RT-PCR 或 Southerblot 技术证明骨髓细胞存在 *bcr/abl* 融合基因。这是诊断 CML 的金标准，也以此与其他慢性骨髓增殖性疾病鉴别。由于 *bcr* 断裂点的不同，可形成不同的 bcr/abl 编码蛋白。最常见的典型的 $p210^{bcr/abl}$。少数病人形成 p230 和 p190 融合蛋白，前者病人表现为明显的中性粒细胞成熟，后者病人表现为单核细胞增多，常见于 Ph^+ 急性淋巴细胞白血病（ALL）。

以往 Ph¹ 染色体是诊断 CML 的金标准，但检查费时、不能及时报告，且敏感性不能达到 100%，有 5% 的 CML 病人用常规方法不能发现 Ph¹ 染色体。近年来分子生物学方法改进使临床检验更快捷准确，多聚酶链反应（PCR）不仅可以发现 *bcr/abl* 融合基因，而且可以确定融合基因确切断裂点，也有较高的灵敏度，可重复性强，且操作简单，当日即可报告结果。分子生物学手段现已越来越多地用于临床诊断和疾病监测。

表 4-2　CML-AP 和 BP 的诊断标准（WHO）

AP（加速期）

　有以下一项或一项以上

　1) 外周血或骨髓中原始细胞 10%～19%；

　2) 外周血嗜碱性粒细胞 ≥20%；

　3) 与治疗无关的持续性血小板减少（<100×10^9/L）或对治疗无效的持续血小板增多（>1000×10^9/L）；

　4) 进行性脾肿大和白细胞增多，常规治疗无效；

　5) 细胞遗传学有克隆演变（出现 Ph¹ 染色体以外的或初诊时没有的新的染色体异常）；

　6) 片状或簇状巨核细胞增殖，伴有显著的网硬蛋白增多或胶原纤维化，和/或明显的粒细胞发育异常等应考虑 CML-AP，但这些表现尚未经过大系列临床研究分析，因而尚未明确它们是否为 CML-AP 的独立诊断指标，但他们常与以上表现同时存在。

BP（急变期）

　具备以下一项或一项以上：

　1) 外周血或骨髓中原始细胞 ≥20%；

　2) 髓外原始细胞浸润；

　3) 骨髓活检见原始细胞成片、成簇增殖

【诊断的分期】

1. CML 慢性期（CP）如上述，但临床、血象和骨髓象不符合

AP 和 BP 的标准。

2. AP 具有下列之一或以上者

(1) 外周血白细胞或骨髓中有核细胞中原始细胞占 10%～19%。

(2) 外周血嗜碱细胞≥20%。

(3) 与治疗无关的持续性血小板减少（<100×10^9/L）或治疗无效的持续性血小板数增高（>1000×10^9/L）。

(4) 治疗无效的进行性白细胞数增加和脾肿大。

(5) 细胞遗传学显示有克隆演变。

3. BP

(1) 外周血白细胞或骨髓有核细胞中原始细胞占 20%。约 70% 病人为急髓变，可以是中性粒细胞、嗜酸性粒细胞、嗜碱性粒细胞、单核细胞、红细胞或巨核细胞的原始细胞。约 20%～30% 为急淋变。

(2) 髓外浸润：常见部位是皮肤、淋巴结、脾、骨骼或中枢神经系统。

(3) 骨髓活检显示原始细胞大量聚集或成簇。如果原始细胞明显地局灶性聚集于骨髓，即使其余部位的骨髓活检显示为 CP，仍可诊断为 BP。

【治疗】

1. 治疗目标与监测

CML 预后近年来得到了很大改善，常规化疗病人的生存期只有 35～65 个月，IFN-α 的出现使得中位生存期延长到 65～90 个月，而获得完全细胞遗传学缓解（CCR）的病人 10 年生存高达 78%，其中 PCR 持续阴性者为 100%，PCR 一过性阴性者为 76%，而 PCR 持续阳性仅为 46%（$P<0.001$）。因此 CML 治疗目标应是 CCR 甚至主要分子生物学缓解（MMR）。美国 MD Anderson 癌中心资料显示获 CCR 者 5 年生存 90%，而部分缓解（PR）为 88%，次要缓解仅为 76%；IRIS 研究在 6 个月达到主要

细胞遗传学缓解（MCR）病人在 2 年半有 97% 持续 CP，而 6 个月未达 MCR 的病人只有 89% 在 CP（$P<0.001$），两者 30 个月生存率分别为 97% 和 92%（$P=0.0162$）。基于以上研究结果对 CML 治疗基本目标应为在 6 个月达到 MCR，12 个月达到 CCR，最好达到 bcr/abl 有大于 10 的 3 次方的下降。

一般初期疾病监测间隔为 3 个月，主要监测细胞遗传学、BCR/ABL 融合基因的变化。染色体检查虽然有不足，如必须为中期分裂象、费时间、不能 100% 敏感、化疗后骨髓抑制使检查失败等，但由于能发现细胞遗传学克隆演变、方法标准化，目前仍是评价疗效的金标准。FISH 和实时定量 PCR 具有较高灵敏度（FISH 可发现 1/200～250 细胞，Q-RT-PCR 为 $1/10^5$ 细胞），且可用外周血标本检测，但不能发现细胞遗传学克隆演变。染色体与分子生物学方法结合的检查方式是目前的趋势。

2. CML 的传统治疗

(1) 马利兰和羟基脲

马利兰是烷化剂，而羟基脲则选择性抑制细胞 DNA 合成，两个口服化疗药过去曾是 CML 的主要治疗手段。50%～80% 病人治疗后可达到血液学缓解（HR），但很少有病人能达到细胞遗传学缓解（CyR），并且不能延缓疾病进展。目前多用于联合方案中，不再单独作为一线治疗方案。另外由于羟基脲副作用较马利兰少，并具有生存优势，已代替马利兰成为首选。羟基脲一般每次 0.5～2.0g，每日 2～3 次，剂量依白细胞数调整。

(2) IFN-α

IFN-α 是第一个报告能使 CML 病人达到 CCR 的药物。在德国 CML 研究组一项大规模随机试验中，比较了 IFN-α、马利兰和羟基脲疗效，结果发现干扰素组的生存期明显优于马利兰组（63.2 个月 vs 45.4 个月，$P=0.008$），但与羟基脲相似（63.2 个月 vs 56 个月，$P=0.44$）；为了确定 IFN-α 是否对病人有益，随后对世界范围内 7 个大规模随机临床试验 1554 例病例进行了荟萃分析，IFN-α 组生存期明显优于羟基脲（$P=0.001$）及马利兰组（$P=$

0.00007)。

IFN-α 的剂量各家报告不一，MD Anderson 癌中心治疗 CML-CP 病人 274 例，IFN-α 剂量为 500 万 $U/(m^2·d)$，HR 为 80%，CCR 为 26%；CALGB 同样采用 500 万 $U/(m^2·d)$，18% CCR，21% 为 PR；Schofield 尝试 IFN-α 200 万 U/m^2，每周 3 次，虽然 HR 达 70%，但 CCR 仅 7%，PR 为 22%。因此干扰素剂量推荐 500 万 U/m^2。

为探讨联合化疗是否增加干扰素的疗效，德国 CML-Ⅱ 研究对比了干扰素联合羟基脲与单纯羟基脲治疗，联合治疗组生存期明显优于单药化疗。而法国和意大利协作组对比了干扰素联合小剂量阿糖胞苷与单纯干扰素的疗效，在法国 721 例初治 CML 病人中，接受干扰素＋阿糖胞苷病人在 12 个月主要细胞遗传学缓解 (MCR) 为 35%，单纯干扰素组为 21%（$P=0.001$），中位生存时间分别为 89 个月和 77 个月（$P=0.01$）；意大利组 538 例病人接受干扰素＋阿糖胞苷治疗病人 24 个月 MCR 为 28%，干扰素组 18%（$P=0.003$），但生存期无明显差别。以上结果证实干扰素联合化疗优于干扰素单药治疗，但意大利协作组生存期结果留下了疑问，是病例数或是观察时间的差别尚需进一步探索。

欧洲干扰素治疗 CML 协作组报告了 317 例 CML 病人，治疗目标是 CCR，平均干扰素每周用量 300 万 U～7400 万 U（中位 3700 万 U），从开始干扰素治疗至达 CCR 中位时间 19 个月（17～21 个月），获 CCR 后 5 年总生存 86%，10 年生存 72%；其中 Sokal 低危组自获 CCR 后 5 年生存 93%，10 年生存率 89%，Sokal 高危病人 5 年生存 54%，10 年则寥寥无几，几乎无人能达到 10 年。说明干扰素治疗主要使中、低危 CML 获益，高危病人虽能延长 CP，但很少能达到 10 年，应考虑更强烈的治疗。为达到 CCR 目标，干扰素应足剂量。

长效干扰素（PEG IFN）可每周一次，减少了普通干扰素频繁注射的不便，在 PEG IFN α-2b [$6μg/(kg·w)$] 与 IFN α-2b [500 万 $U/(m^2·d)$] 的随机临床试验中，两者安全性及疗效均无明显差别。而在 PEG IFN α-2a（450μg/w）与 IFN α-2a（900万 U/d）的随机临床试验中，PEG IFN α-2a HCR 明显高于 IFN α-2a（69%与41%，$P=0.008$），MCR 率 PEG IFN α-2a 也优于 IFN α-2a（35%与18%，$P=0.0162$），随访两年 PEG IFN α-2a 组死亡10%，IFN α-2a 组死亡14%。

干扰素治疗 CML 主要适用于 CP，以 CP 早期疗效最好，AP 病人虽有疗效，但多为一过性的，对于 BP 病人只有20% HCR，无 CCR。

α干扰素的副作用最常见的是流感样症候群，经解热镇痛药对症处理后一般两周后可消失；长期用药还可出现乏力、食欲减退、脱发、体重减轻、抑郁、性欲减低、阳痿；老年人和以往有精神病史的病人还可出现注意力不集中、精神异常；少数病人还可出现免疫学异常，如抗核抗体阳性、甲状腺功能亢进或低下、自身免疫性溶血性贫血等均有报告。

（3）造血干细胞移植

CML 是选择 Allo-HSCT 的最常见疾病。在美国，Allo-HSCT 的35%为 CML 病人。随着志愿者登记处数量和规模的增加，选择到合适供者的平均时间已经由原来的6.9个月缩短到5.5个月。但近10年来，IM 的巨大成功，使 Allo-HSCT 的人数明显减少。根据欧洲血液和骨髓移植组（EBMT）的报导，自1999年以来，Allo-HSCT 大约下降38%左右。目前 Allo-HSCT 已成为 CML 的二线治疗手段。随着第二代和第三代 TKI 的临床应用，Allo-HSCT 将被进一步推迟。尽管如此，Allo-HSCT 仍是目前治愈 CML 的唯一手段。特别是近五年来，由于减剂量预处理（RIC）方案或小清髓移植的改进和进展，移植相关死亡率已明显下降。抗真菌及抗病毒新药的出现，使感染相关死亡率也明显下降。HLA 分子配型进展使得无关供体移植效果逐渐接近了 HLA 相同同胞供体移植。

目前，对于医生和病人的挑战是：如何针对每个具体病人综合考虑各种因素，决定谁应将 Allo-HSCT 作为首选治疗，而另一些人则将此方法作为补救措施？总的目的是使每个病人在产生治疗相关最小毒性的情况下达到细胞遗传学完全缓解。为此，需要在Allo-HSCT中注意以下几个方面。

1）移植成功与否的预测

尽管近10年来Allo-HSCT总生存率提高了15%，相关死亡率下降10%，移植相关死亡率和复发仍是Allo-HSCT治疗成功的两大障碍。尤其对CML-AP和CML-BP病人其危险更大。过去进行的各种研究尝试在减小一者发生率的同时，却又使得另一者发生率上升。例如，外周血干细胞移植（PBSCT）缩短了移植物植入时间，减少了早期感染的并发症发生，但留下了更多的慢性移植物抗宿主病（cGVHD）的问题，影响无病生存。去除T细胞移植减少了GVHD的发生，却增加了疾病的复发的可能性。GVHD和移植物抗白血病（GVL）依然是密不可分。选择最佳的时机对于Allo-HSCT成功至关重要。一般来说，最好在诊断CML一年内移植。CP病人5年生存率为50%~90%，AP、BP病人随着疾病进展而生存率降低。

2）CML减剂量预处理与清髓性预处理

Allo-HSCT治疗CML效应相当程度在于其同种异体免疫反应，促进了RIC移植的开展。1998年前，欧洲减剂量预处理（RIC）移植不到CML移植总数的1%，而2003年—2004年已上升至31%。大多数研究表明，RIC的相关死亡率（TRM）减低使得CML移植受体年龄延长了10~15年。与传统的清髓性预处理比较，RICT控制疾病更多依赖于GVL反应而不是化疗毒性。

RIC预处理方案主要采用氟达拉宾（Fd）、马利兰（Bu）和抗胸腺球蛋白（ATG）。在进行Allo-HSCT前采用IM前期治疗可取得更好的疗效。同时，移植后再用IM继续治疗也可持续维持CML的CCR，从而提高生存率和减少供者淋巴细胞（DLI）输注的风险。

3）造血干细胞的来源选择

近年Allo-PBSCT成为总的发展趋势。特别是采用了RIC，移植来源也由骨髓（BM）向 PBSC 转变。另外一些可选择的干细胞来源尚在广泛研究之中，如脐血、不相合的相关供者或相合的无关供者来源的干细胞。

无论自体或 Allo‐PBSCT，PBSC 可能增加 GVHD（尤其是 cGVHD）的发生率。CML‐CP 中进行 PBSCT 能提高总生存率（OS）和 PFS，同时减少了复发的风险。也有学者为了减少 PBSCT 的相关 cGVHD，采用高度纯化的 $CD34^+$ PBSC 进行 CML‐CP 移植，这虽减少了 cGVHD 的发生，但却增加了 CML 的复发率。在无关供者 CML PBSCT 中，GVHD 发生风险掩盖了 PBSCT 的任何益处。有人比较了 CML‐CP 的 BM 和 PBSC 无关供者移植，发现 PBSC 能提高生存率，这主要归结为急性 TRMP 降低。总之，有报道 PBSC 长于 BM 之处还没有完全确认，还应获得 10 年以上观察才能得出结论。

4）CML 移植后的监测

CML 移植后监测非常重要。自从有了 RQ‐PCR 技术，检测 *bcr/abl* 基因表达成为移植后主要监测手段。有研究发现，移植后低或无残留 bcr/abl，复发率仅有 1%。相反，bcr/abl 水平增加或持续高水平，复发率高达 75%。说明 bcr/abl mRNA 水平负荷增加或 bcr/abl 增长的动态变化预示复发。

鉴于 bcr/abl mRNA 水平负荷增加对于预测复发的重要性，Allo‐HSCT 后必须用 RT‐PCR 监测 CML 病人。前 3 年每 3 个月检测一次，以后每 6 个月检测一次，5 年以后每年检测一次。

5）移植后 CML 未缓解及缓解后复发的治疗

对于 Allo‐HSCT 后复发的 CML 病人，供者淋巴细胞输注（DLI）是一种最有效的治疗方法。但是由于接近 60% 的病人发生急、慢性 GVHD，使其应用受到限制，同时它也伴有明显的高死亡率。CML‐CP 复发后经 DLI 治疗大约有 60%～90% 仍可再缓解，而且可持续达到 MMR。对于多数病例可增加 DLI 的细胞剂量，来获得 90% 以上的高 CR 率。但由于 DLI 可引起 GVHD 和骨髓抑制这两大并发症，应相当密切地观察，控制这两大并发症。可替代 DLI 治疗复发的 CML。伊马替尼（IM）治疗仍可产生 CR，不会产生 GVHD。DLI 失败后也可应用 IM 治疗，也可与 DLI 合用。这时的 DLI 可减少细胞剂量，但由于 IM 不能使 CR 持续，仍要选择 DLI 或应用第二代 TKI 进行靶向治疗。

IM 目前对 DLI 治疗 CML 效果的改进有赖于降低 GVHD，主要策略如下：

① 去除 $CD8^+$ 细胞的 DLI

去除供者淋巴细胞中的 $CD8^+$ 细胞可以降低 GVHD 的发生率，而并不伴有效果的降低，从而使病人得到长期缓解。不同研究者的报告均证实，去除 $CD8^+$ 细胞的 DLI 对于移植后复发的 CML 能够有效诱导缓解，并且降低 GVHD 的危险性。

② 剂量递增的 DLI

随着输注细胞数量的增加，GVHD 发生率增加。但是产生 GVHD 和 GVL 的阈值不同，故以相对低的剂量开始，逐渐增加 DLI 的数量，其结果与一次输注同样数量的淋巴细胞的反应相似，但 GVHD（急性、慢性）发生率低。

③ 自杀基因转染供者淋巴细胞

单纯疱疹病毒腺苷激酶对更昔洛韦敏感，用其转染供者淋巴细胞已被用来作为提高 DLI 安全性的方法。如果病人出现 GVHD，可用更昔洛韦加以阻止。最新的一项研究显示，此种方法的有效率达到 60%，另有一组研究的结果并不理想，可能与转染技术水平不同有关。

3. CML 分子靶向治疗

长期以来人们期望肿瘤治疗药物只针对肿瘤细胞，而对正常细胞作用很小或无作用。IM 的出现，使人们的这种期待成为现实。IM 的成功使 CML 治疗成为靶向治疗的试验基地，其他肿瘤治疗没有像 CML 这样，已经有一个如此高效的一线治疗新药，紧跟着又开发出两种高效的二代药物和更多三代 TRI 药物。目前，CML 的治疗走在肿瘤靶向治疗的最前沿。

(1) IM

在非常低的浓度（0.025微克分子）时即可抑制酪氨酸激酶，包括p210、p185、v-abl和c-abl，而且IM尚可以同样浓度抑制c-Kit和PDGFR。临床实验中亚微克分子的浓度很易达到，Ⅰ期实验中予300mg/d口服，血中IM水平可以达到≥1微克分子，且与高的有效率相关。IM对p210和p190$^{bcr/abl}$阳性的白血病均有作用。IM的治疗作用不仅表现在Ph$^+$CML，而且可以扩展到c-Kit和PDGFR$^+$的疾病，包括AML、髓增殖性疾病、前列腺癌、肉瘤等。IM具有选择性抑制p210和p190的作用，而对正常造血细胞影响极小，同样结果可由动物实验得到。IM是苯胺类衍生物，能特异性抑制ABL酪氨酸激酶，对c-kit和PDGFR也有抑制作用。

NCCN指南和一项最近的欧洲白血病协作网共同宣言均强调，治疗3个月获得完全血液学缓解（CHR）是IM最基本的初始治疗反应；如果3个月治疗不能获得CHR被认为治疗失败。根据当前的治疗和监测策略，>95%的CML-CP病人可以迅速获得CHR。外周血细胞计数对于发现和处理IM治疗相关血液学毒性仍旧有效。血细胞减少是IM治疗早期最常见的副反应。获得并维持CyR是改变CML自然病程的关键；IM治疗后，疾病进展、转化风险与异常染色体残留成正比。IRIS试验研究了治疗早期（3，6，9，12个月）染色体检查结果的预测价值，确立了CyR的基准，并已得到公认。IM治疗6个月Ph$^+$细胞数量没有减少，12个月无法达到MCR，预示后继治疗获得CCR比例不足20%。相反，如果"晚CP"（late chronic phase，post-IFN）病人在更早期（3个月）获得细胞遗传学缓解，其后继治疗效果会很好。治疗反应超过上述基准，尤其12个月获得CCR，能进一步降低疾病进展或转化的风险。在IM治疗关键的时间点，细胞遗传学和分子学缓解的获得与否，将病人分成无效、不理想、理想组别，疾病复发或进展的风险各不相同。

一项国际化、随机的有关干扰素和IM治疗CML的临床研究——IRISⅢ期研究随访5年的最新数据，更有力地证实了IM作为CML初始治疗的益处。该项研究结果表明，IM与目前常用的药物相比的优越性主要表现在：①IM 400 mg/d作为一线治疗，5年总生存率为89%。②去除了与CML无关的死亡和移植相关的死亡后，5年总生存率达95%（历史上用干扰素治疗和进行相合的同胞供者的造血干细胞移植病人5年生存率分别为57%和60%）。③不到4%的病人因IM相关不良反应而停药，3/4级毒性反应的发生率随着时间推移而降低。④IM作为一线治疗后，疾病进入加速期（AP）或急变期（BC）的比率随着治疗期的延长而降低，到治疗5年时，这一比例已经降至不足1%。⑤病人生存状况与细胞遗传学和分子生物学反应的程度有关，而与反应出现的时间无关。⑥病人的疗效反应可能出现较晚，但同样可以持久。⑦不良反应发生率随着时间推移而降低。

5年随访大剂量IM治疗CML的研究证明，大剂量IM比标准剂量（400 mg/d）能产生更好的反应率，并有对抗疾病进展的潜在好处。病人能维持800 mg/d的剂量持续12个月，800 mg/d组中达到CCR的病人所占的比例明显高于400 mg/d组（90%对78%，$P=0.03$）。意大利Rosti一项Ⅱ期研究的最新结果显示，用IM的800 mg/d治疗72例Sokal中危组的早期CML-CP病人，在治疗6个月时CCR为86%，治疗12个月时为88%。治疗6个月时达到CCR的病人中>50%有MMR（主要分子遗传学反应）。

虽然IM治疗CML取得很好的疗效，但长期服用IM，部分病人可对产生耐药，表现为治疗无效（原发或内源性耐药）或缓解后复发（继发性耐药）。原发耐药者是指所有诊断时即接受IM治疗的"早CP"病人中，不能获得CHR的2%和不能获得MCR或CCR的8%～13%。继发耐药者（获得但后来失去相关反应）指的是明显复发（失去细胞遗传学或血液学反应），疾病发生进展。IRIS临床试验发现5年有关事件总发生率为18%，这些事件包括CP内遗传学和血液学复发以及CP进展。治疗的最初3年，CP进展年发生率为2%，CP内复发发生率为5%；对于进展期病人，IM作为挽救治疗，耐药和复发率非常高，AP≥75%，BC

为95%。

目前认为ABL激酶结构域的获得性点突变是IM耐药常见的原因。其他的耐药机制包括：*bcr/abl*基因扩增与过多表达，其他酪氨酸激酶，如Scr家族中LYN激酶的高表达见于非bcr/abl依赖的耐药。药物泵入蛋白OCT-1数量和功能上的差异导致IM对激酶的抑制不完全。基于CML祖细胞在细胞增殖周期和G0静止期发生转换的能力，CML"干细胞耐药"也是值得关注的问题。G0期祖细胞很少甚至不表达*bcr/abl*基因，使得ABL激酶抑制完全失效。

已发现的点突变几乎涵盖整个abl酪氨酸激酶结构域，目前已鉴定出超过40种基因点突变。ABL结构域上的突变与特定位置编码的氨基酸残基有关，基本上分为四大类别：ATP结合袢（p-loop），尤其Y253和E255突变；T315I突变（ABL结构域第315位苏氨酸突变）；M315突变；活性袢（a-loop），尤其H396突变。IM和其他激酶抑制剂与ABL激酶催化区相互作用的晶体结构模型显示，突变可能破坏了关键的药物结合位点，或引起或促成ABL激酶形成新的构象，从而使药物与激酶的结合减少甚至被完全阻止。被称为看门基因（"gatekeeper"）的苏氨酸315（T315）突变酪氨酸激酶，对IM和二代激酶抑制剂（nilotinib和dasatinib）均耐药，针对T315突变的抑制剂已经着手开发。

带有ABL激酶结构域突变的Ph^+克隆扩增，可能与IM耐药有关及预示疾病进展。但事实上，突变基因可能在IM治疗之前就被检测出来，而且与临床耐药与否不一定相关，提示可能存在另外的机制触发了突变基因的过度表达，或者突变克隆的产生导致更广泛的基因失稳。在IM治疗之前，染色体克隆演变联通突变基因的监测，能预测治疗反应。表明无论过去还是现在，克隆演变在耐药产生和疾病进展方面始终扮演着重要的角色。

IM的不良反应包括血液系统和非血液系统。①血液系统：粒细胞缺乏、血小板减少、贫血。②非血液系统：包括水肿、恶心、乏力、腹泻、皮疹、肌肉震颤、呼吸困难等。

IRIS 研究组超过 4 年的长期随访结果表明,经标准剂量下 IM 治疗的新诊断的 CML-CP 病人,4 年中出现血液系统的严重不良反应(SAE)逐年减少(从 14% 减少到 9%),而与研究用药有关的 SAE 只有 6%,与 IM 有关的 SAE 只有 1.5%。说明 IM 治疗 CP-CML 病人具有良好的安全性和耐受性。

在 II 期临床试验中,IM 的剂量为 400~600mg/d。在 IFN-α 治疗失败的 CML-CP、AP 和 BP 病人的 CHR(完全血液学缓解)分别为 95%、34%、8%,MCR(显著细胞遗传学缓解)分别为 60%、24%、16%,CCR(完全遗传学缓解)分别为 41%、17%、7%。2000 年 7 月至 2001 年 1 月进行了一项大规模 IRIS 临床试验中,共 1106 例新诊断 CML-CP 病人随机接受 IM 400mg 或干扰素加小剂量 Ara-C。30 个月时,IM 组的 CHR 为 95%,MCR 为 83%,CCR 为 68%,而干扰素加阿糖胞苷组 CHR 为 56%,MCR 为 16%,CCR 为 5%;30 个月无进展生存率(PFS)分别为 88% 和 68%($P<0.001$),总生存率分别为 95% 和 92%。42 个月时随访 IM 组 CHR 升至 98%。91% 获 MCR,84% 达 CCR,94% 仍在 CP,仅 4.5% 细胞遗传学复发,2.4% 血液学复发。细胞遗传学缓解(尤其是在疗程早期)是 PFS 延长的预后因素,同样 12 个月时分子生物学缓解也是预测 PFS 改善的指标。

为探讨提高 IM 剂量是否能改善 CML 预后,TIDEL 研究对比了 IM 600mg 与 IRIS 研究 400mg 差别,MCR(94% 与 83%,$P=0.0004$)和 CCR(89% 与 60%,$P<0.0001$)均有显著改善;虽然 bcr/abl>3 个对数级下降差别不大(TIDEL 47%,IRIS 40%),但在 TIDEL 研究中更多的病人达到>4 个对数级的下降。MD Anderson 肿瘤中心采用 IM 800mg/d 治疗 CML-CP 病人,使病人更早达到 MMR,而除骨髓抑制外其他毒副作用未明显增加。

(2) 尼罗替尼(Nilotinib,AMN107)

尼罗替尼是一新的氨基嘧啶 ATP 竞争抑制物,在体外对 bcr/abl 表达细胞株的作用是 IM 的 10~50 倍。并且有效对抗除 T315I 外其他大部分 *bcr/abl* 突变引起的 IM 耐药。在 I 期临床试验中有

119例IM耐药（IM-r）CML、Ph⁺ALL病人接受尼罗替尼治疗，治疗时间1～385天（中位时间为120天）；bcr/abl突变CML病人60%获CHR，41%获CCR；而治疗前无bcr/abl突变者72%获CHR，59%获CCR。Philipp LC报道的尼罗替尼治疗IM-r和IM不耐受（IM-i）的132例CML-CP病人的Ⅱ期临床试验研究结果显示：尼罗替尼每日标准剂量为400mg bid，对于反应不明显的病人可增大剂量至600mg bid。经过中位时间226天的（3～379天）治疗，87名未曾达到CHR的病人使用尼罗替尼后有60人（69%）达到了CHR。55人（42%）达到了MCyR，其中33人（25%）达到CCyR，22人（17%）达到PCyR，10人（8%）达到次要CyR，15人（11%）达到MCyR，21人（16%）无CyR，4人（3%）疾病进展。达到MCyR的中位时间为2.6个月（0.9～8.4个月）。最常发生的3或4级的不良反应包括：34人（26%）血小板减少，24人（18%）中性粒细胞减少，10人（8%）血清脂肪酶升高，9人（7%）发生贫血。

总之，尼罗替尼对于IM-r和IM-i的CP-CML病人显示出显著的临床疗效，其安全性和耐受程度也是可以接受的。尼罗替尼已经得到FDA的批准。

(3) 达沙替尼（Dasatinib，BMS-354825）

达沙替尼和尼罗替尼都是第二代酪氨酸激酶抑制剂。达沙替尼是多靶点激酶抑制剂，同时作用于bcr/abl和SR家族激酶活性，对野生型bcr/abl转染细胞的作用是IM的325倍。对IM耐药CML-CP病人治疗后88%获CHR，40%获MCR，33%获CCR；AP期50%获CHR，BC为18%，急淋变/Ph⁺ALL为50%。剂量70mg（范围50～100mg）bid。

因此，FDA已经加速批准达沙替尼的临床应用。START试验研究组的Cortes J等报道达沙替尼治疗174例来自于2004年12月—2005年7月全球39个研究中心的AP-CML病人Ⅱ期临床试验结果（其中IM-r病人161例和IM-i病人13例）。达沙替尼的标准剂量为70mg bid，根据病人情况可增加到100mg bid或减低到 40mg bid。随访时间 9 个月时 85% 的病人达到 MHR。37% 的病人达到 MCyR，28% 达到 CCR，9% 达到 PR。有突变的 94 例病人中 MHR 达到 69%。说明达沙替尼对 IM-r 和 IM-i 的 CML-AP 病人都有很好的疗效。

START 试验研究组的 Baccarani M 等报道了达沙替尼对 IM-r 和 IM-i 的 CP-CML 病人 II 期临床试验结果。初步的研究结果显示在 186 名接受治疗的病人中，CHR 率达到 90%，MCyR 达到 45%。其他的统计结果显示，2005 年 2 月至 7 月期间，在全球 75 个中心登记并接受治疗的 387 名病人中，有 288 名 IM-r、99 名 IM-i。达沙替尼的剂量和用药方法与 AP 组相同。中位随访 13 个月（0.1~17 个月），有 351 名病人（91%）达到 CHR，225 人（58%）达到 MCyR：其中包括 79 名（80%）IM-i 病人和 146 名（51%）IM-r 病人。IM-i 的 CCyR 率为 74% 和 IM-r 的 CCyR 率为 38%，总 CCyR 率为 47%。有 63 名病人（41%）用 IM 治疗未达到 CyR 而经达沙替尼治疗后达到了 MCyR。160 名（44%）bcr/abl 突变的病人经治疗后 MCyR 率达到 59%，而这 160 名病人的突变类型遍布了除 T315I 以外的所有突变类型。有趣的是，在随后的随访阶段反应率持续改善，本次研究的 225 名达到了 MCyR 的病人中有 221 人未发生疾病进展或死亡。所有病人中 12 个月的无病生存率达到了 90%。

达沙替尼治疗儿童和青少年复发/难治性白血病有很好的疗效。ITCC 财团和国际 BFM 研究组报道了达沙替尼治疗儿童和青少年复发/难治性白血病的 I/II 期临床试验结果。儿童和青少年复发/难治性白血病包括 Ph^+ 和 Ph^- 的 CML 和 ALL，临床上没有什么好的治疗手段。达沙替尼治疗 15 例复发/难治性白血病的结果显示：4 例达到 CHR，其中 1 例 CP-CML，1 例 AP-CML，2 例 Ph^+ ALL。5 例达到 CyR：2 例 Ph^+ ALL 和 1 例 AP-CML 达到 CCyR，1 例 CP-CML 达到 PCyR，1 例 Ph^+ ALL 达到 MCyR。表明达沙替尼治疗儿童和青少年复发/难治性白血病安全、有效。

达沙替尼在血液系统的不良反应主要为中粒白细胞减少和血小

板减少。非血液学毒性主要包括1级/2级的腹泻、头痛、皮疹和胸腔积液。应对的策略主要是减低剂量和终止用药。Baccarani M 等报道了3级/4级的中性粒细胞减少或血小板减少的发生率分别为49%和48%。有331名病人（86%）终止用药，有269名病人（70%）减低剂量至平均103mg/d（11~169mg）。Quintas - Cardama A等报道在131例CML病人中胸腔积液的发生率为31%（41例）。各期病人胸腔积液的发生率无明显区别。达沙替尼剂量大于140 mg时，胸腔积液的发生率更高。Quintas - Cardama A等还较为详细地研究了达沙替尼不良反应的对策：应用造血生长因子，如G-CSF，EPO，IL-11等可纠正中性粒白细胞和血小板减少。胸腔积液是达沙替尼常见的不良反应，通过早期诊断，暂时停药，减量及对症治疗，胸腔积液可很快得到控制。

（4）MK-0457（VX-680）

由于第二代酪氨酸激酶抑制剂都对T315I突变型无效，开发第三代可抑制T315I突变型的抑制剂是这几年研究的重点。其突出代表就是MK-0457。MK-0457（VX-680）是Aurora Kinase（AK）A、B、C的小分子抑制剂。体外实验表明，MK-0457不但抑制AK，也可抑制bcr/abl和Jak2等酪氨酸激酶的活性。MK-0457通过诱导细胞凋亡和阻断细胞周期可抑制多种肿瘤细胞株的生长，尤其是可明显抑制白血病动物模型中白血病细胞的生长。更令人瞩目的是MK-0457不但可以抑制野生型和突变型bcr/abl，还可显著抑制T315I bcr/abl突变细胞株。其IC50只有1nM。令人振奋的MK-0457体外实验结果促使人们加速其临床试验研究。MD Anderson癌中心的Giles教授报告了MK-0457治疗难治性CML的Ⅰ期临床研究结果。在15例CML病人中，12例为AP和BP病人，11例为T315I突变病人，病人接受MK-0457的剂量分别为8，12，16，20，24，28，32mg/(m^2·h)，连续静脉点滴5天，2~3周为一个疗程。结果表明，MK-0457对所有T315I突变CML病人都有效。临床疗效好病人的 *bcr/abl* 融合基因表达明显被抑制。部分病人出现与抑制AK机制有关的骨髓抑制，但所有病人均未见与药物有关的非血液系统不良反应。上述结果表明，MK-0457是第一个治疗T315I突变等高度难治性和预后不好CML的有效抑制剂。人们期待着其Ⅱ期和Ⅲ期临床试验和与其他bcr/abl抑制剂联合应用的试验结果。

(5) 其他第三代TRI

除了MK-0457，还有其他一些新的激酶抑制剂正在开发中。AP24534和AP24163是bcr/abl和SRC的抑制剂，前者抑制野生型和T315I点突变的激酶活性的IC50分别3nM和31nM，抑制突变的BaF3衍生细胞株的IC50分别为2nM和14nM。细胞增殖的抑制直接与细胞bcr/abl磷酸化的降低相关。IPI-504是一种新型的口服速效Hsp90抑制剂。它可以延长含有T315I突变的CML小鼠模型的生存期。彭聪等用CML骨髓移植模型来研究IPI-504对白血病干细胞的作用。结果显示，与IM相比，IPI-504无论在体外还是体内，都明显抑制T315I点突变白血病造血干细胞的生长，但不抑制正常造血干细胞的生长。此外他们还发现，IPI-504还可明显抑制T315I突变的B-ALL。因此，通过抑制Hsp90来清除突变的酪氨酸激酶成为一种新的治疗战略。IPI-504非常有希望成为治疗IM耐药病人干细胞和与其他药物联合应用的一线药物。

SKI-606也是一种口服的双重src/abl激酶抑制剂。生物化学分析显示，其抑制bcr/abl磷酸化能力强于IM 200倍。与IM和达沙替尼不同的是，SKI-606对c-kit和PDGFR没有显示出抑制作用。这种选择性的抑制可提高药物的安全性。SKI-606治疗18名复发或难治的CP-CML病人的Ⅰ期临床试验结果显示，治疗1个月，7例达到CHR，继续治疗12周，3例达到CCyR，1例达到MCyR。7例有突变的病人中，6例达到CHR。SKI-606对CML病人的耐受性好，与SKI-606相关的、不良反应主要是1级/2级的胃肠反应和皮疹，没有胸腔积液和肺水肿的报道。只在600mg剂量时2名病人出现3级皮疹和血小板减少。因此，SKI-606也是令人期待的治疗IM耐药病人的新药

4. 疗效和预后评价

细胞遗传学、分子学和 PFS 等疗效监测手段的应用，使 TKI 治疗更有针对性和更趋个性化。不同的患者根据疗效评价可以接受不同的剂量，而不是目前的所有患者都接受相同的剂量。经过认真的评估，对 IM 敏感的患者使用标准剂量，而欠敏感的患者考虑接受比标准剂量更大剂量的 IM 或选择更有效的 TKI。预计对 TKI 难以有效的患者可以直接 Allo-HSCT。因此，定期有效的监测将有助于对那些治疗效果不满意或产生耐药的患者作出早期、合理的治疗决策。

（1）血液学缓解（HR）

早期 HR 是获得 CyR 的先决条件。绝大多数 IM 治疗的患者都能获得 CHR（完全血液学缓解）。治疗 3 个月后未能达到 CHR 的患者，通常被认为是 IM 治疗失效，需要考虑二线治疗。值得注意的是 IM 一线治疗时血细胞的减少与预后差无关，但剂量削减或长时间治疗中止（主要发生于血细胞减少患者），则获得 MMR 的可能性降低。

1）CHR

①外周血细胞数完全正常，白细胞数 $<10\times10^9/L$。

②血小板数 $<450\times10^9/L$。

③外周血无幼稚细胞如原粒、早幼粒细胞和中幼粒细胞。

④无症状及阳性指征，脾不可触及。

2）部分血液学缓解（PHR）

①外周血有不成熟细胞，或

②血小板数较治疗前下降 50% 以上，但仍 $>450\times10^9/L$，或

③脾较治疗前缩小 50% 以上，但仍持续性肿大。

（2）细胞遗传学缓解（CyR）

细胞遗传学检查是治疗效果和预后评价的重要的指标。部分细胞遗传学缓解（PCR）是指 Ph^+ 中期细胞为 1%～35%，CCR 是指 Ph^+ 中期细胞为 0%。MCR 包括完全和部分缓解。比较细胞遗传学和 RQ-PCR 监测时发现，MCR 患者中 98% 获得 1～2 个对数级

减少，CCR 患者中 92% 获得 2~3 个对数级减少。因此，早期时间点的分子学缓解是白血病负荷下降的良好估算指标，并且与细胞遗传学缓解状态密切相关。尽管 RQ-PCR 是很好的早期治疗反应监测指标，但细胞遗传学检查对于发现 CML 克隆中其他染色体异常非常重要。因为其他染色体异常的积累是疾病进展的重要指标，对于预后判定具有重要意义。但如果 CML 患者获得 CCR，其他染色体异常检测的价值就变得十分有限。在 183 例形态学处于 CML-CP 的 IM 治疗患者中，同时进行多达 828 例次的 RQ-PCR 和细胞遗传学检测发现，在所有获得并持续 MMR 的患者中没有发现任何 Ph^+ 细胞。于是提出一个合理的监测方案是：治疗前和治疗后第 6 个月时进行细胞遗传学检查，此后每 6 个月检查 1 次直到 MMR。如果患者随后失去 MMR 并伴随着 BCR-ABL 水平的显著上升，应当重新启动细胞遗传学检查。

对于持续 MMR 患者，细胞遗传学检查唯一可能的价值就是在 Ph^- 细胞中发现其他染色体异常（other chromosomal abnormalities，OCA）。文献报道 CCR 患者中大约 5% 发现 OCA。最常见的异常是 +8，也能见到 -7。这些染色体的改变可能只是暂时性的。在一少部分病例中发现 OCA 与疾病进展为 MDS 或 AML 有关。目前认为，出现 OCA 而外周血细胞无病态造血，可能不需要改变治疗手段；对持续 MMR 伴血常规正常的患者不推荐进行常规骨髓细胞遗传学检查。

（3）分子学缓解（MCR）

外周血 bcr/abl 转录水平是通过 bcr/abl 与 bcr 对照基因的比值得到量化。系列研究证实 bcr/abl 转录水平是反映白血病总负荷的一项有效指标。临时中止 IM 治疗，检测出 bcr/abl 水平稳步上升。bcr/abl1 结构域突变的患者通常有 bcr/abl 的 mRNA 水平明显上升，与耐药白血病细胞增殖同步。bcr/abl 水平也能很好地预测 PFS。在 IRIS 研究中，系列 RT-PCR 显示 bcr/abl 水平的对数级减少是治疗反应和疾病进展风险大小的良好预测指标。IM 治疗最初 12~24 个月获得较标准基线水平减少 ≥3 个对数级（即主要分子缓解，MMR），同时具备CCR，可在最大程度上避免发生疾病进展，5年随证实任何疾病进展有关事件的发生率均为最低。因此，获得MMR也成为新的治疗目标。在IRIS研究中，12、24、44个月MMR获得率分别为40%、55%、75%。<12个月MMR的患者全部达到60个月的无转化生存；尚不清楚是否>12个月获得MMR同样预示低疾病进展风险。也不清楚加大剂量获得早期MMR是否可以进一步提高PFS。IRIS和TIDEL两项研究均表明，3个月时的分子学反应是获得24个月时MMR的良好预测指标。另一分子学监测方案是，等到治疗获得CCR后再检测bcr/abl水平，而不是自治疗起就定期每3个月检测一次；该方案的问题是，早期分子学反应的预测价值无法体现。研究进而发现IM治疗6个月未获得CCR的患者最有可能从这些治疗早期时间点的密切分子监测中获益。

5. 疗效的监测

(1) 荧光原位杂交（FISH）

利用bcr和abl探针共杂交细胞核间期的FISH（I-FISH）技术检测Ph^+细胞比细胞遗传学方法敏感性高，但不如RQ-PCR。由于检测费用高，且有5%~10%的假阳性率，不适用于检查微小残留病（MRD）。IM治疗的患者，全血细胞和骨髓细胞遗传学I-FISH检查结果关联性差，而外周血中性粒细胞I-FISH检测与骨髓的关联度要更好一些。双色FISH（D-FISH）假阳性率更低（≤0.8%），但灵敏度欠佳，而且对于9q-患者的检测结果不可靠。超中期FISH具备更高的灵敏度和特异性，用于白血病负荷水平仍较高患者的治疗随访可能有所帮助。然而FISH并不能够显示除Ph染色体外的其他染色体异常，故无法替代传统的核型分析方法。在细胞遗传学信息不明确的情况下，使用FISH检测可能有用。一旦获得MMR，则没有任何FISH方法具备足够的监测灵敏度。

(2) 体内激酶的抑制作用

通过检测外周血分离的单个核细胞内磷酸化CrK-L水平（CrK-L通常能反映体内ABL激酶活性）可以预测治疗效果。

TIDEL 实验结果表明，治疗的最初 28 天内（IM 的剂量为 600mg/d），磷酸化 CrK-L 水平不被明显抑制，则患者很少可能在 12 个月和 24 个月时获得 MMR。研究发现影响抑制激酶效果的因素包括实际获得的药物量和 $IC50^{IM}$ 值。

（3）RQ-PCR 筛查方法

定期的 RQ-PCR 监测联合骨髓有选择性的核型分析和突变基因筛查可以为 CML 临床治疗决策提供关键信息。实用的方案是每月 1 次 RQ-PCR 直到 bcr/abl 减少 1 个对数级，然后改为 3 个月 1 次。这样能够早期识别大多数对 IM 耐药的患者。如果发现 bcr/abl 水平"显著"上升，RQ-PCR 尽可能的可靠性。理想的是，这些检测特异性变量能够在实验室报告上详细罗列。在疾病不稳定期，如果试图提高药物剂量或患者临时中断服用 IM，每月 1 次 RQ-PCR 可能是适合的。

敏感性和特异性指标均包括以帮助解释检测结果。本表提供了 1 例 CML-CP 患者诊断初即接受 IM 治疗的累计资料。治疗 12 个月和 15 个月时 bcr/abl 水平显著上升，检测出 Y253H p-loop。"Significant indicator"提供了每种检测方法的灵敏度指示，由对照基因的扩增拷贝数决定。例如，如果 bcr/abl 未能检测到，但 BCR 拷贝＜100 000，就不能确定 bcr/abl 的实际水平是否＜0.01%。"检测可靠性"是指某种检测方法对一份样本的重复检测得到一致结果的能力。

（4）定期基因突变监测

定期筛查能够在最早的时间点检测出基因突变。定期基因突变监测对于频繁发生基因突变的 CML 进展期患者是适合的。然而，以 IM 为一线治疗的 CML-CP 患者的基因突变率相对低（治疗 2 年后为 5%～10%），基因监测可能并不符合成本效率比。不过，对于细胞遗传学和分子生物学反应欠佳、bcr/abl 水平显著上升的患者就应当定期监测。使用更灵敏的突变检测方法，其价值目前还未得到确认，主要是因为并不是所有通过 HPLC、ASO（等位基因特异性寡核苷酸）-PCR 等更敏感方法检测到的基因突变都会在随后的 12～24 个月内导致耐药。已证实，bcr/abl 基因水平显著升高的患者中有 61% 通过直接测序检出基因突变。在基因扩增＞2 倍却仍在 MMR 水平以下，直接测序的突变基因检出率为 40%。基因突变分析尤其关注 T315I 或 p-loop 区，因为一些研究表明，T315I 或 p-loop 区的突变与预后不良密切相关。对这种研究分歧的一种解释是，可能只有一部分 p-loop 区突变预后会变差。

(5) 分子学监测的国际标准

Ross DM 等比较细胞遗传学和 RQ-PCR 两种方法时发现，bcr/abl 表达降低 1～2 个对数级，98% 的 CML 患者达到 MCR；而 bcr/abl 表达降低 2～3 个对数级，91% 的 CML 患者达到 CCR。说明 RQ-PCR 是评价 CML 治疗疗效和预后的最好指标。由于不同实验室 RQ-PCR 检测存在检测结果的差异，订立一种国际通行的刻度对于量化 bcr/abl 转录水平检测是非常必要的。这将有助于在国际上同行在评价不同用药方案的疗效和开展国际间大规模临床试验时可以采用统一的标准。也使得临床医生更加信赖本地实验室 RQ-PCR 得出的 MMR 结果。2005 年 10 月在 Bethesda 召开的共同会议，由美国、澳大利亚、意大利、德国、韩国和中国台湾、中国香港等 12 家实验室共同建立了 RQ-PCR 国际检测标准（IS）。国际刻度固定 MMR 水平为 0.1%。本地实验室将其内部检测结果转化为国际刻度的过程涉及：

1) 采用 Bethesda 会议制定的共同原理；

2) 多次测试一套参考标准后建立本实验室特异性的转换因子（conversion factor, CF）；

3) 将本地实验室获得的所有 bcr/abl 值与转换因子相乘，得出符合国际标准刻度的结果。为测试这一途径的准确性，一系列临床样本经本地实验室检测后，将被送到国际参考实验室，以验证转化因子是否提供了精确转换。此外，RQ-PCR 检测还可用于早期确认 IM 耐药性的产生和突变的筛选。Branford S 等报道，bcr/abl 表达升高 2 个对数级，61% 的 CML 患者发生突变。T315I 突变和 p-loop 区的突变与部分 CML 的预后有密切关系。经 IM 治疗两年的 CML-CP 患者突变的发生率只有 5%～10%。因此，IM 治疗后细胞遗传学和分子生物学反应不佳或 *bcr/abl* 表达明显增高的患者是突变筛选的重点。

(马 军 邱 林)

参考文献

1. Nowell PC, Hungerford DA. Chromosome studies on normal and leukemic human leukocytes. J Natl Cancer Inst, 1960, 25: 85-109.
2. O'Brien SG, Guilhot F, Larson RA, et al. Imatinib compared with interferon and low-dose cytarabine for newly diagnosed chronic-phase chronic myeloid leukemia. N Engl J Med, 2003, 348: 994-1004.
3. Gorre ME, Mohammed M, Ellwood K, et al. Clinical resistance to STI-571 cancer therapy caused by BCR-ABL gene mutation or amplification. Science, 2001, 293: 876-880.
4. Yong AS, Szydlo RM, Melo JV, et al. Molecular profiling of $CD34^+$ cells identifies low expression of CD7, along with high expression of proteinase 3 or eastase, as predictors of longer survival in patients with CML. Blood, 2006, 107: 205-212.
5. Radich JP, Dai H, Mao M, et al. Gene expression changes associated with progression and response in chronic myeloid leukemia. Proc Natl Acad Sci USA, 2006, 103: 2794-2799.
6. White DL, Saunders VA, Dang P, et al. OCT-1 mediated influx is a key determinant of the intracellular uptake of imatinib but not nilotinib (AMN107): reduced OCT-1 activity is the cause of low in vitro sensitivity to imatinib. Blood, 2006: 2005-2011-4687.
7. Michor F, Hughes TP, Iwasa Y, et al. Dynamics of chronic myeloid leukemia. Nature, 2005, 435: 1267-1270.
8. Branford S, Rudzki Z, Parkinson I, et al. Real-time quantitative PCR analysis can be used as a primary screen to identify patients with CML treated with imatinib who have BCR-ABL kinase domain mutations. Blood, 2004, 104: 2926-2932.

9. Hughes T, Branford S. Molecular monitoring of BCR-ABL as a guide to clinical management in chronic myeloid leukemia. Blood Reviews, 2006, 20: 29.
10. Druker BJ, Guihot G, O'Brien S, et al. Long-term benefits of imatinib (IM) for patients newly diagnosed with chronic phase (CML-CP): the 5-year update from the IRIS study [abstract]. J Clin Oncol, 2006, 24: 338s.
11. National Comprehensive Cancer Network Chronic Myelogenous Leukemia Clinical Practice Guidelines in Oncology. 2006. http://www.nccn.org/professionals/physician_gls/PDF/cml.pdf. Accessed June, 1, 2006.
12. Talpaz M, Shah NP, Kantarjian H, et al. Dasatinib in imatinib-resistant Philadelphia chromosome-positive leukemias. N Engl J Med, 2006, 354: 2531-2541.
13. Kantarjian H, Giles F, Wunderle L, et al. Nilotinib in imatinib-resistant CML and Philadelphia chromosome-positive ALL. N Engl J Med, 2006, 354: 2542-2551.
14. Weisberg E, Manley PW, Breitenstein W, et al. Characterization of AMN107, a selective inhibitor of native and mutant Bcr-Abl. Cancer Cell, 2005, 7: 129-141.
15. O'Hare T, Walters DK, Stoffregen EP, et al. In vitro activity of Bcr-Abl inhibitors Amn107 and BMS-354825 against clinically relevant imatinib-resistant Abl kinase domain mutants. Cancer Res, 2005, 65: 4500-4505.
16. Talpaz M, Apperley JF, Kim DW, et al. Dasatinib (D) in patients with accelerated phase chronic myeloid leukemia (AP-CML) who are resistant or intolerant to imatinib: results of the CA180005 'START-A' study [abstract]. J Clin Oncol, 2006, 24: 343s.
17. Coutre S, Martinelli G, Dombret H, et al. Dasatinib (D) in patients (pts) with chronic myelogenous leukemia (CML) in lymphoid blast crisis (LB-CML) or Philadelphia chromosome-positive acute lymphoblastic leukemia (Ph+ALL) who are imatinib (IM)-resistant (IM-R) or intolerant (IM-I): The CA180015 'START-L' study [abstract]. J Clin Oncol, 2006, 24: 344s.
18. Giles FJ, Larson R, Le Coutre P, et al. A phase II study of AMN107, a novel inhibitor of Bcr-Abl, administered to imatinib-resistant or

intolerant patients (pts) with Ph⁺ chronic myeloid leukemia (CML) in blast crisis (BC) or relapsed/refractory Ph⁺ acute lymphoblastic leukemia (ALL) [abstract]. J Clin Oncol, 2006, 24: 346s.

19. Aoki E, Kantarjian H, O'Brien S, et al. High-dose imatinib mesylate treatment in patients (pts) with untreated early chronic phase (CP) chronic myeloid leukemia (CML): 2.5-year follow-up [abstract]. J Clin Oncol, 2006, 24: 345s.

20. Copland M, Hamilton A, Elrick LJ, et al. Dasatinib (BMS-354825) targets an earlier progenitor population than imatinib in primary CML but dose not eliminate the quiescent fraction. Blood, 2006, 107 (11): 4532-4539.

21. Young MA, Shah NP, Chao LH, et al. Structure of the kinase domain of an imatinb-resistant Abl-mutant in complex with the aurora kinase inhibitor VX-680. Cancer Res, 2006, 66: 1007-1014.

22. Bradeen HA, Eide CA, O'Hare T, et al. Comparison of imatinib, dasatinib (BMS-354825), and nilotinib (AMN107) in an n-ethyl-n-nitrosourea (ENU)-based mutagenesis screen: high efficacy of drug combinations. Blood, First Edition Paper, prepublished online June 13, 2006.

23. Gratwohl A, Baldomero H, Urbano-Ispizua A, et al. EBMT activity survey 2004 and changes in disease indication over the past 15 years. Bone Marrow Transplant, 2006, 37: 1069-1085.

24. Guilhot FG, Larson RA, Druker BJ, et al. On behalf of the IRIS study group. Long term benefits of imatinib (IM) for patients newly diagnosed with chronic myelogenous leukemia in chronic phase (CML-CP): the 5-year update from the IRIS study. Haematologica, 91 (supplement 1), A466. 1-3-0606.

25. Gratwohl A, Brand R, Apperley J, et al. Allogeneic hematopoietic stem cell transplantation for chronic myeloid leukemia in Europe 2006: transplant activity, long-term data and current results. An analysis by the Chronic Leukemia Working Party of the European Group for Blood and Marrow Transplantation (EBMT). Haematologica, 2006, 91: 513-521.

26. Crawley C, Szydlo R, Lalancette M et al. Outcomes of reduced-intensity transplantation for chronic myeloid leukemia: an analysis of prognostic

factors from the Chronic Leukemia Working Party of the EBMT. Blood, 2005, 106: 2969-2976.
27. Weisser M, Tischer J, Schnittger S, et al. A comparison of donor lymphocyte infusions or imatinib mesylate for patients with chronic myelogenous leukemia who have relapsed after allogeneic stem cell transplantation. Haematologica, 2006, 91: 663-666.
28. Maness LJ, McSweeney PA. Treatment options for newly diagnosed patients with chronic myeloid leukemia. Curr Hematol Rap, 2004, 3: 54-61.
29. Corts J. Natural history and staging of chronic myelogenous leukemia. Hematol Oncol Clin North Am, 2004, 18: 569-584.
30. Garcia-Manero G, Faderl S, O'Brien S, et al. Chronic myelogenous leukemia: a review and update of therapeutic strategies. Cancer, 2003, 98: 437-457.
31. Heisterkamp N, Groffen J, Stephenson JR, et al. Chromosomal localization of human cellular homologues of two viral oncogenes. Nature, 1982, 299: 747-749.
32. Scheijen B, Griffin JD. Tyrosine kinase oncogenes in normal hematopoiesis and hematological disease. Oncogene, 2002, 21: 3314-3333.
33. Melo JV, Deininger MWN. Biology of chronic myelogenous leukemia-signaling pathways of initiation and transformation. Hematol Oncol Clin N Am, 2004, 18: 545-568.
34. Pane F, Frigeri F, Sindona M, et al. Neutrophilic-chronic myeloid leukemia: a distinct disease with a specific molecular marker (bcr/abl with C3/A2 junction. Blood, 1996, 88: 2410-2414.
35. Vardiman JW, Harris NL, Brunning RD. The World Health Organization (WHO) classification of the myeloid leukemia. Blood, 2002, 100: 2292-2302.
36. Sokal JE, Cox EB, Baccarani M, et al. Prognostic discrimination in "good-risk" chronic granulocytic leukemia. Blood, 1984, 63: 789-799.
37. Hasford J, Pfirrmann M, Hehlmann R, et al. A new prognostic score for survival of patients with chronic myeloid leukemia treated with interferon alfa. Writing Committee for the Collaborative CML Prognostic Factors

Project Group. J Natl Cancer Inst, 1998, 90: 850-858.
38. Kantarjian HM, O'Brien S, Anderlini P, et al. Treatment of chronic myelogenous leukemia: current status and investigational options. Blood, 1996, 87: 3069-3081.
39. Faderl S, Hochhaus A, Hughes T. Monitoring of minimal residual disease in chronic myeloid leukemia. Hematol Oncol Clin N Am, 2004, 18: 657-670.
40. Kantarjian HM, Talpaz M, Cortes J, et al. Quantitative polymerase chain reaction monitoring of BCR/ABL during therapy with imatinib mesylate (STI571, Gleevec) in chronic-phase chronic myelogenous leukemia. Clin Cancer Res, 2003, 9: 160-166.
41. Guilhot F, Chastang C, Michallet M, et al. Interferon alfa-2b combined with cytarabine versus interferon alone in chronic myelogenous leukemia. Franch Chronic Myeloid Leukemia Group. N Engl J Med, 1997, 337: 223-229.
42. Baccarani M, Rosti G, de Vivo A, et al. A randomized study of interferon-alpha versus interferon-alpha and low dose arabinosyl cytosine in chronic myeloid leukemia. Blood, 2002, 99: 1527-1535.
43. Bonifazi F, de Vivo A, Rosti G, et al. Chronic myeloid leukemia and interferon-α: a study of complete cytogenetic responders. Blood, 2001, 98: 3074-3081.
44. Michallet M, Maloisel F, Delain M, et al. Pegylated recombinent interferon alpha-2b vs recombinant interferon alpha-2b for the initial treatment of chronic-phase chronic myelogenous leukemia: a phase III study. Leukemia, 2004, 18: 309-315.
45. Lipton JH, Khoroshko ND, Golenkov AK, et al. 2-year survival data from a randomized study of peginterferon alfa-2a (40kD) vs interferon alfa-2a in patients with chronic-phase chronic myelogenous leukemia. Blood, 2003, 102 (suppl): 904a.
46. Radich JP, Gooley T, Bensinger W, et al. HLA-matched related hematopoietic cell transplantation for chronic-phase CML using a targeted busulfan and cyclophosphamide preparative regimen. Blood, 2003, 102: 31-35.

47. Qazilbash MH, Giralt SA, Champlin RE, et al. Nonmyeloablative stem cell transplantation for chronic myeloid leukemia. Hematol Oncol Clin N Am, 2004, 18: 703-713.
48. Savage DG, Antman KH. Imatinib mesylate—a new oral targeted therapy. N Engl J Med, 2002, 346: 683-693.
49. Crossman LC, O'Brien SG. Imatinib therapy in chronic myeloid leukemia. Hematol Oncol Clin N Am, 2004, 18: 605-617.

第五章 成人急性淋巴细胞白血病

一、概论

急性淋巴细胞白血病（acute lymphoblastic leukemia，ALL）是淋巴细胞恶性增殖性疾病，起源于单克隆 B 淋巴细胞或 T 淋巴细胞的前体细胞，特征为骨髓和外周血中出现大量原始和幼稚淋巴细胞，肿瘤细胞的增生和聚集抑制骨髓正常造血，导致贫血、血小板和中性粒细胞减少。髓外浸润可导致肝、脾和淋巴结等肿大，并可伴有中枢神经系统（CNS）、睾丸或卵巢白血病浸润，产生相应的临床表现。

ALL 总发病率为 1.0～1.5/10 万，男性略高于女性。从年龄分析，有两个发病高峰：4～5 岁为第一个高峰，约为 4～5/10 万。从青年到 50 岁发病率不断下降，50 岁左右发病率再次缓慢升高，在 60 岁左右达到另一个小高峰。ALL 是最常见的儿童急性白血病，但是只占成人急性白血病的 20%。在过去的 25 年里，儿童 ALL 的疗效不断提高，目前的治愈率已经达到了 75%～80%。相比之下，成人 ALL 治疗效果仍然比较差，仅有 30%～40% 的患者获得长期生存。成人 ALL 发病机制、分子基础方面的研究进展，有可能产生更合理的、按照危险度分层调整的治疗策略和新的治疗方法，从而提高成人 ALL 的疗效。

【病因和发病机制】

大多数成人 ALL 病因不明，目前认为其发生是遗传因素和多种因素相互作用的结果。

1. 电离辐射

大剂量的电离辐射可导致白血病。电离辐射导致白血病的资料，大多地来自日本受原子弹袭击后的研究。日本广岛及长崎受原子弹袭击后，幸存者中白血病发病率明显升高。放射治疗导致白血病的作用也比较明确，经过放射治疗的强直性脊柱炎患者，发生白血病的相对危险性升高。放射性核素磷（^{32}P）治疗真性红细胞增多症，也可以导致白血病发病率增加。

2. 化学因素

有些化学品可导致白血病，普遍认为苯及甲苯是致白血病的化学物质。随着抗肿瘤药物的应用增加，化疗药物引起白血病的报道日渐增多，其中绝大多数是由烷化剂引起的。一些研究表明 ALL 与杀虫剂、空气污染和吸烟有关，但各流行病学研究之间并未达成一致。化学因素导致的白血病多数为急性髓系白血病（AML），ALL 相对少见。

3. 病毒

业已证明，鸡、小鼠、猫、牛和长臂猿等动物的自发性白血病与病毒关系密切，已分离出相应的白血病病毒，此类病毒属于逆转录病毒，通过逆转录酶作用合成 DNA，并使之整合到宿主细胞的 DNA 中去，从而改变宿主细胞的生物学特性，使正常干细胞转变为恶性细胞株。但是长期以来并没有迹象表明，人类白血病患者的血液能感染健康人而致白血病。1980 年从人 T 细胞白血病中分离出一株新的病毒（HTLV）与 1976 年日本所发现的成人 T 淋巴细胞白血病病毒（ATLV）是同一种病毒。这是人类白血病病因研究中的一个突破。另外，部分 Burkitt 白血病的发生与 EB 病毒（EBV）感染密切相关。

4. 遗传因素

家族性白血病约占白血病的 7‰。单卵孪生子，如果一个人发生白血病，另一人的发病率高达 20%。先天愚型（Down 综合征）白血病发病率达 50/10 万，比正常人群高 20 倍。此外先天性再生障碍性贫血（Fanconi 贫血）、侏儒面部毛细血管扩张病（Bloom 综合征）及先天性丙种球蛋白缺乏症等白血病发病率均较高。

尽管存在这些可能致病因素，但尚无一种因素能充分解释全部情况。因此，推测白血病的发生并非单一因素，可能是多种因素作用的结果，患者存在先天性的易感素质，在外界因素的作用下发生白血病。

二、临床表现

ALL 的临床表现各异，可以表现得比较隐匿，也可以呈急性发展，这取决于骨髓被恶性克隆替代的程度和髓外浸润的范围。临床表现主要包括骨髓组织受白血病细胞浸润所引起的造血功能障碍之表现（如贫血、感染、出血等）以及白血病细胞的全身浸润引起脏器的异常（如淋巴结、肝脾肿大等）两大方面。与 AML 相比，两者起病情况及发热、出血、贫血等症状基本相似，但髓外浸润及中枢神经系统白血病更常见。

1. 正常骨髓造血功能受抑制的表现

（1）贫血

贫血是白血病最常见的症状之一。有的患者早期可无贫血，也可以贫血为首发表现，且随着病情进展而加重。贫血发生的机制为骨髓中红细胞的增殖被白血病细胞增殖所代替，或受到白血病细胞分泌的抑制因子所抑制。另外，某些化疗药物，如氨甲蝶呤（MTX）、阿糖胞苷（Ara-C）、6-巯基嘌呤（6-MP）均可导致药物性巨幼细胞性贫血，在达到完全缓解（CR）前可加重贫血。贫血时病人会出现一系列的组织和器官的缺氧症状。在早期病人的皮肤黏膜呈苍白色，尤其在甲床、口唇黏膜、睑结膜等处最为显著；病人自感疲倦、乏力、头晕耳鸣、记忆力衰退、思想不集中；脉率变快、呼吸急促；食欲不振、腹胀、腹泻、多尿；月经不调和性欲减退等、贫血严重时病人还可有低热、水肿和蛋白尿表现等。查体可在心尖和肺瓣膜区闻及收缩期吹风样杂音，心电图呈低电压等变化。

（2）出血

出血也是常见表现。出血部位分布广泛，以皮肤、黏膜最常见，表现为皮肤瘀点、瘀斑及鼻出血、齿龈出血等，内脏出血可导致严重后果,如颅内出血、内脏出血、消化道出血等。血小板质和量的异常是出血的最主要因素。播散性血管内凝血、凝血因子缺乏也可导致出血。白血病细胞对血管壁浸润破坏,以及白血病细胞异常增加而导致白血病细胞在小动脉或小静脉堆积(称之为白细胞淤滞)也增加出血风险。另外,合并肺部曲霉菌感染可导致严重咯血。

(3) 发热

是急性白血病常见的症状之一。虽然白血病本身可以发热,但高热往往提示有继发感染。感染所致发热常>39℃,伴有发冷、寒战、出汗、心动过速等中毒症状。病原菌除一般致病性细菌之外,由于粒细胞减少、免疫功能降低,条件致病菌也可引起严重感染,如绿脓杆菌、大肠杆菌、变形杆菌、表皮葡萄球菌等。此外,病毒、真菌以及原虫(如肺孢子虫)也常见。白血病本身引起的发热称为非特异性热或肿瘤热,可能与白细胞破坏后释放致热原或白介素Ⅰ以及前列腺素E_2及肿瘤坏死因子的生成增加有关。肿瘤热的特点是体温往往<38℃,常无寒战、出汗、心动过速等中毒症状,检查无感染证据,足量抗生素治疗无效,但有效的抗白血病治疗可使体温下降。

2. 白血病细胞增殖浸润的表现

白血病细胞可以浸润任何器官,其中淋巴结、肝、脾、中枢神经系统和皮肤是最容易受累及的部位。

(1) 肝、脾、淋巴结肿大

可有轻度肝脾肿大,但并非普遍存在。肝脾肿大除由于白血病细胞浸润外,还与新陈代谢增高有关。淋巴结肿大多见,约50%病例诊断时可发现淋巴结肿大。T细胞ALL常伴有纵隔淋巴结肿大。

(2) 骨关节疼痛

儿童患者比成人更易发生,骨痛常比较剧烈,主要见于四肢骨、脊柱和骨盆,游走性不明显,应用一般止痛剂疗效不佳。骨痛产生的主要原因是骨髓腔内白血病细胞的过度增生,引起压力增高。胸骨压痛是白血病常见的体征之一。应用化学药物治疗时,大量白血病细胞被杀伤产生的代谢物质可导致高尿酸血症，引起痛风性关节痛。此外，骨髓坏死也是导致剧烈骨痛的原因之一。

（3）神经系统白血病（central nervous system leukemia，CNSL）

CNSL可影响脑脊液（CSF）循环，造成颅内压增高，患者出现头痛、恶心、呕吐、视力模糊、视乳头水肿、展神经麻痹等现象；神经根被浸润可引起颅神经麻痹，特别是通过颅神经孔处的第3对和第7对颅神经易受累，可引起面瘫；脊髓受白血病细胞浸润，以进行性截瘫为主要特征；血管内皮受浸润以及白血病细胞淤滞，可发生继发性脑出血，临床表现同脑血管意外。中枢神经系统白血病多发生在白血病的缓解期，ALL发生率比AML高。

（4）睾丸

睾丸白血病是仅次于CNSL的白血病髓外复发的根源。主要表现为睾丸无痛性肿大，多为一侧性，另一侧虽无肿大，但在活检时往往也发现有白血病细胞浸润。明确诊断需病理活检。

三、辅助检查

1. 常规辅助检查

（1）血象

新诊断的ALL病人一般能发现贫血、中性粒细胞和血小板减少，其降低的程度反映了白血病细胞替代正常骨髓造血的程度。白细胞数变化范围较大，2/3患者就诊时白细胞总数升高，白细胞数$>100\times10^9/L$的病例多于AML。血小板减少以轻至中度为多，晚期明显减少。少数ALL患者发病早期会出现全血细胞减少，应注意与再生障碍性贫血等骨髓衰竭性疾病鉴别。

（2）生化检查

血清尿酸浓度增高，特别在化疗期间尿酸排泄量增加，甚至出现尿酸结晶。患者发生播散性血管内凝血时可出现凝血异常。部分患者乳酸脱氢酶（LDH）升高。

（3）胸片检查可以明确是否有纵隔淋巴结肿大；心电图、心脏彩超检查可以辅助判断是否可以耐受化疗，尤其应该注意左心室射血分数（LVEF）。

2. 脑脊液（CSF）检查

对于新诊断的 ALL 患者进行腰椎穿刺检查 CSF 是诊断中枢神经白血病的主要措施。但严重血小板减少、有出血危险的病例，应该在输注血小板达安全水平后进行。同时腰穿操作中应避免出血，否则一方面可导致 CSF 因混有血中的白血病细胞而出现假阳性，另一方面外周血白细胞高的病例有发生白血病细胞医源性"种植"的风险。

3. 骨髓检查

（1）骨髓象

骨髓穿刺检查是诊断 ALL 的主要方法，大多数骨髓涂片增生明显活跃或极度活跃，也有少数为增生减低。增生的有核细胞主要是原始和早期幼稚淋巴细胞，白血病细胞（原淋＋幼淋）≥20% 可诊断为 ALL。骨髓活检可以辅助诊断，尤其是在发生骨髓穿刺"干抽"时，骨髓活检意义更大。

（2）细胞化学染色

不同于 AML，ALL 缺乏特异的细胞化学染色检查。过氧化物酶（POX）染色、苏丹黑（SB）染色在 ALL 为阴性，可用于与 AML 鉴别。非特异性酯酶（NSE）阴性，可与急性单核细胞白血病鉴别。过碘酸-雪夫（PAS）染色反应阳性，形态多为粗大颗粒，或呈小珠、团块状，但 PAS 染色特异性不强，在红白血病和其他类型白血病中也可以阳性。末端脱氧核苷酸转移酶（TdT，一种核酶，在所有不成熟淋巴细胞和少数髓系祖细胞中表达）可用于 Burkitt 白血病与其他亚型 ALL 的鉴别。

（3）电镜检查

随着现代试验技术的进步，电镜在 ALL 诊断中的地位已下降。目前仅仅用于与急性巨核细胞白血病（ANLL－M7）相鉴别，后者在电镜下血小板过氧化物酶阳性。

（4）免疫学检查

由于使用方便、诊断准确，目前流式细胞仪检测已成为首选的鉴别细胞系的办法。白血病细胞完整的免疫表型也是流式法监测微量残留白血病（MRD）的基础。根据免疫表型，ALL 分为前体 B 细胞（precursor-B-cell）ALL、成熟 B 细胞（mature-B-cell）ALL 和 T 细胞（T-lineage）ALL（见表 5-1）。

前体 B-ALL：免疫表型为 TdT、HLA-DR、CD19、cytCD79a 阳性，不同程度表达 CD20 和 CD22。髓系抗原 CD13、CD33 可以阳性，该阳性不能排除前体 B-ALL 的诊断。前体 B-ALL 根据发育又分为三个阶段：①早期前体 B-ALL（Pro-B-ALL）：CD19、cytCD79a、cytCD22 阳性，不表达其他 B 细胞分化抗原。②普通 ALL（common-ALL，cALL）：cALL 是成人和儿童 ALL 中最常见的免疫表型，CD10 阳性（CD10 又称为 cALL 抗原）。③前体 B-ALL（Pre-B-ALL）：胞浆 μ 链（cyt-μ）阳性，膜表面免疫球蛋白（sIg）阴性。

成熟 B 细胞-ALL：表达单一轻链的膜 IgM 和 B 细胞相关抗原 CD19、CD22、CD20 及 CD10、bcl-6（说明肿瘤细胞起源于生发中心）。CD5、CD23、TdT 阴性，bcl-2 阴性。成熟 B 细胞 ALL 的细胞形态多表现为 FAB 分型中的 L_3 型，几乎 100% 的白血病细胞 Ki-67 阳性（提示肿瘤细胞高的分裂指数）。

T 细胞 ALL：免疫表型为 TdT 阳性，绝大多数患者 CD7 和 cytCD3 阳性；CD1a、CD2、CD3（系列特异性标志）、CD4、CD5、CD8 不同程度表达。CD4 和 CD8 可同时表达，CD10 可以阳性，部分患者约（10%）CD79a 阳性。T 细胞受体（TCR）克隆性重排阳性，但不是系列特异性标记。髓系相关抗原 CD13、CD33、CD117 的表达并不除外 T-ALL 的诊断。

T 细胞 ALL 根据正常胸腺细胞分化的阶段分为 pro-T-ALL（cytCD3$^+$、CD7$^+$、CD2$^-$、CD34$^{+/-}$）；pre-T-ALL（cytCD3$^+$、CD7$^+$、CD2$^+$、CD1a$^-$、CD34$^{+/-}$）；皮质 T-ALL（cytCD3$^+$、CD7$^+$、CD2$^+$、CD1a$^+$、CD34$^-$）；髓质 T-ALL（cytCD3$^+$、CD7$^+$、CD2$^+$、CD1a$^-$、CD34$^-$、sCD3$^+$）。CD4 和 CD8 在 pro-T-ALL 和 pre-T-ALL 为双阴性（CD4$^-$ 和 CD8$^-$），在皮质

ALL 为双阳性（$CD4^+$ 和 $CD8^+$），在髓质 ALL 为单阳性（$CD4^+$ 或 $CD8^+$）。

15%～50%的成人 ALL 和 5%～35%的儿童 ALL 细胞同时表达髓系分子标志，其中最常见标志为 CD13 和 CD33。髓系分子标志的表达除了在伴有 t（9；22）和 t（4；11）易位的病例中发生率较高外，与 FAB 分型或核型无关。尽管较早的研究显示同时表达髓系分子标志的 ALL 预后较差，但最近的研究并未显示有任何预后意义。

(5) 细胞遗传学和分子遗传学检查

60%～70%的成人 ALL 具有重现性细胞遗传学异常。目前，细胞遗传学的异常已成为 ALL 最重要的预后判断指标，并且可用于 MRD 的监测。因此，成人 ALL 的诊断时细胞遗传学是不可或缺的检查。染色体异常可分为数目异常和结构畸变。(见表 5-2)

1) t(9;22)(q34;q21)

9 号染色体和 22 号染色体易位形成的 Ph 染色体是成人 ALL 最常见的细胞遗传学异常。9 号染色体 *abl* 基因的一个片段（9q34）易位到 *bcr* 基因的不同断裂点簇区域，形成 *bcr/abl* 融合基因。根据 *bcr* 断裂点位置不同，*bcr/abl* 融合基因转录翻译成的癌蛋白分别为 P190 和 P210，两者均可以在成人 ALL 中发现，但是以前者为主，这两种不同分子量的蛋白在 Ph^+ ALL 的发生发展中起重要作用。Ph^+ ALL 的肿瘤细胞多为普通 B 细胞型，同时表达 CD10 和髓系分子标志。在 FAB 分型中，Ph^+ ALL 往往对应 L1 型。Ph 染色体是独立的预后不良因素，约有 25%的成人 ALL 诊断时有 Ph 染色体，而只有 3%的儿童 ALL 伴有 Ph 染色体，这也是成人 ALL 治疗效果比较差的重要原因。

2) 染色体 $9p^{21}$ 异常

约有 15%的成人 ALL 存在涉及 9 号染色体短臂的染色体异常。可表现为 dic(9;12)(p11-13;p11-13)和 dic(9;20)(p11;q11) 以及 del(9p)。染色体 $9p^{21}$ 的异常将导致 INK4 家族抑癌基因 $p^{16INK4a}$ 和 $p^{15INK4b}$ 的失活。

3) t(12;21)(p12;q22)

由位于 12p12 的 *TEL* 基因与 21q22 的 *AML*1 基因相互易位而产生 *TEL/AML*1 融合基因。t(12;21)约占儿童 ALL 的 25%，但在成人 ALL 中少见（2%）。*TEL/AML*$_1$ 融合基因阳性是预后良好的一项独立判断指标。值得注意的是，传统的细胞遗传学检查难以发现 t(12;21)，应用 FISH 和 PCR 方法可显著提高检出率。

4) t(1;19)(q23;p13)

由位于 1q23 的 *PBX*1 基因与 19p13 的 *E2A* 基因相互融合而成 *E2A/PBX*1 融合基因。关于该染色体异常的预后的意义目前仍有争议，目前比较一致的意见是：伴有 t（1；19）的 ALL 患者标准的化疗的预后差（儿童 ALL 更明显）；而强烈化疗可显著提高疗效。

5) 11q23 重排

11q23 重排涉及混合白血病（mixed lineage leukemia，MLL）基因，可见于 t(4;11)(q21;q23)、t(9;11)(p21;q23)、t(11;19)(q23;q13.3)、t(3;11)(q22;q23)。其中 t(4;11)(q21;q23)最常见，形成 *MLL/AF*4 融合基因。3%～7%成人 ALL 中可发现 11q23 重排，并提示预后不良。

6) t(8;14)易位及其变异型

t(8;14)(q24;q32)及其变异型 t(8;22)(q24;q11)和 t(2;8)(q12;q24)是成熟 B 细胞 ALL 的特征性染色体异常，均导致 c-myc 基因的转录增加和 c-myc 蛋白过度表达。用传统方法治疗成熟 B 细胞 ALL 疗效极差，随着治疗方式的改变，疗效已明显提高。

7) 染色体数目异常

＞50%的超二倍体预后较好；47%～50%的超二倍体和正常二倍体预后居中；亚二倍体预后较差。

8) T 细胞受体基因重排

T 细胞受体基因（T-cell receptor，TCR）重排阳性是 T 细胞 ALL 中最常见的遗传学异常。目前尚未发现特异的细胞遗传学异常与临床上某一特殊的 T 细胞 ALL 的亚型有关。

表 5-1

	TdT	HLA-DR	CD34	CD19	cCD22	CD79a	CD10	Cyμ*	Cyκ/λ	IgH/L**	cyCD3	CD7	CD1a	CD2	sCD3
B-ALL															
早期前 B-ALL (pro-B-ALL)	+	+	+	+	+	+	-	-	-	-					
普通型 ALL (Common-ALL)	+	+	-	+	+	+	+	-	-	-					
前 B-ALL (Pre B-ALL)	+	+	-	+	+	+	±	+	-	-					
B-ALL (Mature B)	-	+	-	+	±	+	-	-	-	+					
T-ALL															
早期前 T-ALL (pro-T-ALL)	+	±	±								+	+	-	-	-
前 T-ALL (Pre T-ALL)	+	±	±								+	+	-	-	-
皮质 T-ALL	+	-	-								+	+	+	+	-
髓质 T-ALL	+	-	-								+	+	-	+	+

* 胞浆免疫球蛋白 μ 重链
** 表面免疫球蛋白

本表引用自 Han X, Bueso-Ramos CE. Advance in the pathological diagnosis and biology of acute lymphoblastic leukemia. Ann Diagn Pathol, 2005, 9 (4): 239-257

表 5-2 成人 ALL 诊断时常见的细胞遗传学和分子生物学异常

染色体	基因	细胞遗传学	成人 (%)	儿童 (%)
8q24	myc-Ig	t(8;14), t(8;22), t(2,8)	5	2
>46 染色体			5	25
<46 染色体			5	6
12p12	ETV6-AML1	t(12;21)(p12;q22)	1	22
19p13.3	E2A-PBX1	t(1;19), t(17;19)	3	5
11q23	MLL	t(4;11)(q21;q23), t(9;11)(p21;q23), t(11;19)(q23;q13.3), t(3;11)(q22;q23), t(x;11)(q13;q23)	8	10
9q34	bcr-abl	t(9;22)(q34;q11)	25	3
14q11	TCR	t(14q11)	20	15
5q35	HOX11L2	t(5;14)(q35;q32)	1	2.5
1p32	TAL-1	t(1;14)(p32;q11)	12	7

续表 5-2

染色体	基因	细胞遗传学	成人(%)	儿童(%)
10q24	HOX11	t(10;14)(q24;q11), t(7;10)(q35;q24)	8	1
9p21	$p16^{INK4a}$ $p15^{INK4b}$	Del(9p21-22)	15	20
9q32	TAL-2	t(7;9)(q34;q32)	少见	少见
13q14	miR15/miR16	Del(13q14)	3	2
11q22	ATM	Del(11q22-23)	28*	16*
6q23		Del(6q), t(6;12)(q23;p13)	6	5

*杂合性丢失（LOH）者为阳性

本表引自：Estey EH, Facierl SH, Kantarjian HM. Hematologic Malignancies: Acute Leukemia. NewYork: Springer, 2008: 119-130.

四、诊断分型和鉴别诊断

1. 诊断分型

随着检查方法的迅速发展和对白血病生物学特点认识的加深，ALL 的诊断分型经历了以细胞形态学（morphology）为主，到免疫学（immunology）、到细胞遗传学（cytogenetics）、分子生物学（molecular biology）即 MICM 分型的转变。诊断的客观性、准确率显著提高；更重要的是为判断预后、指导治疗及微量残留白血病的检测提供了依据。需要强调的是，由于其他检查手段耗时及普及性等原因，形态学和免疫学检查仍是 ALL 诊断的基础。诊断流程见图 5-1。

（1）法美英协作组关于 ALL 形态学分型

法国、美国、英国（FAB）协作组于 1976 年用 Romanowsky 染色观察血片及骨髓涂片，根据细胞大小、核浆比例、核仁大小及数量、细胞浆嗜碱程度等，辅以细胞化学染色对 ALL 各亚型细胞特征归纳如下（见表 5-3）。

表 5-3 ALL 各亚型细胞形态学特征

项目	L1	L2	L3
细胞大小	小细胞为主	大细胞为主	大细胞为主，大小较一致
核染色质	较粗、结构较一致	细而分散或粗而浓聚，结构较不一致	呈细点状，均匀一致
核形	规则，偶有凹陷折叠	不规则，常见凹陷或折叠	较规则
核仁	小而不清楚，少或无	清楚，一个或多个	明显，一个或多个，泡沫状
胞浆	少	不定，常较多	较多
胞浆嗜碱性	轻或中度	不定，有些细胞深染	深蓝色
胞浆空泡	不定	不定	常明显，呈蜂窝状

(2) WHO关于前体B和T细胞肿瘤的分类

WHO从某种程度上简化了淋巴细胞系统恶性肿瘤的分类，ALL仅分为前体B-ALL/母细胞淋巴瘤（前体B-ALL/B-LBL）和前体T-ALL/母细胞淋巴瘤（前体T-ALL/T-LBL），而将ALL-L3命名为Burkitt淋巴瘤/白血病归入成熟B细胞淋巴瘤。认为ALL和前体淋巴细胞肿瘤是同一疾病的不同临床表现，可以保留ALL的名称，不再把根据免疫表型特点划分成熟程度作为重点。骨髓中幼稚细胞>25%时诊断采用ALL的名称，幼稚细胞≤25%称为母细胞淋巴瘤。WHO认为形态学的L1、L2与免疫表型、遗传学异常和临床特点无明显相关性，没有必要继续保留该分类。L3与Burkitt淋巴瘤的白血病期相对应，可直接诊断为Burkitt淋巴瘤/白血病；同时把Burkitt淋巴瘤/白血病分为典型类型和Burkitt样淋巴瘤，强调诊断Burkitt淋巴瘤/白血病的金标准是t(8;14)(q24;q32)或其变异型改变或$c-myc$基因的重排，在无细胞遗传学资料时诊断Burkitt淋巴瘤/白血病应慎重。WHO分类更加强调遗传学异常的意义，认为遗传学异常是前体B淋巴细胞肿瘤重要的预后因素，在淋巴细胞肿瘤分类时应尽量加入遗传学资料。（见表5-4）

2. 特殊类型ALL

(1) Burkitt样ALL

比较少见，白血病细胞的免疫表型表现为成熟B淋巴细胞（TdT^-、$CD19^+$、$sIgM^+$），但是其细胞形态表现为L2。这类白血病可归为Burkitt样ALL。治疗上与Burkitt ALL没有区别。

(2) 伴嗜酸性粒细胞增多的ALL（ALL/Eo）

部分ALL伴有明显的嗜酸性粒细胞增多，甚至掩盖白血病细胞。这些嗜酸性粒细胞不是恶性细胞，而是由于白血病细胞分泌的IL-5和IL-3刺激产生的。临床表现除一般ALL常见的症状和体征外，突出表现为嗜酸性粒细胞浸润的并发症，如心悸、呼吸困难、胸痛、间质性肺浸润、皮疹等。ALL/Eo具有独特的染色体核型t(5;14)(q31;q32)。嗜酸性粒细胞异常增生可能与$5q^{31}$上的IL-3基因易位到14q32上被激活有关。ALL/Eo对化疗敏感，CR后嗜

表 5-4 ALL 的 FAB 和 WHO 分型的比较

FAB 分型	WHO 分型
原始/幼稚细胞比例≥30%	原始/幼稚细胞比例≥20%
L1/L2（形态亚群）	前体 B-ALL/原始淋巴细胞淋巴瘤
	前体 T-ALL/原始淋巴细胞淋巴瘤
	t(9;22)(q34;q11.2) *bcr/abl* 融合基因
	t(V*;11)(V;q23) *MLL* 重排
	t(1;19)(q23;p13.3) *E2A/PBX1* 融合基因
	t(12;21)(p13;q22) *TEL/AML1* 融合基因
	亚二倍体
	超二倍体
	t(5;14)(q31;q32) *IL3-IGH* 融合基因
	t(1;19)(q23;q13.3) *E2A-PBX1* 融合基因
L3	Burkitt 淋巴瘤/白血病

* V 表示多种伙伴染色体和断裂点

酸性粒细胞亦恢复正常，但易复发，生存期短，复发前数日或数月嗜酸性粒细胞再次异常升高。

(3) 颗粒型 ALL（G-ALL）

部分 ALL 原始细胞内可见直径＞$0.5\mu m$ 的嗜天青颗粒或包涵体。如果这类细胞比例大于 5%，则称之为 G-ALL。这些细胞的细胞化学 POX 和 CAE 均阴性，免疫表型上较其他 ALL 亚型更易表达髓系标记。应注意与急性嗜碱性粒细胞白血病相鉴别，后者常见于 CML 急变期。

(4) 低增生 ALL

绝大多数 ALL 骨髓有核细胞增生明显活跃或极度活跃，但有少数年轻患者骨髓增生减低，在早期阶段白血病细胞可不明显，数月或数周后骨髓恢复后表现为明显的白血病。易与骨髓增生异常综合征（MDS）和再生障碍性贫血（AA）相混淆。骨髓增生减低可能为白血病细胞产生造血抑制因子抑制正常造血有关，也可能是因为针对白血病细胞的异常免疫反应的同时抑制正常造血细胞所致。

(5) 手镜细胞 ALL

是一种具有独特细胞形态的白血病。这种细胞形如手镜,柱端圆形或椭圆形似镜面,狭长的浆似镜柄。手镜细胞（hand mirror cell, HMC）在白血病患者骨髓中大量出现,称为手镜细胞白血病。曾认为是 ALL 或混合细胞白血病（HAL）的亚型,但在 AML 也可以见到。

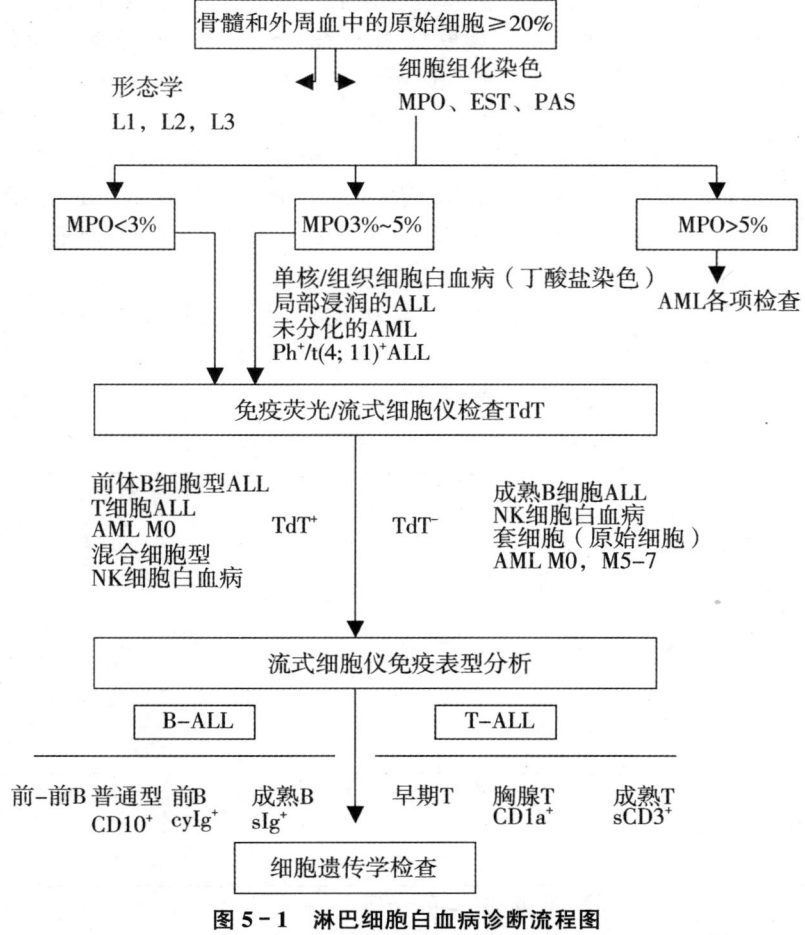

图 5-1 淋巴细胞白血病诊断流程图

3. 鉴别诊断

根据临床表现、血象和骨髓象，ALL 的诊断并不困难。在外周血和骨髓中找到白血病细胞，即可与其他原因导致的淋巴细胞增多性疾病鉴别开来。并应注意与下述疾病相鉴别：

(1) 再生障碍性贫血

少部分 ALL 患者在发生 ALL 前，有一段时间内出现全血细胞减少，此时应注意与再生障碍性贫血相鉴别。部分 ALL 病例对糖皮质激素极其敏感，如诊断前予地塞米松（Dxm）等糖皮质激素治疗，外周血可出现全血细胞减少，骨髓象可表现为增生低下。因此，在获得检查所需标本前慎用糖皮质激素。

(2) 急性双表型白血病（acute hybrid leukemia，HAL）

成人 ALL 伴髓系表面标志表达并不罕见，尤其是 Ph^+ ALL 更是如此。ALL 细胞可以表达 CD13 或/和 CD33，这种情况称之为"ALL 伴髓系表达"。HAL 是指急性白血病中两系/两系以上共同累及的一组疾病，常见为淋巴系和髓系。"ALL 伴髓系表达"需要与 HAL 相鉴别，鉴别的意义在于选择 ALL 还是 AML 的治疗方案。鉴别主要依据免疫表型见表 5-5。

表 5-5 EGIL1998 年修订积分诊断系统

分值	B 淋巴细胞系	T 淋巴细胞系	髓细胞系
2	CyCD79a Cyμ CyCD22	CyCD3 TCRαβ TCRγδ	CyMPO*
1	CD19 CD20 CD10	CD2 CD5 CD8 CD10	CD117 CD13 CD33 CD65
0.5	TdT CD24	TdT CD7 CD19	CD14 CD15 CD64

*：用 anti-MPO McAb 或细胞化学法证明

当髓系和一个淋系积分均>2 分时，则诊断为 HAL

(3) 慢性粒细胞白血病急淋变

Ph$^+$ ALL 不容易与无慢性期的慢性粒细胞白血病（CML）急淋变相鉴别。CML 急淋变后免疫表型与 ALL 相同，因此免疫表型对鉴别没有帮助。部分学者指出 Ph$^+$ ALL 的 Ph 染色体仅见于淋巴系白血病细胞克隆，而 CML 的 Ph 染色体累及多能干细胞，见于所有细胞系。因此全血细胞 bcr/abl 融合基因荧光原位杂交（FISH）有助于诊断，在 CML 异常的融合基因既可出现于淋系骨髓细胞，又可出现于髓系骨髓细胞，而 Ph$^+$ ALL 异常融合基因一般局限于淋系骨髓细胞。但此点并不绝对，部分 Ph$^+$ ALL 的异常融合基因也可以出现在髓系骨髓细胞。Ph$^+$ ALL 与 CML 的断裂点倾向性不同，前者更容易表达 p190$^{bcr/abl}$，后者容易表达 p210$^{bcr/abl}$，这可能有助于鉴别。但目前研究表明 25%～50% 的 Ph$^+$ ALL 具有 p210 *bcr/abl* 融合基因，因此断裂点的特征对鉴别诊断帮助不大。部分病例可通过治疗反应鉴别明确，Ph$^+$ ALL 获得 CR 后，外周血恢复正常，Ph 染色体消失；而 CML 急变病例治疗后可能会重新回到慢性期，Ph 染色体持续存在。

五、治疗

1. 基本治疗框架

目前 ALL 治疗方法仍以抗肿瘤化疗作为首选和基础疗法。大多数治疗策略来自儿童 ALL 的成功治疗经验。成人 ALL 的现代治疗是一个以多药联合化疗为基础的连续过程，从诱导化疗开始，继之是多个疗程的强化治疗，以及持续 2～3 年的维持治疗，并始终伴随 CNSL 的预防和治疗（见图 5-2）。相比较儿童 ALL 的治疗取得的巨大成功，成人 ALL 疗效仍然比较差，长期生存率仅为 30%～40%。这可能与两者的白血病细胞分子生物学不同和许多成人 ALL 患者不能耐受化疗方案中全剂量药物治疗所致。现已明确 ALL 是一种异质性疾病，由此治疗方案必须依其表型、基因型和危险度而制定。治疗目标不仅在于不断提高治疗的 CR 率，而且要争取更多病人的长期无病存活，乃至"治愈"。

诱导治疗的目的是用化疗方法大量杀死人体内的白血病细胞，迅速降低肿瘤负荷，从而使病人临床体征及症状完全消失，骨髓正常造血功能恢复，外周血细胞计数正常。有条件者检测异常分子学的表达，以评价是否获得分子学的完全缓解（CR）。缓解后治疗方案的目的主要是进一步根除病人体内用常规方法不能检测的白血病细胞，包括用强烈联合化疗清除残留白血病细胞、清除髓外"庇护所"中残留的白血病细胞、预防和消灭耐药细胞株，从而防治白血病细胞的复燃，使病人能长期存活。缓解后有条件者，可据危险度分层选择是否进行异基因造血干细胞移植（allo‑SCT），不能进行 allo‑SCT 者，可早期用较诱导方案中剂量更大的多种药物的强化巩固治疗，或考虑自体造血干细胞移植（auto‑SCT），然后用较低剂量的多药联合或序贯维持治疗，必要时可行再强化治疗。

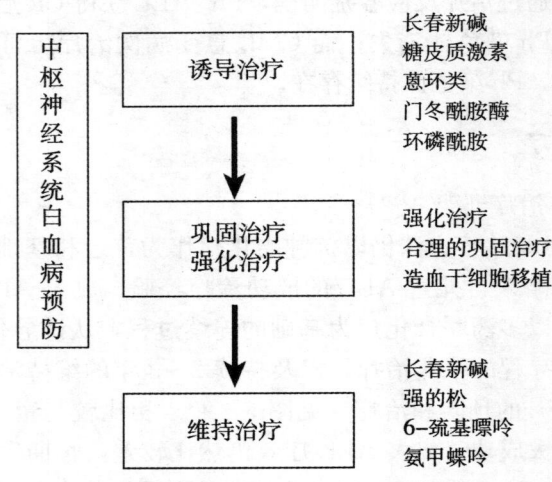

图 5‑2　成人 ALL 的基本治疗框架

成人 ALL 新的治疗策略探讨

领域	存在的问题/针对性措施
对现有化疗方案的调整	
诱导治疗	1. 加用其他化疗药物（如阿糖胞苷、门冬酰胺酶、氨甲蝶呤等） 2. 增加蒽环类药物的剂量 3. 地塞米松代替泼尼松 4. 探索其他的诱导方案：大剂量阿糖胞苷、米托蒽醌、脂质体柔红霉素等
巩固治疗	1. 探索大剂量蒽环类药物的治疗效果 2. 早期行造血干细胞移植治疗的疗效 3. 探索巩固治疗的最佳时机 4. 各个亚型的针对性治疗
维持治疗	1. 探索维持治疗的最佳持续时间 2. 探索增加维持治疗的剂量是否可以提高疗效
CNSL 预防	1. 根据发生 CNSL 的风险调整治疗 2. 探索颅脑放射治疗在 CNSL 预防中的地位
支持治疗	1. 应用造血生长因子（G-CSF、GM-CSF、EPO） 2. 抗真菌的预防性治疗 3. 层流清洁病房隔离
造血干细胞移植	
	1. 探索在 CR1 进行骨髓移植的疗效 2. 探索非清髓骨髓移植的疗效
引进新的治疗药物	
	1. 单克隆抗体 2. 酪氨酸激酶抑制剂 3. 原有化疗药物脂质体化 4. 嘌呤类似物

领域	存在的问题/针对性措施
危险度分层为基础的治疗	1. 以传统预后因素为基础的分层治疗策略 2. 以 MRD 为基础的分层治疗策略 3. 针对各个亚型的治疗

2. 危险度评估

从 20 世纪 50 年代至 80 年代，通过不断完善合理使用抗白血病药物和应用按危险因素分组的治疗策略，ALL 治疗效果得以逐步改善。20 世纪 90 年代，发达国家中儿童 ALL 的 5 年无病生存率普遍在 70% 至 83%，总治愈率接近 80%。遗憾的是，成年 ALL 的治疗却不尽如人意，尽管不少患者接受了造血干细胞移植，但治愈率很少超过 40%。对白血病患者进行严格的危险度分层是正确选择治疗方案的关键，既可以提高疗效，又能避免过度治疗见表 5-6。

危险度分组主要根据患者的临床表现和白血病细胞的特征进行。ALL 的治疗进展已经改变了某些 ALL 亚型（如 T-ALL 和成熟 B 细胞 ALL）的危险度分组。随着对 ALL 分子生物学的认识，以前认为有用的某些临床、实验室和生物学的预后指标现在已经失去预后价值，遗传和分子生物学异常正在不断被识别，并成为提示预后的强有力指标见表 5-7。

(1) 年龄

年龄是成人 ALL 预后相关的一个独立危险因素。也是 SCT 重要的影响因素。成人 ALL 长期生存随着年龄的增长而持续下降，从 30 岁以下的 34%～57% 到 50 岁以上的 15%～17%，因此大量临床研究将年龄大于 30～35 岁作为在 CR1 后进行 allo-SCT 的指征。但遗憾的是 allo-SCT 的疗效同样随年龄增长而显著降低。

(2) 白细胞计数

成人 ALL 诊断时白细胞（WBC）计数与复发率风险、中枢神经侵犯正相关,高 WBC 患者诱导治疗时并发症也较多。GMALL 研究显示对前体 B-ALL 来说,WBC 计数 $>30\times10^9/L$ 被认为是重要的预后因素。细胞数对 T-ALL 的预后的影响不太显著,但 WBC 计数 $>100\times10^9/L$ 同样预后不良。

(3) 免疫表型

免疫分型与预后有关,同时不同的表面特异性标记可作为潜在的治疗靶点。研究表明 Pro-B-ALL 和/或 t(4;11)ALL 是预后较差的亚群。但 Pro-B-ALL 比较适合在 CR1 期行 SCT 治疗,在 CR1 期行 allo-SCT 其生存率可达 74%。CALL 是成人 ALL 最大的亚型,容易合并 t(9;22)染色体易位,预后不良。CALL 可根据预后因素划分为标危组和高危组,治疗效果有明显差距。但是即使是标危组疗效仍然难以让人满意,这也是成人 ALL 疗效差的主要原因之一。随着治疗方法的改进,T-ALL 已经成为预后良好的亚型。

(4) 细胞遗传学异常

60%~70%的成人 ALL 具有重现性细胞遗传学异常,细胞遗传学已经成为成人 ALL 最重要的预后因素。常见的有超二倍体、亚二倍体、t(9;22)形成 *bcr/abl* 融合基因、t(4;11)形成 *MLL/AF4* 融合基因以及 t(1;19)形成 *E2A/PBX1* 融合基因等。T-ALL 最常见的染色体异常为 t(10;14)(q24;q11.2),导致 10 号染色体上的 *HOX*11 基因的过度表达。

(5) 对治疗的早期反应和微量残留白血病(MRD)

采用传统的骨髓细胞形态学及细胞遗传学检查定义 ALL 缓解,其敏感性仅为 0.01~0.05。目前分子水平的 CR 已成为最重要的治疗目标和诱导治疗有效率的衡量指标,分子水平 CR 定义为在诱导治疗后 MRD 低于 PCR 方法所能检测的范围,通常为 10^{-4}。MRD 是一个与治疗相关的预后因素,对诱导治疗出现反应早、诱导治疗后能迅速取得缓解者预后较好。随着 MRD 检测手段进步,MRD 已经成为重要的预后判断因素。

表 5-6 成人前 B 和 T 细胞 ALL 的危险度分层

标危组：符合下列特征的 B 和 T 细胞 ALL
  无不良细胞遗传学异常
  年龄<30 岁
  初诊时 WBC<30×10^9/L
  获得 CR 的时间<4~6 周
高危组：不具备标危和极高危组预后特征的 ALL
极高危组：符合下列预后特征的 ALL
  不良细胞遗传学 t(9;22)，t(4;11)，8 号染色体三体
  年龄>60 岁
  前 B 细胞类型，WBC>100×10^9/L
  >4~6 周才获 CR
  MRD 在诱导治疗第 15 天时>1%，第 33 天时>0.01%（BFM 协作组）

成人 ALL 的预后因素

特征	预后不良因素	预后良好因素
年龄	>50 岁	<35 岁
行为状态	差	良好
性别	男	女
对治疗反应	获得 CR 时间>4 周 治疗第 7 天外周血中、第 14 天骨髓中原始细胞持续存在	获得 CR 时间<4 周 原始细胞得到及时清除
对类固醇治疗反应	延迟，不完全	快速，完全
化疗剂量强度	减少	
微量残留白血病（MDR）	>10^{-3}	10^{-4}

续表

特征	预后不良因素	预后良好因素
白细胞数	$>30\times10^9$/L（B细胞系） $>100\times10^9$/L（T细胞系）	$<30\times10^9$/L
细胞遗传学	t(9;22), t(4;11), t(1;19); -7, +8, 亚二倍体	t(12;21), 超二倍体
免疫表型	早期和成熟T细胞型， 前-前B细胞型	皮质T细胞型
淋巴结、肝脾	肿大	无
睾丸	肿大	无
中枢神经系统白血病	明显	无

3. 治疗前准备

初诊时对患者的评估对确定患者整体治疗计划和个体化方案十分重要。多数成人ALL病人是以并发症求治而确诊的，这些并发症主要包括感染、出血、贫血及代谢紊乱等。对这些并发症以及之后化疗期间各种并发症的有效处理是完成诱导缓解化疗及整体治疗策略的重要保证，应及时作出诊断采取有效的治疗措施。对一些病情进展较快的病人，在积极治疗这些并发症同时，还应尽早进行化疗。

强烈的细胞毒性药物化疗在提高缓解率的同时，也导致更多的感染相关死亡率。长期粒细胞缺乏、$CD4^+$淋巴细胞减少、免疫球蛋白减少以及骨髓移植后免疫制剂的使用，均可明显增加感染风险。病原体仍然以革兰染色阴性菌为主，但革兰染色阳性菌和真菌的感染率呈上升趋势。保持患者肢体卫生、无菌饮食、隔离（最好入层流室）是成功处理感染的基础。一旦发生感染，应及时予抗生素经验性治疗。

出血是另一个重要的初诊并发症。其原因虽然是多方面的，但主要与循环中血小板减少有关。血中白细胞过高、白血病细胞对小血管壁浸润性损伤和肝功受损后血浆凝血因子合成缺陷可以加剧出血。因此对白细胞过高的病人要设法降低白细胞,如用白细胞单采术等。当血小板低于 $20\times10^9/L$ 或有明显出血时,应及时输注血小板,直到出血停止。对明显贫血者,可输红细胞以改善病人全身状况。

成人 ALL 的最常见代谢异常是高尿酸血症。对已有血尿酸增高者,在化疗期间,随白血病细胞的过多破坏,高尿酸血症可能加重,所以应尽早给以别嘌呤醇 100mg/次口服,每 8 小时 1 次,以减少尿酸形成,防止尿酸性肾病的发生。病人的白细胞过高或有明显器官浸润性肿大者,别嘌呤醇的剂量可增至 600mg/d。另外,在诱导化疗期间,应摄入充分的水分,以加速尿酸的排出,减少尿酸肾的危险。患者有恶心、呕吐影响进食者,需给予胃肠道外补液,如静脉输液,必要时静脉插管,使尿量保持在 100ml/h 以上为宜。

4. 诱导缓解治疗

诱导治疗阶段应给予足够剂量药物化疗药物,尽可能在一开始就消灭绝大多数的白血病细胞以减少耐药细胞株的产生。诱导缓解不应仅仅以提高 CR 率为目标,还应该积极寻求提高缓解质量,尽量达到分子学 CR。目前成人 ALL 的标准诱导化疗方案大多包括长春新碱(VCR)、泼尼松(Pred)、蒽环类抗生素,通常还有左旋门冬酰胺酶(L-Asp)。几乎所有年轻成人 ALL 均需要接受四种或者更多种药物的诱导缓解治疗。化疗和支持治疗的进步使得儿童和成人的 CR 率分别达到约 98% 和 85%。由于上述联合用药方案已经能够获得相当高的 CR 率,在上述方案的基础上再加上环磷酰胺(CTX)、阿糖胞苷(Ara-C)或其他药物难以证实 CR 率是否会有进一步提高。

(1)蒽环类药物

VCR 和 Pred 联合诱导治疗(VP 方案),可使儿童 ALL 的 CR 率达 80%~90%,而成人 ALL 的 CR 率仅为 40%~60%,中

位缓解时间仅为3～7个月，而在VP方案中加任何一种蒽环类抗肿瘤药物，可使CR率提高到72%～92%，中位缓解期提高到18个月。因此，蒽环类药物对于成人ALL的治疗至关重要。不同的蒽环类药物如柔红霉素（DNR）、米托蒽醌（MTN）取得的疗效率相似。蒽环类药物的剂量和应用时间可明显影响ALL的诱导治疗效果，每周应用一次蒽环类药物的方案已被更大剂量（DNR 30～45mg/m^{2}连续应用2～3天）的方案所取代。大剂量蒽环类药物可导致严重的骨髓抑制，需要加强支持治疗，并注意心脏毒性。

（2）糖皮质激素

糖皮质激素在ALL治疗中占有重要地位，它通过激活核酸酶导致核内DNA降解和诱导凋亡的机制而溶解破坏ALL细胞。最常用的激素是Pred，但是在诱导缓解和其后的治疗中地塞米松（Dex）有逐渐取代泼尼松的趋势，Dex似乎比Pred能够更好地控制中枢神经系统和全身症状，这可能是由于Dex对中枢神经系统渗透性更强和半衰期较长的缘故。但一项小型研究表明，增加Pred的剂量也能够达到和Dex相似的疗效。长期、大剂量应用Dex应高度警惕其副作用，如无菌性股骨头坏死和增加感染机会等。Dex间断应用可以减少早期死亡，并且对CR率无不良影响。GMALL 06/99方案观察到连续16天应用Dex 10mg/m^2，早期死亡率为16%，CR率为76%；而间断应用Dex 10mg/m^2（第1～5，第11～14天）早期死亡率为5%，CR率无明显差异。MD Anderson成人ALL治疗方案Hyper-CVAD方案即采用Dex间断应用，中国医学科学院血液病医院淋巴肿瘤中心长期观察未发现副作用明显增加

（3）左旋门冬酰胺酶（L-Asp）

L-Asp为酶抑制剂，是一种大分子的异性蛋白，由321个氨基酸组成、4个亚单位而构成的蛋白质，可水解血循环中的门冬酰胺使之变成门冬氨酸和氨，从而引起选择性的细胞毒作用。门冬酰胺是合成蛋白质不可缺少的氨基酸，人体的正常细胞能自行合成，

而肿瘤细胞由于缺乏门冬酰胺合成酶而必须从细胞外摄取门冬酰胺，因此L-Asp通过水解门冬酰胺导致蛋白质合成障碍，从而使肿瘤细胞生长繁殖受到抑制。中国医学科学院血液研究所血液病医院秘营昌等研究发现在诱导方案中加入L-Asp，CR率虽然无明显提高，但却可以延长患者的无白血病生存率（LFS）及总生存率（OS）。目前左旋门冬酰胺酶（L-Asp）有三种制剂：Native E.coli L-Asp（半衰期1.2天），Erwinia L-Asp（半衰期0.65天）和PEG-L-Asp（半衰期5.7天）。其半衰期的不同导致了应用方法的差异：为了获得相同的疗效，治疗方法通常为Native E.coli L-Asp隔一天一次，Erwinia L-Asp每天一次，PEG-L-Asp每周1~2次。PEG-L-Asp是由埃希大肠杆菌门冬酰胺酶与单甲氧基-PEG共价结合形成。与天然门冬酰胺酶相比，PEG-L-Asp具有免疫原性低和半衰期长（5倍）的优点。

  L-Asp是异种蛋白，不良反应广泛，除过敏反应外尚可累及肝、肾功能，对血液、内分泌等系统也有影响。因此临床应用L-Asp应密切观察，动态监测血象、凝血功能、肝功能、血糖等指标。L-Asp副反应主要可分为两大类：本身为异种蛋白制剂所致的副反应，主要包括过敏性休克、荨麻疹等过敏反应和由于抗体产生而导致L-Asp的活性降低；抑制蛋白合成的药理作用有关的副反应，包括胰腺炎、凝血系统异常（血栓或出血）、肝功能障碍、高脂血症和糖耐量异常等。主要不良反应为：①过敏反应：L-Asp为蛋白制剂，Ⅰ型过敏反应常见。L-Asp应用前行皮试，予地塞米松、葡萄糖酸钙。一旦发生过敏反应，应立即停药，予H1受体拮抗剂，严重者予肾上腺皮质激素应用。②低蛋白血症：L-Asp为酶抑制剂，对人体蛋白质的合成有抑制作用，可导致低蛋白血症，再加上使用L-Asp时需要限制蛋白质摄入，因此可导致低蛋白血症。及时输注白蛋白，一般不影响继续治疗。③凝血障碍：绝大多数凝血因子均为在肝脏内合成的蛋白质，L-Asp对蛋白质合成的抑制可导致凝血因子合成减少而引起凝血功能障碍，引起血浆凝血酶原时间（PT）、活化的部分凝血活酶时间（APTT）、凝血酶时间（TT）不同程度延长，纤维蛋白原（FIB）显著降低。在治疗过程中，监测凝血功能是最主要的预防措施，如发现凝血象异常，尤其FIB明显低下，可输注纤维蛋白原、凝血酶原复合物或新鲜冰冻血浆，能预防或减少出血发生。④肝功能损害：L-Asp可致肝功能损害，可能与L-Asp引起不同程度的肝细胞变性、坏死有关。故在L-Asp应用过程中，动态监测肝功能，如肝功能异常，即予护肝治疗，多在1～2周内恢复。⑤糖尿病：L-Asp引起糖尿病机理尚不清楚，可能与损伤胰腺的β细胞，抑制胰岛素生物合成，减少胰岛素受体有关。故在L-Asp应用过程中，监测血糖、尿糖、血淀粉酶等，争取早期发现，一旦发生，予胰岛素治疗及调整饮食等治疗。⑥胰腺炎：L-Asp应用于ALL的另一重要不良反应为胰腺炎。一旦发生，则进展迅速，病情凶险，多数很快发生休克而死亡。故在应用L-Asp后，一旦有消化道症状，均应警惕胰腺炎的发生。L-Asp引起急性胰腺炎的发生率为2.5%，主要与个体差异和高脂饮食有关，低脂低蛋白饮食可以降低胰腺炎的发生率。⑦血象异常：L-Asp主要引起白细胞数下降，对血红蛋白、血小板影响较小。

（4）大剂量Ara-C为基础的诱导治疗方案　设计原理为通过强化治疗迅速降低肿瘤负荷，提高CR率和缓解质量，此外大剂量Ara-C还有助于预防CNSL。目前为止，这种治疗方式尚未体现出明显的优势。

（5）对于特殊类型的ALL，加入特定的药物治疗可获得良好效果，CTX和Ara-C治疗T-ALL疗效较好，而Burkitt淋巴瘤/白血病疗效的提高则与分次大剂量CTX、大剂量MTX以及CD20单克隆抗体利妥昔单抗有关。甲磺酸伊马替尼（Imatinib mesylate）是一种酪氨酸激酶抑制剂，它的应用提高了对*bcr/abl*融合基因阳性成人ALL的疗效，尤其是对中老年病人效果显著。伊马替尼单独或与其他药物联合使用都能成功用于诱导和巩固缓解治疗。尽管该药能否提高治愈率仍不确定，但它确实有益于延长患者无病生存期和改善生活质量。

(6) 近年来,造血细胞生长因子(HGF)的应用已成为成人 ALL 治疗的重要的支持疗法之一,常用的有 G-CSF 和 GM-CFS。一些前瞻性、随机性的临床对照研究证实 G-CSF 和 GM-CFS 对 ALL 细胞并无刺激生长的作用,在外周血白细胞减少时应用有许多优点:①促进中性粒细胞的恢复,减少化疗后白细胞减少的程度及时间,保证患者能按期接受化疗,顺利完成个体化治疗的整体方案;②减少或减轻感染并发症,缩短中性粒细胞减少性发热的时间;③减少抗生素的应用,缩短住院时间。

5. 强化(巩固)治疗

获得 CR 后的巩固强化治疗和维持治疗为成人 ALL 治疗不可或缺的部分。目的是进一步清除体内残余的白血病细胞、预防复发以及耐药细胞的出现。巩固治疗主要包括改良的诱导缓解治疗方案、重复的巩固治疗方案和骨髓移植。缓解后巩固的化疗方案尚未统一,至今仍不明确哪种为最佳的方案。总的原则是采用多药联合、交替序贯和 CNSL 防治。由于方案互不相同,难以评价个别药物的作用,只能对强化治疗作出总体评价。

(1) Hyper-CVAD 方案是由大剂量分次 CTX、VCR、ADM、Dex 组成的联合化疗,并交替给予大剂量 MTX 及 Ara-C(MA 方案)方案(见表 5-8)。最初用于治疗儿童进展期 Burkitt 淋巴瘤及 sIg$^+$ ALL 患者。美国 MD. Anderson 肿瘤中心自 1992 年起将此方案改良为 Hyper-CVAD/MA 方案用于淋巴系统肿瘤的治疗。其设计原理为:CTX 半衰期 6 小时,大剂量分次给药,可以使药物有效治疗浓度持续 72 小时,尽可能覆盖肿瘤细胞增殖周期,杀灭肿瘤细胞;同时强化疗方案还可以避免耐药发生。Hyper-CVAD 在成人 ALL 及其他淋巴系统肿瘤取得了令人瞩目的成绩,其中成人 ALL 的 CR 率达 93%,5 年持续 CR 率 38%,年轻患者(≤40 岁)的 5 年生存率高达 51%。中国医学科学院血液病医院淋巴肿瘤中心于 2004 年将此方案改良后用于成人 ALL 及晚期高侵袭性非霍奇金淋巴瘤(non-Hodgkin lymphoma,NHL)

的强化治疗。16 例成人 ALL 患者，中位生存时间 667±8 天，1 年及 2 年 OS 率分别 88.9%±10.5%、38.9%±20.6，无病生存(DFS)率分别为 92.3%±7.4%、40.4%±21.2，疗效显著，耐受性良好。

近期 MD.Anderson 肿瘤中心，根据临床观察和最近几个研究中心的临床研究结果，对 Hyper-CVAD/MA 进行了调整，并对特殊的亚型进行针对性治疗（见表 5-9、5-9）。

表 5-8　MD Anderson 癌症中心 Hyper-CVAD/MA 化疗方案

治疗阶段	剂量和用法
诱导、巩固和强化	Hyper-CVAD（1、3、5、7 疗程） ◆ 环磷酰胺：300 mg/m² IV，输注时间大于 3 小时，每 12 小时 1 次，第 1、2、3 天 ◆ 美司钠：600mg/m² 24 小时持续静脉输注，第 1、2、3 天（与 CTX 同时开始，并在 CTX 输毕 6 小时后结束） ◆ 阿霉素：50 mg/m²，持续 24 h 静脉输注 第 4 天 ◆ 长春新碱：2 mg IV 第 4、11 天 ◆ 地塞米松：40 mg/d 第 1～4 天和第 11～14 天 氨甲蝶呤联合大剂量阿糖胞苷（2、4、6、8 疗程） ◆ 氨甲蝶呤：200mg/m²，2 小时静脉点滴；然后 800 mg/m²，静脉点滴 22 小时，第 1 天 ◆ 甲酰四氢叶酸解救：15mg/m²，每 6 小时 1 次，共 8 次（MTX 输毕 24 小时后开始） ◆ 阿糖胞苷 3g/m²，输注时间大于 2 小时，每 12 小时一次，第 2、3 天 ◆ 甲强龙：50mg IV，每 12 小时一次，第 1、2、3 天
中枢神经系统白血病的预防	◆ 每疗程的第 2 天鞘注 MTX 12mg；每疗程的第 7 天鞘注阿糖胞苷 100mg ◆ 低危患者：共鞘注 4 次（第 1、2 疗程） ◆ 高危患者：共鞘注 16 次（第 1～8 疗程） ◆ 标危和其他患者：共鞘注 8 次（第 1～4 疗程）

续表

治疗阶段	剂量和用法
维持治疗	POMP
	◆ 6-巯基嘌呤 50mg 口服 每天 3 次
	◆ MTX 20mg/m² 口服，每周 1 次
	◆ 泼尼松 200mg 口服，每月的第 1～5 天
	◆ 长春新碱 2mg IV 每月 1 次
支持治疗	◆ 抗生素预防性治疗（如左氧氟沙星、氟康唑、抗病毒治疗）
	◆ 造血生长因子
	◆ 层流室隔离

表 5-9 MD Anderson 癌症中心 Hyper-CVAD/MA 化疗方案进行的修改

理论基础	调整
CD20 阳性患者预后不良	对于 CD20 阳性患者联合利妥昔单抗（Rituximab）治疗
增加蒽环类药物可以延长 DFS	诱导治疗后增加蒽环类药物剂量
Ph⁺ ALL 效果仍然比较差	Hyper-CVAD/MA 联合 Imatinib 治疗维持治疗中加入 Imatinib
治疗结束后晚期复发	将维持治疗延长至 3 年；在维持治疗的第 6 个月、第 8 个月分别加用一次 Hyper-CVAD/MTX/L-Asp 治疗
中枢神经系统白血病预防	将低危、标危患者的鞘注次数均调整为 6 次；高危患者调整为 8 次；成熟 B-ALL 鞘注为 16 次
支持治疗	常规应用抗生素预防治疗；常规应用造血生长因子；年龄≥60 岁的患者入层流室隔离治疗

MD Anderson 癌症中心针对 ALL 亚型的治疗

		CD20⁻ PreB	CD20⁺ PreB	成熟 B	Ph⁺	T
诱导	Hyper-CVAD/MA×8疗程	√	√	√	√	√
巩固	Rituximab		√	√*	√*	
治疗	酪氨酸激酶抑制剂**			√		
颅脑照射						√***
维持	POMP×36个月	√	√		√	√
治疗	强化	√	√			√
	Imatinib				√	
鞘注次数	低危组	6	6	16	6	6
（分）	高危组	8	8	16	8	8
微量残留病监测					PCR	

"√" 表示采用此种治疗
* 如果 CD20 阳性加用 Rituximab
** 诊断时如果有纵隔巨大肿块，加用纵隔照射
*** Imatinib, Dasatinib, Niluotinib 等

(2) 强化巩固治疗

早期强化是指 CR 后立即给予强化治疗，晚期强化是 CR 后 20 周后给予强化治疗。近来许多非随机研究表明增加强化巩固治疗的剂量强度能够改善疗效，尤其对于年轻成人患者。在 GALGB 8811 方案临床实验中，ALL 病例在接受 5 种药物组成的诱导缓解方案治疗后给予 8 种药物组成的方案进行早期和晚期强化治疗。诊断后连续维持治疗 2 年。疾病中位缓解期和中位生存期分别为 29 个月和 36 个月，结果明显优于先前的强化治疗强度较弱的临床试验。在英国的 MRC UKALL XA 临床试验中，患者在第 5 周时随机接受一个疗程的早期强化，或在 20 周时接受一个疗程的晚期强化治疗，或者同时接受早期和晚期强化治疗。随机接受早期强化治疗的病例虽然 5 年 LFS 只有轻度增加，但是早期强化治疗确实预防了复发。但是在 GIMEMA ALL0288 方案的临床试验和 PETHEMA ALL-89 方案的临床试验并没有发现强化治疗组在治疗效果上的优势。

(3) 大剂量 MTX

MTX 竞争性作用于二氢叶酸还原酶，抑制四氢叶酸合成，阻止核酸和蛋白质合成，从而杀灭肿瘤细胞。MTX 是 S 期特异性药物，主要作用于快速增殖的肿瘤细胞，在 ALL 的治疗中占有重要地位。大剂量 MTX 治疗时，药物可通过被动扩散的方式直接进入细胞内且可抑制游离 MTX 从胞内向胞外流动，从而保持胞内足够的药物浓度，达到逆转耐药的目的；大剂量 MTX 可透过血-脑屏障、血-睾屏障，杀伤隐蔽的白血病细胞，从而有效防治"庇护所"白血病。总体而言，应用大剂量 MTX 有助于提高疗效。成人若采用 24 小时持续滴注，则 MTX 的剂量不要超过每日 $1.5\sim2g/m^2$，否则毒副作用尤其是黏膜炎将降低后续治疗的耐受性；若减少滴注时间（如缩短为 4 小时）可降低毒副作用，但同时也会影响疗效。T-ALL 细胞中 MTX 多聚谷氯酸盐（即活性代谢物）的聚集浓度低于前 B-ALL 细胞，因此 T-ALL 需要超大剂量的 MTX 才能达到有效的治疗作用。

(4) 特殊亚型的针对性治疗

充分的证据表明某些药物可以显著提高特殊亚型的 ALL 的疗效。大剂量 MTX 对 T-ALL 和低危的 B-ALL 特别有效，在 T-ALL 病例可以从 CTX 和 Ara-C 的使用中获益。

6. 维持治疗

维持治疗是成人 ALL 整体治疗策略的重要组成部分，省略或缩短维持治疗时间均可导致 LFS 降低，其理论基础是长期用药以根除残留的缓慢增殖或耐药的 ALL 克隆。基本方案为每月口服 6-MP 1 周，每月 1 次给予 MTX，定期给予 VCR 和 Pred，持续 2～3 年。延长维持治疗时间超过 3 年，并无明显优势。给予更强的维持治疗剂量与传统的维持治疗剂量相比，也没有优势。口服 MTX 与静脉给予 MTX 相比，其优点还不能确定，但后者可避免出现药理效应降低和依从性差的结果。许多研究人员主张维持治疗期患者白细胞计数最好维持在 $3\times10^9/L$ 以下水平。但过度使用 6-MP 则适得其反，因为它能引起严重的中性粒细胞缺乏症，继而中断化疗并且降低总的药物剂量强度。治疗过程中常有血清转氨酶升高，这可能是 6-MP 的甲基化代谢物所致，它在治疗结束后会迅速下降，所以如果没有严重的肝毒性或病毒性肝炎的迹象，则没必要停止或减少维持化疗的剂量。

T-ALL 和成熟 B-ALL 是具有高度增殖活性的白血病，维持治疗的必要性现已受到置疑。这些病例对短期的强力化疗方案具有较高的治愈率，成熟 B-ALL 完全缓解（CR）后 1 年很少复发，通常可不需要维持治疗。Pre-B-ALL CR 后 5 年内仍存在复发的风险，而 T-ALL 在缓解 2.5 年后很少有复发，因此维持治疗对 T-ALL 的重要性亦不如 Pre-B-ALL。对于 Ph^+ ALL 的最佳维持治疗方案仍未确立，但均应该包括有效的 bcr/abl 酪氨酸激酶抑制剂，例如伊马替尼。微量残留病（MRD）的监测是成人 ALL 治疗的新亮点，将成为今后决策维持治疗剂量和疗程的重要指标。

7. 中枢神经系统（CNS）白血病的预防和治疗

"庇护所"白血病的防治在成人 ALL 治疗中有着至关重要的

作用。髓外复发多见于中枢神经系统（CNS）和睾丸，在缓解前或至少缓解开始时就要应该做好庇护所的预防工作。中枢神经系统白血病（CNSL）是指白血病细胞浸润脑膜、脑实质、脊髓等神经系统并产生临床症状和体征。尽管 ALL 诊断时很少有 CNS 的侵犯（<10%），但如果不予 CNSL 的预防治疗，50%～75%的病例在 1 年内发生 CNSL 的病变。中枢神经系统复发危险增加的因素有：高危遗传学特征、T 细胞免疫表型、高白血病细胞负荷和 CSF 中存在白血病细胞（包括创伤性腰穿所引起的医源性植入）。

(1) 临床表现

CNSL 临床表现轻重不一，相当一部分无症状或仅表现为乏力、疲倦、纳差等非特异性症状。常于预防性鞘内注射药物时发现颅内压升高和 CSF 异常而诊断。当 CNS 内白血病细胞增殖到 10^5 以上时即可出现临床症状，多表现为脑出血、脑实质浸润表现、颅神经损害、脑膜浸润表现、脊髓损害以及眼底改变。

(2) 诊断

国内诊断标准：

1) 中枢神经系统症状和体征（尤其是颅内压增高的症状和体征）

2) 有 CSF 的改变

①压力增高（>200mmH$_2$O），或滴速>60 滴/分；

②白细胞数>0.01×10^9/L；

③涂片见到白血病细胞；

④蛋白>450mg/L，或潘氏试验阳性。

3) 排除其他原因造成的中枢神经系统或 CSF 的相似改变

注：

1. 符合条件 3) 加条件 2) 中的任何一项者为可疑 CNSL；符合条件 3) 加条件 2) 中的③或其他任何两项可诊断 CNSL。

2. 无症状但有 CSF 改变，可诊断 CNSL。若只有 CSF 压力增高一项，不能诊断 CNSL。若 CSF 压力持续增高，经抗 CNSL 治疗压力下降、恢复正常者可诊断 CNSL（需动态观察）

3. 有症状而无 CSF 改变者，如有脑神经、脊髓或神经根受累症状体征，可排除其他原因，且经抗 CNSL 治疗后症状有明显改善者可诊断 CNSL。

国外尚无统一标准。1985 年，在罗马讨论关于 ALL 预后差的危险因素时提出 CNSL 诊断标准：CSF 离心标本中白细胞数 $>0.005×10^9/L$（5 个/μl），其形态为原始细胞者，可诊断为 CNSL。对此诊断标准争议较多，因为对于 CSF 中发现白血病细胞，而数目小于 5 个的病例难以诊断。部分国外学者建议将 CNSL 分为 3 组：CNS1（WBC<5 个 μL，无白血病细胞）、CNS2（WBC<5 个 μL，有白血病细胞）、CNS3（WBC>5 个 μL，有白血病细胞或临床表现）。CNS1 的 5 年无 CNSL 生存率显著高于 CNS2 和 CNS3（分别为 96%、87% 和 74%）。此外，建议应用免疫组化法，以帮助准确判断是否是原始细胞。

中枢神经系统白血病的诊断最重要的依据是在 CSF 中发现白血病细胞。由于常规制片法有时难以发现少量的原始细胞而出现假阴性结果。采用自然沉降法、浓缩法制片，可以提高检出率。需要注意的是腰穿常常会有损伤，导致 CSF 中出现白细胞；因此诊断中枢神经系统白血病时应排除损伤因素（CSF 中成熟红细胞 $\geq 0.01×10^9/L$ 即说明有损伤）。

（3）CNSL 的预防

中枢神经系统白血病在临床上的诊断远比尸体解剖发现者少，说明目前的诊断的假阴性率比较高，疑诊或漏诊较多。既往资料表明 ALL 患者一旦出现 CNSL 则预后很差，平均生存期仅 6 个月。因此预防是防止 CNSL 的关键。CNSL 的预防包括鞘内注射化疗药物、使用易透过血脑屏障药物为基础全身化疗和放疗（头颅放疗或脑脊髓放疗）。

1）鞘内注射化疗药物

鞘内注射相对较少的药物即可产生较高的 CSF 浓度，而且药物的代谢酶在 CSF 里面浓度较低，药物半衰期较长，因此可产生较好的抗白血病作用。MTX 是目前最常用、效果最肯定的鞘内注射用药。常用 MTX $7.5\sim12mg/m^2$ 联合 DXM $2\sim5mg$，生理盐水溶解后边稀释边缓慢注射于鞘内。鞘内注射 Ara-C 30~50mg/m² 可作为鞘内注射的二线用药,主要用于 MTX 无效或对其过敏、高危 ALL 患者。腰穿次数依不同的 CNSL 发病风险而异。

2) 全身用药

由于血脑屏障的存在,常规剂量的全身用药多不能在 CSF 中达到足够的药物浓度,无法发挥预防和治疗 CNSL 的作用。故应使用易透过血脑屏障的药物,并采用高剂量给药。MTX 是目前最常用的全身用药,采用中剂量(500~1500 mg/m²)或高剂量(1500~2500 mg/m²)可达有效血药浓度。中、高剂量 Ara-C 亦是常用有效的全身用药,常规剂量 L-Asp 对 CNSL 亦有预防作用。继往资料表明,CNSL 复发往往随后出现骨髓复发,此时应将 CNSL 看做全身性疾病的一部分,在有效治疗 CNSL 的同时,应该予强烈全身化疗。

3) 头颅放疗(XRT)

头颅 XRT 的作用目前尚有争议。由于头颅放疗能引起许多急性或晚期的并发症,如继发第二肿瘤、晚期神经认知障碍和内分泌疾病等,目前它已逐步被鞘内注射和全身化疗所替代。最近研究提示联合鞘注和大剂量全身化疗,不需头颅 XRT 亦能够有效地预防 CNSL。对于有极高复发风险的患者,如患有中枢神经系统白血病或 T-ALL 患者,尤其是初诊白细胞计数 $\geqslant 100 \times 10^9/L$ 的患者,仍然推荐使用放射治疗。目前多主张低剂量颅脑放射治疗,通常认为最佳控制量和治疗量发生最小不良反应剂量点在 18 GY。

8. 睾丸白血病

睾丸白血病的发生仅次于 CNS,也是 ALL 细胞最易浸润的"庇护所"之一。可根据临床表现和睾丸穿刺活检确诊。目前除实施双侧的睾丸放疗及全身的化疗外,尚无其他更好的方法。

六、造血干细胞移植

1. 异基因造血干细胞移植(allo-SCT)

对如何最有效地利用 allo-SCT 治疗成人 ALL 仍然存在较大

的争议。相比较 AML，成人 ALL 的 allo-SCT 移植物抗白血病（GVL）作用较弱，因此除了移植相关死亡外，即使对那些移植后存活下来的 ALL 患者，仍然存在较高复发率。此外，allo-SCT 后复发的病例用供者淋巴细胞输注疗效甚微。但由于选择患者接受移植的标准不同和受研究患者例数少等因素，allo-SCT 在成人 ALL 治疗中的作用目前尚不肯定。比较一致的意见是至少高危患者可以从 allo-SCT 中获益。

(1) CR1 进行 allo-SCT 治疗

两个大的前瞻性临床研究比较了 CR1 期进行 allo-SCT 和化疗的疗效。法国的 LALA-87 方案中 257 例随机抽取的 ALL 病例中，116 例接受 allo-SCT，而 114 例接受化疗或自体造血干细胞移植（auto-SCT），5 年的生存率没有明显的差别（分别为 48% 和 35%）。而在高危组 ALL，接受 allo-SCT 治疗的 5 年生存率和 5 年无病生存率（DFS）均明显优于化疗和 auto-SCT。进行长期随访，根据意向性分析，高危组接受 allo-SCT 治疗的 10 年生存率为 44%，而化疗或 auto-SCT 组仅为 11%。由此可见，高危成人 ALL 在 CR1 行 allo-SCT 可明显改善结果。对于标危病例，allo-SCT 的疗效尚有争议。在另一个大的临床试验 MRC UKALL Ⅻ/ECOG E2993 中，所有病例接受 2 个疗程的诱导治疗，CR 后有 HLA 相合供者的病例接受 allo-SCT（170 例），其余病例接受标准的巩固/维持治疗或者接受 auto-SCT（264 例）。结果显示，在标危组接受 allo-SCT 治疗的 5 年无事件生存率（EFS）为 66%，接受化疗和 auto-SCT 的为 45%。高危组接受 all-SCT 的 5 年 EFS 为 44%，接受化疗和 auto-SCT 的为 26%。与 LALA-87 不同，这一研究提示无论是高危还是低危成人 ALL，在 CR1 行 allo-SCT 都能获得比化疗或 auto-SCT 更好的疗效。

总之，对于高危成人 ALL，在 CR1 行 HLA 相合的 allo-SCT 是最佳的治疗选择。allo-SCT 对于标危患者疗效目前尚不能肯定，已经有前瞻性研究显示 allo-SCT 对标危 ALL 患者的疗效同样显著优于化疗，进一步进行扩大病例数的随机对照试验会使研究结果更有说服力。随着移植技术的进步,对成年 ALL 采用配型相合的非亲缘供体或脐带血进行移植的疗效与采用配型相合的亲缘供体进行移植的疗效越来越接近。因此,相合的无关供者移植甚至脐带血移植或其他新方案治疗也应纳入到以后的研究当中。

(2) 在 CR1 以外进行 allo-SCT 治疗

复发患者经过化疗后,部分病例可再次取得 CR,但是缓解期往往比较短。对于这部分患者在再次取得 CR 后进行 allo-SCT 的长期生存率为 14%~43%,移植后有超过 50% 的患者复发。CR2/CR3 或者诱导治疗失败的患者,allo-SCT 的疗效较差,长期生存率仅为 5%~15%。

2. 自体造血干细胞移植 (auto-SCT)

相对于 allo-SCT、LALA-87 和 MRC UKALL Ⅻ/ECOG E2993 临床试验等大多数前瞻性随机临床试验均没有发现 auto-SCT 较传统化疗体现出优势。这可能与 auto-SCT 缺乏异基因造血干细胞移植的移植物抗白血病效应 (GVL),且移植物中残留白血病细胞,导致复发率较高有关。但是大约只有 30% 的患者能够找到 HLA 相合的供者进行 allo-SCT,况且受限于患者一般状况,能够行 allo-SCT 的患者更少。自体造血干细胞移植 (auto-SCT) 无供体来源限制,受者年龄可适当放宽,治疗相关死亡率低,易于推广。因此,有必要对 auto-SCT 进行研究,例如增加 auto-SCT 前巩固化疗剂量,改进预处理方案,与新的靶向治疗药物联合,新的移植后维持治疗方式等。

对于 auto-SCT 来说,治疗相关死亡率比较低 (<10%),高复发率 (>50%) 是限制疗效提高的主要原因。移植物中残留白血病细胞是复发的主要根源,因此增加化疗剂量强度进一步降低肿瘤负荷或体外净化减少移植物中残留白血病细胞数量,可以减低复发率,提高疗效。中国医学科学院血液病医院自 1990 年起,对成人 ALL 的治疗设计了一套包括大剂量 MTX、标准剂量 EA (VP16+VM-26)、VDLP/VDCP 和 HAM (Ara-C+MTN) 的 4 个疗程无交叉耐药方案的早期连续强化巩固治疗后再行 auto-SCT 的治疗方案。auto-SCT前巩固治疗原则为短周期联合化疗与长疗程化疗结合、标准剂量化疗与大剂量强化疗结合。完成全程治疗的20例大多数为高危患者，3年DFS达到68.5%。笔者对1990年至2003年首次诱导缓解、早期连续强化巩固治疗4个疗程后接受auto-SCT或联合化疗的74例成人ALL患者的疗效进行回顾性分析。auto-SCT组3年及5年预期LFS和OS率明显高于化疗组，auto-SCT前移植物体外净化和移植后维持治疗（处理组）患者3年以上无白血病生存率（LFS）和总体生存率（OS）率高于未处理组患者。由此可见，auto-SCT可以有效降低成人ALL患者在早期连续强化巩固治疗后的远期复发率；auto-SCT前体外净化和移植后维持治疗可降低复发率，提高长期生存率。笔者回顾分析了1986年—2002年住院治疗的181例成人ALL患者接受不同治疗方法的疗效。按治疗方式分为化疗组（87例）、auto-SCT组（51例）、allo-SCT组（37例）和交替半身放射治疗（AHBI）组（6例）。研究结果显示化疗组LFS显著低于auto-SCT组和allo-SCT组，auto-SCT组和allo-SCT组的LFS相似，但auto-SCT净化组的LFS明显高于allo-SCT。auto-SCT组治疗相关死亡率（TRM）低于allo-SCT组，但是复发率高于后者。

  这部分接受auto-SCT患者的疗效优于包括国际骨髓移植登记处（IBMTR）在内的大系列报告，达到甚至略高于allo-SCT的效果，可能与我们对大多数auto-SCT患者采取了以下5方面的综合治疗有关：①规范的4~5种药联合诱导，争取≤4周达CR；②auto-SCT前通过包括大剂量MTX、中大剂量Ara-C在内的4~5个疗程的强化巩固治疗，有效降低了采集物和移植时体内的肿瘤负荷，达到较好的"体内净化"；③绝大多数auto-SCT患者接受了含TBI的移植预处理；④移植物体外单克隆抗体净化或移植后免疫调节和（或）维持治疗，进一步清除MRD；⑤强调髓外浸润特别是CNSL的规范预防和治疗。结合国内外现状和本所研究结果，笔者认为对于成人ALL，除预后良好者首选化疗，高危患者首先考虑allo-SCT外，应将auto-SCT作为标危（中危)及不能进行 allo-SCT 的高危患者的合理治疗选择。auto-SCT 本质上是造血干细胞支持的基础上的超大剂量的放/化疗,移植前应尽快、尽量降低肿瘤负荷,同时 auto-SCT 后继续维持治疗可以降低复发率,提高成人 ALL 的治疗疗效。auto-SCT 联合靶向治疗药物能够进一步改善结果。auto-SCT 前的肿瘤负荷对治疗效果有比较明显的影响,因此应该进行前瞻性临床研究,确立最佳的移植前化疗和预处理方案。

七、特殊亚型的成人 ALL 的治疗

1. Ph^+ ALL 的治疗

Ph 染色体是成人 ALL 中最多见的一种遗传学异常,Ph^+ ALL 占成人 ALL 总发病率的 20%~25%,并随着年龄的增长 Ph 染色体阳性率升高。中国医学科学院血液病总结 1991 年—2002 年具有核型资料的成人 ALL 病例 203 例,筛选出 Ph 染色体阳性病例共计 31 例,占所有成人 ALL 病例的 15.3%。本组患者发病年龄较大,发病时高白细胞计数者显著多于其他 ALL 患者。均表达 B 细胞表面标志,CD34 和髓系表面标志(CD13、CD33)表达率显著高于其他类型成人 ALL 患者。同时发现 Ph^+ ALL 常伴有附加染色体异常,本组患者单纯具有 t(9;22)14 例(45.0%),t(9;22)伴有其他染色体异常 13 例(42.0%),Ph 变异易位 4 例(13.0%)。

标准的 ALL 诱导化疗能使大多数 Ph^+ ALL 病例获得 CR,Ph^+ ALL 与其他类型成人 ALL 对化疗的最初反应是相似的,但易复发,多数缓解持续时间短暂,LFS 一般不超过 10%。Ph 染色体阳性是独立的预后不良因素,此类患者应在 CR1 期尽早进行 allo-SCT。综合各中心报道在 CR1 期进行 allo-SCT 可以使 30%~65% 的病人获得长期生存。而在 CR2/CR3 期或者作为挽救治疗进行 allo-SCT,2 年的 DFS 分别为 17% 和 5%。auto-SCT 治疗 Ph^+ ALL 的报道不多,大部分结果显示并不优于单纯化疗,因此不推荐在 CR1 期行 auto-SCT 治疗。

酪氨酸激酶抑制剂,可以特异性阻断 ATP 在 abl 酪氨酸激酶

上的结合位点，抑制细胞增殖。伊马替尼是应用最广泛的酪氨酸激酶抑制剂，单独应用伊马替尼对60%的复发/难治Ph^+ALL有效，并可以使20%的患者达到血液学CR。但是单独应用伊马替尼反应期短暂，因此目前主要探索其与其他治疗联合应用的疗效。最近MD Anderson癌症中心应用Hyper-CVAD联合伊马替尼治疗20例Ph^+ALL，包括5例原发耐药患者在内的全部病例均获得CR。酪氨酸酶抑制剂的应用显著提高了Ph^+ALL患者的缓解率，从而为移植创造了有利条件。在诱导化疗、巩固化疗和移植间隙以及维持治疗中应用伊马替尼同样可以提高疗效。移植前应用伊马替尼是安全的，并与移植后的合并症无关，如移植后复发可采用伊马替尼联合供者淋巴细胞输注治疗。

伊马替尼对长期DFS的作用尚待进一步研究，而继发耐药也是目前面临的一大挑战。对于Ph^+ALL来说，allo-SCT仍然是唯一的可以治愈的措施。由于伊马替尼不能透过血脑屏障，因此在采用任何以伊马替尼为基础的治疗时，仍必须将预防CNSL作为治疗的一个重要部分。

2. 成熟B细胞ALL的治疗

成熟B细胞ALL主要见于男性，中位发病年龄为25岁～35岁，50%～60%的患者伴肝脾及淋巴结肿大，起病时中枢神经系统受累发生率较高。传统的治疗方案疗效极差，中位生存期仅为3个月～6个月，长期无病生存率（DFS）低于10%。复发是治疗失败的主要原因，特别是中枢神经系统白血病复发，肿瘤溶解综合征也增加治疗相关死亡率。近年成熟B细胞ALL疗效的明显提高得益于大剂量短疗程化疗方案的应用和积极有效的CNSL的预防和治疗。早期多药联合大剂量化疗，一般包括大剂量CTX、大剂量MTX、大剂量Ara-C，以及蒽环类药物、VP16等。早期强烈的CNSL的防治：多采用三药联合鞘内注射（MTX+Ara-C+Dex）联合大剂量化疗加用或不用颅脑照射。成熟B-ALL CR后1年很少复发，通常可不需要维持。由于成熟B细胞ALL肿瘤细胞具有倍增时间较短（25h左右），对化疗极其敏感，常在化疗后的24h～

48h内发生肿瘤溶解综合征，表现高尿酸血症、高磷酸血症、高血钾及低血钙等，导致患者死亡。可先期予低剂量的化疗以避免肿瘤溶解综合征的发生。几乎所有成熟B细胞ALL的恶性淋巴细胞均表达CD20表面标记，化疗联合利妥昔单抗可获得更好疗效。应用目前的治疗策略，成熟B细胞ALL目前CR率已超过80%，2年DFS升至60%~80%。

3. T细胞ALL的治疗

在成人的ALL中，大约有20%为T-ALL。以青少年男性患者居多，起病时的白细胞较高，肝脾和淋巴结肿大明显，易出现纵隔包块、皮肤软组织和中枢神经系统的浸润。传统的ALL治疗方案治疗效果非常差，平均的缓解期不超过10个月，DFS低于15%。治疗方法的改变已经使T细胞ALL的预后大为改观。反复多疗程应用含足量DNR、L-Asp、HD-AraC、HD-MTX的方案，使T-ALL可以取得和B-ALL相似的疗效，但不同亚型之间疗效差别仍较大。皮质T-ALL疗效明显好于前T-ALL和成熟T-ALL。T-ALL患者CNSL发病率较高，应尤其注意CNSL防治。

4. 老年人ALL的治疗

老年人ALL预后比较差，其原因有：治疗后血液系统毒性和非血液系统毒性较大，导致诱导治疗期间治疗相关死亡率较高，药物使用剂量不足，疗程间隔时间长；具有预后不良生物学特征的比例较高，例如Ph^+ ALL在儿童仅占3%，而在50岁以上患者中占40%；B系ALL所占比例高，而T-ALL较少，且耐药的发生率较高。老年人ALL治疗十分困难，一方面，白血病细胞对化疗反应的敏感性较差，需要强化治疗；另一方面，病人的全身情况差，绝大多数不能耐受全量化疗方案，而且化疗期间并发症多，约有30%~50%的病人死于化疗相关毒性反应。

临床上对老年ALL的治疗显得十分棘手。下面几点是需要注意的：①诱导化疗方案不易过强，通常认为由3种药物组成者为宜，4种或4种以上药物组成者似毒性太大。药物剂量也不宜太大，一般以普通成人的 1/2～2/3 为宜；②更应强调个体化治疗，即根据不同病人的全身情况、重要器官功能状况及对化疗药物的耐受和反应的差异，灵活调整治疗方案，使病人尽可能接受最大耐受量的强化治疗；③重视强有力的支持治疗和对并发症的有效防治。

八、挽救治疗

难治性 ALL 尚无公认的诊断标准，一般认为常规的一线化疗方案治疗 4～6 周不能获得 CR 者称为难治性 ALL。也有作者提出，一线方案诱导缓解治疗第 14 天骨髓幼稚细胞比例仍大于 50％的病例为难治性病例。难治和复发是导致目前成人 ALL 治疗失败的最根本原因。虽然部分患者可通过挽救治疗再次获得 CR，但是缓解期往往比较短，即使进行了 allo-SCT，大多数患者的生存期仍然有限。

对于难治性 ALL，主要治疗措施为化疗方案的调整，即增加化疗药物的剂量或换用原方案未使用过的药物。患者对挽救治疗反应与否很大程度决定于第 1 次完全缓解（CR1）期的长短。CR1 期越长，获 CR2 的几率越大。另外，病人如在停药后复发，用首次诱导方案有可能再次获得 CR。但是即使目前报道的最好的试验结果，再次获得 CR 率也仅仅有 44％，中位生存期 8 个月，3 年 DFS 只有 10％。对于 CR1 较短（＜2 年）或为再次及多次复发、或为原发耐药的患者，一般建议纳入临床试验，尝试新方案、新药物的治疗，如以大剂量 Ara-C 为基础的方案和 Hyper-CVAD 方案等。

虽然采用新的联合化疗方案以及新型药物可使部分成人难治/复发成人 ALL 获得 CR，但生存期仍不理想。对于这部分患者及时进行 allo-SCT 是最佳的治疗选择。但是 allo-SCT 受到诸多限制：首先患者身体状况要符合移植要求；再次最好处于 CR 或残留白血病较少状态，以减少移植后复发；最后，应该有合适供者。尤其值得注意的是，这些患者适合进行移植的"窗口时间"非常短暂，因此在初诊时就应判断每位患者将来是否需要接受移植，并积极寻找供体，以免延误移植时机。对于复发/难治患者 auto-SCT

未显示出比化疗更好的疗效，不推荐 auto-ASCT。

成人 ALL 复发的部位可在骨髓，也可在髓外组织，如 CNS、睾丸等。如先在髓外器官复发提示预后更差，除了局部治疗外，必须进行全身治疗。

九、微量残留白血病

微量残留白血病 (minimal residual disease，MRD) 是指白血病经化疗取得 CR 后，骨髓中仍存的形态上不能检测到的白血病细胞，是引起白血病复发的主要原因。最近有学者总结了儿童诱导缓解未达 CR 者不同 MRD 水平的复发率，MRD$\leqslant 10^{-4}$ 者 3 年累计复发率并提出了分子学 CR (mCR) 定义：ALL 诱导缓解末期 MRD $<10^{-4}$ 者为 mCR，MRD$>10^{-2}$ 为未获得 mCR，介于二者之间为部分 mCR。目前分子水平的 CR 率是最重要的治疗目标和缓解质量的最佳衡量指标。MRD 直接反映体内白血病细胞的负荷量，动态检测 MRD，根据体内白血病细胞的负荷决定治疗方案。可使具有高度复发倾向的患者得到及时有效的干预，以减少复发，提高治愈率。对具有低度复发倾向的患者，则不必采用较强和持久的化疗方案，以减少因化疗引起的痛苦和经济负担，提高生存质量。

1. 检测手段

微量残留白血病和明显白血病之间没有固定的界线，主要取决于检测方法的敏感性。目前用于检测 MRD 的方法有流式细胞术 (FCM) 和聚合酶链反应 (PCR)，不同方法各有优缺点。

(1) 流式细胞术 (**FCM**)

白血病是某一类型造血细胞恶性增殖形成"优势克隆"的结果，白血病细胞往往停滞在某一分化阶段。白血病细胞的一个显著特点就是抗原表达混乱，且缓解时残存的白血病细胞及复发时的白血病细胞通常仍保留其初发病的抗原异常表达特征，这一特性为利用 FCM 检测 MRD 提供了基础。近年来随着 FCM 的发展及大量细胞表面分化抗原和胞浆内抗原的单克隆抗体的研制成功，FCM

以其简便、快速、灵敏的特点被广泛应用于 MRD 的检测,其敏感度可达 $10^{-4} \sim 10^{-5}$ 水平。目前利用 FCM 检测 MRD 的方法,基本上依赖于多种不同的白血病相关免疫表型组合,以区分正常细胞与白血病细胞,并根据初诊时表型特征选择适当的标志进行检测,通过三色或四色 FCM 得以实现。但白血病细胞在复发时有时会出现表面标志的改变,如抗原变异或丢失,从而导致假阴性结果。为提高阳性率,增加单抗数量标记是一种可行的方法,但费用也随之增高。由于白血病表型异质性高,个体化明显,因此必须采用个体化设计单克隆抗体组合,初诊时全面而完整的免疫表型分析更是 MRD 检测个体化的前提。

(2)以 **PCR** 为基础的 **MRD** 检测

1)PCR 检测染色体结构异常

融合基因(如 *TEL/AML1*、*BCR/ABL*、*E2A/PBX1*、*MLL/AF4*)或特异基因的异常表达是理想的白血病特异 PCR 的检测对象。这些异常在疾病发展过程中是较为稳定的,检测的敏感性可达到 $10^{-4} \sim 10^{-6}$。缺点是不适用于无染色体易位或有易位但断裂点不明确的白血病 MRD 的检测,应用范围有限。PCR 产物容易发生交叉污染导致假阳性结果。

2)PCR 检测 IgH 或 TCR 基因重排

淋巴细胞的 IgH 或 TCR 在进行基因重排时,会随即插入或删除核苷酸,产生独特的连接区核苷酸序列。利用连接区设计引物,用于 PCR 扩增检测 MRD,敏感性可达 $10^{-4} \sim 10^{-5}$。用 Ig/TCR 重排作为检测 ALL 的 MRD 指标的缺点在于,病程中重排可能发生变化。重排模式的改变将导致假阴性的结果。

实时定量 PCR(real-time quantitative PCR,RQ-PCR)是在 PCR 定性基础上发展起来的核酸分子定量技术,应用于 MRD 监测比染色体、流式细胞仪检查方法更敏感;比普通的 PCR 特异性更强;能更有效地解决 PCR 污染问题;尤其是通过动态定量监测,比单次阳性结果更有意义。

目前应用于检测成人ALL微量残留白血病的技术比较

	流式细胞仪免疫表型分析	PCR技术分析染色体异常	PCR技术分析Ig/TCR基因重排
		(融合基因转录本或异常表达的转录本)	
敏感性	$10^{-3} \sim 10^{-4}$	$10^{-4} \sim 10^{-6}$	$10^{-4} \sim 10^{-5}$
在前体B细胞ALL的适用范围	>95%	40%~45%[a]	90%~95%
在T细胞ALL的适用范围	>95%	15%~35%[b]	90%~95%
优点	适用范围广；费用相对较低；快速：1~2天	费用低；敏感，白血病特异；检测对象稳定；快速：2~3天	可以应用于所有病例，敏感，特异性强
缺点	敏感性有限；抗原变异或丢失可导致假阴性结果	只能应用于小部分病例 PCR产物交叉污染导致假阳性结果	需要设计引物费用相对昂贵 基因重排模式在病程中可发生变化

a：儿童ALL主要检测t(12;21)(*TEL/AML*₁)；成人ALL主要t(9;22)(*bcr/abl*)

b：主要用于检测del(1)(p32;p32)伴*SIL/TAL*，融合基因，以及t(5;14)伴*HOX11L2*基因异常，在儿童T-ALL中阴性率<25%~35%，成人T-ALL阴性率15%~20%

2. 临床意义

MRD 是一个与治疗相关的预后因素,将 MRD 整合入成人 ALL 预期风险分层的目的在于:①可作为个性化治疗的独立预后指标,制定个体化的治疗方案;②检测分子水平复发而及时进行挽救治疗;诱导和巩固治疗后 MRD 是监测 ALL 复发的一个有效指标,其可作为独立的危险因素而作为成人 ALL 选择方案的指征。在诱导治疗后,早期而快速的 MRD 降低相对应的复发率仅为 8%, MRD 升高至 10^{-4} 提示较高的复发风险(>80%);巩固治疗开始后,任何时间点出现高 MRD($>10^{-4}$)都与高达 66%~88% 的复发风险有关,而在越晚时间点(6~9 个月)出现,其评估价值越高。GMALL 研究中,在诱导治疗和第一次巩固治疗后出现高 MRD($>10^{-4}$)的病人可确定为高危病人,应在 CR1 时接受 allo-SCT。

随着以 MRD 为基础的新疗效标准不断完善,据此可对 ALL 患者进行预后分组并指导个体化治疗策略的制定,以避免治疗过度或治疗不足,进一步提高 ALL 的整体疗效和患者的生存质量。

十、新的治疗药物

新的治疗药物包括现有常规化疗药物的新剂型、新的抗代谢药和核苷衍生物、白血病相关抗原的单克隆抗体和针对白血病细胞的基因异常及相关信号通路的分子靶向药物等。

1. 常规化疗药物的新剂型

化疗药物的脂质体剂型是将药物包裹在一种小的、天然无毒磷脂及胆固醇制成的球形囊泡中,可以提高常规抗白血病药物的治疗指数。主要包括脂质体 Ara-C、脂质体 VCR、脂质体 ADM,它们具有药物有效作用时间长,副作用低的优点。

2. 核苷新衍生物

克罗拉滨(Clofarabine)是第二代核酸类似物,具有比克拉屈滨及氟达拉滨更强的抗白血病作用,而且神经毒性低。克罗拉滨是近 10 年来第 1 个批准用于治疗儿童 ALL 的新药,在成人 ALL 中的临床试验正在进行。奈拉滨（Nelarabine）对 T 细胞恶性肿瘤疗效较好，FDA 批准奈拉滨为治疗 T 细胞白血病或淋巴瘤的三线药物。

3. 单克隆抗体

利妥昔单抗（Rituximab）已经在 B 细胞霍奇金淋巴瘤中得到广泛应用。有研究显示表达 CD20 的成人前体 B 细胞 ALL 预后较差，因此 MD. Anderson 癌症中心推荐对于 CD20 阳性 ALL 应采用 HyperCVAD 联合美罗华的治疗方案。依帕珠单抗（Epratuzumab，抗人 CD22）、抗人 CD19 单抗、阿仑单抗（Alemtuzumab，抗 CD52）以及放射线示踪的单克隆抗体将来可能成功地应用到临床。

4. 分子靶向药物

bcr-abl 酪氨酸激酶抑制剂伊马替尼已经使得先前预后极差的 Ph^+ ALL 的疗效获得了巨大进步，第二代酪氨酸激酶抑制剂如 Dasatinib、Nilotinib 也已经开始应用到临床。Flt3 酪氨酸激酶、DNA 甲基转移酶抑制剂、组蛋白脱乙酰基酶抑制剂等分子治疗药物有可能进一步提高成人 ALL 的疗效。

十一、展望

成人 ALL 的治疗方案主要来自儿童 ALL 的成功治疗经验，但是目前已经明确成人 ALL 与儿童 ALL 具有颇多不同之处，因此应积极进行针对成人 ALL 的前瞻性临床研究，探索适合成人 ALL 的治疗方法。成人 ALL 是一个异质性疾病，如何个体化治疗将成为关注的焦点。细胞遗传学和 MRD 的研究进展将有助于制定更合理的治疗策略。分子生物学的发展加深了对成人 ALL 的认识，并为靶向治疗提供了可能。这些进展均有助于提高成人 ALL 的疗效。

（邱录贵　安　刚　邹德慧）

参考文献

1. Pui CH, Evans WE. Treatment of acute lymphoblastic leukemia. N Engl J Med, 2006, 354 (2): 166-178.
2. Gökbuget N, Hoelzer D. Treatment of adult acute lymphoblastic leukemia. Hematology Am Soc Hematol Educ Program, 2006: 133-141.
3. Jabbour EJ, Faderl S, Kantarjian HM. Adult acute lymphoblastic leukemia. Mayo Clin Proc, 2005, 80 (11): 1517-1527.
4. Rowe JM, Goldstone AH. How I treat acute lymphocytic leukemia in adults. Blood, 2007, 110 (7): 2268-2275.
5. Preston DL, Kusumi S, Tomonaga M, et al. Cancer incidence in atomic bomb survivors. Part III: Leukemia, lymphoma and multiple myeloma, 1950-1987. Radiat Res, 1994, 137: S68-S97.
6. Darby SC, Doll R, Gill SK, Smith PG. Long term mortality after a single treatment course with X-rays in patients treated for ankylosing spondylitis. Br J Cancer, 1987, 55: 179-190.
7. Faderl S, Kantarjian HM, Estey E. Hematologic Malignancies: Acute Leukemias. New York: Springer. 2008, 95-135.
8. Block AW, Carroll AJ, Hagemeijer A, et al. Rare recurring balanced chromosome abnormalities in therapy-related myelodysplastic syndromes and acute leukemia: report from an international workshop. Genes Chromosomes Cancer, 2002, 33 (4): 401-412.
9. Hu Y, Liu Y, Pelletier S, et al. Requirement of Src kinases Lyn, Hck and Fgr for BCR-ABL1-induced B-lymphoblastic leukemia but not chronic myeloid leukemia. Nat Genet, 2004, 36 (5): 453-461.
10. 沈志祥, 孙慧平, 主编. 2006血液学新进展. 第一版. 北京: 人民卫生出版社, 2006: 25-51.
11. Han X, Bueso-Ramos CE. Advances in the pathological diagnosis and biology of acute lymphoblastic leukemia. Ann Diagn Pathol, 2005, 9 (4): 239-257.
12. 张之南, 沈悌. 血液病诊断及疗效标准. 第三版. 科学技术出版社, 2005.
13. Evens AM, Gordon LI. Burkitt's and Burkitt-like lymphoma. Curr Treat

Options Oncol, 2002, 3: 291-305.
14. Wynn TT, Heerema NA, Hammond S, et al. Acute lymphoblastic leukemia with hypereosinophilia: report of a case with 5q deletion and review of the literature. Pediatr Dev Patho, 2003, (1 6): 558-563.
15. Thalhammer - Scherrer R, Mitterbauer G, Simonitsch I, et al. The immunophenotype of 325 adult acute leukemias: relationship to morphologic and molecular classification and proposal for a minimal screening program highly predictive for lineage discrimination. Am J Clin Pathol, 2002, 117: 380-389.
16. Matloub YH, Brunning RD, Arthur DC, et al. Severe aplastic anemia preceding acute lymphoblastic leukemia. Cancer, 1993, 71: 264-268.
17. Wibowo A, Pankowsky D, Mikhael A, et al. Adult acute leukemia: hand mirror cell variant. Hematopathol Mol Hematol, 1996, 10: 85-98.
18. Secker - Walker LM, Craig JM, Hawkins JM, et al. Philadelphia positive acute lymphoblastic leukemia in adults: age distribution, BCR breakpoint and prognostic significance. Leukemia, 1991, 5 (3): 196-199.
19. Hoelzer D, Gökbuget N, Ottmann O, et al. Acute lymphoblastic leukemia. Hematology Am Soc Hematol Educ Program, 2002: 162-192.
20. Pui CH, Relling MV, Downing JR. Acute lymphoblastic leukemia. N Engl J Med, 2004, 350 (15): 1535-1548.
21. 麦玉洁, 邱录贵. 成人急性淋巴细胞白血病预后因素的研究现状. 中华血液学杂志, 2003, 24 (2): 109-111.
22. Bostrom BC, Sensel MR, Sather HN, et al. Dexamethasone versus prednisone and daily oral versus weekly intravenous mercaptopurine for patients with standard - risk acute lymphoblastic leukemia: a report from the Children's Cancer Group. Blood, 2003, 101: 3809-3817.
23. Stock W, Yu D, Johnson J, et al. Intensified daunorubicin during induction and post - remission therapy of adult acute lymphoblastic leukemia (ALL): results of CALGB 19802. Blood, 2003, 102: 379a.
24. Gökbuget N, Baur K - H, Beck J, et al. Dexamethasone dose and schedule significantly influences remission rate and toxicity of induction therapy in adult acute lymphoblastic leukemia (ALL): results of the GMALL pilot trial 06/99 [abstract]. Blood, 2005, 106: 1832.

25. 王建祥. 急性淋巴细胞白血病的化疗. 白血病·淋巴瘤, 2005, 14: 1-3.
26. 秘营昌. 成人急性淋巴细胞白血病的治疗. 国际输血及血液学杂志, 2007, 30: 385-390.
27. 方亚晖, 马俊霞, 裴仁治. 左旋门冬酰胺酶治疗急性淋巴细胞白血病不良反应观察. 儿科药学杂志, 2006, 12 (1): 21-22.
28. Kantarjian H, Thomas D, O'Brien S, et al. Long-term follow-up results of hyperfractionated cyclophosphamide, vincristine, doxorubicin, and dexamethasone (Hyper-CVAD), a dose-intensive regimen, in adult acute lymphocytic leukemia. Cancer, 2004, 101: 2788-2801.
29. 李妍, 王迎, 邱录贵, 等. HyperCVAD/MA 方案强化治疗 31 例淋巴系统肿瘤的初步临床观察. 国际输血及血液学杂志, 2007, 30 (2): 122-127.
30. Larson RA, Dodge RK, Burns CP, et al. A five-drug remission induction regimen with intensive consolidation for adults with acute lymphoblastic leukemia: Cancer and Leukemia Group B study 8811. Blood, 1995, 85: 2025-2037.
31. Durrant IJ, Prentice HG, Richards SM. Medical Research Council Working Party on Leukaemia in Adults. Intensification of treatment for adults with acute lymphoblastic leukemia: results of U. K. Medical Research Council randomized trial UKALL XA. Br J Haematol, 1997, 99: 84-92.
32. Mahmoud HH, Rivera GK, Jancock ML, et al. Low leukocyte counts with blast cells in cerebrospinal fluid of children with newly diagnosed acute lymphoblastic leukemia. N Engl J Med, 1993, 329: 314-319.
33. Gajjar A, Harrison PL, Sandlund JT, et al. Traumatic lumbar puncture at diagnosis adversely affects outcome in childhood acute lymphoblastic leukemia. Blood, 2000, 96: 3381-3384.
34. Surapanemi UR, Cortes J, Thomas D, et al. Central nervous system relapses in adults with acute lymphoblastic leukemia. Cancer, 2002, 94: 773-779.
35. Fière D, Lepage E, Sebban C, et al. Adult acute lymphoblastic leukemia: a multicentric randomized trial testing bone marrow transplantation as postremission therapy. The French Group on Therapy for Adult Acute Lymphoblastic Leukemia. J Clin Oncol, 1993, 11 (10): 1990-2001.

36. Rowe J, Richards S, Burnett A. Favorable results of allogeneic bone marrow transplantation (BMT) for adults with Philadelphia (Ph) - chromosome negative acute lymphoblastic leukemia (ALL) in first complete remission (CR): results from the International ALL Trial (MRC UKALL XII/ECOG E2993). Blood, 2001. 98: 2009a.
37. 邱录贵, 严文伟, 韩明哲, 等. 早期连续巩固强化后自体骨髓移植治疗成人急性淋巴细胞白血病. 中华血液学杂志, 1996, 17 (10): 507-510.
38. 靳凤艳, 邹德慧, 邱录贵, 等. 成人急性淋巴细胞白血病缓解后化疗和自体造血干细胞移植疗效的比较. 中华血液学杂志, 2005, 26 (11): 645-648.
39. 王国蓉, 徐燕, 邱录贵, 等. 181例成人急性淋巴细胞白血病不同治疗疗效及相关临床预后分析. 中华医学会第八次全国血液学学术会议论文汇编, 2004: 107-108.
40. 刘世和, 秘营昌, 刘旭平, 等. Ph染色体阳性成人急性淋巴细胞白血病患者预后相关因素分析. 中华血液学杂志, 2004, 25 (7): 417-420.
41. Thomas DA, Faderl S, Cortes J, et al. Treatment of Philadelphia chromosome - positive acute lymphocytic leukemia with hyper - CVAD and imatinib mesylate. Blood, 2004, 103 (12): 4396-407.
42. Szczepański T. Why and how to quantify minimal residual disease in acute lymphoblastic leukemia? Leukemia, 2007, 21 (4): 622-626.
43. Bruggemann M, Raff T, Flohr T, et al. Clinical significance of minimal residual disease quantification in adult patients with standard - risk acute lymphoblastic leukemia. Blood, 2006, 107: 1116-1123.
44. Mortuza FY, Moreira I, Papaioannou M, et al. Immunoglobulin heavy chain gene rearrangement in adult acute lymphoblastic leukemia reveals preference of JH - proximal variable gene segments. Blood, 2002, 97: 2716-2726.
45. Gökbuget N, Raff R, Brugge - Mann M, et al. Risk/MRD adapted GMALL trials in adult ALL. Ann Hematol, 2004, 83 Suppl 1: S129-S131.
46. Pui CH, Jeha S. New therapeutic strategies for the treatment of acute lymphoblastic leukaemia. Nat Rev Drug Discov, 2007, 6 (2): 149-165.

第六章 浆细胞病，多发性骨髓瘤

多发性骨髓瘤（multiple myeloma，MM）是浆细胞病中最常见的一种类型。主要特征为骨髓内浆细胞恶性增生并浸润髓外软组织及恶性浆细胞（骨髓瘤细胞）分泌大量 M 蛋白而引起一系列表现。

【流行病学】

在 30 岁以下的年轻人发生多发性骨髓瘤极其少（少于 0.3%），但在年轻患者中髓外病变发生率高。国外（Mayo Clinic）分析了 4081 例患者，中位年龄 63 岁，只有 2% 的患者年龄小于 40 岁。髓外病变在年龄小于 40 岁和小于 30 岁的患者中的发生率分别为 20% 和 40%。美国监测、流行病学与最终结果计划（US Surveillance Epidemiology and End Results Programme，SEER）数据显示 1992 年至 1998 年的年龄调整后的发病率为每年 4.5/10 万，白种人为每年 4.2/10 万，黑种人为每年 9.3/10 万。男女比例为 1.4∶1，诊断时的中位年龄为 71 岁。图 6-1 显示老年患者发病率增加（SEER）。各种族和性别的发病率在表 6-1。在欧洲，MM 的发病率为 5.72/10 万。

表 6-1 多发性骨髓瘤不同种族和性别的发病率（SEER 数据）

种族	男性	女性
所有种族	6.9/10 万男性	4.5/10 万女性
白种人	6.7/10 万男性	4.1/10 万女性
黑种人	13.1/10 万男性	9.5/10 万女性
亚洲人/太平洋岛屿的居民	3.9/10 万男性	2.9/10 万女性
美洲印第安人/阿拉斯加土著人	3.7/10 万男性	4.3/10 万女性
西班牙人	6.2/10 万男性	4.4/10 万女性

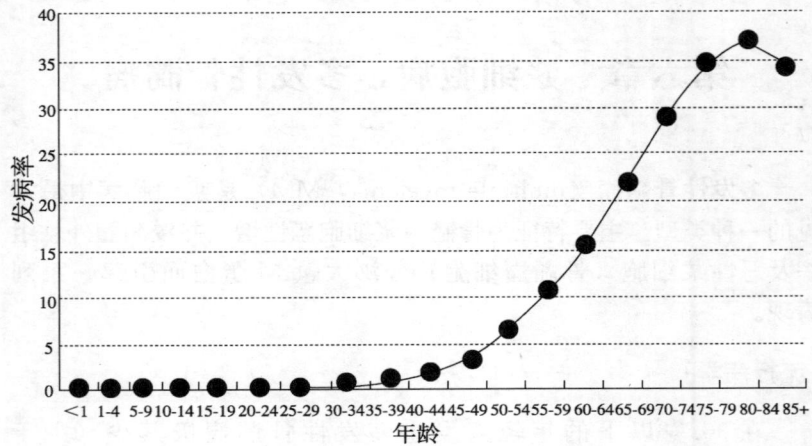

图 6-1 骨髓瘤发病率（SEER2005），横轴表示美国人诊断多发性骨髓瘤时的年龄。纵轴表示每 10 万人口新发的骨髓瘤例数，在每个 5 年的年龄组

【发病机制】

MM 的确切病因仍不清楚，电离辐射、接触化学毒物、慢性抗原刺激、自身免疫性疾病、遗传和病毒（人类疱疹病毒 8 型，HHV8）感染等均可能与发病有关。

1. 骨髓瘤细胞的起源

骨髓瘤细胞形态与正常浆细胞相似，而且也表达 CD38，PC-1，PCA-1 等正常浆细胞抗原，过去一直认为骨髓瘤细胞是由正常浆细胞恶性转化而来。随着免疫学和分子生物学的进展，对骨髓瘤的细胞起源有了新的认识。众多研究结果证实 MM 外周血和骨髓中存在 B 细胞前体细胞，至于 MM 前体细胞的来源，目前主要有三种学说，即造血干细胞学说，不成熟 B 细胞学说和成熟 B 细胞学说。各自证据如下：

（1）MM 前体细胞来自造血干细胞

研究表明：MM 细胞和其前体细胞可表达粒-单核系抗原、巨核系及红系等髓系抗原；外周血中 CD19$^+$B 细胞有 50%～60%表达 CD34，原位 RT-PCR 证实 74%～94%的 CD34$^+$CD19$^+$B 细胞有 IgH-mRNA，ASO-PCR 表明这些细胞的 IgH *VDJ* 重排与 MM 细胞相同；从 MM 患者外周血中分选出 CD34$^+$细胞，经 PCR 扩增和序列分析表明，这些细胞与骨髓中的骨髓瘤细胞的 IgH 基因 CDR3 序列相同；体外细胞培育中，MM 前体细胞需要 IL-3 和 IL-6 共同作用才能增生分化为骨髓瘤细胞；骨髓瘤细胞中可检测到 T 细胞受体（TCR）β 链克隆性重排。根据这些研究结果推断，MM 前体细胞是由多能干细胞异常分化而来。

（2）MM 前体细胞来自不成熟 B 细胞（Pro-B 或 Pre-B 细胞）

不少研究者利用抗独特型抗体证实 MM 患者 Pre-B 细胞表达与恶性浆细胞产生的 M 蛋白相同的同种型和独特型的免疫球蛋白。因此认为 MM 的恶变细胞发生在 Pre-B 细胞，但有人认为这些细胞是通过 Fc 受体与抗 M 蛋白独特型抗体结合的。也有人指出这些 B 细胞表达的独特型可能与 M 蛋白的独特型有交叉反应。

（3）MM 前体细胞来自成熟 B 细胞

鉴于抗独特型抗体技术在骨髓瘤细胞起源研究中可能存在的缺陷，不少研究者改用重组 DNA 技术从基因水平寻求这一问题的答案，首先，序列分析表明，MM 患者外周血中，部分 B 细胞 CDR3 区域与骨髓瘤细胞 CDR3 区域序列相同，它的 *JH* 基因取用方式与成人 B 细胞相似。其 CDR3 的平均长度为 15 个密码子，而胎儿的 B 细胞 CDR3 的平均长度小于 11 个密码子。说明骨髓瘤细胞的 *IgH* 基因在 CDR3 区有核苷酸插入，发生了体细胞突变。进一步研究非随机性体细胞突变同样也发生在 *IgL* 基因，并且主要以替代插入的方式进行。其次，Jukes 和 Slomchik 等人认为：①未经抗原刺激的 B 细胞，其分布于 CDR 区与框架区的突变碱基比值应小于 0.3，而抗原刺激引起突变的比值应大于 0.3。②未经抗原刺激的 B 细胞，其 CDR 区碱基替代/无义突变比值应小于或等于 2.9；反之，大于 2.9；采用上述标准也证实骨髓瘤细胞是经过抗原选择的。再次，采用患者特异的 CDR2 和类型特异（Cμ，Cγ 或 Cα）的引物进行 Ig mRNA 扩增，发现 IgG 型 MM 患者的 $VDJ-C\mu$ 及 $VDJ-C\alpha$ 序列与 $VDJ-C\gamma$ 序列有完全相同的体细胞突变，说明产生不同类型 Ig 的浆细胞均来自 MM 细胞克隆，表明 MM 前体细胞来自体细胞突变和抗原选择已经完成的 B 细胞。类型转换发生在骨髓瘤恶性克隆内，不发生进一步的体细胞突变，据此可以推测 MM 前体细胞来自记忆 B 细胞，因为在记忆 B 细胞中，$C\mu$ 和 $C\gamma$ 或 $C\alpha$ 基因与赋予 Ig 独特型的同一 VDJ 基因重排，同时表达 IgM 和 IgG 或 IgA。这与起源于生发中心的母细胞的滤泡性淋巴瘤有明显不同。最后，研究发现，骨髓瘤细胞对 V_H 基因的取用（usage）有明显的倾向性，它们相对多地取用 V_H1-69，V_H3-9，V_H3-23，V_H3-30 等基因片段，而较少地取用 V_H3-49，V_H3-53，V_H4-34 等在正常 B 细胞以及自身免疫性疾病常见的基因片段。特别是编码自身抗体的 V_H4-34 基因在 72 例 MM 患者中竟未发现有重排。以上结果强烈提示骨髓瘤细胞起源于已经发生突变的体细胞，而且在恶变之前，体细胞突变已经完成。换言之，骨髓瘤细胞起源于 B 记忆细胞或幼浆细胞或浆细胞。

2. MM 的细胞遗传学和分子生物学

MM 的遗传学改变包括染色体数目的异常和结构的改变。染色体数目的异常见于 90% 以上的 MM 患者，应用荧光原位杂交技术检测，超二倍体约占 61%～65%，最常见的染色体改变是 +3（3 号染色体三体），+5，+7，+9，+11，+15，+19，+21，非超二倍体中最常见的是 -13（13 号染色体单体），-14，-16，-22。非超二倍体 IgH 易位发生率高（>85%），而超二倍体中 IgH 易位不常见（<30%）。多数研究认为非整倍体核型在 MM 中具有独立预后意义。表现为亚二倍体患者预后差，超二倍体患者预后较好。与之类似，其他多种恶性肿瘤中，超二倍体预后也较好。染色体结构异常最常见的是累及 14q32（免疫球蛋白重链基因，IgH）的染色体易位。随着疾病进展 14q32 易位的发生率增加，髓内 MM 为 55%～73%，浆细胞白血病为 85%，人 MM 细胞系则超过 90%。其常见的伙伴染色体有 5 个重现性易位位点：

11q13（cyclin D_1），4p16.3（$FGFR_3$ 及 MMSET），6q21（cyclin D_3），16q23（c-maf）和 20q^{11}（mafB）。

3. 细胞因子的作用

很多学者对 MM 发病过程中细胞因子的作用进行了研究，这些细胞因子包括白介素6（interleukin 6，IL-6），胰岛素样生长因子1（insulin-like growth factor 1，IGF-1），血管内皮生长因子（vascular endothelial growth factor，VEGF），肿瘤坏死因子 α（tumor necrosis factor α，TNF-α），转化生长因子 β（transforming growth factor β，TGF-β），基质细胞衍生因子 1α（stromal cell-derived factor 1α，SDF-1α），IL-21，成纤维细胞生长因子（fibroblast growth factor，FGF）等。在骨髓内，MM 细胞除通过自分泌细胞因子促进自身恶性增殖外，也通过旁分泌作用影响骨髓基质细胞，MM 细胞和骨髓基质细胞相互作用，使骨髓微环境发生改变，对 MM 细胞的生长起着重要的促进和支持作用。

(1) IL-6

IL-6 可促进正常 B 细胞向浆细胞分化，目前认为 IL-6 是促进 MM 细胞生长和生存的关键性细胞因子。很多文献报道，部分 MM 细胞可自分泌 IL-6，且表达 IL-6 的 MM 细胞恶性程度更高，增殖更快，并产生耐药性。但骨髓环境中的 IL-6 更多地来自骨髓基质细胞，MM 细胞一方面通过黏附分子与基质细胞直接接触，另一方面通过分泌 TGF-β、TNF-α、VEGF、白介素 1（interleukin 1，IL-1）等细胞因子共同促进基质细胞合成和分泌 IL-6。有研究发现，无论是 MM 细胞粘附还是 TNF-α 介导的骨髓基质细胞分泌 IL-6 都是通过激活核因子 κB（nuclear factor κB，NF-κB）介导的，抑制 NF-κB 可以下调 IL-6 的分泌。IL-6 通过 Ras/Raf/MEK/ERK 通路促进 MM 细胞增殖，激活 JAK2/STAT3 促进 MM 细胞生存，激活 PI3-K/Akt 通路介导抗凋亡及细胞耐药。有研究表明，MM 患者血清 IL-6 水平与预后和肿瘤负荷相关，意义未明的单克隆免疫球蛋白病（monoclonal gammopathy of undetermined significance，MGUS）和惰性/冒烟型MM患者血清IL-6水平与健康人相似,而在进展期MM或浆细胞白血病患者IL-6水平明显升高。

(2) 胰岛素样生长因子1

IGF-1是多功能肽,能够调节细胞增殖、分化和凋亡。在骨髓环境中,主要由骨髓基质细胞分泌,在体外和体内,IGF-1可介导MM细胞的生长和生存。与IL-6不同,IGF-1仅激活ERK和PI3-K/Akt信号通路,促进MM细胞的增殖,使MM细胞表达抗凋亡蛋白增加,降低MM细胞对化疗药物的敏感性并促进MM细胞的转移。有研究表明,IGF-1与预后有关。

(3) 血管内皮细胞生长因子

VEGF是目前发现作用最强、特异性最高的促血管生成因子,可募集单核细胞和内皮前体细胞,促进血管内皮细胞分化、增殖和迁移,诱导新生血管形成。VEGF由MM细胞和骨髓基质细胞合成和分泌,至少部分地参与了MM骨髓血管新生。研究证实,骨髓微血管密度(microvessel density,MVD)增加与预后不良有关,诊断时骨髓MVD对自体干细胞移植后的生存期具有指示作用。最近研究也发现,MM细胞不仅表达VEGF而且表达其受体Flt-1和KDR,通过自分泌和旁分泌机制促进自身和骨髓基质细胞分泌IL-6和VEGF。VEGF可激活ERK信号通路介导MM的增殖,同时激活PI3-K/PKC促进MM细胞的迁移,VEGF也可促进热休克蛋白90(heat shock protein90,HSP 90)和Mcl-1的表达从而具有抗凋亡作用。

(4) 肿瘤坏死因子α

由MM细胞分泌的TNF-α并不显著促进肿瘤细胞的生长和产生耐药,但TNF-α可通过NF-κB通路,调节一系列蛋白的表达,包括细胞因子、趋化因子、细胞黏附分子和一些抗凋亡蛋白。TNF-α可显著促进骨髓基质细胞分泌IL-6,且较VEGF或TGF-β作用更强。TNF-α上调MM细胞和骨髓基质细胞表达细胞间黏附分子1(vascular cell adhesion molecule-1,ICAM-1)和血管细胞黏附分子1(intercellular adhesion molecule-1,

VCAM-1），促进 MM 细胞和基质细胞间接触，一方面进一步促进 IL-6 等细胞因子表达，另一方面可产生黏附分子介导的细胞耐药。

（5）其他细胞因子

MM 病理生理机制中也涉及一些其他重要的细胞因子，包括 SDF-1α、碱性成纤维细胞生长因子（basic fibroblast growth factor，bFGF）、IL-1β、TGF-β、IL-10、肝细胞生长因子（hepatocyte growth factor，HGF）、巨噬细胞炎性蛋白 1α（macrophage inflammatory protein 1α，MIP-1α）、IL-15、IL-21 等。它们通过不同的机制或作用于不同的环节共同促进了 MM 的发生发展。

【临床病理生理】

1. MM 骨病的发病机制

进行性的骨质破坏是 MM 突出临床特点之一，据统计有 85% 的 MM 患者有不同程度的骨破坏，有 2/3 的患者因为骨痛而就诊。介导 MM 骨病的主要效应细胞是破骨细胞，它起源于单核-巨噬细胞系统，是一类高度分化的对骨质具有再吸收作用的细胞。破骨细胞受到来自恶性浆细胞和骨髓微环境中其他细胞的刺激，数量增多、功能活跃，从而表现为溶骨活跃；另一方面在原发性溶骨部位，新骨形成减少或消失，即溶骨与成骨失衡是 MM 骨病最主要的病理生理特点。

（1）核因子 κB 受体激活因子（RANK）及其配体（RANKL）和护骨素（OPG）系统在 MM 骨病中的作用

RANK 表达于破骨细胞及其前体细胞表面，RANKL 为其唯一的功能受体。RANKL 一旦与 RANK 结合，破骨细胞的分化、扩增明显加快，活性增强，凋亡受到抑制，最终导致破骨细胞数量增多、功能亢进。实验证实 MM 细胞与正常浆细胞相比，其 RANKL 表达显著增加且与溶骨的程度显著正相关。OPG 是一种可溶性的 RANKL 的衰变受体，表达于血管内皮细胞、破骨细胞、骨髓成纤维细胞等，通过拮抗 RANKL 维持骨质重塑的动态平衡。存在 MM 骨病的患者 OPG 生成减少、功能显著受抑，发生机制有：(1) MM 细胞与基质细胞相互作用，抑制基质细胞 OPG 的生成；(2) MM 细胞高表达 syndecan－1（CD138）分子，它是一种富含硫酸肝素的跨膜糖蛋白，通过与 OPG 的肝素结合域结合，介导 OPG 进入浆细胞，在溶酶体中被降解。因此，OPG 生成减少，降解增加，RANKL/OPG 比例失调，导致破骨细胞分化成熟和持续的激活。

(2) 破骨细胞激活因子

在 MM 患者体内，破骨细胞和骨髓基质细胞通过黏附分子相互作用或与 MM 细胞作用，产生了一些对破骨细胞具有激活作用的细胞因子，称之为破骨细胞激活因子，包括 IL－1β、IL－3、IL-6（同时是 MM 细胞关键性生长因子）、IL－11、TNF－α 和 β、甲状旁腺相关蛋白（parathyroid hormone-related protein, PTHrP）、HGF、bFGF、基质金属蛋白酶（MMPs）、MIP－1α 等。这些细胞因子可采取不同的方式或作用于不同的环节促进溶骨和骨质的再吸收。如 MIP－1α 对破骨细胞前提体细胞具有趋化和激活的作用，MMPs 降解骨髓基质成分参与溶骨过程，IL－1β、IL-6、HGF 等可通过 RANKL 依赖途径或 RANKL 非依赖途径刺激破骨细胞，并上调骨髓基质细胞 RANKL 的表达。

(3) 成骨细胞功能缺陷

MM 骨病的一个显著特点是骨生成受抑，即使 MM 达到临床缓解，其骨破坏仍在进行，成骨仍然受抑，这一特点与其他实体肿瘤骨转移不同，后者在骨破坏的同时伴随着新骨形成。目前 MM 骨形成受抑的机制尚未完全阐明，可能机制有：①在溶骨部位，MM 细胞可通过干扰骨髓基质细胞和早期成骨细胞合成新骨成分影响成骨。作为新骨形成必需的维生素 K 依赖的钙结合蛋白、骨形成蛋白等在 MM 患者骨缺损和溶骨部位极度缺乏。②MM 细胞通过高表达凋亡配体对成骨细胞具有直接的毒性作用。Silvestris 等研究表明，早期成骨细胞长期接触炎性因子 TNF－α 和 γ 干扰素

(interferon γ，INF-γ) 等导致凋亡的肿瘤坏死因子受体（tumour necrosis factor receptor，TNFR）p55 和 p75、Fas、肿瘤坏死因子相关凋亡诱导配体（TRAIL）共受体 DR4/DR5 等表达上调。MM 细胞通过 FasL 或 TRAIL 直接促进早期成骨细胞凋亡。③MM 细胞也可通过干扰 Wnt 信号传导通路抑制基质细胞分化成熟为成骨细胞。MM 细胞分泌的 dickkopf1（DKK1）蛋白是 Wnt 通路的抑制因子，作用于基质细胞表面的脂蛋白受体相关蛋白（lipoprotein receptor related protein，LRP）5 和/或 LRP-6，抑制 β-catenin 的组装，后者对于成骨细胞发挥骨质重塑功能是必需的。④MM 细胞也可直接抑制骨髓基质细胞表达转录因子 Runx-2/Cbfa1，Runx-2/Cbfa1 对于基质细胞分化为成熟成骨细胞是极为重要的，来自伴明显骨病的 MM 患者的骨髓活检标本显示，Runx-2/Cbfa1 在 mRNA 和蛋白水平均显著降低。⑤MM 细胞产生 IGF 结合蛋白 4，可阻止 IGF-1 与成骨细胞的结合，抑制成骨。MM 细胞也可分泌可溶性 Frizzled 相关蛋白 2，作为 Wnt 通路抑制因子发挥作用，在体外可阻断成骨细胞的分化。

2. MM 肾病的发病机制

肾脏损害是 MM 最常见和严重的并发症之一，发生率约为 50%，20%～25% 的患者表现为不同程度的肾功能不全，2%～3% 的患者需要进行血液透析。多种因素参与了 MM 肾病的发生，最主要的为 MM 细胞所分泌的单克隆免疫球蛋白轻链所致。

（1）免疫球蛋白轻链对肾小管的毒性作用

MM 产生免疫球蛋白轻链的速度要快于重链，多余的轻链便游离出来，称之为游离轻链（free light chain，FLC），FLC 可由肾小球滤过，经近曲小管吸收降解。过多的 FLC 经肾小管上皮细胞吸收后对上皮细胞具有直接的毒性作用，促使细胞凋亡。FLC 对肾小管上皮细胞的毒性作用不仅与 FLC 的浓度有关，也与 FLC 的理化性质有关，包括自身聚集、轻链类型、等电点、片段大小以及糖基化等。FLC 也可影响近曲小管的离子转运，使之功能异常导致范可尼综合征，表现为近曲小管酸中毒、糖尿、氨基酸尿，尿磷、钾、尿酸、尿钙增多，血磷、钾、尿酸降低。

(2) 管型肾病

随着疾病发展，FLC滤过增加而近曲小管重吸收能力下降，过多的FLC在肾小管腔内形成管型，称之为骨髓瘤管型（myeloma casts），主要病理特点为远端小管和集合管管腔内出现含轻链的嗜酸性物质，管型周围常有异物多核巨细胞。塔姆-霍斯福尔糖蛋白（Tamm-Horsfall glycoprotein，THG）是骨髓瘤管型的另一主要成分，为一种糖蛋白，是正常尿蛋白的主要成分，由肾小管髓袢升支厚壁段细胞合成。骨髓瘤管型形成机制包括FLC对近端小管上皮细胞的直接毒性，以及THG和FLC的相互作用，而后者是管型形成的重要原因。THG上的糖基有助于同型THG的凝集，去糖基的THG也可与FLC结合，结合的具体机制仍不清楚，可能与THG上的特殊位点有关。影响管型形成的因素不仅与FLC的浓度和类型、THG的浓度及糖含量有关，也与远端小管的内环境有关。肾小管液流速减慢、高钠及其酸性环境均有助于管型的形成。

(3) 免疫球蛋白沉积

免疫球蛋白（通常是轻链）在肾小球的沉积可导致肾病综合征。病理可表现为肾脏淀粉样变性（刚果红阳性）。淀粉样蛋白源于MM细胞产生的κ或λ轻链片段，或是κ或λ轻链由巨噬细胞裂解成的碎片。这些片段或碎片的自身聚合，或与其他成分如淀粉样蛋白P、氨基聚糖的相互作用构成了多聚纤维丝样结构。淀粉样物质主要沉积于肾小球系膜和基底膜。MM所致的淀粉样变性随M蛋白的类型发生率有所不同，来自1705例MM患者的资料显示，IgA、IgG、轻链和IgD型MM淀粉样变性的发生率依次增加。对于肾病综合征的患者，如血或尿中出现单克隆轻链，特别是λ型，需要高度怀疑肾淀粉样变性的可能。

另一种轻链的沉积称之为轻链沉积病（light chain deposition disease，LCDD），为一种非纤维丝状物质的沉积，刚果红染色阴性。由于在部分患者沉积物也包括了重链，称之为单克隆免疫球蛋白沉积病。由于肾小球的累及,单克隆免疫球蛋白沉积病最常见的表现为肾病综合征。与淀粉样变性不同,单克隆免疫球蛋白沉积病的轻链类型通常为κ型,肾功能常迅速恶化,光镜下的病理表现类似于糖尿病性的肾小球硬化或膜性增生性肾小球性肾炎。

(4) 其他参与因素

由于溶骨破坏引起高钙血症,发生肾小管间质的钙盐沉积病;由于MM化疗引起的高尿酸血症,导致肾小管间质性损害;肾内血流动力学异常;因血清M蛋白增加致高黏滞血症,血容量减少;放射造影剂、非类固醇类抗炎药、ACEI类降压药等;肾毒性药物;MM细胞肾脏浸润等。

3. MM贫血的发病机制

新诊断MM患者贫血的发生率约为70%,随着疾病进展,几乎所有患者最终均会出现贫血。引起MM贫血的机制是多因素的,包括:①MM细胞侵占骨髓腔,红系生成受抑;②MM致肾功能不全时促红细胞生成素(erythropoietin, EPO)绝对不足以及肾功能正常时EPO的相对不足;③治疗相关的骨髓抑制和/或增生不良;④自身免疫性溶血性贫血;⑤血液稀释;⑥骨髓IL-6等炎性细胞因子水平升高,抑制红系生成;⑦其他原因。

(1) 促红细胞生成素绝对或相对不足

已有研究报道大约25%的MM患者血清EPO水平降低,且与疾病的临床分期有关,在Ⅲ期患者中EPO水平降低的发生率可达50%,伴肾功能不全者达到60%。通过补充重组人EPO可使大部分MM患者的贫血得到改善,即使在EPO水平不低甚至有所升高的患者也同样有效,说明,EPO相对不足也是贫血持续存在的原因之一。

(2) 细胞因子抑制红系造血

细胞因子在MM贫血的发生中发挥了重要作用,较为重要的有IL-6、IL-1、TNF-α等。IL-6是MM细胞恶性增殖的重要刺激因子,研究显示IL-6可引起早期红系爆式集落形成单位(burst forming unit - erythroid, BFU-E)生长抑制,同时血浆容量增加。IL-6 可促进肝脏合成急性期蛋白，包括 C 反应蛋白和铁调素（hepcidin），后者为一种由肝脏分泌的小分子抗菌肽，最近研究表明 hepcidin 可干扰铁代谢，导致慢性病贫血。IL-1 在多种慢性炎症和肿瘤性疾病如 MM、淋巴瘤中均有升高，细胞和动物实验中证实 IL-1 明显抑制 EPO 的产生从而使红细胞生成减少，人重组 IL-1 在体外能明显抑制红系集落形成单位（colony-forming units-erythroid，CFU-E）克隆的增殖。TNF-α 在 MM 患者体内明显升高，研究显示无论人或动物暴露于 TNF-α 均可引起类似的贫血，TNF-α 明显抑制人 CFU-E 克隆的形成，有学者认为 TNF-α 直接作用于骨髓红系前体细胞，也有学者认为 TNF-α 是通过抑制 EPO 的产生从而导致贫血，最近有研究表明，TNF-α 可下调 EPO 受体的表达影响红系的分化。

（3）MM 细胞诱导红系前体细胞凋亡

Silvestris 等研究显示，Ⅲ期 MM 患者表达 FasL 的 MM 细胞明显高于 MGUS，进展期 MM 患者表达 Fas 的红系祖细胞明显高于非进展期患者，且 MM 患者血红蛋白水平与 FasL 阳性瘤细胞和 Fas 阳性红系祖细胞量呈负相关。该作者同时发现，伴严重贫血的 MM 患者浆细胞表达 FasL 和 TRAIL 明显高于不伴贫血的 MM 患者及 MGUS 患者，骨髓的红细胞明显降低。以上结果提示 MM 细胞 FasL 和/或 TRAIL 水平上调在 MM 贫血的发生中起了重要的作用。

（4）高黏滞血症

有研究显示 MM 患者血浆黏稠度与血中 EPO 水平呈负相关，动物实验表明 EPO 水平随输入液的黏稠度而调节并不依赖血细胞比容水平，肾脏 EPO mRNA 水平的降低也与血浆黏稠度一致，说明 MM 患者血浆黏稠度的升高也参与了贫血的发生。

【危险因素】

1. 环境因素

越来越多的研究表明可能是环境因素和内在的遗传因素相互作

用使骨髓瘤发病危险增加。

2. 电离辐射

关于电离辐射是否增加骨髓瘤的发病危险，各研究报道并不一致。中国放射科的工作人员在 30 年中骨髓瘤发病率并不增加，一些研究显示与从事核工作的人群骨髓瘤的发病率低于普通人群。而另一项研究显示从事核加工工作的人员发病危险增加。没有研究表明居住在核设备附近的居民骨髓瘤发病率增加。日本原子弹爆炸后，接受超过 1Gy 的幸存者 MM 的发病率明显增加。随后有学者进行了随访研究否定了射线接触与 MM 发病率有关的结论。幸存者中单克隆免疫球蛋白病的发病率亦未见增加，M 蛋白的检出率与射线剂量的增加无明显相关。

3. 慢性抗原刺激

由于 MM 是浆细胞的恶性肿瘤，因此 MM 发病是否与慢性抗原刺激有关一直是临床医生关注的问题。有研究认为 MM 与类风湿关节炎有关。以色列的研究提示，戈谢病人群中发生恶性血液病（包括 MM）的危险性较高。尚有发现，HIV-1 抗体阳性并伴有 MM 的患者，其 M 蛋白（IgG，κ 轻链型）能特异性地识别 HIV-1 P24 抗原，这进一步提示，抗原介导的对病毒的反应可能在 MM 的发病过程中占有一定地位。

4. 职业暴露（农业和石油化学工业）

很多学者对各种职业暴露与骨髓瘤发病之间的关系进行了研究，各研究报道不一致。一项病例对照研究表明，农业和渔业使骨髓瘤的发生危险增加，暴露于化学制品，包括有机溶剂或石油也增加骨髓瘤的发病危险。一些研究显示家畜和杀虫剂增加骨髓瘤发病危险，但是石油工业工人骨髓瘤发病危险不增加。意大利的二噁英（dioxin）工业事故后，随后十年男女骨髓瘤的发病危险都增加了。但是，其他一些研究并不确定杀虫剂暴露与骨髓瘤发病的关系。目前也尚无科学的资料证实苯与 MM 的发病相关。

5. 肥胖、吸烟与喝酒

没有证据表明吸烟和喝酒增加了骨髓瘤的发病危险，但是肥胖可能与骨髓瘤发病相关。一项大规模研究，对年龄在 20 岁至 76 岁的 21 022 例 19 种类型肿瘤病例和 5039 例对照进行了分析，体重≥30 kg/m² 与＜25 kg/m² 相比，骨髓瘤的发病危险增加（优势比＝2.06，95% CI 1.46～2.89）。推测可能是雌二醇和雌二醇受体在绝经后肥胖妇女的骨髓瘤发病和进展中起了作用，脂肪组织中雌二醇过多可以上调浆细胞的雌二醇受体。但肥胖与骨髓瘤发病之间的关系仍需进一步研究证实。

【临床表现】

MM 的临床表现多样，如骨痛、贫血、反复感染、肾功能损害、淀粉样变等。

1. 骨骼症状

约 75% 的患者有骨痛，开始较轻，呈游走性、间歇性、活动时加重，数周或数月内渐变为持续性，持续数小时、数日甚至更长。疼痛部位多见于腰背部，患者可能突然出现突发性背痛、肢体痛或肋骨痛，甚至出现病理性骨折。常见的部位是胸腰椎压缩性骨折，其他常见的骨折部位有锁骨、肋骨，也可出现多部位骨折。大约 10% 的患者因脊髓压迫而出现截瘫。骨骼肿瘤是 MM 细胞增生和浸润引起的骨骼局灶性隆起，发生率可高达 90%，好发于胸骨、肋骨、颅骨、锁骨、脊椎和四肢长骨远端。

2. 贫血

MM 早期或无症状期血红蛋白浓度可在正常范围，但随着疾病的进展，患者常有不同程度的贫血。贫血通常为正细胞正色素性，有时血红蛋白浓度降低但红细胞容积常无改变，这种不协调的贫血是由于高浓度 M 蛋白使血容量增加引起血液稀释所致。引起 MM 患者贫血的因素很多，恶性细胞浸润骨髓，瘤细胞分泌抑制造血的因子，红细胞自身寿命缩短，失血及化疗的影响，以及肾功能衰竭所致内源性促红细胞生成素的产生缺乏等，都可导致不同程度的贫血，贫血的程度与瘤细胞的负荷直接相关。

3. 感染

MM 细胞分泌的 M 蛋白无免疫功能，而正常的免疫球蛋白合成受抑制，使得体内正常抗体形成障碍，呈现体液免疫缺陷，故易并发感染。常表现为反复肺部、泌尿道感染，带状疱疹或败血症等。在疾病晚期，感染成为患者死亡的主要原因之一。

4. 肾功能损害

50%的患者早期即出现蛋白尿、血尿、管型尿。在所有的 MM 中，近半数患者可发展为肾衰，25%的病人死于肾功能衰竭，是仅次于感染的第二大死亡原因。游离轻链通过肾脏管状上皮细胞滤过、吸收和分解代谢，这一过程可引起不可逆的细胞损害，导致尿浓缩功能降低。发生电解质和其他滤过物质丢失增加，终末期患者是以肾小球滤过率进行性下降为特征。但不是所有伴本周蛋白尿的患者均发展为肾功能不全。分泌 κ 轻链的患者发展为肾功能衰竭的可能性低于分泌 λ 轻链者，这可部分解释 κ 轻链型 MM 患者生存期比 λ 轻链型生存期长的原因。一些患者虽然持续分泌大量本周蛋白，但肾功能损害较轻。在临床上也有患者分泌本周蛋白少而引起肾衰。伴有本周蛋白分泌的 MM 患者发生肾衰的病理生理机制主要与轻链的物理化学因素有关，而与本周蛋白量的关系较小。MM 患者肾功能不全的原因见表 6-2。

表 6-2 MM 患者肾功能不全的原因

急性（约占 50%）	慢性（约占 50%）
高钙血症（50%）	本周蛋白尿（80%～90%）
血容量不足（20%）	高钙血症（40%～60%）
肾毒性抗生素应用（20%）	高尿酸血症
静脉肾盂造影（1%）	淀粉样变（约 10%）
其他（高尿酸血症和高黏滞综合征等）	瘤细胞浸润（罕见）
	肾盂肾炎

5. 神经损害

MM的神经损害的病因涉及多个方面，包括：肿瘤直接压迫、浸润、继发性代谢异常及药物因素等有关。神经损害很多时候表现为神经根痛。脊髓压迫是典型的也是较为严重的神经受损害表现，胸髓累及较常见，常造成截瘫。累及颅神经以及分支是很罕见的骨髓瘤并发症，最常见于疾病进展时。5%～15%患者出现系统性周围神经炎，10%伴原因不明的周围神经炎，往往与M蛋白作用于神经鞘膜成分有关，临床特征为非对称性运动和感觉神经病变，导致肌肉无力、肢体麻木和痛性感觉迟钝。

6. 高黏滞综合征

血清中的免疫球蛋白水平明显升高，使血浆相对于水的黏度升高。正常血浆相对黏度不大于1.8，当血浆相对黏度达5～6倍时可出现症状。除了免疫球蛋白含量之外，M蛋白的类别也与是否出现症状有关，IgM、IgA、IgG3类M蛋白较容易出现症状。表现为头晕、乏力、恶心、视物模糊、手足麻木、皮肤紫癜、鼻出血等，严重者可出现呼吸困难，甚至意识障碍、昏迷。也有视网膜病变。少数患者的M成分具有冷球蛋白成分，可出现雷诺现象。

7. 淀粉样变性

发生率约10%，MM伴发的淀粉样变主要是由于大量的M蛋白的轻链可变区片段或整个单克隆的轻链在组织中沉淀，可引起相应器官的功能障碍。尽管在MM患者的M蛋白中κ轻链占多数，但是λ轻链更容易引起淀粉样变。文献报道，IgD骨髓瘤伴发淀粉样变的概率最大，为20%，而IgG、IgA和轻链型骨髓瘤伴发淀粉样变的概率分别为5%、2%和13%。表现为舌肿大、腮腺肿大、皮肤苔藓样病变、心脏扩大、腹泻或便秘、肾功能受损、外周神经病变和肝脾肿大等。

8. 出血倾向

出血倾向多表现为浅表黏膜渗血和皮肤紫癜，内脏和颅内出血见于晚期患者。导致出血的因素有：①血小板减少；②M蛋白覆盖在血小板及凝血因子的表面，影响血小板黏附、聚集和释放功能，干扰因子Ⅰ、Ⅱ、Ⅴ、Ⅶ和Ⅷ的功能，其中最常见的是妨碍纤维蛋白单体的聚合，引起血块回缩缺陷和凝血酶时间延长。③血液黏滞性增高，微循环不良，毛细血管受损。

9. 高尿酸血症和高钙血症

由于瘤细胞裂解，血中尿酸水平升高，严重者可并发尿路结石，影响肾功能。国外文献报道，约1/3的MM患者在被诊断时出现血清钙浓度升高。我国患者高钙血症发生率较低，一旦发现往往提示其病情为进展性。部分伴高钙血症的患者表现为进行性溶骨破坏。典型的症状包括恶心呕吐、厌食、烦渴、多尿、脱水、思维混乱（神志模糊），甚至昏迷。由于MM患者肾功能损害发生较多，并且脱水进一步损害肾排泄钙离子，使高钙血症加重。

10. 器官浸润

骨髓瘤细胞生长依赖骨髓微环境，其他器官浸润较少见。以肝、脾、淋巴结和肾脏为多见，也可侵犯其他软组织，病程长者，发生率增高。

【相关的检查】

1. 实验室检查

（1）血象

贫血随病情进展而加重，以正细胞正色素性多见。由于M蛋白包裹红细胞的表面使带负电荷的红细胞间的排斥力减低，红细胞容易发生凝聚现象，血涂片上常呈缗钱状排列。血沉常显著增高，白细胞及血小板数正常或偏低。

（2）骨髓象

骨髓涂片和活检是诊断本病的主要手段之一。常为增生性骨髓象，浆细胞一般超过10%，诊断标准国内认为应大于15%。当浆细胞比例低于10%时，细胞畸形对诊断显得尤为重要。浆细胞的形态大小不一，一般直径为20～30μm，最大可超过50μm，成熟程度不同，核偏位，核浆比例大，有1～2个核仁，核染色质较疏松，有时可见核畸形，有时可见双核、三核或多核浆细胞，胞质富，深蓝色不透明，可见空泡与少量嗜苯胺蓝颗粒，有时在胞质中可见包含免疫球蛋白的嗜酸性空泡样 Russell 小体。瘤细胞常常成堆分布，外形不规则。骨髓中浆细胞除弥漫性浸润外还可呈灶性分布，故有时要多部位穿刺。骨髓活检由于取材量多，对估计细胞的数量可能更可靠。

(3) 血清及尿液蛋白检测

1) 血清总蛋白增高

是球蛋白增高所致。白蛋白正常或降低。

2) 血清蛋白电泳

多数患者出现 M 蛋白，即在 γ 区带之前（快 γ 区带）或在 α_2 与 β 之间可见单株峰，是单克隆球蛋白或轻链蛋白（本周蛋白）。正常 γ 球蛋白减少。少数患者血清蛋白电泳未见 M 蛋白，仅 γ 球蛋白减少而尿中有大量轻链蛋白（本周蛋白尿），属轻链型。仅 1‰ 的患者血与尿中均无 M 蛋白，是不分泌型 MM。

3) 免疫电泳

可进一步鉴定 M 蛋白成分的类别（包括亚类）和型别（κ 或 λ 型轻链）。

4) 血清游离轻链（FLC）

有研究发现与正常健康人群相比较，浆细胞病患者血清 FLC 绝对值明显要高，有效治疗后下降，复发时随即再次上升。对于不分泌型 MM，即使采用免疫固定电泳，这些患者不论在血、尿中均检测不到 M 蛋白。采用 FLC 检测可以较好地随访评估这类患者，而不必像以前一样重复地进行骨髓细胞学检查和全身同位素扫描来评估病情。对于浆细胞能够分泌完整免疫球蛋白的患者，采用 FLC 的检测具有潜在的临床使用价值，FLC 的检测对评价疗效、随访疾病复发等亦要早于完整免疫球蛋白分子检测。

(4) 其他检查

1) β_2-微球蛋白（β_2-microglobulin，β_2-MG）：及 C 反应蛋白（C-reactive protein，CRP）：是判断疗效和疾病预后的重要指标。

2) 血清乳酸脱氢酶：可反映肿瘤负荷的大小，与病情严重程度相关。

3) 血清碱性磷酸酶：一般为正常，但在病理性骨折或有肝淀粉样变时可增高。

4) 高钙血症、高尿酸血症、高氮质血症常见。

5) 血浆黏滞度增加，部分病例血浆内可检出冷球蛋白。

6) 浆细胞的标记指数（plasma cell labeling index，PCLI）：反映瘤细胞增殖程度，其测定值≥1为增高界限值。PCLI 增高提示预后不良。

7) 免疫球蛋白重链基因（IgH）克隆性重排：用于骨髓瘤细胞单克隆性的检测，有助于 MM 的诊断。

8) 血清 IL-6 及可溶性 IL-6 受体（soluble interleukin-6 receptor，sIL-6R）：有助于判断病情和预后。

9) 尿常规可见蛋白尿、血尿、管型尿。

【影像学检查】

确诊时绝大部分患者 X 线骨骼平片检查可发现广泛的骨质疏松和（或）溶骨性损害。前者在脊柱、肋骨和骨盆最多见，后者主要累及部位为颅骨、椎体、肋骨、骨盆、锁骨或长骨近端，表现为单个或多个圆形或椭圆形穿凿样透亮缺损，边缘清晰，周围无新骨形成，也可成"虫咬"状，大小为数毫米至数厘米不等。对于全身 X 线检查正常而又怀疑为 MM 的患者可行全身放射性核素骨扫描（ECT）或 MRI。

【其他检查】

荧光原位杂交（florescence in-situ hybridization，FISH）：FISH 技术是分子生物学技术的一大进展，FISH 方法不但可以对分裂期细胞，也可以对间期肿瘤细胞进行细胞遗传学分析。在 MM 患者中，细胞遗传学异常具有预后判断价值。通过 FISH 方法对 MM 患者进行细胞遗传学分析，有助于临床医师判断预后。

【诊断的规范】

1. 诊断标准

基于 MM 的病理生理以及目前的检测手段，国内外制定了相应的诊断标准，但并不统一，最常用的有两种。

（1）国内诊断标准

1）骨髓中浆细胞＞15%并有原浆或幼浆细胞，或组织活检证实为浆细胞瘤。

2）血清单克隆免疫球蛋白（M 蛋白）IgG＞35g/L；IgA＞20g/L；IgM＞15g/L；IgD＞2.0g/L；IgE＞2.0g/L；尿中单克隆免疫球蛋白轻链（本周蛋白）＞1.0g/24h。

3）广泛骨质疏松和（或）溶骨病变。

符合第 1）和第 2）项即可诊断 MM。符合上述所有三项者为进展性 MM。诊断 IgM 型 MM 时，要求符合上述所有三项并有其他 MM 相关临床表现。符合第 1 和第 3 项而缺少第 2 项者，属不分泌型 MM，应注意除外骨髓转移癌，若有可能，应进一步鉴别属不合成亚型抑或合成而不分泌亚型。

（2）国外诊断标准

世界卫生组织（World Health Organization，WHO）2001 年公布了 MM 诊断标准。

1）MM 的诊断需具备下列 1 项主要指标和 1 项次要指标，或具备下列三项次要指标，但其中必须包括第①项和第②项次要指标，而且患者应有 MM 相关临床表现。

2）主要诊断指标：①骨髓中浆细胞增多：＞30%；②活检证实为浆细胞瘤；③M 成分：血清 IgG＞35g/L；IgA＞20g/L；尿本周蛋白＞1g/24h。

3）次要诊断指标：①骨髓中浆细胞增多：10%～30%；②M 成分存在，但水平低于主要诊断指标；③有溶骨性病变；④正常免疫球蛋白减少（正常＜50%）：IgG＜6g/L，IgA＜1g/L，IgM＜0.5g/L。

WHO还制订了冒烟型骨髓瘤（smoldering myeloma，SMM）和惰性骨髓瘤（indolent myeloma，IMM）的诊断标准。

1) WHO诊断SMM标准：①血清M蛋白水平达到诊断MM水平；②骨髓中浆细胞10%～30%；③无溶骨性病变；④无骨髓瘤相关症状。

2) WHO诊断IMM标准：①骨髓中浆细胞＞30%或活检证实为浆细胞瘤；②血清M蛋白IgG＜70g/L或IgA＜50g/L；③溶骨性病变≤3处且无压缩性骨折；④血红蛋白、血钙、肌酐水平正常；⑤无感染。

2．诊断分期和分型

现有MM的分期系统中，应用最多的有1975年提出的Durie-Salmon分期系统（DS分期）和最近提出的国际分期系统（international staging system，ISS）。

(1) Durie-Salmon分期

表6-3 多发性骨髓瘤 Durie-Salmon 分期

分期	分期标准	骨髓瘤细胞数×$10^{12}/m^2$体表面积
Ⅰ	符合以下各项标准 1. 血红蛋白＞100 g/L 2. 血钙正常或≤3.0mmol/L（12mg/dl） 3. X线检查正常或只有孤立病变 4. M蛋白水平：IgG＜50 g/L 　　　　　　　　IgA＜30 g/L 　　　　　　　尿中轻链＜4 g/24 h	＜0.6
Ⅱ	介于Ⅰ期和Ⅲ期之间	0.6～1.2
Ⅲ	符合下列至少任何一项 1. 血红蛋白＜85g/L 2. 血钙＞3.0mmol/L（12mg/dl） 3. X线检查表现多发进展性溶骨性病变	＞1.2

续表 6-3

分期	分期标准	骨髓瘤细胞数× $10^{12}/m^2$ 体表面积
	4. M 蛋白水平：IgG>70 g/L IgA>50 g/L 尿中轻链>12 g/24 h	
肾功能	A 型：肌酐<176.8μmol/L（2.0mg/dl） B 型：肌酐>176.8μmol/L（2.0mg/dl）	

近年来，影像学有了长足进步，MRI、PET、PET-CT 在检测骨质病变上远较普通 X 线片敏感。因此 Durie 在原来 Durie-Salmon 分期标准上加入了上述影像学检查，制定了 Durie-Salmon Plus 分期标准并发表于 2006 年（表 6-4）。

表 6-4 Durie-Salmon Plus 分期标准

临床分期	标准
原 Durie-Salmon 分期	加上 MRI/PET 骨质病变数
ⅠB 期	0~4
ⅡA 或ⅡB	5~20
ⅢA 或ⅢB	>20

注：原 Durie-Salmon 分期指应用普通 X 线片检查结果

（3）国际预后分期系统（ISS）

由国际骨髓瘤基金会（International Myeloma Foundation）资助，全球二十多个研究中心根据 10000 例以上骨髓瘤患者的临床资料进行合作研究后而共同提出。根据患者的血清 $β_2$-MG 和血清白蛋白（ALB）水平，将骨髓瘤分为 3 期：

Ⅰ期：$β_2$-MG<3.5mg/L，ALB≥35g/L（中位生存 62 个月）；

Ⅱ期：β_2-MG＜3.5mg/L，ALB＜35g/L 或 β_2-MG 在水平 3.5～5.5mg/L 之间（中位生存期 44 个月）；

Ⅲ期：β_2-MG≥5.5mg/L（中位生存期 29 个月）。

3. 临床分型

根据 M 蛋白的特点，MM 的临床分型包括：

(1) IgG 型 MM

最常见，约占 60%，并分为 IgG_1～IgG_4 亚类。该型易发生感染，但淀粉样变和高血钙少见。IgG_3 亚类易导致高黏滞综合征。

(2) IgA 型 MM

约占 25%，并分为 IgA_1 和 IgA_2 亚类。骨髓涂片中常见火焰细胞，高钙血症和髓外浆细胞瘤较常见，易造成肾功能损害，预后差。

(3) IgD 型 MM　国内占 6%。骨髓外浸润多见，本-周蛋白阳性率高，约 90% 为 λ 轻链，常合并肾功能损害和淀粉样变性，易发展为浆细胞白血病，生存期短，预后差。

(4) IgM 型 MM

国内少见，易发生高黏滞血症或雷诺现象。主要需与原发性巨球蛋白血症相鉴别。

(5) IgE 型 MM

仅有数例报道，极为罕见。

(6) 轻链型 MM

占 10%～20%，因瘤细胞仅合成轻链，无重链，故血清蛋白电泳中无 M 蛋白，但在血清和尿的免疫电泳中可检出大量单克隆轻链（κ 链或 λ 链），以 λ 轻链型居多，尿本-周蛋白阳性。此型病情进展较快，骨质破坏严重，常有肾功能损害，预后差。

(7) 双克隆型

常见 IgM 合并 IgG 型或 IgA 型，前者多于后者。两者常含同一种轻链，偶尔为两种轻链。

(8) 不分泌型

约占 1%。患者可有典型的 MM 症状，但血和尿中无 M 蛋白。

使用荧光抗体法又可将"不分泌型"分为不合成型和不分泌型：前者指瘤细胞内无M蛋白或轻链合成；后者指瘤细胞内虽有M蛋白合成，但不能分泌至血液或尿液中。此类浆细胞在形态上更加幼稚，临床上患者相对年轻，骨质破坏更加突出。

此外，浆细胞病尚有许多与MM相关的特殊类型，包括：

(1) 冒烟型MM

①符合MM诊断标准，但数年（一般为3～5年）病情无进展；②无贫血、高钙血症、肾功能不全，也常无骨质破坏，浆细胞增殖率低（PCLI＜0.8%）。从生物学表现看，冒烟型MM和MGUS很相似，但是当血清M蛋白水平≥30g/L，和/或骨髓中浆细胞≥10%时，再诊断MGUS让人很难接受，因此定义为冒烟型MM。该型患者每年以10%的比例进展为有症状的MM，因此必须密切随访。国际骨髓瘤工作组（International Myeloma Working Group）建议使用"无症状"来描述这种没有症状也没有相关器官、组织损害的疾病状态，因此也称为"无症状骨髓瘤"。

(2) 浆细胞白血病

周围血浆细胞＞20%，计数＞2.0×10^9/L。本病中约60%为原发性，可能代表一种特殊类型的白血病，而与一般的骨髓瘤表现不同，患者较年轻，起病急，肝、脾、淋巴结肿大发生率高，血小板计数较高，而骨骼病变罕见，血清M蛋白量低，治疗反应差，中位生存期6个月。40%由MM转化而来者称为继发性浆细胞白血病，为MM的终末期表现，一旦发生，病情常急骤恶化，治疗无效。

(3) 骨孤立性浆细胞瘤

组织学上证实骨内孤立的瘤体内含单克隆浆细胞，而影像学（X线摄片、CT或MRI）全面检查证实是孤立性骨损害，其他均不符合MM诊断条件。骨髓穿刺示浆细胞＜5%，典型患者的血清和尿液行免疫固定电泳检查不会显示M蛋白，但是有50%的患者在血清或尿中可以见到少量的M蛋白。多数骨的孤立性浆细胞瘤的患者正常免疫球蛋白水平正常，没有浆细胞瘤引起的贫血、高钙血症、肾功能不全等。治疗包括 40～50Gy 范围内的放疗，放疗后 M 蛋白可以消失。部分病人可发展为 MM 或出现新的病灶，亦有无症状生存达 10 年以上者。

（4）髓外浆细胞瘤

浆细胞瘤原发于骨髓以外的部位，常见于头颈部，特别是上呼吸道如鼻腔、鼻窦、鼻咽和喉部。骨髓象、X 线骨骼摄片及其他生化检查均无 MM 证据。IgA 型为主要类型。不足 1/4 的患者血清及尿中可有 M 蛋白。诊断主要根据局部组织活检发现髓外单克隆浆细胞肿瘤，无骨质破坏或其他部位的隐匿病灶。局部病变切除或放疗后，血及尿中 M 蛋白可消失。长期随访中，局部病变可复发，也可在其他部位出现浆细胞瘤或发展成典型的骨髓瘤。预后良好，约有 40% 可发展为 MM。

（5）骨硬化骨髓瘤（POEMS 综合征）

以多发性神经病变（polyneuropathy）、器官肿大（organomegaly）、内分泌病变（endocrinopathy）、M 蛋白（monoclonal protein）和皮肤改变（skin changes）为特征。神经病变为慢性炎症性脱髓鞘，可伴有明显的运动障碍，脑神经一般不受累，自主神经系统可有改变。50% 可有肝肿大，但脾和淋巴结肿大少见。可见皮肤色素沉着和多毛症，男子乳房发育和睾丸萎缩及杵状指（趾）。

【鉴别诊断】

对于一般的 MM，诊断时需与以下疾病鉴别：

1. 反应性浆细胞增多症（reactive plasmacytosis，RP）

RP 与 MM 鉴别的最根本的要点是浆细胞多克隆性、单克隆性或良、恶性的鉴定，RP 浆细胞是反应性多克隆的，而 MM 的则为恶性单克隆浆细胞。RP 骨髓中浆细胞增多，但一般<10%，通常最高不超过 30%，一般为较成熟浆细胞，骨髓中浆细胞散在分布，而浆细胞围绕血管周围分布较多见，MM 细胞多数是分化不成熟的浆细胞，骨髓涂片上浆细胞大小不等和成堆浆细胞现象多见，骨髓病理中浆细胞聚集呈结节状，有核仁的浆细胞分散在脂肪细胞之

间；形态学上难以鉴别良、恶性浆细胞时，可通过免疫组化测定浆细胞 κ 和 λ 轻链表达，κ 链阳性浆细胞/λ 链阳性浆细胞或 λ 链阳性浆细胞/κ 链阳性浆细胞的比例超过 16 常提示为恶性浆细胞，如果比例在正常范围则被检的浆细胞是良性的多克隆浆细胞；RP 患者体液中无单克隆的免疫球蛋白或其片段（M 蛋白），MM 患者主要是 M 蛋白增高；MM 浆细胞酸性磷酸酶及 5'核苷酸酶反应为强阳性，而 RP 多为阴性或极弱阳性；RP 的 IgH 克隆性重排阴性；RP 细胞免疫表型为 $CD38^+CD56^-$，而 MM 为 $CD38^+CD56^+$；RP 临床表现取决于原发病，如常见的病毒感染、自身免疫性疾病、肝脏疾病、恶性肿瘤等，无 MM 相关临床表现。

2. 意义未明单克隆免疫球蛋白血症

意义未明的单克隆免疫球蛋白病（MGUS）与 MM 早期很易混淆，骨髓中克隆性浆细胞<10%或骨髓活检中浆细胞浸润程度很低（如果进行过骨髓活检），患者必须缺乏相关的组织、器官损害的证据和其他 B 细胞增殖性疾病的证据。尽管 MGUS 本身是一低危的浆细胞增殖过程，并且在症状出现之前应暂缓治疗，但该类患者有很高的危险度转化为 MM 及其相关疾病，因此需要终生无限期地随访。MGUS 与 MM 鉴别要点如表 6-5。

表 6-5 MGUS 与 MM 的鉴别

项目	MM	MGUS
骨髓浆细胞	≥10%	<10%
M 蛋白	≥30g/L	<30g/L
尿电泳 κ、λ 轻链分泌	有	本-周蛋白≤1.0g/24h
溶骨病变	有	无
症状和体征	有	无

3. 肾病

遇到老年患者有肾脏损害的同时还有骨骼疼痛或与肾功能不全

并不平行的贫血（肾性贫血与肾功能不全程度平行）时，进行有关MM检查。

4. 原发性巨球蛋白血症

多表现为单克隆蛋白IgM相关的症状和体征，如高黏滞血症、冷球蛋白血症、冷凝集素综合征、多发周围神经病变和M蛋白干扰凝血因子及血小板功能异常导致出血倾向，骨髓中是淋巴细胞样浆细胞增生，而非浆细胞或骨髓瘤细胞。溶骨性病变、高钙血症、肾功能不全少见。

5. 原发性系统性淀粉样变性

临床表现是由于淀粉样物沉淀于组织器官中而引起。实验室检查可能（但并不一定）发现血清和/或尿中有单克隆免疫球蛋白轻链、尿本-周蛋白阳性、低白蛋白血症和肾功能不全（血尿素氮、肌酐升高）。骨髓中无骨髓瘤细胞浸润，骨骼无溶骨性病变，无高钙血症、高黏滞综合征。

6. 重链病

特征是克隆性浆细胞合成和分泌不完整的单克隆免疫球蛋白，即仅有重链而轻链缺如。和MM的鉴别主要依赖免疫电泳发现血中仅有单克隆免疫球蛋白重链存在，而无单克隆免疫球蛋白轻链。血和尿中免疫球蛋白轻链定量可帮助鉴别重链病和MM，前者血和尿中无轻链而后者血和尿中的单克隆免疫球蛋白有轻链存在。

7. POEMS综合征

典型的POEMS综合征具有多发周围神经病变、器官肿大、内分泌病变、M蛋白和皮肤改变五大临床特征。POEMS综合征的骨质损害主要为骨质硬化，MM主要表现为溶骨病变。多发周围神经病变是POEMS综合征最突出的表现，POEMS综合征患者骨折、高钙血症、肾功能不全极少见。淋巴结、肝脾肿大、内分泌异常在POEMS综合征多见，而在MM少见。M蛋白浓度和骨髓浆细胞比例较MM患者低，达MM诊断标准的罕见，如达到MM诊断标准，又具有POEMS综合征的其他表现，可诊断MM伴发POEMS综合征。

8. 伴发于非浆细胞病的单克隆免疫球蛋白增高

单克隆免疫球蛋白增多也可见于下列非浆细胞疾病：慢性感染、自身免疫性疾病、恶性血液病、非恶性血液病、非血液系统恶性肿瘤、神经系统疾病、皮肤病、器官移植等。鉴别要点如下：单克隆免疫球蛋白增高水平有限，通常 IgG<35g/L、IgA<20g/L、IgM<10g/L；本身不引起任何临床症状，其临床表现完全取决于原发病；骨髓穿刺无骨髓瘤细胞，X 线检查无溶骨性病变。

9. 骨转移癌

骨转移癌多伴有成骨表现，在溶骨病变周围有骨密度的增加，且血清碱性磷酸酶常升高；骨痛多在静止时尤以夜间为甚；一般血中无 M 成分，偶伴单克隆免疫球蛋白增多其水平也有限；骨髓穿刺或活检可见成堆转移癌细胞，该细胞形态及分布与骨髓瘤细胞显著不同；免疫表型为 AE1/AE3 阳性；有其原发肿瘤的临床表现。

10. 其他侵犯骨骼而需与 MM 鉴别的疾病

（1）甲状旁腺功能亢进

骨质改变特点是广泛脱钙、纤维囊性骨炎和骨囊肿形成；血和尿中无单克隆免疫球蛋白或其轻链，骨髓中无骨髓瘤细胞。

（2）淋巴瘤

可侵犯骨骼形成骨骼肿块，但骨髓中无骨髓瘤细胞；无广泛骨质疏松和多发性溶骨病变；局部病理检查可明确诊断。

（3）其他肿瘤侵犯骨骼，形成骨骼肿瘤

纤维肉瘤（fibrosarcoma）、尤文肉瘤（Ewing's sarcoma）、神经外胚叶瘤（neuroepithelial tumor）、血管肉瘤（angiosarcoma）、佩吉特肉瘤（Paget's sarcoma）。确诊均需要病理检查。

（4）骨结核

在全身骨与关节结核中，脊柱结核发病率最高，多表现为轻微钝痛，休息可以缓解，劳累后加重。X 线片显示受累椎体变窄，密度不均，边缘不齐，常有死骨形成，椎间隙可变窄甚至消失，个别可见溶骨病变。抗痨治疗有效。

【治疗】

规范化的治疗是延长生存期、改善预后的重要途径。MM 的治疗包括：初始治疗，造血干细胞移植治疗，维持治疗，挽救治疗和支持治疗。

1. 化疗时机的选择

冒烟型无症状的，或是分期为Ⅰ期的骨髓瘤，最初的治疗强调观察，先观察 3 至 6 个月，若疾病进展至Ⅱ期或是更高阶段，则需进行治疗。孤立性浆细胞瘤包括孤立性骨性和孤立性骨外性。孤立性浆细胞瘤的治疗上强调放疗，骨外性可应用手术治疗，治疗后需及时进行评估，若出现原发进展或是反应后进展，则需按骨髓瘤步骤重新分期，进行治疗。大部分骨髓瘤患者表现为 Durie – Salmon 分期Ⅱ期或Ⅲ期，是立即需要治疗的。

2. 初始治疗

根据患者是否预备行移植，化疗的方案有所不同。对于准备行自体造血干细胞移植的患者，诱导缓解应采用长春新碱/多柔比星/地塞米松（VAD）或类似方案，或沙利度胺联合地塞米松（TD）方案，或硼替佐米联合地塞米松方案，而不采用含有美法仑或环磷酰胺等烷化剂的方案，以避免损伤干细胞，给以后的自体干细胞采集造成困难。不准备行移植的患者诱导治疗除了 VAD 或类似方案，或 TD 方案，还可采用含烷化剂的方案，包括美法仑/泼尼松（MP）；美法仑/泼尼松/沙利度胺（MPT）；美法仑/泼尼松/硼替佐米（VMP）。

（1）MP 方案

由美法仑（Mel）和泼尼松（Pred）组成。自 MP 方案治疗 MM 以来，MM 患者的预后有所改善，初治有效率为 $50\%\sim60\%$，中位生存期由 $7.1\sim17$ 个月延长至 $19\sim59$ 个月不等。但完全缓解（complete response，CR）率仅为 3%。由于 Mel 对正常骨髓干细胞毒性较大，且毒性具有累加性，影响造血干细胞的质量，因此应用在不考虑自体造血干细胞移植的患者或用于干细胞采集后的给药。

表 6-6 多发性骨髓瘤常用化疗方案

方案	药物	一般剂量	用法	说明
MP	美法仑	8mg/(m²·d)	每日口服，共 4 天	每 4～6 周重复一次，至少一年
	泼尼松	60mg/(m²·d)	每日口服，共 4 天	
VMCBP (M₂)	卡莫司汀（BCNU）	20mg/(m²·d)	静注第 1 天	每 35 日重复，共 1 年
	环磷酰胺（CTX）	400mg/(m²·d)	静注第 1 天	
	美法仑	8mg/(m²·d)	每日口服，第 1～4 天	
	泼尼松	60mg/(m²·d)	每日口服，第 1～14 天	
	长春新碱（VCR）	1.2mg/(m²·d)	静注第 1 天	
VAD	长春新碱（VCR）	0.4mg/(m²·d)	持续静滴 24h，共 4 天	每 4 周重复给药
	多柔比星（ADM）	9mg/(m²·d)	持续静滴 24h，共 4 天	
	地塞米松	40mg/d	每日口服，第 1～4 天，第 9～12 天，第 17～20 天	

(2) 联合化疗

为进一步改善 MM 预后,联合化疗(combination chemotherapy,CCT)从 20 世纪 70 年代始用于 MM 的治疗。M2 方案即 VBMCP 方案:由长春新碱(VCR),卡氮芥(BCNU),美法仑,环磷酰胺(CTX)和泼尼松组成。其他 CCT 还有 VMCP(VCR,Mel,CTX,Pred)和 ABCM[多柔比星(ADM),BCNU,CTX,Mel]方案等,Oken 等报道美国东部肿瘤协作组(Eastern Cooperative Oncology Group,ECOG)441 例患者随机分为两组,分别接受 VBMCP 和 MP 方案化疗,两组的客观有效率分别为 72% 和 51%($P<0.001$),中位生存期分别为 30 个月和 28 个月($P=0.30$)。关于 CCT 是否优于 MP 方案的问题,一骨髓瘤研究协作组 27 项随机研究,共 6633 例患者加入,经分析,结果显示 CCT 的有效率明显高于 MP 方案(60.0% 比 53.2%),两组病死率相似,从总体角度或按不同方案、剂量重新分组,两组间无论是病死率或生存率均无显著差异。

(3) VAD 方案和 DVD 方案

VAD 方案由 VCR、ADM 和地塞米松(Dex)组成。其中 VCR、ADM 采用持续静脉给药方法,以增强 MM 细胞在 S 期的杀伤力。该方案对初治的 MM 有效率超过 80%,10%~20% 达 CR。对于准备行自体干细胞移植的患者,VAD 方案不损害干细胞,常作为首选治疗方案。对于伴有肾功能不全的 MM 患者,不增加患者的肾毒性。起效较快,6 周即可达到其最大疗效的 90%,缺点是需中心静脉插管,糖皮质激素相关不良反应的发生率高。类似方案有 MOD,由米托蒽醌、长春新碱和地塞米松组成,与 VAD 方案相比,疗效相似,对于需减少心脏毒性或多柔比星累积剂量达 $550mg/m^2$ 的患者,如需此类方案,可考虑选用 MOD。

DVD 方案是以多柔比星脂质体(楷莱)代替 ADM。一项Ⅲ期多中心随机临床试验在新诊断的 MM 患者中比较了盐酸多柔比星脂质体、长春新碱、减低剂量地塞米松方案(DVD 方案)和多柔比星、长春新碱和减低剂量地塞米松方案(VAD 方案)。DVD97

例患者，VAD 95 例患者，结果发现两组的有效率，无进展生存期和总生存期无显著差异。DVD 组的脱发、注射部位反应、3级/4级的中性粒细胞减少发生率显著减少，但 DVD 组手足综合征发生率高，大多数手足综合征都是 1 级或 2 级的，DVD 组与 VAD 组比较，对心功能的影响较小。

(4) 以沙利度胺及其衍生物为基础的方案

目前，沙利度胺抗 MM 作用仍未完全阐明，根据体外实验以及动物模型实验结果，目前认为沙利度胺及其衍生物的抗 MM 作用可能是多方面的，包括：抗血管生成、抑制 TNF-α、免疫调节作用、调节黏附分子、直接诱导 MM 细胞凋亡、抑制环氧化酶-2 (COX-2) 等作用。

1) TD 方案

体外研究已证实，沙利度胺与地塞米松具有协同作用，即使对沙利度胺和地塞米松都耐药的患者，两者联合仍然可能有效，成为目前研究最多的联合方案。在一项 II 期临床试验中，Palumbo 等采用 TD 方案（沙利度胺 100mg/d，地塞米松 40mg/d 连用 4 天，每月 1 次）治疗复发难治 MM 77 例，治疗 3 个月时有效率为 41%，M 蛋白下降 75%～100%、50%～75%、25%～50% 和 <25% 或疾病进展的患者分别为 18%、23%、25% 和 34%。ECOG 进行的 III 期临床试验，将 TD 方案与单用大剂量地塞米松作为新诊断 MM 的诱导方案进行了比较，分别入组 103 例和 104 例患者，结果显示沙利度胺组有效率更高（63% 对 41%），但伴随着副作用的增加，超过 3 级的毒副作用为深静脉血栓（deep vein thrombosis, DVT）、皮疹、心动过缓和神经病变。前 4 个月 IV～V 级副作用的发生率沙利度胺组高于地塞米松组（45% 对 21%），DVT 在两组分别为 17% 和 3%，3 级以上神经病变分别为 7% 和 4%。该方案治疗复发/难治 MM 的有效率约 41%～55%，治疗新诊断 MM 有效率约 58%～72%。其他沙利度胺联合地塞米松的研究见表 6-7，Cavo 等还对预备行自体外周血干细胞移植的骨髓瘤患者，进行了 TD 方案和 VAD 方案作为初始治疗的比较。两组各 100 名患者，

在采集干细胞和移植前治疗了 4 个月，TD 组缓解率更高（76%对 52%，P<0.001），虽然深静脉血栓的发生率较高（15%对 2%），但粒细胞缺乏（0%对 12%）和神经毒性（4%对 7%）的发生率较 VAD 组低；两组均有 91%的患者进行了造血干细胞的动员，TD 组采集的 CD34$^+$ 细胞的中位数为 $7.85×10^6$/kg，（progression free survival, PFS）VAD 组为 $10.5×10^6$/kg。对于预备行自体干细胞移植的患者，TD 方案是一个有效的耐受良好的一线方案。

表 6-7　以沙利度胺和地塞米松为基础的方案治疗新诊断 MM 临床研究

方案	病例数(n)	病程	剂量	有效率(%)
TD	40	新诊断	沙利度胺 100～400mg/d；地塞米松 20mg/m^2，d1～4，9～12，17～20	72
TD	50	新诊断	沙利度胺 200mg/d；地塞米松 40mg/d，奇数月 d1～4，9～12，17～20，偶数月 d1～4	64
TD	202	新诊断	沙利度胺 200mg/d；地塞米松 40mg/d，d1～4，9～12，17～20	58
TMD	43	新诊断	美法仑 8mg/m^2，d1～4；沙利度胺 300mg/d，d1～4，14～18；地塞米松 12mg/m^2，d1～4，14～18	72%PR 10%CR
TVAD-Doxil	39	新诊断	长春新碱 2mg d1；多柔比星脂质体 40mg/m^2，d1；地塞米松 40mg/d，d1～4，15～18；沙利度胺 200mg/d	10%CR 64%PR

2）MPT 方案

由美法仑、泼尼松和沙利度胺组成。许多研究组开展了在 MP

方案基础上加用沙利度胺治疗 MM 的临床研究。意大利 Palumbo 等先后入组了 49 例新诊断 MM 患者，年龄 61～82 岁，联合三种药物口服治疗，这一方案诱导的总体缓解率达到部分缓解（partial response，PR）以上为 73%，包括 24% CR 或接近 CR（near complete response，nCR）。疗效出现较快，大约 50% 以上的患者在开始治疗的 2 个月时达到 PR，达到最大疗效的中位时间为 4 个月，克服了 MP 起效相对较慢的缺点。长期随访显示 2 年无事件生存率（event free survival，EFS）和总生存率（overall survival，OS 率）分别为 64% 和 91%。3 级～4 级不良反应包括血液学并发症 22%，血栓事件 20%，感染（包括肺炎、带状疱疹）12%，神经病变（包括感觉异常和昏迷）8%，便秘 6%，皮肤及心脏事件分别为 2%。

MPT Ⅱ 期临床研究结果促使 Palumbo 等立即开展了 Ⅲ 期随机临床试验研究，将 MPT 与 MP 在 60～85 岁患者中作为初始治疗进行比较，分别治疗新诊断 MM129 例和 126 例。结果显示 MPT 组患者总体有效率高于 MP 组，且缓解程度也高，有效率分别为 76% 和 47.6%（包括 CR 率或 nCR 率分别为 27.9% 和 7.2%），2 年 EFS 率分别为 54% 和 27%（$P=0.0006$），3 年 OS 率分别为 80% 和 64%（$P=0.19$）。长期随访表明 MPT 组 129 例患者中，42 例（33%）发生疾病进展、复发或死亡；MP 组为 62/126 例（49%）。虽然 MPT 可明显增加血栓、神经毒性、感染、胃肠道不适等不良反应，但 MPT 组死亡率（16%）却低于 MP 组（21%）。

法国骨髓瘤协作组（Intergroupe Francais du Myélome，IFM）启动了一项比较 MP 与 MPT 的 Ⅲ 期随机临床试验研究，并与标准诱导化疗后动员及采用美法仑 $100mg/m^2$（Mel 100）联合干细胞移植进行比较。与意大利研究结果一致，MPT 组总有效率高于 MP 组（81% 比 40%），且具有更多的 CR 率（16% 比 2%），PFS 及 OS 也优于 MP 组以及 Mel 100 组。MPT 方案治疗 MM 缓解率高，给药方便，仅口服给药，患者可以在家服药治疗，定期门诊复查，适用于高龄患者。美国国家综合癌症网（National Comprehensive Cancer Network，NCCN）2008 已将 MPT 方案列为不准备行移植的患者初始治疗方案。

3）雷诺利度胺联合地塞米松方案

一项 2 期临床研究评估了雷诺利度胺联合地塞米松方案作为诱导治疗的疗效，共 34 名患者，中位年龄为 64 岁。91% 的患者有效，其中，6% 获得了 CR，53% 获得了 PR，32% 获得了非常好的部分缓解（very good partial response，VGPR）/接近完全缓解（near CR，nCR）。44%（15 例）的患者随后行干细胞采集，10 例进行了自体干细胞移植（autologous stem cell transplantation，ASCT）。47% 的患者发生了 3 或 4 级的非血液学毒性，包括疲乏（15%），肌无力（6%），肺炎（6%），焦虑（6%）和皮疹（6%）。2 项国际性的随机双盲对照Ⅲ期临床试验 MM009 和 MM010，入组患者分别达到 353 例和 351 例，分别为雷诺利度胺治疗组和安慰剂组，雷诺利度胺或安慰剂治疗剂量为 25mg/d，治疗 21 天，每 28 天为 1 个疗程；两组都接受地塞米松 40mg/d，d1～4、9～12、17～20 天治疗，连续应用 4 个疗程，随后的每个疗程第 1～4 天使用。雷诺利度胺组在缓解率和疾病进展时间方面均具有明显优势：MM009 中，雷诺利度胺治疗组 61% 的患者达到 CR（完全缓解）、nCR（接近完全缓解）或 PR，其中 CR 率为 14.1%，而安慰剂组为 19.9%（$P<0.001$），其 CR 率为 0.6%（$P<0.001$）。MM010 中，雷诺利度胺治疗组 60.2% 的患者达到 CR 或 PR，其中 CR 率为 15.9%，而安慰剂组 24.0% 的患者达到 CR 或 PR（$P<0.001$），其中 CR 率为 3.4%（$P<0.001$）。MM009 和 MM010 雷诺利度胺治疗组的中位进展时间分别为 11.1 个月和 11.3 个月，而安慰剂组在两项临床试验中的中位进展时间均为 4.7 个月（$P<0.001$）。MM009 中，雷诺利度胺治疗组和安慰剂组中位总生存时间分别为 29.6 个月和 20.2 个月（$P<0.001$）。雷诺利度胺治疗组较安慰剂组有 3 或 4 级中性粒细胞减少（41.2% 对 4.6%，$P<0.001$）和静脉血栓栓塞（14.7% 对 3.4%，$P<0.001$）更常见。MM010 中，雷诺利度胺治疗组中位总生存时间较安慰剂组有显著改善（$P=$

0.03)。雷诺利度胺治疗组和地塞米松单药治疗组 3 或 4 级中性粒细胞减少发生率分别为 29.5% 和 2.3%，血小板减少分别为 11.4% 和 5.7%，静脉血栓栓塞分别为 11.4% 和 4.6%。

4）雷诺利度胺（lenalidomide）联合 MP 方案（RMP 方案）

MPT 的生存优势优于 MP，但伴随不良反应增多，雷诺利度胺较沙利度胺非血液学毒性明显减少，使雷诺利度胺作为沙利度胺的替代药物加入到 MP 方案进行研究。一项 Ⅰ/Ⅱ 期 RMP 治疗新诊断 MM 的临床试验显示，总有效率为 81%，包括 CR 23.8%，3~4 级血液学毒性包括中性粒细胞减少 52.4%（伴粒缺发热 8%），血小板减少 23.8%，贫血 4.8%。1 年的 EFS 率和 OS 率分别为 92% 和 100%。

（5）以硼替佐米为基础的方案

硼替佐米是一种人工合成的硼酸盐二肽，可选择性和可逆性地与 26S 蛋白酶体结合，通过抑制蛋白酶体，影响了多种信号传导通路，具体作用机制包括：①抑制 NF-κB 信号传导通路。②双途径诱导 MM 细胞凋亡。③诱导 gp130 的降解。④抑制 DNA 修复。⑤诱导活性氧族生成。⑥抗血管生成。

1）硼替佐米单药及联合地塞米松（VD）方案

SUMMIT 研究是一项硼替佐米的大规模、多中心、Ⅱ 期临床研究，共有 202 例难治或复发 MM 患者入选。这些患者此前均已接受多种治疗，其中 64% 曾接受造血干细胞移植，入选患者肌酐清除率＞10 ml/min。所有患者接受硼替佐米的治疗剂量为 1.3 mg/m^2，第 1、4、8、11 天用药，3 周为 1 个疗程，共 8 个疗程。如果 2 个疗程后出现疾病进展或前 4 个疗程后病情无改善，可在硼替佐米给药当日及次日联合口服地塞米松 20mg。193 例可评估患者中 67 例对硼替佐米单药治疗出现微小或以上反应，总反应率 35%。对 SUMMIT 方案延长随访 13 个月后，202 例患者的中位 OS 时间为 17 个月，中位缓解持续时间为 12.7 个月。另外发现，硼替佐米的疗效与 MM 的类型、血清 β_2 微球蛋白水平、此前所接受的治疗以及 13 号染色体缺失无关，但是年龄＜65 岁和骨髓浆细胞＜50％的患者疗效更好。最常见的药物相关不良反应为胃肠道副作用（恶心、腹泻），通常为轻至中度。3度和4度不良事件，包括血小板减少（31％），疲劳（12％），周围神经病变（12％）和中性粒细胞减少（14％）。其中感觉神经病变与累积剂量相关，大部分的患者在随访中痊愈或改善。

另一项硼替佐米治疗MM的多中心Ⅱ期临床研究为CREST。此项研究中患者为一线治疗后复发的患者，被随机分为$1.0\ mg/m^2$和$1.3\ mg/m^2$两个剂量组，低剂量组（27例）和高剂量组（26例）单药治疗的总反应率（CR＋PR＋MR）分别为33％和50％；联合应用地塞米松可提高总反应率，分别为44％和62％。但是低剂量组患者中获得CR和nCR的比例高于高剂量组。高剂量组和低剂量组的中位缓解持续时间分别为13.7和9.5个月，在随访至26个月时，低剂量组的中位生存期为26.7个月，而高剂量组尚有待进一步随访。CREST试验的不良事件及其发生率与SUMMIT方案类似。但在低剂量组，周围神经病变、腹泻、恶心和呕吐的发生率明显降低。这些结果提示，$1.0mg/m^2$的剂量有助于减少毒性反应，为那些对$1.3mg/m^2$不能耐受的患者继续接受硼替佐米治疗提供了机会。

迄今为止在复发性MM中进行的规模最大的Ⅲ期试验（APEX）比较了硼替佐米和大剂量地塞米松治疗的疗效和安全性。共有669例患者入选，随机接受硼替佐米和大剂量地塞米松治疗。硼替佐米组患者每个疗程第1、4、8和11天静脉注射$1.3\ mg/m^2$，3周1个疗程，重复8个疗程，然后改为第1、8、15和22天给药，5周1个疗程，重复3个疗程；大剂量地塞米松组每个疗程第1～4、9～12、17～20天每日口服地塞米松40 mg，5周1个疗程，重复4个疗程，然后改为每4周第1～4天服药，重复5个疗程。如果大剂量地塞米松组患者出现疾病进展，可以交叉进入硼替佐米组。结果显示，硼替佐米组患者的疗效明显优于大剂量地塞米松组，获得CR和PR的患者比例在硼替佐米组和大剂量地塞米松组分别为38％和18％（$P<0.001$），两组的CR率分别为6％和＜1％

($P<0.001$)。两组的中位至进展时间分别为 6.22 个月和 3.49 个月（$P<0.001$），1 年生存率分别为 80% 和 66%（$P=0.003$）。两组 3~4 度不良事件发生率分别为 75% 和 60%。硼替佐米组主要为血小板减少（30%）、中性粒细胞减少（14%）和贫血（10%），血小板计数可恢复，这与 II 期临床试验结果相类似。大剂量地塞米松组的不良事件主要为贫血（11%）。4 度不良事件发生率两组相近，分别为 14% 和 16%。末次给药后 30d 内死亡的患者硼替佐米组为 14 例（4%），地塞米松组为 25 例（8%）。该项研究表明，硼替佐米用于治疗复发性 MM 患者疗效优于大剂量地塞米松，可获得更高的 CR 率，延长至进展时间。

临床前研究以及 SUMMIT 和 CREST 试验，均证实硼替佐米联合地塞米松治疗，可提高疗效。Jagannath 等总结这 2 个方案中共有 106 例患者接受了联合治疗，其中 SUMMIT 试验 74 例，13 例有效，CREST 试验 27 例，9 例有效。这其中还包括既往对地塞米松治疗耐药患者。该学者进一步采用硼替佐米治疗新诊断 MM 患者 50 例，共 6 个周期，对 2 个周期未达 PR 或 4 个周期未达 CR 的患者加用大剂量地塞米松，在单药治疗组有效率（CR+PR）达 50%，而在联合治疗组有效率达 90%，中位 PFS 为 15 个月，1 年生存率达 93%。

2）硼替佐米/多柔比星/地塞米松方案

Orlowski 等报告了联合使用硼替佐米与多柔比星脂质体治疗晚期恶性血液肿瘤的 I 期临床试验结果，在 22 例可评估的 MM 患者中有 8 例获得 CR 或 nCR，包括几例蒽环类耐药的患者，另有 8 例患者获得 PR，令人鼓舞的结果使该组合成为极有希望的联合策略，具有进一步研究的潜在价值。Oakervee 等报道了硼替佐米联合多柔比星及地塞米松（PAD 方案）作为诱导方案治疗 22 例新诊断的 MM 患者，方案为第 1、4、8、11 天给予 1.3 mg/m^2 的硼替佐米，第 1~4 天给予多柔比星 0、4.5 mg/m^2 或 9 mg/m^2，第 1 疗程第 1~4、8~11、15~18 天每天给予地塞米松 40mg，第 2~4 疗程为第 1~4 天给药。3 周为一疗程，共 4 个疗程。20 例（95%）

患者获得了PR及以上的治疗反应，其中5例CR（24%）。这20例患者其后进行了自体外周血干细胞动员，18例完成了大剂量美法仑（200mg/m²）联合自体外周血干细胞移植。移植的治疗反应率为 CR43%，nCR14%，PR38%，疾病稳定（stable disease, SD）5%。

3）VMP方案

由美法仑、泼尼松和硼替佐米组成。西班牙MM研究小组采用VMP方案治疗了60例65岁及以上的初治MM患者。在Ⅰ期研究中未发现剂量限制的毒性反应。随后的Ⅱ期研究发现，主要的3或4度的毒性反应，包括血小板减少（51%）、中性粒细胞减少（43%）、神经病变（17%）、腹泻（16%）及贫血（10%）。根据欧洲骨髓移植登记组（European Group for Blood and Marrow Transplantation，EBMT）标准，总有效率为89%，其中CR率及nCR率分别为32%和11%。经过16个月的随访后发现，EFS率及OS率分别为83%和90%；与采用MP方案的历史对照相比均有明显改善，对照组EFS率及OS率分别为51%和62%。更重要的是，13例伴有Rb基因缺失的患者中均至少达到PR。此外，有效率似乎并未受到免疫球蛋白重链基因易位的影响，这些令人鼓舞的结果促成了一项正在进行的国际Ⅲ期临床试验（VISTA），该研究随机比较MP方案与VMP方案在治疗MM中的作用，并还将进行较长时间的随访以明确VMP诱导的缓解持续时间。NCCN2008已将VMP方案列为不准备行移植的患者的初始治疗方案。

3. 难治性患者

难治性MM分为两大类：原发性耐药以及继发性耐药或复发患者。原发耐药包括：在初治过程中仍发生疾病进展者，或尽管处于稳定状态，对诱导治疗无反应，而后即使继续接受原方案治疗仍发生疾病进展者。如患者尽管对治疗无反应，但不发生进展，且一直处于稳定状态，这种情况不包括在原发耐药范围内，且往往提示预后较好。继发性耐药或复发患者包括：初治时有反应，但在此后的治疗中或治疗后发生进展者。在临床上，MM复发的主要证据为：血清M蛋白水平升高，但在某些患者可仅仅表现为尿本-周蛋白增多或溶骨病变加剧。

2008年NCCN指出，如果患者在6个月以后复发，可以考虑初始治疗方案。挽救治疗方案有：硼替佐米、硼替佐米＋地塞米松、硼替佐米＋多柔比星脂质体、雷诺利度胺、雷诺利度胺＋地塞米松、环磷酰胺-VAD方案、大剂量环磷酰胺、沙利度胺、沙利度胺＋地塞米松、地塞米松＋沙利度胺＋顺铂＋多柔比星＋环磷酰胺＋依托铂苷（DT-PACE）、地塞米松、地塞米松＋环磷酰胺＋依托铂苷＋顺铂（DCEP）。

三氧化二砷（ATO）通过活化p21、caspase-9、引起骨髓瘤细胞凋亡，减少MM细胞与骨髓基质细胞的黏附，抑制黏附介导的IL-6与VEGF的分泌。ATO单药治疗难治、复发多发性骨髓瘤的早期3项临床试验仅观察到极少数患者达到了PR以上的治疗反应（2例/48），毒副作用包括中性粒细胞减少，血小板减少等。临床前研究表明维生素C可通过降低细胞内的谷胱甘肽，从而增加细胞对ATO诱导凋亡的敏感性。Bahlis等将ATO [0.25mg/(kg·d)] 与维生素C（1g/d）联合治疗难治、复发多发性骨髓瘤患者6例，其中2例患者达到PR，但无患者达到CR，副作用少见，主要有乏力、厌食、皮肤干燥、瘙痒、白细胞减低、恶心、QT间期延长等。ATO可增强骨髓瘤细胞对化疗药物的敏感性，与美法仑、维生素C（MAC）联合用药具有协同治疗作用。

4. 维持治疗

经诱导治疗有效，患者可以行自体或异基因干细胞移植，或是继续化疗直至平台期。NCCN2008指出自体干细胞移植后达到CR或nCR，异基因干细胞移植后有效或疾病稳定，或诱导治疗达到平台期后可以观察、监测各项指标，或是进行维持治疗。NCCN2008列出的维持治疗方案有类固醇激素和干扰素，但是目前类固醇激素和干扰素维持治疗的作用仍不确定。

Attal等进行了移植后患者沙利度胺和帕米膦酸维持治疗的临床试验，分为不进行维持组、帕米膦酸维持治疗组以及沙利度胺联合帕米膦酸维持治疗组 EFS 率分别为 36%、37% 和 52%（$P<0.009$），3 年无复发生存率分别为 38%、39% 和 51%（$P<0.008$），4 年的总生存率分别为 77%、74% 和 87%（$P<0.04$）。沙利度胺用于移植后维持治疗的副作用是与剂量相关的。在 50～100mg/d 的剂量时患者仍然有效，因此，作为维持治疗时推荐用小剂量。在一项Ⅱ期临床研究中评估了沙利度胺联合泼尼松作为维持治疗在自体干细胞移植后 MM 患者中的耐受性。移植后患者被随机分配到沙利度胺 200mg/d 或 400mg/d 组。结果显示 200mg/d 耐受性较好。CR 或 nCR 由入组时的 15% 提高到 38%，移植后的中位 PFS 时间为 32.3 个月，从诊断开始的 PFS 时间为 42.2 个月，1 年 OS 率为 91%。

5. 造血干细胞移植治疗

几项随机的实验表明：与标准常规化疗相比较，大剂量化疗（high-dose chemotherapy，HDC）联合造血干细胞移植（heamatopoietic stem cell transplantation，HSCT）能明显改善 MM 患者的预后。当前临床应用的 HSCT 包括自体造血干细胞移植（autologous HSCT，AHSCT）、异基因造血干细胞移植（allogeneic HSCT，Allo-HSCT）和同基因造血干细胞移植（syngeneic HSCT，Syn-HSCT）。Syn-HSCT 在人类是指同卵双胎间的移植，即供受者基因型完全相同。Allo-HSCT 是指将非同卵双胎的同种异体造血干细胞植入受者体内。AHSCT 的移植物来自自身。根据造血干/祖细胞的组织来源不同，HSCT 又可分为骨髓移植（bone marrow transplantation，BMT）、外周血干细胞移植（peripheral blood stem cell transplantation，PBSCT）、脐血干细胞移植（cord blood stem cell transplantation，CBSCT）和胎肝细胞移植（fetal liver cell transplantation，FLCT）。目前仅 BMT 和 PBSCT 用于 MM 的治疗。

造血干细胞移植的适应证：MM 患者是否被选择给予造血干细胞移植治疗，取决于患者的年龄，所处的疾病状况和造血干细胞的来源。一般认为，自体 PBSCT 的年龄可以放宽至 70 岁，自体

BMT限制在65岁以下；Allo-HSCT中，人类白细胞抗原（human leukocyte antigen，HLA）相合的同胞间移植限制在55岁以下，而无关供者间移植则限制在40岁以内。禁忌证：①除本身疾病以外，尚有其他疾患并严重影响其寿命者。②有严重心血管、肝和肺疾病患者。③疾病的终末期。④6个月内进行过重要脏器的放疗，且剂量已达最大耐受量者。

(1) 自体干细胞移植

根据EBMT907例MM患者自身移植资料，CR率为49%，自诊断起的中位生存期为53个月。而传统化疗的CR率为5%，中位生存期为37.4个月。IFM90的试验中，200例初发的年龄小于65岁的MM患者，将其随机分为接受传统化疗组或大剂量化疗（美法仑及全身照射）和自体骨髓移植组，每组各100例。结果发现大剂量化疗组的缓解率和生存率明显较高。IFM94试验是首次将单次和双次移植进行对比的随机试验。在这项研究中，总共入组399名患者，均为初治、年龄小于60岁的患者。随机分为美法仑$140mg/m^2$加全身放疗预处理后行自体造血干细胞移植（ASCT）组，或是行双次ASCT组，（第一次移植前采用美法仑$140mg/m^2$预处理，第二次采用美法仑$140mg/m^2$加全身放疗预处理）。单次移植的患者CR率或VGPR率占42%，双次移植的患者CR率或VGPR率占50%（$P=0.10$）。7年无事件生存率单次移植组为10%，双次移植组为20%（$P=0.03$），7年总生存率单次移植组为21%，双次移植组为42%（$P=0.01$）。IFM94试验中双次移植与单次移植比较，改善了骨髓瘤患者的总生存率，尤其是在第一次移植中没有达到VGPR的患者。

(2) 异基因造血干细胞移植

与ASCT比较，Allo-HSCT的优势在于移植物不含肿瘤细胞和移植后的移植物抗肿瘤作用，从而减少复发。但是Allo-HSCT存在一些限制，异基因移植仅应用于较年轻的患者，同时仅1/3的患者有HLA相合供者。有文献报道，Allo-HSCT在移植后100日内的病死率约为25%，整体移植相关病死率约为40%。EBMT

对266例异基因移植的患者进行了研究,患者平均年龄43岁,仅15%在移植时已达完全缓解,51%的患者先前曾接受两种以上的治疗。51%达到CR,整体移植相关病死率约为40%。达CR的患者5年复发率为50%,2年整体生存率约为40%,4年为30%,10年为10%。

(3) 非清髓性造血干细胞移植(小移植)

所谓的小移植是指通过骨髓非清除性预处理的干细胞移植前的预处理方案可使受体对供体的细胞产生免疫耐受,从而使供体细胞顺利植入受体体内,然后再由植入供体的具免疫性能的T淋巴细胞对受体的肿瘤细胞发生攻击作用,即产生移植物抗肿瘤作用,以杀灭体内残留的肿瘤细胞。这种预处理方案的特点是:强度相对较弱,主要是抑制免疫排斥反应,故骨髓抑制相对较轻,且能产生保护受体免于发生严重急性移植物抗宿主病(graft versus host disease, GVHD)的暂时性嵌入体,最后可通过移植后逐步增加供体淋巴细胞的输入而逆转并导致清除受体内起源的肿瘤细胞或遗传学异常的祖细胞的作用。

6. 放疗

MM对放疗十分敏感,在MM中,放疗主要用于以下几个方面:①局部放疗,以期快速改善症状(如压迫症状)。②分次半身照射。③干细胞移植预处理方案的组成部分。

7. MM并发症的治疗

(1) 骨病

85%的骨髓瘤患者会出现骨骼病变,表现为弥漫性的骨质减少和/或溶骨病变。NCCN2008推荐所有出现骨骼病变包括骨质减少的患者,均使用双膦酸盐治疗。应用双膦酸盐类药物,抑制破骨细胞功能,降低高血钙。国外一些循证医学指南均指出,凡是需要治疗的MM,无论有无骨质破坏,均应常规应用双膦酸盐类药物至少两年,这样可以达到预防和治疗高血钙、减少病理性骨折、减轻骨骼疼痛、提高患者生活质量和延长生存期的目的。双膦酸盐的作用机制主要是抑制破骨细胞的活性。临床上常用的双膦酸盐类药物剂量为：氯膦酸盐针剂 1500mg，加入生理盐水中静滴，每月一次，要求静滴时间在 4～6 小时以上，或氯膦酸盐片剂 800mg，每日 2 次。帕米膦酸盐 30～60mg，加入生理盐水中静滴，每月 90mg，要求静滴时间在 4～6 小时以上。唑来膦酸盐 4mg，静滴，要求静滴时间在 15 分钟以上。长期应用双膦酸的患者应监测肾功能变化，注意有无下颌骨坏死。低剂量的放疗（10～30Gy）可以用于无法控制的骨痛姑息性治疗，可能发生的病理性骨折或脊髓压迫。对于可能发生或是已经发生承重骨的骨折、脊柱压迫脊髓或是脊柱不稳的患者应咨询骨科专家。有症状的脊柱压缩性骨折可以考虑脊柱整形术。

（2）高血钙

约 1/3 骨髓瘤患者被诊断时会出现不同程度的高钙血症。高钙血症可予以水化、利尿剂、双膦酸盐、糖皮质激素、降钙素治疗。急重症患者则需要紧急处理，如血透等。

（3）贫血

约 70% 的患者在诊断时即有不同程度的贫血，病程晚期几乎所有患者均有贫血。多发性骨髓瘤患者的贫血主要与肾功能不全、EPO 产生减少以及骨髓瘤细胞对正常造血的抑制有关。轻度贫血可不做处理，严重贫血（血红蛋白<60g/L）则应予重视。除输血外，可采用 EPO 治疗，推荐剂量为 10000U，每周 3 次，皮下注射。

（4）肾功能不全

约 50% 以上的 MM 患者伴有肾功能不全，其原因主要为 M 蛋白的轻链阻塞肾小管，其次与高血钙、高尿酸血症、脱水、淀粉样病变、感染、化疗药物损害有关。因此，有效降低肿瘤负荷，减少 M 蛋白的产生以及选用肾脏毒性小的化疗药物、合理使用利尿剂、积极治疗高血钙等在 MM 治疗中对于预防肾功能不全的发生和发展尤其重要。对于严重肾功能不全的患者，则应积极行血透治疗。

（5）感染

多发性骨髓瘤患者存在严重的体液免疫和细胞免疫的缺陷，加之化疗等因素的影响，常合并各种严重的感染如肺炎、泌尿系统感染甚至败血症。常见的病原菌为细菌,尤其是革兰阴性细菌,但革兰阳性细菌、病毒和真菌的感染也不少见。临床上在诊断确立之后应积极治疗。对于反复出现的严重感染,可以静脉予以免疫球蛋白治疗,肺炎球菌和流感疫苗也可以考虑。

8. 预后

多发性骨髓瘤患者的生存期变化很大,如不进行治疗,进展期 MM 患者的中位生存期仅为 6 个月。常规化疗中位生存期不超过 3 年。约 25% 的患者能存活 5 年以上,存活 10 年的 MM 不到 5%。生存期与年龄、分型、分期以及治疗措施等相关。影响 MM 预后的因素较多,有 M 蛋白成分、轻链性质、浆细胞恶性克隆增生能力、多药耐药基因等。

9. 展望

近年来多发性骨髓瘤治疗取得了很大突破,出现了很多新药,如二甲氧基雌二醇、组蛋白去乙酰化酶抑制剂、法尼基转移酶抑制剂、VEGF 受体抑制剂、bcl-2 反义寡核苷酸等,分别靶向 MM 细胞内不同信号通路或骨髓微环境,其临床试验均在进行中。随着新型治疗方法和先进的医疗设备的出现,根据基因表达谱为患者进行危险度分层,根据危险度为患者选择最佳的治疗方案显得越来越重要。

原发性巨球蛋白血症

原发性巨球蛋白血症(primary macroglobulinemia)又名华氏巨球蛋白血症(Waldenström's macroglobulinemia,WM),以合成和分泌大量单克隆 IgM 蛋白(巨球蛋白)的淋巴样浆细胞恶性增生、积聚为特点,主要临床表现为血中巨球蛋白浓度过高所致的高黏滞综合征,部分病例的临床表现与淋巴瘤、多发性骨髓瘤和慢性淋巴细胞白血病相似。本病男性多见,多在 50 岁以上。目前病因尚不明确,可能与遗传、慢性感染及一些肿瘤疾病有关。

【病理特点】

本病的恶性细胞在形态上既像淋巴细胞，又有些像浆细胞，因此称为淋巴样浆细胞，此类细胞总是侵犯骨髓，在骨髓中大量增生，引起骨髓功能衰竭和肝、脾、淋巴结肿大。血液中过多的IgM巨球蛋白由于分子大而不对称，引起血液黏滞度增高。此外，患者红细胞膜上围绕有多量蛋白质，易形成缗钱样排列，从而进一步促进血黏滞度增高，导致血液淤滞及微循环障碍。微循环血流不畅，影响止血功能可发生出血。如果巨球蛋白是一种冷球蛋白，可以产生冷球蛋白血症的症状体征。与MM相比，巨球蛋白血症很少发生溶骨病变、肾功能损害和淀粉样变性。

【临床表现】

1. 异常细胞增生、浸润所致症状

一般以肝、脾、淋巴结肿大为主要表现。肝、脾多为轻度肿大，个别可达肋下5~6cm。后期也可累及肺、肠、肾及中枢神经系统。皮肤可见结节浸润，口腔黏膜可见溃疡。骨骼疼痛及局部压痛罕见。

2. 巨球蛋白血症所致症状

（1）高黏滞综合征

90%的患者血液黏滞度增高。主要临床表现有头痛、眩晕、失眠、视力减退、黏膜出血、神经精神症状以及充血性心力衰竭等。眼底可见视网膜静脉淤血、扩张、弯曲、呈腊肠样分节外观，称为"副蛋白血症性眼底"，部分可见眼底出血，视乳头水肿，一般无渗出物，球结膜可有红细胞聚集现象。

（2）神经系统异常

单克隆IgM主要影响感觉神经，也可影响运动神经，最常见的症状是四肢麻木、暂时性瘫痪、共济失调等，严重者可出现意识模糊、昏迷，甚至惊厥等。WM极少影响中枢神经系统。

(3) 冷球蛋白有关症状

当巨球蛋白具有冷球蛋白性质时，则出现冷敏感、冷荨麻疹、雷诺现象，甚至动脉痉挛及闭塞，导致组织坏疽。

(4) 淀粉样变性

据报道在有单克隆 IgM 的患者中约 2% 发生淀粉样变性，这其中 21% 为 WM，涉及的器官主要有心脏、肾脏、肺、周围和自主神经系统，WM 患者出现心力衰竭、肾病、蛋白尿及不能解释的呼吸系统疾病时，应当想到淀粉样变性。

(5) 出血倾向

巨球蛋白能干扰凝血因子和血小板功能，可反复发生鼻出血、口腔黏膜及牙龈出血，而血小板不一定减少。胃肠道出血和下肢紫癜亦可发生。

(6) 继发感染及伴发第二肿瘤

由于巨球蛋白大量生成，正常免疫球蛋白的产生受到抑制，患者细胞和体液免疫功能均降低，因此易发生反复感染及伴发第二肿瘤，第二肿瘤多为淋巴系统恶性肿瘤。

【实验室检查】

1. 血象

贫血常见，血片中红细胞缗钱状形成颇为突出。白细胞计数正常或减低。淋巴细胞轻度增多，可见到少数淋巴样浆细胞，流式细胞仪可检测到克隆性的淋巴细胞。血小板计数正常或减少，血浆容量往往增多，部分患者可有全血细胞减少，血沉增快。

2. 骨髓象

由于组织液黏稠、网硬蛋白增多和骨髓细胞异常增生，骨髓穿刺常呈增生低下或干抽，但骨髓活检显示细胞增生明显活跃。约有 50% 的患者以淋巴样浆细胞为主，其淋巴样浆细胞更像淋巴细胞而不是浆细胞或骨髓瘤细胞；约 40% 的患者其淋巴样浆细胞倾向于浆细胞；其余 10% 的患者具有各种类型的细胞，除淋巴样浆细胞增多为主外，尚有裸核的小淋巴细胞、网状细胞及浆细胞。典型的淋巴样浆细胞，胞质嗜碱性，糖原染色有球状阳性颗粒，有时像"葡萄状细胞"，有1~2个核仁。典型或成熟的浆细胞不多或仅有轻度增多，不足以诊断为MM。嗜酸性粒细胞可增多。红系、粒系和巨核细胞均有不同程度的减少。组织细胞和组织嗜碱性细胞常有轻度增多，特别在骨髓小粒内及其附近。骨髓活检显示淋巴样浆细胞浸润呈结节型或弥散型，结节型患者预后较好。

3. 免疫学

血清蛋白电泳在γ区或β与γ区之间可见IgM单株峰，免疫电泳证实为单克隆IgM（19s），定量>30g/L，80%的M蛋白为κ轻链型，20%为λ轻链，尿蛋白阳性且有单克隆轻链存在。约10%的患者可检出冷球蛋白。

细胞表达一些B细胞抗原如CD19、CD20、CD22和CD79α，不表达CD5和CD23，可与慢性淋巴细胞白血病相鉴别；细胞遗传学检查有三体和部分染色体丢失的异常核型；IgH基因克隆性重排骨髓标志阳性率可达80%；淋巴结活检见淋巴样浆细胞弥漫性浸润。

【治疗】

无症状的患者病情常可保持多年稳定而不需治疗，但应严密随访。出现进行性贫血、出血和高黏滞综合征时应进行治疗。初始治疗包括烷化剂、抗代谢药和美罗华。

苯丁酸氮芥（瘤可宁）是本病的主要治疗药物，有效率约50%，既可采用间歇给药，亦可连续给药，效果相似。连续给药每日口服6~12mg，持续2~4周，然后改为维持治疗，每日2~6mg。IgM的降低速度较慢，需观察几个月才能确定其疗效。对长期服药患者需注意可能发生骨髓抑制。美法仑和环磷酰胺也可应用，但疗效不如苯丁酸氮芥。

抗代谢药氟达拉滨（Fludarabine）和Cladribine治疗WM取得了较好的疗效。对于初发WM，两者的有效率均在70%以上。Cladribine的用药方法是每日0.1mg/kg，连续7日静脉滴注，每月 1 个疗程。据观察此药应用 2 个疗程，IgM 降低 50% 的中位时间是 1.2 个月，停药后还可继续下降，因此对于想快速缓解症状的患者，Cladribine 优于苯丁酸氮芥。氟达拉滨的用药方法是每日 25~30mg/m^2，连续 5 日静脉滴注，每 4 周 1 次，对于耐烷化剂的患者，氟达拉滨和 Cladribine 有 30% 以上的有效率。氟达拉滨和 Cladribine 的主要不良反应是骨髓抑制和免疫抑制。

美罗华治疗 WM 有效，毒副作用小，2008 年 NCCN 指出，对于 M 蛋白>5g/dl，不建议单独应用美罗华，因为文献报道美罗华单独应用后 M 蛋白会暂时地升高。

重链病

重链病（heavy chain disease，HCD）是一组特殊的 B 淋巴细胞及浆细胞克隆增生性疾病，其特征是克隆增生的恶性细胞合成和分泌大量结构均一的不完全免疫球蛋白，该蛋白质仅由不能与轻链结合的异常重链组成，并且克隆增生的细胞可以同时分泌游离轻链或者不表达轻链。现已发现 γ、α、μ 和 δ 四种类型 HCD，其临床表现随类型不同表现各异。

HCD-γ

本病的确切病因尚不清楚。发病年龄为 9~81 岁，绝大多数大于 40 岁，中位年龄为 61 岁，仅 10% 的患者发生于 20 岁前，男女发病率均等。

【临床表现】

临床上起病隐袭，表现各异，最常见的症状和体征为淋巴结肿大、乏力、疲劳、发热和肝脾肿大。淋巴结肿大为全身性，但早期常以颈部和腋窝淋巴结肿大最为明显。肿大的淋巴结大小不一，质地较硬，散在分布，无粘连及压痛。少数病例无浅表淋巴结肿大，但深部淋巴结均肿大，尤以胸部及腹腔淋巴结多见。约 1/3 的患者有咽淋巴环淋巴结受累，因淋巴管阻塞而致悬雍垂和上腭水肿，进而造成呼吸困难。个别患者的淋巴结呈现时大时小的消长变化，但持续存在，最终发生全身淋巴结肿大。约 3/4 的患者有中-重度脾肿大，而肝肿大相对少见，约见于半数患者。绝大多数患者无溶骨性病变。发热多由感染引起，但于疾病的进展期也可为疾病本身表现。此外，皮肤损害为最常见的造血系统外的表现，有皮下结节。个别病例伴有甲状腺、腮腺或颌下腺的髓外浆细胞瘤。

【实验室检查】

1. 血象

所有病例均有轻度或中度正细胞正色素性贫血，部分患者伴自身免疫性溶血性贫血，半数以上患者红细胞低于 $3.5×10^{12}/L$，白细胞分类计数大多正常，但可见异型淋巴细胞、浆细胞和嗜酸性粒细胞轻度增加。血沉可增快。

2. 骨髓象

骨髓象可以正常，但在 2/3 的患者中有浆细胞、淋巴细胞和嗜酸性粒细胞轻度增加。所见浆细胞或浆细胞样淋巴细胞一般均较幼稚，核较大、核质疏松、核仁明显，可有双核或三核、胞质嗜碱性增加。

3. 病理学检查

多数病例的淋巴结活检常仅提示慢性炎症变化，浸润细胞都属不同阶段的 B 淋巴细胞，但也有非霍奇金淋巴瘤、淋巴样浆细胞增生和浆细胞瘤样病理改变的报道。组织淀粉样变性沉淀已有报道，但不常见。

4. 血、尿蛋白检查

不同患者血清蛋白电泳图的差异很大，可为正常 γ 区带、低 γ 区带或高 γ 区带（包括其内较宽区域或独立的局部区域的增强），而仅一半稍多的病例在 $β_1$ 或 $β_2$ 区出现异常条带，并且不到一半的患者具有较窄的单克隆条带。该异常条带与抗 γ 链抗血清和抗 Fc 血清起免疫沉淀反应，而不能与抗 Fab、抗 Fd、抗 κ、抗 λ 血清反应。在诊断时，几乎所有患者的血清 HCD - γ 蛋白浓度在 10g/L

以下，少的在5g/L以下，多的可达200g/L。约半数患者血清中正常的多克隆免疫球蛋白浓度减低。尿中HCD-γ蛋白量通常不到0.5g/24h，但最高可达20g/24h，尚未见报道存在本-周蛋白。HCD-γ蛋白可分为四个亚型：最常见的为γ_1，占65%，其次为γ_3，占27%，较少见为γ_4和γ_2，分别占5%和3%。

5. 细胞免疫表型检查

淋巴结或骨髓淋巴样浆细胞荧光抗体检查可测得单克隆γ重链而轻链缺如。

6. 细胞遗传学检查

未见特异的核型改变，已有非整倍体、+7、+21及复合染色体异常等核型改变的病例报道。

【治疗】

目前尚无满意的治疗方案。部分患者可以不经特殊治疗而有一个较长的临床过程。对有症状并伴低度淋巴样浆细胞增生的患者可用苯丁酸氮芥治疗，而对进行性加重的患者可选用COP、CHOP或MP方案，除个别病例可达完全缓解外，疗效均不满意。放射治疗在缩小肿大淋巴结和脾脏以消除压迫症状方面是有效的，但易于复发。在不同个体内，本病的病程差异很大，生存期从几个月至20余年，常见的死因是感染或疾病的进展。少数患者终末期发展为浆细胞白血病。

HCD-α

主要特征是克隆增生的淋巴样浆细胞产生缺乏轻链而由不完整的α重链分子所组成的球蛋白，其重链具有完整的Fc区域，而存在Fd和绞链区域的缺陷。其病变多数位于肠道、肠系膜淋巴结，少数在呼吸道。本病确切病因未明。

【临床表现】

本病通常见于40岁以下患者，高峰发病年龄为20～30岁，男性略多于女性。临床上有两种类型：①肠型：多见于肠道寄生虫、细菌和病毒易感的地区，如地中海和南美地区。突出的症状为慢性腹泻、腹痛和吸收障碍，伴乏力、消瘦和脱水。在儿童和青少年可出现生长发育迟缓。晚期可出现腹部肿块、肠梗阻、肠穿孔和腹水，部分患者伴腹膜后淋巴结肿大，但通常无浅表淋巴结和肝脾肿大。发热不多见。部分患者有杵状指、齿龈溃疡和红斑样皮肤损害。②肺型：非常少见，但在新西兰和美国发现几例患者，以呼吸困难为突出表现，可有反复呼吸道感染、胸腔积液和纵隔淋巴结肿大。

【实验室检查】

1. 血象

常有轻至中度贫血，晚期患者在外周血中可发现异常的淋巴样浆细胞。

2. 骨髓象

常无特异性改变，个别晚期病例可发现异常的淋巴样浆细胞。

3. 影像学检查

X线检查可示十二指肠和空肠肠壁增厚、绒毛萎缩、黏膜皱襞肥大和假息肉形成，可有管腔狭窄和充盈缺损及液平面。腹部CT可显示腹膜后淋巴结肿大。

4. 病理学检查

肠型HCD-α患者十二指肠和空肠的黏膜常浸润有淋巴样浆细胞，其病变可贯穿整段小肠，其病程可分为三个病理组织学阶段。①A期：成熟的淋巴样浆细胞的浸润仅局限于黏膜至黏膜下层。②B期：非典型的淋巴样浆细胞或免疫母细胞浸润至黏膜下层。③C期：淋巴肉瘤样的肿瘤细胞侵犯小肠壁全层并破坏累及的淋巴结结构。不同阶段的病理组织学损害可以同时发生在不同的器官，或同一器官的不同部位。

5. M蛋白鉴定

HCD-α蛋白尽管常能在患者血清中测到，但其浓度常很低，甚至测不到。

6. 细胞遗传学检查

常见累及 14q32 的核型改变。

【治疗】

长期腹泻的肠型 HCD-α 患者进行积极的支持治疗，包括水、电解质平衡维持及白蛋白等血制品的补给，甚至全静脉营养。对原发病的治疗，主要依据疾病的严重度及病理组织学分期，A 期患者可选用口服抗生素如四环素、甲硝唑（灭滴灵）和氨苄青霉素等。B 或 C 期患者应用抗寄生虫药和抗生素治疗也是有利的，但是一般认为应用抗生素 12 个月内未达明显缓解的 A 期患者和 B 或 C 期患者应给予化疗。化疗宜采用联合方案，如 CHOP 或 CTX、VCR、甲氨蝶呤（MTX）、Pred 四药联合或 CTX、柔红霉素（DNR）、依托铂苷（VP_{16}）、Pred 四药联合。对于 C 期患者尚可采用手术加联合化疗，以提高缓解率。对化疗有效的晚期年轻患者应考虑自身造血干细胞移植。

HCD-μ

与 HCD-α 和 HCD-γ 不同，本病除在血中能测到异常的游离 μ 链外，在血、尿中尚可检出单克隆轻链而尿中很少检测到 μ 链。

【临床表现】

本病发病年龄多在 40 岁以上，中位年龄为 57.5 岁（15～80 岁），男性略多于女性。其临床表现多数与其他淋巴系统恶性增生性疾病类似，常有贫血、发热和脾肿大，约一半患者有明显的淋巴结肿大，少数患者有骨骼的破坏、病理性骨折和肾功能不全、极少数患者在诊断时缺乏任何异常临床特征。

【实验室检查】

常有贫血和红细胞沉降率增快,约半数患者有低丙种球蛋白血症。骨髓检查以淋巴细胞增多为主,同时伴浆细胞增多,具有特征性和诊断意义的是此类浆细胞多有空泡。在血清蛋白电泳中 μ 重链多位于 α_2 部位,但醋酸纤维薄膜电泳不易见到明显的 M 蛋白带,α_2 以外区域多见的 M 蛋白带多为其他成分(如轻链、IgA、IgM 等),偶尔被显示为双克隆免疫球蛋白病。免疫电泳显示一快速泳动成分,与抗 μ 链血清起反应,而与抗轻链血清不发生反应。

【治疗】

目前尚无特殊的治疗手段,主要针对内在的 B 细胞淋巴瘤增生性疾病如慢性淋巴细胞白血病的治疗。

HCD - δ

迄今只有 Vilpo 于 1980 年报道 1 例。临床上表现为肾功能不全,溶骨性损害及骨髓中浆细胞增多。血清蛋白电泳显示 γ 及 β 区之间有一 7g/L 的高峰,与抗 δ 重链血清起反应,但与抗 κ、抗 λ 轻链血清不起反应,相对分子质量测定为260 000,提示为 δ 重链的四聚体。患者最后死于肾功能衰竭。尸解发现主要病变是肾小球基膜增厚,推测为异常蛋白的沉积所致。

POEMS 综合征

POEMS 综合征是 polyneuropathy(多发神经病变),organomegaly(器官肿大),endocrinopathy(内分泌病变),M protein(M 蛋白),和 skin changes(皮肤改变)的首字母缩写,是病因未明的一种异常免疫球蛋白血症,伴有神经、内分泌、血液、消化、皮肤、肾脏等多系统损害的病症。目前病因和发病机制尚未完全明了。

【临床表现】

1. 多发性周围神经病变

是最常见的表现（99%），且多为首发症状。往往呈进行性、对称性感觉运动损害，从四肢远端渐向近端发展，感觉麻木或疼痛、乏力、软弱、肌肉逐渐萎缩，可致瘫痪、腱反射消失。常有脑脊液压力升高，视乳头水肿，部分患者有多汗、低血压、阳痿、腹泻、便秘、肠麻痹等植物神经功能障碍。

2. 脏器肿大

肝肿大最常见（63%～82%），但肝功能多正常。脾肿大约占1/3，多为中等大小。其次是弥漫性淋巴结肿大。约半数有肾脏损害，呈膜增生性肾小球肾炎改变。

3. 内分泌病

表现为生殖腺功能不全和性功能减退。

4. M蛋白和骨髓异常

血清蛋白电泳60%～70%可检出M蛋白，多为IgG或IgA型，M成分的轻链多为λ型，极少为κ型。骨髓象多呈增生，常见浆细胞增多，若浆细胞占10%以上，常为多发性骨髓瘤病例。

5. 皮肤改变

皮肤色素沉着、粗糙增厚、多毛。

6. 其他

约半数病例X线示骨骼改变，可为溶骨损害或骨硬化，或两者兼有，其中骨硬化性改变较具特点。此外，尚有低热，血沉增快，血钙增高，早期体重下降，下肢水肿，腹腔、胸腔、心包积液等。有的患者有杵状指、雷诺现象。

【治疗】

目前临床用皮质激素和免疫抑制剂（如美法仑、CTX、硫唑嘌呤等），可使大多数患者病情明显改善，但停药易复发。有人用三苯氧胺每日20～30mg，治疗对激素和免疫抑制剂无效者，取得较好疗效。对伴孤立性浆细胞瘤的患者,可放疗或手术切除。对多发性骨损害者效果不佳。干扰素治疗效果不明显。

(屈晓燕 侯 健)

参考文献

1. 陈灏珠. 实用内科学. 第 12 版. 北京:人民卫生出版社,2005: 2410-2413.
2. Sirohi B, Powles R. Epidemiology and outcomes research for MGUS, myeloma and amyloidosis. Eur J Cancer, 2006, 42 (11): 1671-1683.
3. 侯健,傅卫军. 多发性骨髓瘤及其相关疾病. 第 1 版. 上海:上海科学技术出版社,2002: 6-7, 22-24, 90-94, 99, 111-116, 120, 123, 139, 153-156, 198-201, 204-210, 227-228.
4. 李勇华,侯健. 多发性骨髓瘤的发病机制. 中国全科医学杂志, 2007, 10 (18): 1492-1495.
5. Fonseca R, Barlogie B, Bataille R, et al. Genetics and cytogenetics of multipk myeloma: a workshop report. Canar Res, 2004, 64 (4): 1546-1558.
6. Hideshima T, Podar K, Chauhan D, et al. Cytokines and signal transduction. Best Pract Resclin Haematol, 2005, 18 (4): 509-524.
7. 张之南,沈悌. 血液病诊断及疗效标准. 第 3 版. 北京:科学出版社, 2007: 232-234.
8. 林果为,余润泉. 造血系统疾病的诊断与鉴别诊断. 第 1 版. 天津:天津科学技术出版社, 2004: 394-401.
9. Palumbo A, Giaccone L, Bertola A, et al. Low-dose thalidomide plus dexamethasone is an effective salvage therapy for advanced myeloma. Haematologica, 2001, 86 (4): 399-403.
10. Rajkumar SV, Blood E, Vesole D, et al. Phase Ⅲ clinical trial of thalidomide plus dexamethasone compared with dexamethasone alone in newly diagnosed multiple myeloma: a clinical trial coordinated by the Eastern Cooperative Oncology Group. J Clin Oncol, 2006, 24 (3):

431-436.
11. Kumar S, Rajkumar SV. Thalidomide and lenalidomide in the treatment of multiple myeloma. Eur J cancer, 2006, 42 (11): 1612-1622.
12. Cavo M, Zamagni E, Tosi P, et al. Superiority of thalidomide and dexamethasone over vincristine - doxorubicindexamethasone (VAD) as primary therapy in preparation for autologous transplantation for multiple myeloma. Blood, 2005, 106 (1): 35-39.
13. Palumbo A, Bertola A, Musto P, et al. Oral melphalan, prednisone, and thalidomide for newly diagnosed patients with myeloma. Cancer, 2005, 104 (7): 1428-1433.
14. Palumbo A, Bringhen S, Caravita T, et al. Oral melphalan and prednisone chemotherapy plus thalidomide compared with melphalan and prednisone alone in elderly patients with multiple myeloma: randomised controlled trial. Lancet, 2006, 367 (9513): 825-831.
15. Facon T, Mary JY, Hulin C, et al. Melphalan and Prednison plus thalidomide versus melphalan and prednisone alone or reduced-intensity autologous stem cell transplantation in eldly patients with multiple myeloma (IFM99-06): a randomised trial. Lancet, 2007, 370 (9594): 1209-1218.
16. Rajkumar SV, Hayman SR, Lacy MQ, et al. Combination therapy with lenalidomide plus dexamethasone (Rev/Dex) for newly diagnosed myeloma. Blood, 2005, 106 (13): 4050-4053.
17. Weber DM, Chen C, Niesvizky R, et al. Lenalidomide plus dexamethasone for relapsed multiple myeloma in North America. N Engl J Med, 2007, 357 (21): 2133-2142.
18. Dimopoulos M, Spencer A, Attal M, et al. Lenalidomide plus dexamethasone for relapsed or refractory multiple myeloma. N Engl J Med, 2007, 357 (21): 2123-2132.
19. Richardson PG, Barlogie B, Berenson J, et al. A phase 2 study of bortezomib in relapsed, refractory myeloma. N Engl J Med, 2003, 348 (26): 2609-2617.
20. Richardson PG, Barlogie B, Berenson J et al. Extended follow-up of a phase II trial in relapsed, refractory multiple myeloma: final time-to-event results

from the SUMMIT trial. Cancer, 2006, 106 (6): 1316-1319.
21. Jagannath S, Barlogie B, Berenson J, et al. A phase 2 study of two doses of bortezomib in relapsed or refractory myeloma. Br J Haematol, 2004, 127 (2): 165-172.
22. Richardson PG, Sonneveld P, Schuster MW, et al. Bortezomib or high-dose dexamethasone for relapsed multiple myeloma. N Engl J Med, 2005, 352 (24): 2487-2498.
23. Jagannath S, Durie BG, Wolf J, et al. Bortezomib therapy alone and in combination with dexamethasone for previously untreated symptomatic multiple myeloma. Br J Haematol, 2005, 129 (6): 776-783.
24. Orlowski RZ, Voorhees PM, Garcia RA, et al. Phase 1 trial of the proteasome inhibitor bortezomib and pegylated liposomal doxorubicin in patients with advanced hematologic malignancies. Blood, 2005, 105 (8): 3058-3065.
25. Oakervee HE, Popat R, Curry N, et al. PAD combination therapy (PS-341/bortezomib, doxorubicin and dexamethasone) for previously untreated patients with multiple myeloma. Br J Haematol, 2005, 129 (6): 755-762.
26. Mateos MV, Hernandez JM, Hernandez MT, et al. Bortezomib plus melphalan and prednisone in elderly untreated patients with multiple myeloma: results of a multicenter phase 1/2 study. Blood, 2006, 108 (7):2165-2172.
27. Chng WJ, Lau LG, Yusof N, et al. Targeted therapy in multiple myeloma. Cancer Control, 2005, 12 (2): 91-104.
28. Bahlis NJ, McCafferty-Grad J, Jordan-McMurry I, et al. Feasibility and correlates of arsenic trioxide combined with ascorbic acid - mediated depletion of intracellular glutathione for the treatment of relapsed/refractory multiple myeloma. Clin Cancer Res, 2002, 8 (12): 3658-3668.
29. Borad MJ, Swift R, Berenson JR. Efficacy of melphalan, arsenic trioxide, and ascorbic acid combination therapy (MAC) in relapsed and refractory multiple myeloma. Leukemia, 2005, 19 (1): 154-156.
30. Attal M, Harousseau JL, Leyvraz S, et al. Maintenance therapy with

thalidomide improves survival in patients with multiple myeloma. Blood, 2006, 108 (10): 3289-3294.
31. Stewart AK, Chen CI, Howson-Jan K, et al. Results of a multi-center randomized phase II trial of thalidomide and prednisone maintenance therapy for multiple myeloma following autologous stem cell transplant. Clin Cancer Res, 2004, 10 (24): 8170-8176.
32. Attal M, Harousseau JL, Stoppa AM, et al. A prospective randomized trial of autologous bone marrow transplantation and chemotherapy in multiple myeloma. Intergroupe Francais du Myelome. N Engl J Med, 1996; 335 (2): 1844-1845.
33. Attal M, Harousseau JL, Facon T, et al. Single versus double autologous stem cell transplantation for multiple myeloma. N Engl J Med, 2003, 349 (26):2495-2502

第七章 儿童白血病

白血病（Leukemia）是儿童时期最常见的恶性肿瘤。约占15岁以下儿童恶性肿瘤的25%～30%，20岁以下青少年恶性肿瘤的25%。儿童白血病是一组形态学、细胞遗传学等差异较大的恶性疾病，按白血病细胞的起源主要分为急性髓系白血病（AML）、慢性髓系白血病（CML）和急性淋巴细胞白血病（ALL），其中ALL约占75%～80%，AML约占15%～20%，CML等其他类型白血病的发病率极低。儿童具有不断生长、发育的特点，不同年龄阶段白血病的临床生物学特性和预后也存在很大差别，如婴儿白血病的类型、发病率、预后都与其他年龄组儿童不同。随着医疗水平的提高，以往威胁儿童健康的感染性疾病已得到有效控制，儿童急性白血病则成为近年来严重威胁儿童健康，导致儿童死亡的主要疾病之一。本章分为疾病概论、儿童ALL、儿童AML和婴儿急性白血病四部分进行介绍。

第一节 儿童急性白血病的概述

一、流行病学

在美国等发达国家儿童白血病的发病率为3.5～4.9/10万儿童，每年新发病例数约3250人。Parkin等的国际儿童肿瘤流行病学资料显示，全球儿童ALL发病率最高的地区是拉丁美洲的哥斯达黎加（5.94/10万人口），澳大利亚次之，美国儿童ALL的发病率占第三位。亚洲地区儿童ALL的发病率低于欧美地区，日本的大阪ALL发病率在亚洲地区占首位，以色列的犹太裔儿童和我国上海发病率相似，印度的孟买发病率则更低。近年来某些国家或地区的流行病学调查发现儿童白血病发病率有不同程度上升，如英格兰北部15岁以下儿童白血病1968年—1995年每10年增加3.6%，中国台湾地区1981年—1990年儿童白血病发病率增加20%，美国的调查结果发现儿童白血病的发病率略有增加。

我国1986年—1988年的流行病学资料显示白血病的年发病率为2.71（0.38～5.82）/10万，标化率（SIR）为2.62/10万，95%可信度为2.85～2.84/10万。其中15岁以下儿童白血病约占恶性肿瘤的半数以上，占恶性肿瘤的首位。同期资料显示大部分地区的发病率与全国发病率相似。

天津市对1981年—2000年15岁以下儿童白血病发病情况的调查显示总发病率为3.9/10万，其中男性儿童为4.32/10万，女性儿童3.45/10万。1981年以来儿童白血病的发病趋势变化不明显。我国的流行病学资料显示白血病的发病率为2.6～7.09/10万人口。我国18岁以下儿童人口约3.6亿，推测我国每年新增儿童病例约为15 000例。

二、发病年龄及病种分布

Gurney的调查资料显示发达国家儿童ALL的发病高峰年龄在1～4岁，峰值年龄在2～3岁，约占15岁以下儿童ALL的80%。在美国儿童ALL的发病高峰年龄为2～5岁，此年龄阶段发病率为5.3/10万，随着年龄的增长，发病率逐渐下降。我国80年代流行病学资料显示儿童ALL的高发年龄组为0～9岁，高峰年龄与发达国家相似为2～5岁，此后发病率下降。AML的发病率0～20岁发病处于平台期，此后随年龄增长发病率增加。

中国医学科学院血液学研究所对1996年—2003年住院的年龄0～17岁的497例儿童少年急性白血病进行总结，男性300例，女性197例，其中14岁以下男性254例，女性158例。男：女为1.52：1。ALL 313例（63.0%），男性197例，女性116例，男：女为1.70：1；AML 168例（33.8%），男性90例，女性78例，男：女为1.15：1。其中以急性早幼粒细胞白血病（APL或AML-M3）最多见，其后依次为AML-M2，AML-M4、AML-

M5，其他亚型发病率极低。上述数据仅为区域性就诊病例，不能代表全国儿童白血病的流行病学概况，但与天津市1981年—2000年天津市常住人口中儿童白血病发病情况相近似。

早期（1966年—1975年）的报道显示白血病的死亡率与年龄有关，1~4岁年龄组死亡率较高。近20年中全人群死亡发病比呈明显下降趋势，天津市儿童白血病死亡发病比约为0.5，低于全人群。

三、白血病病因学

儿童白血病的病因尚不明了，可能的发病因素包括以下几方面。

（一）遗传因素

急性白血病并非遗传性疾病。但是，现已证明某些遗传性综合征如21-三体综合征（Down's syndrome）及Fanconi贫血与白血病的易感性密切相关。英国及美国的研究表明2.3%~2.6%的儿童急性白血病与遗传因素有关。

对所有类型白血病患者的同胞、双亲及后代的调查未发现有肿瘤高发的现象。虽有同胞相继发生白血病的报告，但发生率极低。同卵双胞胎发生白血病的几率比异卵双生者大。祖父、双亲、同胞当中有遗传性缺陷者与多种类型急性白血病的发病有关，其中包括肌肉骨骼疾病、胃肠疾病、变态反应性疾病、遗传性心脏病及肺部疾病等。

随着儿童ALL的无事件生存率的增高，目前已有足够多的长生存病例。有学者对长生存患者的后代进行了白血病相关危险因素的调查，结果未发现该人群发生白血病的危险性增加。同时对健康生存的儿童白血病患儿进行了染色体稳定性的检查，无论在对照组还是博来霉素诱导畸变组均未发现染色体不稳定性的增加。与健康人群对照研究发现长生存ALL患儿的后代中先天性畸形者并无增加。

遗传与环境因素在儿童ALL的发生中具有相互作用。组织相容性白细胞抗原（HLA）被认为是白血病易感的遗传性危险因素之一。其相关性表现为在男性中最普通的等位基因 $HLA-DR53$、$HLA-DRB1\star 04$ 表达增强。并且在 ALL 患者中发现 $HLA-DRB1\star 04$ 的纯合基因、编码 $HLA-DR53$ 特异性明显增强。$HLA-DRB1\star 04$ 的纯合基因与 ALL 的相关性在男性患者表现尤为突出。$HLA-DR53$ 与 $H-2Ek$ 之间的交叉反应通过一些致癌病毒广泛地模仿 $HLA-DR53$ 免疫优势抗原决定簇，而且在临近 $HLA-DRB4$ 基因上额外数量的 DNA 证明 $HLA-DRB1\star 04$ 可能是儿童 ALL 的遗传因素之一。在 60 例儿童 ALL 和 78 例新生儿 $DQA1$ 和 $DQB1$ 的等位基因对照研究中发现男性患者 $DQA1\star 0101/\star 0104$ 和 $DQB1\star 0501$ 比正常对照发生率高。这个结果提示在 ALL 患者中有男性相关的易感 HLA 系。

有人研究了谷胱苷肽 S 转移酶和细胞色素 P-450 基因在儿童肿瘤中的作用。这两种酶均参与致癌物代谢并构成成人多种癌症的高危因素，并通过 $NAT1$ 和 $NAT2$ 编码的 N-乙酰转移酶参与香烟、环境及食物中的芳香胺的生物转化。这些快速和缓慢的乙酰化作用等位基因在多种成人实体肿瘤中起修饰作用。低叶酸盐摄取或作为亚甲基四氢叶酸还原酶（methylenetetrahydrofolate reductase，MTHFR）多态性结果的叶酸盐代谢的改变均与神经管缺陷及一些癌症有关。MTHFR 多态性的改变导致胸腺嘧啶核苷池增加和高质量 DNA 合成，为白血病的发生提供保护，尤其与发生染色体易位的白血病密切相关。

Wiemels 等报告了 MTHFR 多态性与 MLL 基因重排的婴儿白血病及 TEL-AML1 阳性或超二倍体儿童白血病的相关性。这些研究结果为儿童白血病不同分子生物学亚型可能有不同的病因提供了证据，同时也提示叶酸盐在儿童白血病发生中所起的作用。Krajinovic 等发现 $GSTM1$ 裸基因型和 $CYP1A1$ 基因型可有意义地预测 ALL 的发病危险。当 $NAT2$ 缓慢乙酰化时，通常被认为与其他高危基因型如 $GSTM1$ 裸基因型、$CYP1A\star 2A$ 基因型共同作用，增加发生白血病的危险。Davies 等研究发现 $GSTM1$ 裸基因型是对儿童 AML（特别是 FAB 分型中的 M3 和 M4）有预测意义的基因型。这些研究结果提示了基因与环境因素的相互作用在儿童白血病发病中的可能作用。

（二）儿童急性淋巴细胞白血病的胎内起源

早期文献报道，对确诊时年龄为 2 个月和 14 岁的同卵双胞胎通过分子生物学方法研究证明，来自宫内同一胎儿、同一细胞扩增或突变后的同卵双生的同胞 ALL 的发生是一致的。由于这种疾病在双胞胎没有临床的和生物学上的差异，因此，有人猜测某些独生子的白血病可能也起源于胚胎期。并且进一步推测附加因素或出生后环境因素导致在出生后的任何时间发生白血病。为验证这一假设，研究者用新生儿血印记检测现有的克隆或与患者相关的特殊白血病相关融合基因序列（$TEL-AML1$），发现 t(12;21) 与 TEL 的非易位等位基因的缺失之间的相关性在 B 系 ALL 最常见。这些研究提示儿童急性淋巴细胞白血病的胎内起源。

（三）感染因素

Smith 等研究发现孕妇宫内胎儿感染可增加 5 岁以下儿童患 ALL 的危险。感染导致 ALL 危险性增加的机制可能是感染导致基因组的不稳定性增加。资料证明甲型肝炎病毒感染与儿童 ALL 高发病率有关。改善公共卫生状况可降低母亲孕期感染及新生儿感染，对降低 ALL 的危险性将起到不可忽视的作用。

母乳喂养可降低婴儿感染性疾病的发生。喂养方式与儿童 AL 的相关性报道不一，目前的观点倾向于母乳喂养可降低儿童白血病发生的危险。

与感染相关的其他因素包括免疫接种、动物接触史、药物应用史（如氯霉素）、季节变化等，它们与儿童白血病的确切相关性尚无定论。

（四）环境因素

迄今为止，虽有大量有关环境因素与白血病发病相关性的研究，但确定的相关因素只有电离辐射。上世纪 50 年代有报道认为在孕妇子宫接受 X 线照射会增加儿童患白血病的危险，但现在对此观点尚存争议。目前也有研究认为双亲在怀孕前低水平的射线接触会增加婴儿白血病的危险。对日本广岛、长崎原子弹爆炸地区生存者的研究发现，原子弹爆炸 5～15 年后白血病的发病率增加，白血病的发生危险性与接受的放射剂量有关。而对三里岛和切尔诺贝利核事故的随访研究尚未发现与儿童白血病发病的相关性。

多中心的研究表明母亲孕前、孕中及父亲职业中接触杀虫剂、除莠剂、杀真菌剂等与儿童白血病的发病有关。

母亲孕前、孕中及产后接触苯会增加 ALL 的发生危险；孕前 1 年、孕中及分娩后接触氯化物溶剂可增加儿童急性白血病的危险；最近的研究还表明家用有机溶剂与儿童急性白血病的发生有关。

职业接触苯与成人急性白血病的发生密切相关。尽管儿童 ALL 不可能由职业接触所致，但环境中的苯浓度日益增加可能是儿童 AL 的病因之一。有研究报道居住于交通要道或加油站附近（100m 以内）的儿童，发生白血病的危险性增加，此结果基于生态学研究，确切的相关性有待进一步研究证实。我国对 1000 余名白血病患儿研究结果显示，有 46% 的家庭在患儿确诊前 6 个月内进行过室内装修。苯导致儿童白血病的可能机制与儿童的个体易感性强、儿童毒物代谢酶，如细胞色素 p4502E1、髓过氧化物酶（MPO）、谷胱甘肽硫转移酶（GSTs）等的基因多态性以及儿童体内存在固有的基因缺陷等有关。

电磁场与白血病发病的相关性早在上世纪 70 年代已有报告。而此后的大系列研究未证实低强度电磁场与儿童白血病及其他儿童肿瘤发病有关的假设。近年来自美国、加拿大及英国的研究结果认为暴露于高强度磁场（>0.4μT）下可能增加急性白血病的患病危险，而低强度磁场对机体的影响甚微。

（五）生活方式

饮食习惯与维生素的补充与成人的某些癌症发病有关。在儿童的研究集中于母亲孕期饮食、补充维生素与白血病发病相关性方面，结果无阳性发现。

婴儿白血病近80%伴有发生于11q23染色体上的遗传学异常，形成MLL融合基因。11q23也常见于应用拓扑异构酶Ⅱ抑制剂所致的继发性白血病（AML）。因此Ross等学者推测婴儿白血病可能与暴露于自然状态下的拓扑异构酶抑制剂（包括咖啡碱、变种的水果和蔬菜）有关，并进行了多中心的研究，结果未发现拓扑异构酶Ⅱ抑制剂类食物与各种类型ALL发病的相关性。但拓扑异构酶Ⅱ抑制剂类食物补充量增加与AML的发病具有明显的相关性。最近的体内研究证明，食物中天然存在的生物类黄酮与食品添加成分一样可引起在MLL基因断裂点区域的位点特异的DNA切割。这些结果提示母亲摄入生物类黄酮可诱发MLL基因断裂并可能在子宫内导致染色体易位，从而导致婴儿白血病的发生。吸烟、饮酒、服用某种特定的中药和导致DNA损伤的药物，接触杀虫剂可增加与MLL基因改变相关的急性白血病的发病危险。

（六）既往病史

在2117例ALL和650例AML的调查中发现，Down综合征、先天性心脏病、胃肠道畸形在ALL患儿中多见；Down综合征、智力发育迟缓、先天性心脏病在AML中多见。

第二节　儿童急性淋巴细胞白血病

急性淋巴细胞白血病（acute lymphoblastic leukemia，ALL），是指前体B、T或成熟B淋巴细胞发生克隆性异常增殖所致的恶性疾病。白血病细胞起源于骨髓，确诊时骨髓中的正常造血成分通常被白血病细胞所代替，并经血行播散，累及骨髓外组织和器官（如肝脏、脾脏、淋巴结等），引起相应的临床表现。ALL约占儿童急性白血病（acute leukemia，AL）的75%～80%，是最常见的儿童恶性肿瘤。

一、流行病学

儿童ALL是儿童时期最常见的恶性肿瘤，约占18岁以下儿童恶性肿瘤三分之一。发达国家儿童ALL的发病高峰年龄在1～4

岁,峰值年龄在2~3岁,约占15岁以下儿童ALL的80%。随着年龄的增长发病率逐渐下降。我国的资料显示儿童ALL的发病高峰年龄在7~10岁,约占35.52%,其次为3~6岁儿童,约占33.26%,3岁以下幼儿约占25.85%,1岁以下婴儿白血病发病率极低,约占5.37%。男女之比为1.3~2.8:1。

二、发病机制

有关白血病发病机制的研究甚多,包括对分子遗传改变、预后因素、分子流行病学及药物遗传学等方面的研究。推测有两种可能,即获得性遗传损伤可激活细胞的初始致癌基因或灭活肿瘤抑制基因(抗癌基因),二者均可导致肿瘤监控能力丢失,使白血病细胞失控性增殖。这些遗传学上的改变可以为点突变、基因扩增、基因缺失或染色体易位。

染色体易位在许多白血病中可以见到。易位可隐藏一个基因到新的位置,使新的初始致癌基因变为启动子或在其他独特基因上成为增强因子。例如在t(8;14)这个染色体易位上,免疫球蛋白重链基因的增强因子是与MYC基因接近的并列成分,导致Burkitt淋巴瘤。易位也可以发生在两个基因之内,导致基因重排和嵌合蛋白。如在ALL和CML上发现的t(9;22)易位。

混合白血病(Mixed lineage leukemia,MLL)基因重排和11q23异常可以发生在淋巴系和髓系白血病,如Ph^1染色体可以在Ph^1染色体阳性ALL的髓系或红细胞系的早期细胞中检出,提示在ALL患者,除淋巴系统外可累及多系造血干细胞。

三、儿童急性淋巴细胞白血病分型

儿童急性淋巴细胞白血病是一组形态学、免疫学、细胞遗传学及分子生物学差别较大的淋巴系统恶性肿瘤,随着免疫学及细胞遗传学、分子生物学的发展,形态学对预测疾病的预后价值逐渐减小,而细胞遗传学和分子生物学的特征在疾病预后评价中占有越来越重要的地位。

（一）FAB 分型

1976 年 FAB 协作组根据细胞大小、核浆比例、核仁数目、胞浆特点将 ALL 分为 L1、L2 和 L3 三型。绝大多数儿童 ALL 为 L1 型，Burkitt's 淋巴瘤累及骨髓或成熟 B 细胞 ALL 为 L3 型，而 L2 型从骨髓细胞形态上鉴别较为困难。目前认为单一的细胞形态学分型与预后无关，现在形态上已不再进行具体划分。ALL 的细胞化学染色表现为过氧化物酶（POX）、苏丹黑（NB）染色阴性；而 80% 以上的 ALL 过碘酸希夫反应（PAS）为阳性，酶型为小珠状或团块状。

（二）免疫学分型

ALL 的免疫学分型对预后判断十分重要，但非独立因素。随着细胞分化，按细胞表面抗原（HLA-DR、CD19、CD10、Cyμ 及 SmIg）出现的顺序公认的分类是将 B-ALL 分为四型（见表 7-1），T-ALL 分为三型（见表 7-2）。

表 7-1　B-ALL 分型标准

型别	HLA-DR	CD19	CD10	Cyμ	SmIg
Ⅰ（早期前 B）	+	+	−	−	−
Ⅱ（普通 B）	+	+	+	−	−
Ⅲ（前 B）	+	+	+	+	−
Ⅳ（成熟 B）	+	+	+	+	+

表 7-2　T-ALL 分型标准

型别	HLA-DR	CD7	CD5	CD2	CD3	CD4	CD8	CD1	CyCD3
Ⅰ	−	+	+	+	−	−	−	−	+
Ⅱ	−	+	+	+	−	+	+	+	+
Ⅲ	−	+	+	+	+	+/−	+/−	−	+

注：Ⅰ：幼稚胸腺细胞型；Ⅱ：普通胸腺细胞型；Ⅲ：成熟胸腺细胞型

成熟B细胞ALL约占儿童ALL的1%～2%，其特征为细胞表面出现膜表面球蛋白，常为单克隆IgM的λ和/或κ轻链成分，同时表达B细胞的其他抗原，形态学上为L3型，细胞遗传学常与以下三种非随机的染色体易位有关，t(8;14)(q24;q32)、t(2;8)(p12;q24)和t(8;22)(q24;q11)，染色体断裂点累及8号染色体上的MYC癌基因、14号染色体上的免疫球蛋白重链、2号染色体上的κ轻链和22号染色体上的λ轻链。

除成熟B细胞ALL外，前体B细胞ALL中80%～90%为普通B-ALL（也称为CALLA），细胞除同时表达B细胞抗原外，以出现CD10抗原为特征。90%以上的前体B细胞ALL具有免疫球蛋白重链（IgH）的基因重排，此外也可以出现T细胞受体（TCR）基因重排。而在T-ALL也可出现IgH的基因重排。

T-ALL约占儿童ALL的10%～15%。以高白细胞、纵隔肿块、年龄较大的男童多见，确诊时常合并中枢神经系统白血病（CNSL）。常于治疗早期复发，预后较B-ALL差。

在极少部分ALL病例，其白血病细胞同时表达淋巴系和髓系抗原。此类AL通常被称为混合系白血病或双表型白血病。约占ALL的20%以上。目前认为MLL基因易位是此类AL的独立特征。

（三）MIC分型

1985年在比利时举行的第一届国际MIC（形态学、免疫学和细胞遗传学）组织分型会议，制定了ALL的MIC分型标准（见表7-3和表7-4）。由于形态学分类对预后的价值越来越小，MIC分型的意义有待重新认识。

（四）WHO分型

儿童ALL的细胞遗传学异常分为染色体数目（倍体数目）和结构（染色体易位）的异常。这些非随机的染色体异常与预后密切相关，并且与导致嵌合和失调转录调节蛋白的独特基因表达标记相关。2000年WHO肿瘤工作组将ALL归入淋巴系肿瘤，分为前体B淋巴细胞、前体T淋巴细胞及成熟B淋巴细胞白血病三型，各型的染色体异常及累及基因见表7-5。

表 7-3 B-ALL MIC 分型标准

亚型与核型	细胞标志						FAB 形态学
	(CD19)	B4 Tdt	Ia	cALLA (CD10)	CyIg	SmIg	
早 B-前体-ALL[a]	+	+	+	−	−	−	L1 L2
早 B 前体 ALL,t(4;11)							
早 B 前体 ALL,t(9;22)[b]							
普通型-ALL	+	+	+	+	−	−	L1 L2
普通型-ALL,6q−							
普通型-ALL,近单倍体							
普通型-ALL,t 或 del(12p)							
普通型-ALL,t(9;22)							
前 B-ALL	+	+	+	+[c]	+	−	L1
前 B-ALL,t(1;19)							
前 B-ALL,t(9;22)							
B 细胞 ALL	+	−	+	+/−	−/+	+[d]	L3
B 细胞 ALL,t(8;14)							
B 细胞 ALL,t(2;8)							
B 细胞 ALL,t(8;22)							
B 细胞 ALL,6q−							

注：a. 过去称为裸核细胞-ALL；b. 在 T-ALL,t(9;22) 也少见；c. 很少病例 cALLA 抗原可阳性；d. 单个轻链阳性细胞（+）比对照至少＞10%

表7-4　T-ALL MIC 分型标准

	细胞标志[a]			FAB 形态学
	P40 (CD7)	E 受体[b] (CD2)	TdT	
早 T-前体 ALL	+	−	+	L1, L2
早 T-前体 ALL, t 或 del(9p)				
T 细胞 ALL[c]	+	+	+	L1, L2
T 细胞 ALL, t(11;14)				
T 细胞 ALL, 6q$^-$				

注：a. 少部分病例（6%～10%）可有 Ia 及/或 cALLA 表达；b. 用单克隆抗体（T11）或 E 玫瑰花结；c. 有些病例对皮质胸腺细胞标志（CD1、T6）也可阳性

表7-5　急性淋巴细胞白血病的 WHO 分型（2000 年）

分型	细胞遗传学	分子遗传学
急性前体 B 淋巴细胞白血病	t(9;22)(q34;q11)	BCR/ABL
	t(v;11q23);	AF4/MLL 重排
	t(1;19)(q23;p13)	PBX1/TCF3(E2A)
	t(12;21)(p12;q22)	ETV6(TEL)/RUNX1(AML1)
	染色体数目>50	
急性前体 T 淋巴细胞白血病	t(1;7)(p32;q35)	TAL1/TCRB
	t(1;14)(p32;q11)	TAL1/TCRA
	t(1;14)(p34;q11)	LCK/TCRD
	t(7;7)(p15;q11)	TCRG
	t(7;9)(q34-35;q32)	TCRB/TAL2
	t(7;11)(q35;p13)	TCRB/LOM2
	t(7;14)(q34-35;q11)	TCRB/TCRD
	t(7;19)(q34-35;p13)	TCRB/LYL1
	t(8;14)(q24;q11)	MYC/TCRA

续表 7-5

分型	细胞遗传学	分子遗传学
	del(9p),t(9p)	CDKN2A
	t(10;14)(q24;q11)	HOX11/TCRA
	t(11;14)(p13;q21)	LOM2/TCRA
	t(11;14)(p15;q21)	LOM1/TCRA
	inv(14)(q11;q32)	TCRA/IGH
	inv(14)(q11;q32)	TCRA/TCL1
	t(14;14)(q11;q32)	TCRA/IGH
Burkitt 细胞白血病	t(8;14)(q24;q32)	MYC/IGH
	t(2;8)(p12;q24)	IGK/MYC
	t(8;22)(q24;q11)	MYC/IGL

四、儿童急性淋巴细胞白血病的诊断与鉴别诊断

（一）临床表现

ALL 发病，可急可缓。多在血液常规检查时或因感染等原因就诊时被发现。临床表现无特异性，常见的表现有：发热，热型不定，约占半数以上；贫血引起的面色苍白、活动后气促、疲乏无力；近半数患儿有皮肤及黏膜的出血，表现为皮肤出血点及/或瘀斑、牙龈出血、鼻衄等；约 25% 的患儿以骨或关节的疼痛起病，甚至出现跛行步态。在高白细胞的患儿（多见于 T-ALL）可有无痛性皮下结节，伴有或不伴有皮下出血。就诊时约 30%~50% 的患儿查体发现有明显的肝脏或脾脏肿大，淋巴结可有轻度肿大。约 5% 的患儿在诊断时有中枢神经系统（CNS）受累的表现，如头痛、恶心、呕吐、嗜睡、癫痫发作，体检可有颈项强直、视神经乳头水肿等。约 10% 的患儿有纵隔浸润，常为 T-ALL。睾丸白血病较少见，表现为单侧或双侧的睾丸无痛性肿大。肾浸润少见，诊断时肾肿大可能与高尿酸血症、肾脏出血等有关。

(二) 实验室检查

1. 血象

贫血程度不一,发病急者贫血较轻,贫血多为正细胞正色素性。多数患儿血小板降低,但约 25% 的患儿血小板正常。白细胞数可有不同程度的减低或增高,但约 1/3 的病例白细胞计数在正常范围。白细胞计数正常或降低的患者,血涂片白细胞分类可见成熟淋巴细胞比例增高,原始及幼稚淋巴细胞的比例多在 20% 以上,部分病例外周血无原始及幼稚细胞;外周血白细胞计数大于 $10 \times 10^9/L$ 者,分类中原始及幼稚淋巴细胞比例常大于 30%。

临床上可见嗜酸性粒细胞增多。嗜酸粒细胞增多可在诊断前或诊断后。完全缓解后恢复正常。B-ALL 伴嗜酸性粒细胞增多常与 t(5;14)(q31;q32) 异常有关。

2. 骨髓象

骨髓检查是诊断和判定疗效的最主要手段。骨髓增生程度多为活跃、明显活跃甚至极度活跃,部分病例骨髓增生减低。骨髓增生减低者多伴有骨髓纤维化或由于白血病细胞过度增生导致骨髓"干抽",应进行骨髓活检或行胸骨穿刺检查以明确诊断。骨髓有核细胞分类原始和幼稚淋巴细胞 ≥30% 即可诊断本病。粒系、红系及巨核系细胞增生受抑。

少数情况下,白血病细胞可能在骨髓内增生不均一。如临床症状符合 ALL,而骨髓象不支持,需多部位骨髓穿刺进行证实。

非霍奇金淋巴瘤累及骨髓,原始和幼稚淋巴细胞 >25% 时,应诊断为 ALL,并按 ALL 进行分型和治疗。

3. 组织化学染色

ALL 的过氧化物酶(POX)染色和苏丹黑(SB)染色阴性;糖原(PAS)染色(±)~(+++);酸性磷酸酶(-)~(±),T-ALL 时酸性磷酸酶呈阳性反应,酶形为块状或颗粒状;非特异性酯酶阴性。

4. X 线检查

胸部 X 线检查约 5%~15% 的患儿有纵隔增宽,为胸腺浸润或纵隔淋巴结肿大，多见于 T-ALL。长骨摄片约 50％的病例可见广泛骨质疏松，干骺端近侧可见密度减低的横线或横带，称为"白血病线"。

5. 其他检查

生化检查可见乳酸脱氢酶（LDH）不同程度的增高；肝功能检查 SAST 可有轻度或中度增高。凝血异常不多见。

（三）ALL 的预后因素

ALL 的预后因素与确诊时年龄、白细胞（WBC）数量、细胞遗传学改变以及免疫学分型等密切相关。根据预后因素将 ALL 分为低危组、中危组和高危组三组（见表 7-6），以达到个体化治疗的目的。患儿年龄、白细胞数及细胞遗传学异常被认为是最关键的预后相关因素。在临床治疗中根据个体对药物的治疗反应的差别，调整治疗方案、进一步探讨个体化治疗的新策略，对改善高危、复发 ALL 的预后十分重要。

表 7-6 St. Jude 危险分组标准

危险分组	低危	标危	高危
分组标准	Pre-B 表型且年龄 1～9 岁和 WBC<$50×10^9$/L ETV6-CBFA2（TEL/AML1）融合基因 超二倍体核型>50 个染色体（DNA 指数>1.16） 无 CNS 白血病（CNS-3 级状况） 无睾丸浸润 无 t(9;22)，t(1;19)，无 MLL 重排 无亚二倍体核型 早期治疗反应（泼尼松治疗反应）佳	T 细胞免疫表型 所有 PreB-ALL 无低危或高危 ALL 特征	t(9;22) 合并 WBC>$25×10^9$/L 早期治疗反应（泼尼松治疗反应）不佳 MLL 重排而年龄>1 岁 诱导治疗失败

（四）诊断与鉴别诊断

1. 诊断

（1）ALL 诊断

典型的临床表现，外周血常规检查异常、骨髓中原始＋幼稚淋巴细胞≥30%时，过氧化酶（POX）阴性、糖原（PAS）染色阳性并呈小珠及团块样酶型 ALL 的诊断成立。

（2）中枢神经系统白血病的诊断需满足下述的两个条件

①有中枢神经系统的体征和实验室指标异常：诊断时或治疗过程中脑脊液（CSF）中白细胞计数≥5×10^6/L（5/μl）；同时在 CSF 沉淀制片标本中有形态学可确定的原、幼淋巴细胞。有或无中枢神经系统症状或体征。

②排除其他病因引起的中枢神经系统病变。

（3）睾丸白血病的诊断　睾丸单侧或双侧肿大，质地变硬或呈结节状缺乏弹性。

2. 鉴别诊断

当血象仅表现为单一血细胞减少或全血细胞减少等情况时应与原发性血小板减少性紫癜（ITP）、再生障碍性贫血（AA）以及其他病毒感染相关的感染性疾病相鉴别。部分病例以骨关节疼痛为首发表现，应与幼年型类风湿性关节炎、其他肿瘤等疾病相鉴别。

（1）神经母细胞瘤及其他转移瘤

ALL 与神经母细胞瘤（NB）具有相似的临床表现，如骨骼疼痛、发热及全血细胞减少。儿童 NB 常有肝脏、淋巴结、骨骼浸润，骨髓浸润亦较常见。偶尔在外周血涂片可见与原始或幼稚淋巴细胞极为相似的神经母细胞瘤细胞。NB 的患儿有突眼、常为单侧，尿 VMA 增高，且常可找到原发病灶。

（2）传染性单核细胞增多症

常有白细胞增高、肝、脾及淋巴结肿大，但血常规检查白细胞分类中无幼稚淋巴细胞，可有异型淋巴细胞。噬异凝集试验阳性，与 ALL 容易鉴别。

(3) 原发性血小板减少性紫癜（ITP）

ITP是小儿时期的常见出血性疾病，临床上常于上呼吸道感染后出现皮肤出血点或瘀斑。外周血检查为单纯血小板减少，白细胞分类多正常。部分儿童ALL临床表现与其相近，血象可表现为单一血小板减少。因此血细胞减少的患儿必须进行骨髓穿刺检查，以免误诊。

(4) 再生障碍性贫血（AA）

儿童AA可表现为全血细胞减少或两系减少（血小板减少和贫血或血小板减少和白细胞减少），临床可有发热、贫血及出血，易与ALL混淆。临床上有1%～2%的ALL在出现典型ALL症状前有几天或几周的一过性全血细胞减少，骨髓增生低下，呈典型的AA改变，常被称为ALL前AA综合征，免疫分型多为前体B细胞型，也可发生于T细胞ALL。在疾病进程中密切随访、通过骨髓穿刺及骨髓活检等检查可进行鉴别。

(5) 幼年型类风湿性关节炎与结缔组织病

约25%的患儿以骨或关节疼痛起病，同时伴有不同程度的发热，白细胞增高，与幼年型类风湿性关节炎及系统性红斑狼疮（SLE）表现相似。通过白细胞分类、骨髓穿刺检查及血清的免疫学检查可做出鉴别。

五、儿童急性淋巴细胞白血病的治疗

儿童ALL的疗效近50年来明显提高，5年无事件生存率近80%，它取决于联合化疗的应用，支持治疗手段增多、中枢神经系统庇护所的预防性治疗及根据危险因素进行的分组治疗。

2006年中华医学会儿科分会血液学组提出的儿童急性淋巴细胞白血病诊疗建议的标准中儿童ALL的危险分组如下（表7-7）。

(一) 儿童ALL的治疗原则

ALL治疗分为诱导缓解治疗、巩固强化治疗、维持治疗和庇护所治疗。60年代应用VP方案CR率近90%，加用蒽环类药物可提高CR率及无复发生存率。在VDP方案基础上增加其他药物（如左旋门冬酰胺酶），CR率不会有显著提高，但无病生存率会得

表 7-7 儿童急性淋巴细胞白血病的危险分组（2006 年中华医学会儿科分会诊疗建议）

危险分组	低危（同时满足所列项目）	中危（具备以下 1 项或多项）	高危（具备以下 1 项或多项）
分组标准	①Pre-B 表型且年龄 1～9 岁和 WBC<50×10⁹/L ②非 T 细胞和非成熟 B 细胞表型 ③无 CNS 白血病（CNS-3 级状况）和无睾丸浸润 ④无 t(9;22)、t(1;19)、t(4;11) 核型和 bcr-abl 及 MLL 基因重排；无亚二倍体核型 ⑤早期治疗反应（强的松治疗反应）佳	①年龄≥10 岁； ②诊断时外周血 WBC≥50×10⁹/L； ③诊断时已发生 CNSL（或）TL； ④免疫表型为 T 细胞型 ⑤染色体数目为<45 的低二倍体，或 t(12;21)、t(9;22) 核型以外的其他异常染色体核型以外的其他 t(4;11) 外的其他 MLL 基因重排。	①诊断时外周血 WBC>100×10⁹/L ②t(9;22)/BCR-ABL 融合基因阳性；t(4;11)，有 MLL-AF4 融合基因 ③早期治疗反应（强的松治疗反应）不佳 ④年龄<12 个月 ⑤诱导治疗失败（标准诱导治疗第 6 周末缓解）

注：早期治疗反应不佳：泼尼松诱导试验 60 mg/(m²·d)×7d，第 8 天，外周血幼稚淋巴细胞≥1×10⁹/L(1000/μl)，定为泼尼松不良效应者（'PPR），和（或）标准泼尼松联合化疗（包括泼尼松诱导试验）第 19 天骨髓幼稚淋巴细胞>5%者，否则为治疗反应良好。

到改善。在初诊 ALL 中，约 5% 的患儿经 4～6 周标准诱导治疗不能获得 CR，称为诱导治疗失败，该部分患儿无论初诊时危险分组如何均按高危病例治疗。国内有关儿童 ALL 的治疗方案多源于德国 BFM 或美国 St. Jude 儿童研究医院的治疗方案。化疗间歇期以中性粒细胞绝对值（ANC）恢复情况决定，ANC$\geqslant 1\times 10^9/L$ 继续下一疗程化疗。

由于人体存在"血脑屏障"和"血睾屏障"，常规剂量化疗药物很难透过屏障在中枢神经系统及睾丸部位发挥作用，形成白血病细胞的天然"庇护所"，增加白血病髓外复发机会，缩短生存期。因此"庇护所"预防性治疗对改善预后、提高无病生存率十分重要。"庇护所"预防性治疗应从诱导缓解治疗开始，并贯穿于整个治疗过程中。为使儿童 ALL 治疗真正实现个体化，CCG 和 BFM 协作组根据初诊时患儿 CNS 情况进行分组治疗（CCG-105 方案和 BFM-95 方案）。具体分组如下：①CNS1：腰椎穿刺无损伤，CSF 细胞分离未见白血病细胞；②CNS2：腰椎穿刺无损伤，CSF 中 WBC$\leqslant 5\times 10^6/L$，并可见幼稚细胞；③CNS3：腰椎穿刺无损伤，CSF 中 WBC$>5\times 10^6/L$，可见幼稚细胞，并伴有脑实质损伤或颅神经麻痹；④TLP$^+$：腰椎穿刺有损伤（CSF 中 RBC$>1\times 10^7/L$），可见幼稚细胞；⑤TLP$^+$：腰椎穿刺有损伤，不伴有幼稚细胞存在。所有患儿在诊断性腰椎穿刺时即给予鞘内注射（IT），第 12 天重复 1 次，系统治疗完成时应进行 21 次 IT 和 4 次 5g/m^2 的 HD-MTX 治疗。CNS2 和 TLP$^+$ 患儿诱导治疗阶段需接受 2 次额外的 IT（每周 1 次），CNS3 需接受 4 次额外的 IT（每周 1 次）和 1800cGY 颅脑照射。以上研究发现腰椎穿刺有损伤（CSF 中 RBC$>1\times 10^7/L$）并可见幼稚细胞者，CNSL 的累计发生率高达 8%，因此对 IT 操作者技术要求较高，尽量避免穿刺损伤。

诱导缓解治疗疗效分为完全缓解（CR）、部分缓解（PR）和血液学缓解。判断标准如下：血液学缓解的标准为骨髓内原始及幼稚淋巴细胞<5%，外周血无原始及幼稚淋巴细胞，中性粒细胞绝对值 $1.5\times 10^9/L$ 以上，Hb$>90g/L$，血小板 $100\times 10^9/L$ 以上；

完全缓解（CR）的标准除上述指标外需要临床症状完全恢复正常。部分缓解（PR）的标准为骨髓原始及幼稚淋巴细胞大于5%但小于25%，血象或临床表现两项中有一项未达到CR标准。诱导缓解治疗需4周～6周。

儿童ALL总疗程目前观点不一，多主张男性患儿标危组2.5～3年，中、高危组3～3.5年；女性患儿标危组2～2.5年，中、高危组2.5～3年。

（二）高危组儿童ALL（HR-ALL）的治疗

1. 诱导缓解治疗

VDLP方案4周：长春新碱（Vincristine，VCR）1.5 mg/(m^2·次)（每次最大量不大于2 mg/m^2）静脉注射，于d8、d15、d22、d29给药；柔红霉素（Daunorubicin，DNR）30mg/(m^2·次)，用5%葡萄糖液100ml稀释快速静脉滴注（30 min），于d8～10，共3次；左旋门冬酰胺酶（L-asparaginase，L-ASP）6 000 U～10 000U/m^2 一次，静脉滴注或肌注，于d11、d13、d15、d17、d19、d21、d23、d25、d27、d29共10次；泼尼松（Prednisone，Pred）d1～7，为泼尼松试验，60 mg/(m^2·d)，分次口服，d8～28为40 mg/(m^2·d)，分次口服，d29起每2天减半，1周内减停。

注：①对于高白细胞血症（WBC≥100×10^9/L）者，用羟基脲20～30 mg/(kg·d)，口服，至WBC<50×10^9/L开始化疗。对有肺部低氧和（或）脑部症状者，有条件的单位应作血浆置换去除高白细胞，预防细胞溶解综合征，并服用别嘌呤醇200～300 mg/(m^2·d)，预防高尿酸血症，充分水化和碱化尿液。DNR推迟到WBC<50×10^9/L时开始，连用3 d；②于诱导缓解化疗的第19天必须复查骨髓涂片，可能出现3种不同的结果：(a) M1：骨髓明显抑制，原淋+幼淋<5%；(b) M2：骨髓呈不同程度抑制，原淋+幼淋5%～25%；(c) M3：骨髓抑制或不抑制，原淋+幼淋>25%。M1者提示疗效和预后良好；M2者提示疗效较差，即改用CAM方案，用法见下述；M3或不缓解者提示无效，属难治性白血病，必须及时改换更为强烈的化疗方案，如DAEL方案等。DAEL方案：地塞米松（dexamethasone，Dex）20mg/(m^2·d)，分次口服或静注，d1～6，阿糖胞苷（Ara-C）2 g/m^2，q12 h，×5次，静滴3h，d1～3；依托泊苷（VP16）100 mg/m^2，q12 h，×5次，

静滴 3h，d3~5；L-ASP 25 000U/(m²·次)，静滴 4h，d6。第 3 天时 VP16 与 Ara-C 间隔 12h。

2. 巩固治疗

在诱导缓解治疗达 CR 时，尽早在诱导缓解治疗 d36 ±7 开始用 CAM 方案：环磷酰胺（cyclophosphamide，CTX）1000 mg/m²，置于 0.9%氯化钠 100 ml，快速静滴，d1；Ara-C 1 g/(m²·次)，q12 h ×6 次，d2~4，或 2 g/(m²·次)，q12 h，×4 次，d2~3，静脉滴注，6-巯基嘌呤（6-mercaptopurine，6-MP）50 mg/(m²·d)，晚间一次口服，d1~7。

3. 髓外白血病的预防性治疗

(1) 三联鞘注（IT）

于诱导治疗的第 3 天起仅用甲氨蝶呤（Methotrexate，MTX）+Dex。此后 d8、d15、d22、d29 用三联鞘注（表 7-8）间共 5 次，早期强化治疗末用 1 次。大剂量甲氨蝶呤（HDMTX）+甲酰四氢叶酸钙（calcium folinate，CF）后三联鞘注每 8 周 1 次，共 22 次。初次鞘注时应避免损伤。

(2) HDMTX +CF：于巩固治疗休息 1~3 周后，视血象恢复情况，待中性粒细胞（ANC）$>1.5\times10^9/L$，WBC$\geq3\times10^9/L$，肝、肾功能无异常时尽早开始，每 10 天 1 个疗程，共 3 个疗程。每疗程 MTX 5.0g/m²，1/6 量（不超过 500 毫克/次）作为冲击量在 30 min 内快速静脉滴入，余量于 24 h 内均匀滴入。冲击量 MTX 滴入后 0.5~2 h 内，行三联鞘注 1 次。开始滴注 MTX 36 h 后用 CF 解救，剂量为 15 mg/m²，每 6 小时 1 次，首剂静脉注射，以后 q6 h，口服或肌注，共 6~8 次。有条件者检测血浆 MTX 浓度（<0.1mol 为无毒性浓度，不需 CF 解救），以调整 CF 应用的次数和剂量。HDMTX 治疗前、后 3 d 口服碳酸氢钠 1.0 g，每日 3 次，并在治疗当天给 5%碳酸氢钠 5 ml/kg 静滴，保持尿 pH$\geq$7。用 HDMTX 当天及后 3 d 需水化治疗〔4000 ml/(m²·d)〕。在用 HDMTX 同时，每晚顿服 6-MP 50mg/m²，共 7 d，HDMTX+CF 连续 3 个疗程后每 12 周重复 1 个疗程，共 6 个疗程。如无 MTX

浓度检测条件，建议 3.0 g/m² 的 HDMTX+CF。但应创造条件监测血浆 MTX 浓度，尽量争取做 5.0 g/m² 的 HDMTX+CF，以提高高危 ALL 的远期疗效。

（3）颅脑放疗：原则上适用于 4 岁以上的患儿。凡诊断时 WBC≥100×10⁹/L 的 T-ALL，诊断时有 CNSL，在完成 HDMTX+CF 4 个疗程后，于 CR 后 5~6 个月后进行；因故不宜做 HDMTX 治疗者也可作颅脑放疗。总剂量 12Gy，分 15 次于 3 周内完成，同时每周鞘注 1 次。放疗第 3 周用 VDex 方案［VCR 1.5 mg/m²，静注 1 次；Dex 8 mg/(m²·d)］d1~7，口服。

表7-8　不同年龄组三联鞘内注射药物剂量

年龄（岁）	MTX（mg）	Ara-C（mg）	Dex（mg）
0~1	5	12	2
1~2	7.5	15	2
2~3	10	25	5
≥3 岁	12.5	35	5

注：MTX 和 Ara-C 制剂均需有合适的冲配浓度，太浓时易引起化学性鞘膜炎

4. 早期强化治疗

（1）VDLDex 方案

VCR、DNR 均于 d1、d8 给药，剂量和用法同诱导治疗方案；L-ASP 6000~10 000U/(m²·次)，d1、d3、d5、d7、d9、d11、d13 和 d15，共为 8 次；Dex 6mg/(m²·d)，d1~14，第 3 周减停。休疗 1~2 周（待血象恢复，肝肾功能无异常）后用 VP16+Ara-C 3 次（剂量与用法见下述）。

（2）VP₁₆ 或替尼泊苷（teniposide，VM26）+Ara-C

VP₁₆（或 VM₂₆）200mg/(m²·次)，静脉滴注 3 h；Ara-C 300mg/(m²·次)，d1，d4，d7 静脉滴注 2h（每次均是 VP₁₆ 在先，Ara-C 在后）。

5. 维持及加强治疗

（1）维持治疗

6-MP+MTX：6-MP 75mg/(m²·d)，夜间睡前顿服，d1～21；MTX 20 mg/(m²·次)，肌注或口服，每周1次，连用3周。接着 VDex（VCR+Dex）用1周，如此反复序贯用药，遇强化治疗时暂停。在6-MP+MTX 用药3周末 WBC 计数保持 3×10^9/L 左右，ANC $(1.0 \sim 1.5) \times 10^9$/L。根据 WBC、ANC 计数和肝功能状况，调整 6-MP 和 MTX 剂量。

（2）加强治疗

COADex：自维持治疗起，每年第3、第9个月各用1个疗程。CTX 为 600mg/(m²·次)，d1；VCR 1.5mg/(m²·次)，d1；Ara-C 100 mg/m²，分2次，q12 h，皮下或肌注，d1～5；Dex 6 mg/(m²·d)，d1～7。

（3）加强强化治疗

维持治疗期间每年第6个月用 VDLDex（用法同早期强化治疗）。每年第12个月用 VP16（或 VM26）+Ara-C 1个疗程〔用法同早期强化治疗（2）〕。

(4) 在连续3个疗程 HDMTX + CF 后3个月重复进行 HDMTX + CF 治疗，每3个月1个疗程，共3个疗程。此后，每8周三联鞘注1次，共22次。作过颅脑放疗者，不能再作 HDMTX + CF 治疗，只能采用三联鞘注，每8周1次。

6. 总疗程

女孩 2.5 年，男孩 3.0 年。

7. 有 t(9；22)/*bcr/abl* 融合基因；t(4；11)/*MLL-AF4* 融合基因者，完全缓解后在有条件的情况下做异基因造血干细胞移植。

（三）中危儿童 ALL（MR-ALL）的化疗

1. 诱导缓解治疗

同 HR-ALL 的 VDLP 方案，但 L-ASP 减为 8 次。

2. 巩固治疗方案

CAM：CTX 1000mg/(m²·d)，快速静滴，d1；Ara-C 1 g/(m²·次)，q12 h 静滴，共6次，d1～3；6-MP50 mg/(m²·d)，晚间顿服，d1～7。

3. 髓外白血病的预防

三联鞘注及 HDMTX＋CF 疗法同 HR‑ALL。HDMTX＋CF 每3个月1个疗程，连用2个疗程，完成 HDMTX＋CF 治疗共5个疗程后三联鞘注每8周1次，共20次。

4. 早期强化治疗

(1) 除了 L‑ASP 减为6次外，其余同 HR‑ALL。

(2) DVL＋中剂量阿糖胞苷（IDAra‑C）（8 d 为1个疗程）

Dex 8 mg/(m^2·d)，tid 口服，d1～8；VCR 1.5 mg/m^2（最大量 2.0 mg/次），静注，d1、d8；L‑ASP 6000～10 000U/m^2，静滴3～4 h，d4、d5；Ara‑C 1 g/(m^2·次)，q12 h，d1～3（共6次），静滴 3 h。

5. 维持治疗及加强治疗

(1) 维持治疗

6‑MP＋MTX 及 VDex 序贯维持用药（用法及剂量同 HR‑ALL）。

(2) 强化治疗

维持治疗期间每年强化1次，第1、3年末选用 VDLDex。第2年末选用 DVL＋IDAra‑C。

(3) HDMTX＋CF 同 HR‑ALL，但比 HR‑ALL 减少1个疗程 HDMTX，共用5个疗程。

6. 总疗程时间

女孩2年半，男孩3年。

(四) 低危儿童 ALL（LR‑ALL）的治疗

1. 诱导缓解治疗

同 HR‑ALL 的 VDLP 方案，但 DNR 减为2次，d8、d9；L‑ASP 从 d10 起，并减为6次。

2. 巩固治疗

CAM：CTX 剂量 1000 mg/m^2，快速静滴，d1；Ara‑C 75 mg/(m^2·d)，每天分2次，q12 h，肌注/静脉，d1‑4，d8～11；6‑MP 50 mg/(m^2·d)，晚间顿服，d1～14。

3. 髓外白血病的预防

三联鞘注在诱导治疗期间用 4 次。HDMTX+CF 疗法，剂量是 $3g/m^2$，用法同上。(与 HR-ALL 相比)，总疗程减少 2 次，共为 4 次。HDMTX+CF 后三联鞘注每 8 周 1 次，共 18 次。

4. 早期强化治疗

(1) VDLDex

VCR、DNR 均于 d1、d8 给予，剂量同前，L-ASP 6000～10 000U/(m^2·次)，于 d1、d3、d5、d7 给予，共为 4 次；Dex 6mg/(m^2·d)，d1～14，第 3 周减停。

(2) CAM (用药及剂量同巩固治疗，但疗程为一周)。

5. 维持及加强治疗

(1) 维持治疗

6-MP +MTX：6-MP 75mg/(m^2·d)，夜间睡前顿服，d1～21；MTX 20～30mg/(m^2·次)，肌注或口服，每周 1 次，连用 3 周。接着 VDex，如此反复序贯用药，遇强化治疗时暂停。在 6-MP +MTX 用药 3 周末保持 WBC 计数在 $3\times10^9/L$ 左右，ANC $(1.0\sim1.5)\times10^9/L$。根据 WBC、ANC 计数和肝功能状况，调整 6-MP 和 MTX 剂量。

(2) 加强强化治疗

CCR 12 个月时用 VDLDex [用法同早期强化治疗 (1)]。强化治疗 1 次。

6. 总疗程

女孩 2.0 年，男孩 2.5 年。

(五) 成熟 B-ALL

按Ⅳ期 B-NHL 方案治疗。

(六) 初诊时 CNSL 的治疗

在进行诱导化疗的同时，三联鞘注第 1 周 3 次，第 2、3 周各 2 次，第 4 周 1 次，共 8 次。一般在鞘注化疗 2～3 次后 CSF 检查多变为正常。然后在完成早期强化治疗后 (诱导、巩固、髓外白血病防治和早期强化后，第 6 个月)，作颅脑放疗 18Gy。作完放疗后不能再作 HDMTX＋CF 治疗，但三联鞘注必须每 8 周 1 次，直至终止治疗。CR 后发生 CNSL 复发的患儿也可按这一方法治疗，但在完成三联鞘注第 5 次后，必须用 VDLDex 和 VM26＋Ara-C 各 1 个疗程作全身强化治疗，以免由 CNSL 引发骨髓复发，并继续完成总共 8 次的三联鞘注。颅脑放疗紧接全身强化治疗之后。此后三联鞘注每 8 周 1 次，直至终止治疗。

（七）初诊时睾丸白血病（TL）的治疗

在确诊 TL 后，若是双侧 TL，则作双侧睾丸放疗，总剂量为 24～30Gy；若是单侧 TL，也可作双侧睾丸放疗（因为目前尚无作单侧睾丸放疗的方法）或病侧睾丸切除，另一侧作睾丸活检，若阳性则再作放疗。在作 TL 治疗的同时继续进行巩固、髓外白血病防治和早期强化治疗。若 CR 后发生 TL 的患儿，先作上述 TL 的治疗，紧接着 VDLDex 和 HDMTX＋CF 方案各 1 个疗程，作全身治疗，以免由 TL 引发骨髓复发。接受系统治疗过程中发生的睾丸白血病仅 20% 患儿可 3 年以上长期存活；完成系统、规范治疗停药后复发的病例绝大多数可获得长期存活。

（八）复发 ALL 的治疗

尽管儿童 ALL 的预后已显著改善，5 年无病生存率达 80%，但仍有 20%～30% 的患儿复发。儿童 ALL 最常见的复发部位是骨髓，其次为中枢神经系统和睾丸。绝大多数复发病例是在确诊后 1 年内。随着存活期的延长，复发率逐年减少，SJCRH（美国 St. Jude 儿童研究医院）的资料显示确诊后第 1 年内复发者占接受系统治疗 ALL 的 20%，确诊后第 2～4 年间每年复发者占 2%～3%，4 年后则很少复发。复发 ALL 的预后与多种因素有关，其中包括复发距初次 CR 的间隔期、复发部位、免疫表型、复发时年龄以及复发时白细胞数量，而复发距离初次 CR 的间隔期被认为是影响复发 ALL 预后的最重要因素。

早期复发（在接受初期治疗过程中复发或诊断后 2 年内复发）、T 细胞表型或复发时年龄＞10 岁提示预后不良。有研究认为复发时低白细胞者预后好，而 BFM 协作组则认为复发时外周血中无原始、幼稚淋巴细胞常有良好预后。复发部位也是与预后密切相关的因素之一。单一部位髓外复发者预后较骨髓复发者好。根据这些预后因素选择恰当强度的治疗对改善患儿的预后有益。

1. 骨髓复发的治疗

骨髓复发是儿童 ALL 的主要复发形式，B-ALL 的二次缓解（CR2）率约为 70%~90%，而 T-ALL 的 CR2 率极低。在系统、规范治疗过程中复发的病例，获得 CR2 很难。应选择以往治疗中未使用过的药物，组成新的治疗方案进行诱导治疗。获得 CR2 后应尽快选择造血干细胞移植治疗，否则预后极差。

若为停药后复发或未经规范、系统治疗复发的病例应选择原诱导缓解方案进行再诱导治疗，约 70% 的病例可获得 CR2，缓解后应继续系统、规范治疗或选择造血干细胞移植治疗。

2. 中枢神经系统复发

虽然对 CNS 这一"庇护所"的治疗已规范化，但仍有 5%~10% 的 ALL 患儿发生 CNS 单一部位复发，或同时伴有骨髓复发或其他髓外部位的复发。CNS 复发可以无任何临床症状而在定期预防性 IT 时发现，也可因口角歪斜、斜视、复视等症状的出现而被发现。经鞘内三联注射后近 90% 的 CNS 复发病例可获得缓解，但在 CNS 复发后 6 个月内常伴有骨髓复发或其他髓外部位的复发，对 CNS 复发治疗的同时应选择在脑脊液中血药浓度较高的药物组成联合化疗方案进行全身化疗，以提高长期无病生存率。

三联 IT 隔日 1 次，待脑脊液生化、常规检查均正常后，每周 2 次，连续 2 周。完成 IT 及全身化疗后行颅脑放疗（剂量 18~24GY）。

六、支持治疗及积极防治感染的要点

尽可能清除急、慢性感染灶。对疑似结核病者需用抗结核等保护性治疗；加强营养，不能进食或进食极少者可用静脉营养；加强口腔、皮肤和肛周的清洁护理；加强保护隔离；预防和避免院内交叉感染；强烈化疗期间可酌情用成分输血；还可酌情应用粒细胞集落刺激因子（G-CSF 或 GM-CSF）等；疑有卡氏囊虫肺炎时应

用 SMZco 25 mg/(kg·d)，每周连用 3 d 进行治疗。近年来侵袭性深部真菌的感染有增多趋势，应引起高度重视。

七、化疗注意事项

（一）在诱导治疗期间，由于糖皮质激素及 L-Asp 均可诱发凝血功能的异常，尤其应用 L-Asp 期间应监测凝血功能。同时应注意预防肿瘤细胞溶解综合征的发生。

（二）每个疗程化疗完成后，一旦血象恢复（WBC$\geqslant 3\times 10^9$/L，ANC$>1.5\times 10^9$/L），肝肾功能无异常，及时行下阶段化疗，尽量缩短两个疗程之间间隙时间（一般是 2~3 周）。

（三）化疗疗程中出现 WBC 低下，尤其是诱导过程中出现骨髓抑制时，应在积极支持治疗的同时尽量继续完成诱导治疗，无需停药。若出现严重感染，应减缓或暂时中断化疗，待控制感染后进行化疗。

（四）维持化疗期间，尤其是维持化疗早期，应将 WBC 控制在 3×10^9/L、ANC 1.5×10^9/L 左右，及时调整（增或减）MTX 和 6-MP 的剂量；若 WBC 始终$>4\times 10^9$/L，易复发；若 ANC 过早或长时间$<1\times 10^9$/L，则易发生严重感染。

（五）防治 DIC；血小板极低（$<20\times 10^9$/L）时，输注足量单采血小板悬液，预防致死性颅内出血。

（六）每疗程前后需检查肝肾功能，尤其是做 HDMTX 和 HDAra-C 治疗前后。肝肾功能异常时，应积极治疗。>10 岁的年长患儿在 HDMTX 治疗前宜作肾图检查，排除肾脏隐匿性的分泌和排泄功能障碍。

（七）在缓解后治疗过程中，如遇不能用与化疗相关、感染相关解释的不明原因的白细胞和（或）血小板低下且迟迟不恢复者，要警惕早期复发，需行骨髓涂片检查。

（八）用 DNR 前后需行心电图及超声心动图检查。DNR 累积量应<300 mg/m^2，以避免不可逆的心肌损害。CTX 累计剂量应小于 610 g/m^2，以免发生继发性肿瘤和影响生育功能。

八、儿童急性淋巴细胞白血病的病程与预后

ALL 的自然病程平均为 3 个月。如不治疗，多数患儿在 6 个月内死亡。近 20 年来由于联合化疗的应用，预后明显改善，初治者完全缓解率达 95% 以上。发达国家如美国 St. Jude 儿童医院及德国 BFM 协作组 ALL 的 5 年无病生存率近 80%。国内 5 年无病生存率达 74% 以上。随着长期无病生存率的提高，长生存 ALL 患儿的远期生活质量越来越受到重视。通过对生长发育、心、肺、肝、肾等脏器功能以及运动功能、神经心理等方面的随访调查，认为未接受放疗的 ALL 患儿，可健康无病生存。儿童 ALL 目前被认为是一种可治愈的恶性肿瘤。

第三节 儿童急性髓系白血病

一、儿童急性髓系白血病概述

儿童急性髓系白血病（AML）发病率较低，约占儿童急性白血病的 20%。以 APL（AML-M3）最常见，其次为伴有 t(8;21) 的 AML-M2（AML-M2b），其他各型 AML 均可见，但发病率更低。M4 型和 M5 型多见于先天白血病（出生后 4 周内发生的白血病）。M7 多见于 3 岁以下婴儿，国外报道的儿童 M7 多发生在 Down 综合征者。儿童 AML 的分型主要基于 FAB 分型和 WHO 髓系白血病分型，但这两个分型似乎不能满足儿童 AML 分型的需要，如婴儿白血病、Down 综合征并发的儿童 AML 均未在此分型中。预后因素判断主要基于染色体核型和联合化疗第 15 天或诱导治疗一个疗程后骨髓白血病细胞比例，近年来很多儿童 AML 协作组将 FLT3 突变作为判断预后的一个重要指标之一（表 7-9）。

高危因素有染色体核型 3q-、-5、5q-、-7、7q-、+8、+9、11q-、12p-、-8、-19、20q-、+21、t(1;7)、t(2;11) 以及复杂的染色体核型、年龄 <12 个月及合并 CNSL 等。儿童 AML 的疗效近 10 年得到很大提高，总体 5 年无事件生存率达到 40%~60%（表 7-10）。

表7-9 除外APL和Down综合征的各儿童AML危险分组在儿童AML中所占比例

协作组	标危病例(SR)	SR占所有AML(%)	中危病例(MR)	MR占所有AML(%)	高危病例(HR)	HR占所有AML(%)
AIEOP-LAM 2002/01	t(8;21)/inv(16)/t(16;16)1疗程CR	18%	—	—	除SR外所有病例	80%
BFM-AML 2004	FAB分型M1/M2伴Auer小体;t(8;21)/inv(16)/t(16;16)第15天骨髓白血病细胞<5%;FLT3/ITD阴性	30%	—	—	FLT3/ITD阴性和除SR外所有病例	70%
COG AML0531	t(8;21)/inv(16)/t(16;16)	25%	除外MR和HR的所有病例	57%	−7,−5,5q−，或t(16;16)1疗程骨髓M3（白血病细胞>15%），	18%
ELAM 2002	t(8;21)(在CR1不需行造血干细胞移植者)	14%	除外MR和HR的所有病例	81%	−7,5q−，t(9;22),t(6;9)	5%
JPLSG AML-05	t(8;21)/inv(16)/t(16;16)	40%	除外MR和HR的所有病例	40%	−7,5q−，t(9;22),t(16;21),FLT3/ITD阳性;1个疗程末缓解	20%

续表 7-9

协作组	标危病例 (SR)	SR 占所有 AML(%)	中危病例 (MR)	MR 占所有 AML(%)	高危病例 (HR)	HR 占所有 AML(%)
MRC/DCOG AML15	t(8;21)/inv(16)/t(16;16)	30%	除外 MR 和 HR 的所有病例	55%	1个疗程后骨髓白血病细胞 >15%；-5；-7；del(5q)，abn(3q)，t(9;22)	15%
NOPHO-AML2004	第15天骨髓白血病细胞<5%；2个疗程达CR；t(8;21)/inv(16)/t(16;16)或t(9;11)	80%	—	—	第15天骨髓白血病细胞>15%；2个疗程未达CR；	20%
St. Jude AML2002	t(8;21), inv(16), t(9;11)	35%	除外 MR 和 HR 的所有病例	40%	[-7, t(6;9), FLT3/ITD]，FAB M_6/M_7；治疗相关；继发于 MD；2个疗程诱导未缓解	25%

注：MRC: Medical Research Council study group; BFM: Berlin-Frankfurt-Münster study group; NOPHO: Nordic Society for Pediatric Hematology and Oncology; St. Jude: St. Jude Children's Research Hospital; AIEOP: Associazione Italiana Ematologia Oncologia Pediatrica; ELAM: Enfant Leucémie Aiguë Myéloblastique; COG: Childhood Oncology Group; JPLSG: Japanese Pediatric Leukemia/Lymphoma Study Group; DCOG: Dutch Childhood Oncology Group

表 7-10　近期发表的儿童 AML-Ⅲ期临床试验疗效结果

研究小组	方案	病例数	方案周期	随访时间	EFS	OS	作者
AEIOP	AIEOP LAM92	160	1992—2001	5年	54%	60%	Pession 等
AML-BFM SG	AML-BFM93	471	1993—1998	5年	51%	60%	Creotzig 等
COG	COG2891 标准期	294	1989—1995	3年	27%	39%	Woods 等
				8年		34%	
	COG2891 强化期	295	1989—1995	3年	42%	51%	
						49%	
DCOG	AML-92/94	78	1992—1998	5年	42%	42%	Kardos 等
EORTC	EORTC58921	177	1993—2000	5年	49%	62%	Entz-Werle 等
LAME	LAME 89/91	309	1988—1996	6年	48%	60%	Perel 等
MRC	AML12	529	1995—2002	5年	58%	68%	Gibson 等
NOPHO	AML 93	219	1993—2000	7年	49%	64%	Lie 等
POG	POG 9421	565	1995—1999	3年	36%	54%	Becton 等
PPLLSG	AML98	104	1998—2002	5年	47%	50%	Dluzniewska 等
St. Jude CRH	AML91	62	1991—1997	5年	44%	57%	Ribeiro 等
Tokyo CCSG	AML13/14	216	1991—1998	5年	56%	62%	Tomizawa 等

注1：**CCG**：Children's Cancer Group (now with POG the Children's Oncology Group); **EORTC**：European Organization of Research and Treatment of Cancer; **LAME**：Leucémie Aiguë Myéloblastique Enfant; **POG**：Pediatric Oncology Group (now with CCG the Children's Oncology Group); **PPLSG**：Polish Pediatric Leukemia/Lymphoma Study Group.

二、儿童急性髓系白血病的诊断与鉴别诊断

1. 临床表现

（1）贫血

早期即可出现贫血，随病程进展，贫血可进行性加重，可出现与贫血相关的临床症状，如面色苍白、乏力、心悸等。贫血程度与疾病严重程度及预后无关。造成贫血的主要原因为白血病细胞在骨髓内异常增生使红细胞生成减少。

（2）出血

引起出血的主要原因为血小板数量减少或凝血功能异常。常见的出血部位为皮肤、黏膜，偶有颅内及消化道的致命性出血。急性早幼粒细胞白血病及急性单核细胞白血病常以出血为首发症状。

（3）发热

急性髓系白血病发热多由感染引起。感染的部位以上呼吸道为主，致病菌可为细菌、真菌及病毒等。部分感染难以寻找感染病灶。

（4）浸润

白血病细胞大量增生，使骨髓腔内压力增高或浸润破坏骨皮质引起骨痛；白血病细胞可浸润多脏器引起相应的临床症状和体征，如肝、脾及淋巴结肿大，但不如 ALL 常见；M4 和 M5 型患儿可有牙龈增生；伴有 t(8;21) 的 AML 患儿易见脊髓浸润表现（如下肢麻木、便秘、尿失禁、截瘫等）、颅神经浸润表现（如斜视、复视等症状）；白血病细胞浸润骨膜、硬脑膜等部位可形成绿色瘤（绿色瘤的好发部位为眼眶骨膜之下，引起突眼及周围组织淤血样改变）。

2. 实验室检查

（1）血象

可有不同程度的贫血，多为正细胞正色素性贫血；约半数以上患儿血小板 $<50\times10^9/L$；外周血白细胞多数在 $(1\sim500)\times10^9/L$，约 20% 患儿诊断时白细胞 $>100\times10^9/L$。外周血中幼稚细胞比例不定，低白细胞者外周血中可无幼稚细胞。

(2) 骨髓象

骨髓增生程度多为活跃及明显活跃，原始及早幼粒细胞增多（原始及幼稚单核细胞增多）具体形态学特征见FAB分型标准（见表7-11）。

表7-11 急性非淋巴细胞白血病FAB分型（1985年修订）标准

分型名称	FAB分型标准
M1 （急性粒细胞白血病未分化型）	骨髓原粒细胞（Ⅰ+Ⅱ型）在非红细胞（NEC）中≥90%，≥3%原粒细胞MPO、SBB阳性，早幼粒细胞以下的各阶段粒细胞或单核细胞<10%
M2 （急性粒细胞白血病部分成熟型）	骨髓原粒细胞（Ⅰ+Ⅱ型）30%~89%（NEC）；早幼粒细胞以下阶段细胞>10%，单核细胞<20%
M3 （多颗粒型急性早幼粒细胞白血病）	骨髓中以多颗粒的早幼粒细胞为主>30%。胞浆内有粗黑颗粒，常覆盖细胞核，核不规则，呈折叠或肾形，含束捆状Auer小体，MPO强阳性
M3v （变异型急性早幼粒细胞白血病）	特征是细胞呈双叶状或胞浆呈肾形，细胞浆内以细颗粒为主。与典型的M3型细胞一样，MPO和SBB强阳性。M3v与M3型细胞的免疫表型也完全相同，且具有相同的染色体异常t(15;17)
M4 （急性粒-单核细胞白血病）	有下列多种情况：①骨髓中原始细胞（NEC）>30%，原粒细胞加早幼、中性中幼及其他中性粒细胞在30%~79%，不同成熟阶段的单核细胞>20%；②骨髓象如上述，外周血中单核细胞系（包括原始、幼稚及单核细胞）细胞≥$5×10^9$/L；③外周血单核细胞系细胞<$5.0×10^9$/L，而血清溶菌酶以及细胞化学支持单核细胞系的细胞有显著数量者；④骨髓象类似M2，而单核细胞系>20%，或血清溶菌酶超过正常（11.5±4）mg/L的3倍或尿溶菌酶超过正常（2.5mg/L）的3倍；⑤骨髓象类似M2，外周血单核细胞≥$5×10^9$/L时亦可划分为M4

续表 7-11

分型名称	FAB 分型标准
M4E$_O$ (急性粒单核细胞白血病伴嗜酸细胞增多)	骨髓中嗜酸性粒细胞 (NEC) >5%,这些嗜酸性粒细胞较异常,除有典型的嗜酸颗粒外,还有大的嗜碱(不成熟)颗粒,还可有不分叶的核,细胞化学染色氯乙酸酯酶及 PAS 染色明显阳性。
M5a (急性单核细胞白血病未分化型)	骨髓原始单核细胞 (NEC) ≥80%
M5b (急性单核细胞白血病分化型)	骨髓原始单核细胞Ⅰ+Ⅱ型 (NEC) <80%,其余为幼稚及成熟单核细胞等
M6 (急性红白血病)	骨髓原始细胞 (NEC)(原粒细胞或原始单核细胞)Ⅰ+Ⅱ型≥30%,红细胞系≥50%
M7 (急性巨核细胞白血病)	急性巨核细胞白血病:骨髓中原始+幼稚巨核细胞≥30%,如原始细胞呈未分化型,形态不能确定时,应做电镜血小板过氧化物酶检查,或用血小板膜糖蛋白单克隆抗体 (CD41、CD61、CD42)以证明其为巨核细胞系。如骨髓干抽,有骨髓纤维化,则需骨髓活体组织检查,用免疫酶标技术证实有原巨核细胞增多

注:1. 1990 年补充诊断急性髓细胞白血病微分化型——M0:①形态上呈原始细胞特征,胞浆大多透亮或中度嗜碱,无嗜天青颗粒及 Auer 小体,核仁明显,类似 ALL-L2;②组化:POX 及 SB 染色<3%;③免疫标志:髓系 CD33 及/或 CD13 可阳性;淋系抗原阴性;可有 CD7、TdT 阳性;④电镜 MPO 阳性;⑤常伴有 del (7q), -7, del5q, -5 染色体异常。

2. 国内将 M2 分为 M2a 和 M2b, M2b 形态学特点与 t(8;21)M2 一致,骨髓中原始及幼粒细胞增多,以异常的中性中幼粒细胞增生为主 (>30%),具有明显核浆发育不平衡,胞浆中多空泡,核凹陷处有团块状特异颗粒。

(3) 细胞组织化学染色

AML 的不同亚型其细胞化学染色特点不尽相同，因此 AML 的细胞化学染色对该病的诊断十分重要。各型急性髓系白血病细胞化学染色特点见表 7-12。

(4) 染色体

约 79%～85% 的儿童 AML 伴有染色体异常。其中约半数 AML 病例只以单独核型异常出现，其余伴有附加异常。采用高分辨技术，核型异常发现率高达 90% 以上。AML 的染色体异常以结构畸变为主，高达 39 种之多，某些特殊的结构异常，如 t(8;21)(q22;q22)、t(15;17)(q22;q11-12)、和 inv(16)(p13;q22) 或 t(16;16)(p13;q11)，与良好预后相关。由于染色体核型异常在 AML 的诊断和预后意义判定上的价值远较免疫分型重要，2000 年 WHO 提出髓系肿瘤的分型建议（见表 7-13）。

(5) 免疫分型

FAB 分型的主要依据为细胞形态学和组织化学，由于人为因素，诊断一致率有较大差别。免疫表型可以提示白血病细胞的分化系列及分化阶段，鉴别率高达 98%。因此，对某些单纯以形态学难以分型的 AML，如 M0、M1、M7，急性未分化型白血病（acute undifferentiated leukemia，AUL）、急性杂合型白血病（acute heterozygosis leukemia，AHL）等，免疫分型检查十分重要。但免疫分型对 AML 的预后判断价值不大。

AML-M0 和 AML-M1：白血病细胞至少表达 CD13 或 CD33，同时伴有 HLA-DR 的表达及不成熟细胞标志 CD34 和 CD117 的表达。通常不伴髓系成熟抗原，如 CD15、CD11b 或 CD14 的表达，淋系抗原阴性。CD7 和 CD56 阳性，特别是髓系细胞伴 $CD7^+$，提示为白血病细胞。胞浆 MPO^+ 对髓系诊断更为特异，M0、M1 的白血病细胞胞浆 MPO^+。

AML-M2：$HLA-DR^+$，小白血病细胞常 $CD34^+CD117^+$，很少表达 CD15 等分化成熟抗原；大白血病细胞 CD33 表达强度减弱，出现 CD13、CD15 及 CD11b 等的表达。

表 7-12 急性髓系白血病细胞化学染色

AML 分型	POX	SBB>3%	PAS	NAS-DCE	NAS-DAE	(+NaF)	NAP
M1、M2	-~++	+++~++++	-~+	+~++	-~+	不抑制	↓
M3	+++~++++	+++~++++	+~++	+++~++++	+++~++++	不抑制	↓
M4	-~++	+~+++	++	-~++	+++~++++	部分抑制	↑或↓
M5	-~++	-~++	-~+	-~±	+++~++++	抑制	↑或↓
M6（幼红细胞）	-	-	++~+++	-	-		↓
M7	-	-	++~+++	-	-		↓

366

表 7-13 2000 年 WHO 髓系肿瘤（AML）的分型

伴有特异性细胞遗传学异常的急性髓细胞白血病
 伴有 t(8;21)(q22;q22)*AML*1(*CBFα*)/*ETO* 的急性髓细胞白血病
 伴有 t(15;17)(q22;q11-12)，*PML/RARα* 及变异的急性早幼粒细胞白血病
 伴有 inv(16)(p13;q22) 或 t(16;16)(p13;q11)，*CBFβ/MYH*11*X* 的骨髓嗜酸细胞异常增多的 AML
 伴有 11q23（*MLL*）异常的急性髓细胞白血病
伴有多系增生异常的急性髓细胞白血病
 发病前患有骨髓增生异常综合征（MDS）
 发病前无骨髓增生异常综合征（MDS）
治疗相关的急性髓细胞白血病和骨髓增生异常综合征
 烷化剂药物（CTX 等）相关
 鬼白类药物（VP-16）相关（一些可能是淋巴系）
 其他类
不能归类的急性髓细胞白血病
 急性微分化髓细胞白血病
 急性未成熟髓细胞白血病
 急性成熟髓细胞白血病
 急性粒-单核细胞白血病
 急性单核细胞白血病
 急性红白血病
 急性巨核细胞白血病
 急性嗜碱性粒细胞白血病
 伴骨髓纤维化的急性全髓细胞增生

  t(8;21)AML：原始细胞 $CD34^+$。80% 以上患者的原始细胞表达 CD19。50% 左右的患者白血病细胞 TdT 可阳性。

  t(15;17)APL：HLA-DR 阴性，均一性 $CD33^+$，CD13 强弱不一，CD34 表达呈异质性。通常 $CD14^-$、$CD15^-$，可以 $CD34^-CD15^-$/$CD34^-CD15^+$/$CD34^+CD15^-$。单一群体细胞 CD34CD15 表达异质性，结合 CD13 异质性表达，高度提示存在 PML/RARa

重排。

AML-M4Eo：免疫表型类似 AML-M4，表达 CD33、CD13、CD15、CD4、CD11c、CD14、CD64 和 HLA-DR，CD2 及 CD45 强阳性（CD45bright）细胞增多高度提示该病。

AML-M5：原始细胞常与正常单核细胞区域部分重叠交叉，与正常粒-单核细胞难以分辨，因此，鉴别 M5 常需多个单抗进行分辨。通常 CD33 强阳性（CD33^{bright}）CD13$^-$CD34$^-$ 表型或单核细胞相关抗原 CD64、CD14 高表达时才能提示 AML-M5。CD11b 与其他抗原（粒细胞 HLA-DR$^-$CD45^{bright}，单核细胞 HLA-DR$^+$CD45^{dim}）同时表达也能提示 M5。其他方法，如 CD36、CD56 和 CD4 用于鉴别单核细胞，但均不具特异性。

AMLM6：免疫表型特征不典型。CD71 及血型糖蛋白抗原高表达，原始细胞具有不成熟髓系细胞表型，此时易与 MDS 的 RAEB 和 RAEB-t 混淆。细胞对溶血过程敏感，因而 FACS 检测较为困难。

AML-M7：本型的诊断需免疫表型和/或电镜检查。原始巨核细胞常高表达 CD41、CD61，需注意细胞黏附血小板造成的假阳性结果。CD412b 为成熟巨核细胞标志，可在血小板表达，而不表达于 CD61$^+$CD42$^-$ 的原始巨核细胞，可用于排除假阳性。

(6). AML 的 MIC 分型

由于 AML 的高度异质型，其分型与预后存在较大差异。为寻求 AML 的本质性特征，1988 年 FAB 协作组讨论制定了 AML 的 MIC 分型标准（见表 7-14）。

(7) 其他

生化检查部分可有 LDH 增高。M6 型患儿可有胎儿血红蛋白（HbF）和血红蛋白 H 增高。高白细胞患儿及 AML-M3 型可并发 DIC，出现凝血异常；有髓外浸润者行 X 线摄片、CT 及 MRI 检查可发现异常影像。

表 7-14 AML 的 MIC 分型

核型	FAB 形态	MIC 建议分型
t(8;21)(q22;q22)	M2	M2/t(8;21)
t(15;17)(q22;q12)	M3,M3v	M3/t(15;17)
t/del(11)(q23)	M5a(M5b,M4)	M5a/t(11q)
inv/del(16)(22)	M4Eo	M4Eo/inv(16)
t(9;22)(q34;q11)	M1(M2)	M1/t(9;22)
t(6;9)(p21-22;q34)	M2 或 M4 伴嗜碱性粒细胞增多	M2/t(6;9)
inv(3)(q21;q26)	M1(M2、M4、M7)伴血小板增多	M1/inv(3)
t(8;16)(p11;p13)	M5b 伴吞噬细胞增多	M5b/t(8;16)
t/del(12)(p11;p13)	M2 伴嗜碱性粒细胞增多	M2baso/t(12p)
+4	M4(M2)	M4/+4

3. 诊断与鉴别诊断

根据典型的临床表现及上述的实验室检查（细胞形态学、细胞化学染色、细胞遗传学、免疫学分型）AML 可以确诊。

儿童粒细胞缺乏的恢复期、某些感染所致的类白血病反应及神经母细胞瘤常有与 AML 类似的临床表现，需仔细鉴别。

(1) 传染性单核细胞增多症

是由 Epstein-Barr 病毒（EBV）引起的急性单核-巨噬细胞系统增生性疾病，病程常具自限性。临床以不规则发热，咽峡炎，肝、脾及淋巴结肿大为特征，外周血白细胞总数不同程度增加，以大量异常淋巴细胞增多为主。血清嗜异凝集实验及 EB 病毒抗体可呈阳性。上述临床表现及实验室检查可与 AML 相鉴别。

(2) 类白血病反应

类白血病反应是由于某些因素，如感染、中毒、恶性肿瘤骨髓转移及急性失血、溶血等原因刺激机体造血组织引起的一种类似白血病的血液学改变，如外周血白血病总数增高、分类中可见幼稚细胞、部分病例可同时伴有贫血及血小板减少，但并非真正的白血病。诊断时仔细询问病史并进行相应的实验室检查容易鉴别。

(3) 神经母细胞瘤

神经母细胞瘤的患儿常以眼眶部骨浸润为首发表现，需与AML 的绿色瘤相鉴别。

三、儿童急性髓系白血病的治疗

AML 的治疗骨髓抑制程度较 ALL 强，治疗后骨髓抑制期治疗相关合并症的发生率高。确诊后应向患儿家长解释病情，说明治疗成功的几率、副作用、风险、复发的可能性，病情发生改变等。此类谈话需持续进行，尤其初期治疗失败者。同样重要的是让患儿家长了解血象低下时感染、出血的危险性，尤其是治疗间期，患者可能返回家中休养，应强调注意事项，如出现发热或其他感染征象、出血时，应立即与医院联系。

AML 的分型不同，其治疗方案及联合化疗强度也存在较大差异，应根据预后分组来选择。

(一) AML 的预后分组

AML 的高危因素有：确诊时白细胞 $>100\times10^9/L$；染色体核型 3q−、−5、5q−、−7、7q−、+8、+9、11q−、12p−、−8、−19、20q−、+21、t(1;7)、t(2;11)以及复杂的染色体核型；年龄<12 个月，合并 CNSL 等。但目前认为相关因素中染色体核型异常与预后关系最为密切。伴有 inv16、t(8;21)、t(15;17)者预后较好，除此之外疗效不满意。BFM−AML98 方案中根据诱导治疗第 15 天骨髓幼稚细胞比例判断预后（d15 骨髓白血病细胞<5% 为 M1 状态者预后好；若为 M2 状态即在白血病细胞 5%～15% 之间和 M3 状态即骨髓白血病细胞>15% 预后不良）。根据染色体核型将 AML 分为四组（见表 7−15）。

表7-15 AML预后相关染色体核型因素（SWOG标准）

预后	染色体核型	受累基因	形态学
好/良	t(15;17)或 t(11;17)—合并其他任何异常；	PML-RARA/PLZF-RARA	AML-M3
	inv(16)/t(16;16)/del(16q)—合并其他任何异常；	CBFB-MYH11	AML-M4E$_O$
	t(8;21)—无 del(9q) 或复杂核型；	AML1-ETO	AML-M2
中	+8, -y, +6, del(12p);	未知	未知
	正常核型	未知	未知
	异常核型（≥3个，<5个异常）未知预后意义的异常	未知	未知
差	-5/del(5q), -7/del(7q)	未知	MDS/AML-M0
	t(8;21)合并 del(9q) 或复杂核型	未知	未知
	11q23	MLL	AML-M4/AML-M5
	Del(9q), t(6;9), t(9;22)异常 17q, 20q, 21q	未知	未知
	复杂核型（≥5个异常），inv(3q)	未知	未知
	t(3;v)/t(3;5)	EVI1/NPM-MLF	MDS/AML
未知	所有其它克隆性染色体畸变<3个		

(二) AML 的治疗

1. AML 的对症、支持治疗

急性白血病化疗时，短时间内大量白血病细胞被破坏，可伴有高尿酸血症，高钾、高磷及低钙血症（肿瘤细胞溶解综合征）。治疗前需进行肝、肾功能检查、水化碱化尿液，纠正电解质紊乱。即便血尿酸不高，也应服用黄嘌呤氧化抑制剂别嘌呤醇，外周血白细胞 $<10\times10^9/L$ 时可以停用。若 WBC$>100\times10^9/L$ 应给予口服羟基脲治疗或采用白细胞单采术治疗，之后进行联合化疗。同时需密切监测凝血功能，尤其怀疑有弥漫性血管内凝血（DIC）发生时。

应用大剂量 Ara-C 时可发生严重结膜炎、水疱性红斑疹（常于手、足部位发生，肾上腺皮质激素治疗有效）。最严重的毒性为小脑共济失调（cerebellar ataxia），有时为可逆性，通常表现为眼球震颤。减低剂量时小脑毒性发生率也低，$1g/m^2$ 或 $2g/m^2$ 低于 $3g/m^2$。

黏膜炎（mucositis）最常表现为口腔溃疡，尤其与蒽环类治疗相关，在阿霉素治疗时更为常见。抗菌液漱口（如口泰）与常规预防应用抗真菌措施可以防止口腔念珠菌病（candidiasis）。应告知患儿家长疗程之间及院外治疗期间继续注意口腔清洁。

化疗药物相关的短暂性转氨酶升高较常见，经保肝治疗多在 2 周内恢复，一般不影响下一疗程继续治疗。

骨髓抑制期常因中性粒细胞降低或缺乏而合并感染，应根据细菌学检查来选择敏感的抗生素治疗，同时应予以细胞因子［如 G-CSF，$5\mu g/(kg\cdot d)$，皮下注射］治疗，至中性粒细胞$>1\times10^9/L$ 时停用。血小板小于 $20\times10^9/L$ 时，应予以预防性血小板输注，每次 4U～8U。如 Hb$<80g/L$，予以浓缩红细胞输注（输注 3ml/kg 浓缩红细胞，可提高血红蛋白 10g/L）。

决定实施强烈化疗时应根据患儿的一般健康状况、既往病史、合并的疾病、是否存在病前 MDS 期等而选择治疗方案，确定以治愈为目的的治疗或姑息治疗。后者包括抗生素、血制品输注，目的是使患者尽可能减少痛苦，尽可能延长生存。

2. 儿童 AML 的联合化疗

AML 的联合化疗传统上分为两部分，诱导缓解治疗与巩固或缓解后治疗。诱导缓解治疗是指通过治疗使患者达到完全缓解，即红细胞、中性粒细胞、血小板数量恢复正常。骨髓原始细胞（原始粒细胞，原始、幼稚单核细胞，原始、幼稚巨核细胞）比例<5%。骨髓各系成熟状况正常。取得缓解时，根据细胞形态学未能检出的白血病细胞仍可以高达 10^9，这是缓解后仍需要治疗的理论基础。儿童 APL 因其独立的生物学特征，治疗相关问题另述，见后。

早期的儿童 AML 治疗方案与儿童 ALL 相似，但疗效不令人满意。近 10 年来儿童 AML 的治疗方案日趋成熟，其经验来源于成人 AML 的治疗。多个中心近年研究报道疗效不一（见表 7-9）。德国 BFM 协作组自 1978 年开展欧洲 70 多个中心的 AML 临床协作，共有 1111 例 21 岁以下儿童 AML 入组，临床观察分四个年代，采用四个连续的不断改进的方案（BFM-AML78、BFM-AML83、BFM-AML87 和 BFM-AML93），使儿童 AML 的 5 年 EFS、DFS 和 OS 分别达到 50%±2%、61%±3% 和 57%±2%。整个过程经历了 20 年的时间，总疗程从 30 个月缩短至 18 个月，四个方案中均采用颅脑放疗，但在 BFM93 中对颅脑放疗的指征更加严格。最近年代的方案列表如下（7-16 和 7-17）。长期无病生存率的增高得益于诱导缓解治疗的强度加大和支持治疗手段的增多，但这种强的诱导缓解治疗方案伴有约 10% 的诱导相关死亡率，应引起高度重视。我国目前尚缺乏儿童 AML 的多中心临床试验，除儿童急性早幼粒细胞白血病外与国际多中心儿童 AML 临床结果相比疗效不令人十分满意。

（1）缓解诱导治疗

目的是充分减少白血病细胞数量，恢复正常血象。阿糖胞苷单药治疗完全缓解率（CR）9%～33%，虽然 CR 仅持续短时间，但是小部分患者得以治愈。单用柔红霉素 CR 率与单用 Ara-C 相似。联合化疗的应用使儿童 AML 的 CR 率达 74%～90%。抗感染及预防出血措施的改进使联合化疗的实施成为可能。

表 7-16 BFM-AML87（总疗程 18 个月）

阶段	方案	药物	剂量	用法
诱导	DAE方案	Ara-C	100mg/(m²·d),	d1, 2, 连续输注维持 6h
			100mg/m²,	q12h, 30 分钟内滴注完毕; d3~8
		DNR	30mg/m²,	q12h, 30 分钟内输注; d3, 4, 5
		VP₁₆	150mg/(m²·d),	d6, 7, 8; 60 分钟内输注
巩固		6-TG	60mg/(m²·d),	d1-43, po（6 周）
		Pred	60mg/(m²·d),	d1-28, po（4 周）
		VCR	1.5mg/(m²·d),	d1, 8, 15, 22; iv（4 周, 每周 1 次）
		Adr	30mg/(m²·d),	d1, 8, 15, 22; iv（4 周, 每周 1 次）
		Ara-C	75mg/(m²·d),	d3-6, d10-13, d17-20, d24-27, d31-34, d38-41; iv, 连续输注维持 6h
		CTX	500mg/(m²·d),	d29, 43; iv
强化		HD-Ara-C	3g/(m²·次),	q12h×6 次, d1-3 静脉维持 3 小时
		VP₁₆	125mg/m²,	d2-5; 静脉滴注 1h 内

鞘注（IT）: Ara-C（<1 岁＝20mg; 1~2 岁＝26mg; 2~3 岁＝34mg; >3 岁＝40mg），在巩固治疗 d1, 15, 29, 43 和颅脑放疗的 d1, 8, 15, 21

颅脑放疗（RT）12Gy（<1 岁）; 15Gy（1~2 岁）; 18Gy（3 岁以上）。同时设对照组（无 RT）与维持治疗同步进行

维持	6-TG	40mg/m², po, qd,	维持 12 个月
	Ara-C	40mg/m², 每周 4 天,	维持 12 个月

高危组推荐移植

注: DNR: 柔红霉素; Ara-C: 阿糖胞苷; VP₁₆: 依托泊苷; 6-TG: 6-巯鸟嘌呤; Pred: 波尼松; VCR: 长春新碱; ADR: 阿霉素; CTX: 环磷酰胺

表 7-17 BFM-AML93（总疗程 18 个月）

阶段	药物	剂量	用法
诱导 DAE/AIE	Ara-C	100mg/(m²·d),	d1, 2, 连续输注
	DNR	100mg/m²,	q12h, 30 分钟内滴注完毕; d3-8
	(idarubicin)	30mg/m², (12mg/m²,	q12h, 30 分钟内输注; d3, 4, 5 30 分钟内输注; d3, 4, 5;)
	VP₁₆	150mg/(m²·d),	d6, 7, 8; 60 分钟内输注
巩固	6-TG	60mg/(m²·d),	d1-43, po (6 周)
	Pred	60mg/(m²·d),	d1-28, po (4 周)
	VCR	1.5mg/(m²·d),	d1, 8, 15, 22; iv (4 周, 每周 1 次)
	ADR	30mg/(m²·d),	d1, 8, 15, 22; iv (4 周, 每周 1 次)
	Ara-C	75mg/(m²·d),	d3-6, d10-13, d17-20, d24-27, d31-34, d38-41; iv
	CTX	500mg/(m²·d),	d29, 43; iv
强化 1	HD-Ara-C	3g/m², q12h×6 次,	3 小时输毕
	VP₁₆	125mg/(m²·d), d2~5,	静脉滴注
强化 2	HD-Ara-C	3g/m², q12h×6 次,	3 小时输毕
	MTZ	10mg/m², d4, 5,	静脉推注

鞘注：Ara-C（<1 岁＝20mg；1~2 岁＝26mg；2~3 岁＝34mg；>3 岁＝40mg），在巩固治疗 d1, 15, 29, 43 和 RT 的 d1, 8, 15, 21

颅脑放疗（RT）：15Gy（1~2 岁）；18Gy（3 岁以上）。同时设对照组（无 RT）与维持治疗同步进行

| 维持 | 6-TG | 40mg/m², | po, qd, | 维持 12 个月 |
| | Ara-C | 40mg/m², 每周 4 天, | | 维持 12 个月 |

高危组推荐移植

注：DNR: 柔红霉素；Ara-C: 阿糖胞苷；VP₁₆: 依托泊苷；6-TG: 硫鸟嘌呤；Pred: 泼尼松；VCR: 长春新碱；ADR: 阿霉素；CTX: 环磷酰胺；Idarubicin: 去甲氧柔红霉素；MTZ: 米托蒽醌

国际上具有代表性的儿童诱导缓解治疗方案为 DAE 或 IAE 方案（具体用药及用药剂量见表 7-15 和 7-16），使儿童 AML（除外 APL 和 Down 综合征者）的完全缓解率达到 80% 以上，但治疗相关死亡率也较高，因此，强有力的支持治疗对降低第一疗程的治疗相关死亡率尤为重要。

国内儿童 AML 的诱导缓解治疗除 APL 以外常选用 HAD 或 DAE 方案。高危 AML 建议选用 IA 方案［去甲氧柔红霉素（IDA）10 mg/(m²·d)，d1～3，静滴 30 min；Ara-C 200 mg/(m²·d)，d 1～7 维持静点 6h 以上］或 DAE 方案。诱导化疗前 WBC 计数≥$100×10^9$/L 者应选用小剂量细胞毒药物如高三尖杉酯碱（Homoharringtonine, HHT）2mg/(m²·d)，d 1～7，以减轻白血病细胞负荷，有效防止肿瘤溶解综合征，直至 WBC 计数＜$50×10^9$/L 时再进入 IA 方案或 DAE 方案。具体用法为：①HAD 方案：HHT 3mg/(m²·d)，静脉滴注 3h，连用 7 天；柔红霉素（Daunorubicin, DNR）45mg/(m²·d)，连用 3 天，静脉推注（30min），Ara-C 100～200mg/(m²·d)，维持静脉滴注 6h，连用 7 天。②DAE（T）方案：此方案包括 DNR, Ara-C, VP_{16}。DNR 40 mg/(m²·d)，d 1～3，静滴 30 min；阿糖胞苷（Ara-C）200 mg/(m²·d)，d 1～7，静脉滴注维持 6h 以上；依托泊苷（VP_{16}）100 mg/(m²·d)，d 5～7，静滴 3～4h。

（2）儿童 AML 的缓解后治疗

儿童 AML 的缓解后治疗分为巩固治疗、根治性缓解后治疗和骨髓抑制性维持治疗。一个疗程获 CR 者，在 BFM-AML87 和 BFM-AML93 方案中巩固治疗采用六药（见表 7-16 和 7-17）联合方案，而在 BFM-AML98 方案中将巩固治疗方案强化为大剂量 Ara-C（3g/m², q12h×6 次；3 小时输毕）联合米托蒽醌（10mg/m², d4, 5，静脉推注）联合治疗，随后接六药联合方案或 2 个疗程 IA（Idarubicin, 12mg/m², 30 分钟内输注；d3, 4, 5；Ara-C 1g/m², q12h, 3 天共 6 次, 3h 输毕）/MA 方案。随后进入维持治疗阶段（见表 7-16 和 7-17），总疗程 18 个月。

国内巩固治疗方案多采用原诱导方案治疗一个疗程，后续根治性缓解后治疗，是指完成巩固治疗后选择化疗或造血干细胞移植。
(1) 化疗：中、大剂量 Ara-C 治疗可以提高长期无病存活率。化疗按以下顺序进行。①中大剂量 Ara-C＋DNR（或 VP_{16}）：DNR 40 mg/(m^2·d)，d 1～2，静滴 30 min 或 VP_{16} 100 mg/(m^2·d)，d 1～2，静滴 3～4 h；Ara-C 2 g/m^2，q12 h，d 1～3，静滴 2～3 h 或 Ara-C 1 g/m^2，q12 h，d1～4，静滴 2～3 h；间歇 3～4 周，连做 3 个疗程；②HA 方案，2 个疗程；③中大剂量 Ara-C＋DNR（或 VP16），1 个疗程。如果 Ara-C 剂量为 1 g/m^2 的中剂量治疗，则再进行 2 个疗程（共 6 个疗程）。疗程之间间歇是 3～4 周。总疗程约 12～15 个月。

(2) 异基因造血干细胞移植：应用指征：①HR-AML 第 1 次 CR 后（CR1）；②复发 AML 第 2 次缓解后（CR2）；③有优裕条件的 MR-AML 患者，可于第 1 次缓解后（持续缓解 6 个月时）应用；④APL 治疗 1 年后融合基因持续阳性者。

骨髓抑制性维持治疗限于因各种原因不能进行上述治疗者，一般采用 DA 方案、HA 方案、EA 方案（剂量用法同上）或 MA［米托蒽醌（mitoxantrone，MTZ）12mg/(m^2·d)，第 1～3 天，Ara-C 200mg/(m^2·d)，第 1～7 天］方案中有效的方案轮替应用，CR 后第 1 年每 4 周 1 个疗程，第 2 年每 6 周 1 个疗程，第 3 年每 6～8 周 1 个疗程，持续缓解 3 年终止治疗。

(3) CNSL 预防性治疗

国际上对儿童 AML 的 CNSL 预防性治疗包含颅脑放疗（具体见表 7-16 和 7-17），结果认为对高危病例进行预防性颅脑放疗是必要的。国内观点认为 AML 各形态亚型（除 M4、M5 外）在诱导治疗期进行 1 次三联鞘注，CR 后进行 2 次三联鞘注，M4、M5 患儿诱导化疗期进行三联鞘注 3～4 次，CR 后每 3 个月鞘注 1 次，至终止治疗。

(三) 儿童急性早幼粒细胞白血病的治疗

急性早幼粒细胞白血病（APL）是以骨髓中异常早幼粒细胞

增多为特征的急性髓系白血病，与其他 AML 的临床特性、预后明显不同。文献报道 APL 占儿童急性白血病的 7%，占儿童 AML 的 21%～31.2%。由于诱导分化药物维甲酸的应用，完全缓解率明显提高，而治疗相关死亡大大降低，目前 APL 被认为是可治愈的急性白血病。由于儿童 APL 的发病率远低于成人，对病因及流行病学的研究报道较少（请参见第三章）。

中国医学科学院血液病医院对 1991 年 11 月～2005 年 12 月住院治疗的 102 例 APL 患儿总结，结果为发病年龄 3～18 岁，中位年龄 13 岁。男性 61 例，女性 41 例，男女比例 1.49∶1。免疫表型的共同特征为 CD9、CD13、CD33、CD64、CD38、CD117、HIT4 高表达，CD34 及 HLA‐DR、DP 阴性，部分患儿 CD15 及 CD56、CD11b 阳性。可进行远期疗效分析的 88 例患者 85.2%（75/88）获得完全缓解。11 例（11/88）发生早期死亡，均死于颅内出血。APL 患儿的缓解后第一次巩固治疗采用单用蒽环类药物治疗较联合化疗组患儿骨髓抑制的时间明显缩短。6 例临床复发，2 例分子生物学复发，复发部位均为骨髓。5 年累计复发率为 16%，5 年累计无事件生存（EFS）率、无病生存（DFS）率、总生存（OS）率分别为 72.3%、85.0% 和 85.8%。初诊时白细胞数目可能是影响预后最主要的因素。

儿童 APL 的治疗经验主要来源于成人 APL 的治疗方案，但在儿童诱导治疗药物剂量建议：方案一：全反式维甲酸（ATRA）25～30mg/(m^2·d)，d 1～60，口服；蒽环类药物的应用需在凝血异常纠正后应用，具体剂量 DNR 40mg/(m^2·d)，d 8～10，静滴 30 min；Ara‐C 100 mg/(m^2·d)，d 8～14，分 2 次，q12 h，皮下注射。方案二：ATRA 25～30 mg/(m^2·d)，d 1～30，口服；三氧化二砷（As$_2$O$_3$）0.3～0.5 mg/(kg·d)，d 1～20，静滴。TARA 联合 6‐巯基嘌呤、甲氨蝶呤的维持治疗是必须的（参见第三章）。

（四）髓外白血病的治疗

约 20%～40% 的儿童 AML 在确诊时合并髓外白血病，有些患者尤其是婴儿以髓外白血病为首发症状。以皮肤、软组织（绿色瘤、骨髓肉瘤、粒细胞肉瘤)、牙龈、骨骼以及中枢神经系统(CNS)为常见受累部位。牙龈增生及 CNS 浸润以 AML-M4 和 AML-M5 多见,软组织浸润的发生率约为 4%～5%。

CNS 白血病(CNSL)的预防性治疗与 ALL 患者相同,主要采用三联药物(甲氨蝶呤、阿糖胞苷及地塞米松)鞘内注射,共 6 次。儿童 AML 选择颅脑照射预防 CNSL 应慎重。

初诊 CNSL 及 CNS 复发的治疗采用三联鞘内注射,隔日一次,至脑脊液常规及生化检查正常后每周一次,连续 4～6 次,同时配合系统的含大剂量 Ara-C 的联合化疗。有文献报道颅脑照射对 CNS 复发的病例无效。

(五) 造血干细胞移植治疗

由于 AML 的复发率高,除 AML-M3 型外,具有高复发风险的患儿有条件者应在第 1 次完全缓解期进行干细胞移植治疗(如异基因干细胞移植、无关供者脐带血移植或自体干细胞移植),可提高 AML 患儿的无病生存率,目前资料显示自体造血干细胞移植(Auto-SCT)与异基因造血干细胞移植(Allo-SCT)总体无病生存率相似(详见第九章)。

(六) 复发、难治白血病的治疗

1. 难治性白血病的定义

Hiddemann 与 Bucher 提出了难治性白血病的概念。我国对难治性白血病的定义如下:①经常规方案(指 HA 和 DA 两方案)全量治疗 2 个疗程无效的初治病例;②完全缓解后经巩固强化治疗,在 6 个月内首次复发或在 6 个月以上复发经常规治疗无效者;③再次或多次复发的病例。

2. 复发、难治白血病的治疗

儿童 AML 的 5 年无病生存率约为 40%～60%,但仍有约 50%的病例复发,复发部位主要为骨髓,其次为中枢神经系统。复发与难治 AML 患儿虽经大剂量 Ara-C 联合米托蒽醌、去甲氧柔红霉素、氟达拉宾以及 2-氯脱氧腺苷(2-chlorodeoxyadenosine)等治疗,但再缓解率极低,预后极差,国外多中心进行很多尝试

(见表7-18),但目前国内外尚无系统的治疗方案。HLA-相合造血干细胞移植可能为唯一挽救该部分患儿的治疗手段。

表7-18 儿童 AML 各研究中心Ⅲ期临床试验试图解决的问题
(除外 APL 和 Down 综合征白血病)

治疗阶段	研究组	临床观察内容
诱导缓解治疗	BFM	去甲氧柔红霉素与脂质体柔红霉素的随机对照研究
	COG	随机加入 GO 的对照研究
	MRC/DCOG	FLAG-Ida 和 ADE 的随机对照研究
	St. Jude	随机对照低、高剂量 Ara-C 诱导治疗疗效;对治疗反应不良病例在第2疗程加用 GO
巩固强化治疗	BFM	HR 病例加入 2-CdA 进行巩固强化治疗
	COG	随机加用 GO 进行巩固治疗
	MRC/DCOG	随机对照以蒽环类为基础的化疗与大剂量 Ara-C 的疗效差别
	NOPHO	对未行 SCT 微小残留白血病阳性病例加用 GO 治疗
	St. Jude	对 inv(16) 和 t(9;11) 残留白血病阳性病例采用 GO 和 2-CdA 治疗
	个别小组	非随机危险分组治疗
CNS-直接治疗维持治疗	BFM	随机对照 18GY 和 12GY 颅脑放疗的毒性和疗效
	BFM	所有病例接受1年的维持治疗
	ELAM	移植病例联合白细胞介素2(IL-2)治疗
	其他小组	不维持
干细胞移植	AIEOP	所有 HR 病例进行自体或异基因干细胞移植
	个别小组	所有 MR、HR 病例配型、造血干细胞移植

注:GO:gemtuzumab ozogamicin;2-CdA:2-chloro-deoxyadenosine;ADE:cytarabine, daunorubicin and etoposide;FLAG-Ida:fludarabine, cytarabine, granulocyte colony stimulating factor and idarubicin

附 急性混合细胞白血病及急性未分化型白血病的诊断标准

表1 EGIL[①]急性混合细胞白血病（BAL）积分系统[②]（1995）

积分	B系	T系	髓系
2	CD79a、CyIgM、CyCD22	CD3(Cy/Sm)、抗TCRα/β、抗TCRγ/δ	抗MPO(抗溶菌酶)[③]
1	CD19、CD10、CD20	CD2、CD5、CD8、CD10	CD13、CD33、CDw65
0.5	TdT、CD24	TdT、CD7、CD1a	CD14、CD15、CD64、CD117

注：①欧洲白血病免疫学特征鉴定组；②BAL诊断标准：髓系积分＞2 + B系积分或T系积分＞2；③特异性尚在验证中

表2 急性未分化型白血病（AUL）的诊断标准

干细胞样表型，$CD34^+CD38^+HLA-DR^+$，也常表达CD7
无系列特异性标志
预后差，常按髓系白血病方案治疗

第四节 婴儿急性白血病

婴儿急性白血病具有独特的流行病学、生物学和临床特点，在发病率和病种分布比例上的性别差异，与其他年龄组的儿童明显不同。1岁以内诊断的急性淋巴细胞白血病（ALL）占儿童ALL的2.5%～5%，而急性髓细胞白血病（AML）占儿童AML的6%～14%，婴儿ALL的发病率仅是AML的2倍，而在1岁以上儿童ALL的发病率是AML的4倍。

大多数婴儿急性白血病患者表现为高白细胞、肝、脾、淋巴结肿大以及诊断时发生髓外浸润。婴儿ALL的白血病细胞免疫表型与年长儿常见的表型有明显的不同。染色体11q23的MLL基因重排在ALL和AML患儿均有很高的发生率。

出生后 4～6 周内发生的白血病为先天性白血病，属婴儿白血病的范畴，在此一并介绍。

一、病因和流行病学

婴儿急性白血病在美国的年发病率是 3/10 万，且每年在递增。其中 ALL 是 2/10 万，AML 为 1.06/10 万，ALL 是 AML 的近 2 倍。儿童 AML 的发病年龄高峰在 1 岁以内，ALL 的发病高峰年龄在 2～3 岁。1 岁以上的 ALL 中，男孩多于女孩，而 1 岁以下婴儿正相反；婴儿 AML 中，女孩稍多于男孩，而在年长儿无性别差异。婴儿 ALL 和 AML 在白种人中的发病率均高于黑人。我国有关婴儿白血病的报道多为零散病例报道，系统的流行病学资料很少。

细胞遗传学和分子生物学研究发现 MLL （ALL1，HRX，或 HTRX-1）基因重组位于染色体 11q23，包括：t(4;11)、t(9;11)、t(11;19) 多种染色体模式。

在婴幼儿，MLL 基因重组出现在 80% 以上的 ALL，50% 以上的 AML 和 80% 的单核细胞 （M4/M5）白血病。5%～10% 的髓系白血病患儿有骨髓增生异常综合征 （MDS）或骨髓增殖综合征 （MPS），MDS 主要为 7 号染色体单体和 del（7q）综合征，MPS 包括幼儿型慢性粒单核细胞白血病 （JMML）和一过性骨髓增殖综合征 （TMS），JMML 有时可见于神经纤维瘤病 I 型，TMS 与唐氏综合征、努南综合征以及不确定的先天性疾病有关。婴儿 AML 与唐氏综合征的新生儿 TMS 难以鉴别。相反，婴儿 ALL 与特殊的先天性疾病无关，而年长儿 ALL 有明显的相关性。

婴儿白血病是众多急性白血病流行病学研究的重点，成人发生 AML 的危险增高与环境或职业暴露于放射线、有机溶剂、石油产品和杀虫剂等因素有关，早期的流行病学研究的重点在这些因素。1980 年—1984 年 CCG 的病例对照研究发现，父母亲暴露于杀虫剂以及母亲在孕期服用大麻和饮酒与婴幼儿 AML 有明显的相关性，尤其是 FAB 分型中的 M4、M5。但 CCG 在 80 年代后期的病例对照研究未能证实上述结果。许多研究显示，出生时高体重的婴儿，发生 AML/ALL 的危险增加，提示高水平的胰岛素样生长因子 1 使婴儿体重过高，并促成白血病的产生，这个理论有待于进一步证实。

表鬼白霉素治疗相关的 AML 中，常出现 *MLL* 基因的重组。由于表鬼白霉素增加 DNA 拓扑异构酶Ⅱ介导的染色体断裂，提示拓扑异构酶Ⅱ在 *MLL* 重组中起一定的作用。治疗相关的 AML 和 MLL 基因重组引起的 AML 之间的紧密相关性，形成了一种假设即：孕妇暴露于拓扑异构酶Ⅱ抑制剂能增加婴幼儿白血病的发病危险性。天然的和合成的拓扑异构酶Ⅱ抑制剂包括黄酮类化合物（新鲜蔬菜和水果中的五羟黄酮和染料木黄酮）、咖啡因、抗生素中的喹啉、双硫胺甲酰（农业用杀真菌剂）、还有一些苯衍生物、中药等。前面提到的母亲饮酒与婴儿 AML 有关，红葡萄酒中含有五羟黄酮，而且，酒精代谢可以干扰 DNA 拓扑异构酶Ⅱ。许多流行病学数据证实，孕妇食用含有 DNA 拓扑异构酶Ⅱ抑制剂的饮食，与婴幼儿的 AML 呈正相关性。以大豆为基础的饮食配方，使婴儿暴露于高水平的异黄酮，包括大豆黄素和染料木黄酮，这些复合物的生物利用度较高，通过拓扑异构酶Ⅱ抑制剂在白血病发病中起一定的作用。拓扑异构酶Ⅱ活性因子能稳定拓扑异构酶Ⅱ-DNA 共价复合物，维持 DNA 双链断裂的持久性。体外实验证实在恶性细胞和正常细胞，拓扑异构酶Ⅱ抑制剂作用的目标都是 *MLL* 基因。

虽然急性白血病在婴儿双生子中发病率极低，但通过对单卵双生子的研究有利于理解婴儿白血病的流行病学和 *MLL* 基因在婴儿白血病发病中的作用。单卵双生婴儿诊断白血病时的年龄是相似的。细胞遗传学和分子生物学研究首先在 ALL 病例发现有独特的、相同的、克隆性的 *MLL* 基因重组，其后在 AML 的研究中也得到了证实。

二、*MLL* 基因重组的白血病的发病机制

对两种不同的鼠模型研究发现 *MLL* 基因在正常和肿瘤造血中

都起了重要的作用。敲除了 MLL 基因的鼠的胚胎卵黄囊造血缺陷，无 MLL 基因的鼠胚胎造血干细胞分化停滞。导入 t(9;11) 的鼠在 1 年的潜伏期后发生了白血病，表明 MLL 基因在白血病的发病机制中也起了极其重要的作用。

MLL 基因长 90kb，有 36 个外显子，编码含有 3969 个氨基酸的蛋白质。由于在 3'区域与果蝇属控制胸部躯体分节的 Trithorax 基因同源，也称为 HRX 和 HTRX-1 基因。MLL 基因含有结构基序，表明在其他基因的转录调控中发挥作用，有学者认为 MLL 是 HOX 基因表达的正性调节剂。

通过普通的细胞遗传学技术，仅 2/3 的 MLL 基因易位可检测到，1/3 的 MLL 基因阳性病例需采用 MLL 特异性探针的荧光原位杂交等技术检测。婴儿白血病和 DNA 拓扑异构酶 II 抑制剂治疗相关的白血病，易位的断裂点相同，在 MLL 基因外显子 5~11 之间 8.5kb 的断裂点簇集群区（bcr）。MLL 基因易位包括 30 种不同的配对基因，编码多种不同的蛋白产物。AF4 基因位于染色体 4q21，是转录反式激活基因家族的一个成员，是 ALL 患者 MLL 基因易位最常见的配对基因。AF9 基因位于 9p22，ENL 基因位于 19p13，二者在 AML 患者的 MLL 基因易位中常见，也编码转录因子。大多数 11q23 的配对基因编码的蛋白之间极少或无同源性，这些基因编码不同类型的功能成分，产生在白血病发病机制中起作用的嵌合蛋白。

在婴儿白血病和治疗相关的病例可出现相似的配对基因，但也有几个少见的配对基因，如位于染色体 16p13.3 的 CREB 结合蛋白（CBP）、染色体 22q11 的 p300 基因和 AF6q21，是在治疗相关的白血病发现的，在婴儿白血病未见报道。在一个婴儿白血病 M5a 的患者，还发现了 MLL 和两个不同的配对基因融合的复杂易位。

一般而言，染色体易位通过基因活化或基因融合导致白血病。当易位使一个基因与另一个基因的调控因子近似时出现基因活化，导致转录激活。相反，当易位导致嵌合的（chimeric）信使 RNA (mRNA)和嵌合的癌蛋白形成时说明有基因融合。因为 MLL 可与 DNA 或其他 DNA 结合蛋白相互作用,产生的各种嵌合蛋白可以激活或抑制特殊基因的表达,导致了不同的白血病,因此,认为 MLL 基因易位导致白血病发生是通过基因融合而非基因活化。11 号衍生染色体均一地产生一种融合转录子,编码一种融合蛋白,含有 MLL 的氨基末端和易位配对的羧基末端。然而,由于易位产生的其他衍生染色体的融合基因与 11 号衍生染色体不同,可以表达或不表达。如在 23 例伴 t(4;11)的儿童 ALL 研究中,均检测到 11 号衍生转录子,84%的患者检测到了 4 号衍生转录子。在另一个包括成人和儿童的研究中,65%伴 MLL/AF4 病例存在 4 号衍生转录子。在其他衍生染色体上,含有 AF1p、AFX1、CBP 或 p300 的 5′区和 MLL 的 3′区的融合基因也可以表达,但目前最常检测的只有 11 号转录子。在相同类型的急性白血病中,这些功能不同的嵌合蛋白与治疗反应有关,因此疗效不同。

拓扑异构酶Ⅱ能切断和重新连接处于超螺旋状态的 DNA 分子双链某一部位,使超螺旋结构松弛。表鬼白霉素又称为拓扑异构酶Ⅱ抑制剂,减少了 DNA 断链的重新连接,导致染色体断裂。在体外,拓扑异构酶Ⅱ的切开点与 MLL 基因易位的断点以及其他白血病相关易位的断点有一致性,这种一致性提示 DNA 拓扑异构酶介导的染色体断裂的修复有时也可导致易位。基因序列分析也表明 DNA 拓扑异构酶Ⅱ的识别位点可能在 MLL 基因断点的附近。因此,导致 MLL 基因易位的一种机制可能是拓扑异构酶Ⅱ诱导的染色体断裂发生在 MLL 基因内,另一种可能是 DNA 修复出现错误。

婴儿白血病,尤其是伴 t(4;11)的 ALL,是否有 MLL-AF4 融合基因的表达就足以导致白血病的转变尚无答案。导入 t(9;11)易位的鼠发生白血病有潜伏期确证了人类白血病的发生存在潜伏期,提示除了易位还要有其他遗传因素的参与才能导致白血病的发生。在正常成人的外周血和骨髓可检测到 MLL 基因的部分重叠,正常婴儿的骨髓和正常胎儿的肝脏也能发现 MLL-AF4 的融合,说明与白血病有关的易位单独存在不足以导致白血病的产生。因此，在婴儿白血病的发病机制中涉及除 MLL 和 AF4 以外的其他基因突变。在一些病例中存在 $p53$、Ras 和 $p16$ 的突变，但在与年龄有关的急性白血病亚型中这种改变不具有一致性。

Ikaros 是正常淋巴细胞发育必需的 DNA 结合蛋白，最近的研究表明，Ikaros 的正常功能的破坏促进了伴 t(4;11)的白血病的发生。在早期淋巴细胞的发育过程中，非 DNA 结合的 Ikaros 亚型的异常表达，阻碍了淋巴细胞的正常发育，导致淋巴细胞成熟阻滞，淋巴祖细胞易于受到"第二次打击"而发生白血病。

三、婴儿急性淋巴细胞白血病

【临床表现】

婴儿 ALL 初诊时 WBC 中位数大于 $50×10^9/L$，常伴有肝脾肿大和中枢神经系统（CNS）浸润。14%～41% 的婴儿 ALL 在诊断时有 CNS 浸润，而在儿童 ALL 仅占 5%。常出现在 AML 的白血病皮肤浸润和绿色瘤可出现在婴儿 ALL。

【实验室检查】

FAB 形态学分型 L1 型为主，偶有不能分型、杂合型或形态学和免疫分型为双克隆型者，淋系和髓系细胞同时存在。免疫表型通常为不成熟的 B 系前体细胞，特点为 $CD10^-$ 和髓系共表达。髓过氧化物酶高表达是婴儿 ALL 的特征，表明典型的婴儿 ALL 起源于不完全向淋系分化的定向干细胞。T-ALL 在儿童 ALL 中占 20% 以上，但在婴儿少见。NG2 是表达在人类黑色素瘤和人类白血病细胞上的硫酸软骨素蛋白多糖，NG2 的表达与婴儿 ALL 中染色体 11q23 重组有关，预后差。

约 2/3 的婴儿 ALL 有免疫球蛋白重链（IgH）基因重排，提示转化的靶细胞是不成熟的。TCR 基因重排也可发生。t(4;11)是婴儿 ALL 最常见的易位，其次是 t(11;19)。t(5;15)也是婴儿 ALL 的一种染色体异常。

婴儿ALL病情进展快，自发缓解罕见。有感染后自发缓解的个案报道，但在5个月以后复发。

【治疗及预后】

婴儿ALL仅占儿童ALL的3%，治疗效果不佳。70年代中期，儿童ALL的治愈率已达到50%，婴儿的5年EFS仅为20%。由于颅脑放疗预防或治疗CNS浸润，使少数存活的婴儿遭受实质性的神经系统损害。通过临床试验、对婴儿和年长儿ALL生物学差异的探索、对危险因素认识的提高以及根据危险因素调整治疗方案，婴儿ALL的治愈率有了提高，长期无事件生存率约为40%。CCG大量的回顾性临床试验结果示婴儿ALL的3年无事件生存率仅为20%。骨髓复发是治疗失败的主要原因，CNS复发、联合复发和治疗的相关毒性死亡也比儿童常见。

ALL的标准治疗方案治疗婴儿ALL疗效差、CNS并发症多，大剂量的全身强化治疗可提高婴儿ALL的疗效，但仍不如年长儿。CCG-103方案中，去除了治疗性和预防性的颅脑照射，加入了$33g/m^2$超大剂量的MTX作为全身治疗和髓外预防治疗，诱导治疗中加入蒽环类药物，使诱导缓解率从75%提高到95%以上，4年EFS达到33%。继之，CCG-1883方案，进一步加强了诱导治疗，加入全身应用的Ara-C、L-ASP和CTX，联合鞘内注射MTX和Ara-C，使4年EFS达39%。骨髓复发仍然是主要问题，虽未进行颅脑放疗，单独的CNS复发仅在3%左右。28例长期存活者于停疗5年后进行全面的神经系统检查，所有参数均在平均范围之内，达到了改善长期生存，减少治疗相关远期并发症的目的。婴儿强化治疗还包括联合米托蒽醌和Ara-C、中剂量MTX和联合Ara-C和VP_{16}。尽管强化治疗可提高EFS，但也出现了一些远期的毒副作用，Dana-Farber肿瘤协会的以蒽环类药物和L-ASP为主的强化治疗方案治疗的病例中，13例长期存活者有发育延迟和学习障碍、无症状白内障、无症状超声心动图异常以及身材矮小分别占82%、67%、30%和18%。大剂量化疗使婴儿ALL的疗效虽有提高但仍不理想，造血干细胞移植现已成为第一次完全缓解的 MLL 基因重组婴儿 ALL 治疗的主要手段。英国医学研究委员会采取强化疗后的 Auto-HSCT 或 Allo-HSCT，未能提高长期生存率。Hilden 等报道了 7 例婴儿，在第一次或第二次完全缓解后进行骨髓移植，其中 3 例获得了长期生存，认为骨髓移植治疗，尤其在那些认为治疗效果最差的患者可行。

ALL 的耐药性因年龄、免疫表型和 MLL 基因重组而存在差异。很多研究证明婴儿 ALL 疗效差是由于药物动力学耐药，发现婴儿白血病药物清除增加。体外培养发现，伴 MLL 基因重组的婴儿 ALL 的白血病细胞在基质中生长较其他类型的白血病细胞良好，植入重度联合免疫缺陷（SCID）小鼠，较其他类型 ALL 的细胞恢复快。体外研究还发现，婴儿 ALL 的白血病细胞对糖皮质激素和 L-ASP 的耐药性较年长儿 ALL 的细胞强，但对 Ara-C 较年长儿 ALL 的细胞更敏感。另外，$CD10^-$ 的 B 系前体细胞较 $CD10^+$ 的细胞对糖皮质激素和 L-ASP 耐药，对 Ara-C 敏感。因此，Dana-Farber 肿瘤协会在诱导缓解后立即应用大剂量 Ara-C 强化治疗，疗效有所改善。在 CCG 研究中，由于考虑到药物对婴儿的相关毒性增加，而减少了 Ara-C 的剂量。最近德国的研究显示伴 t（4；11）的成人前 B-ALL 应用大剂量 Ara-C 和 MTX 联合治疗，使长期生存率提高到大约 40%。应用 MTT 还原测定（单核细胞直接细胞毒性测定）评价对 Ara-C 的敏感性，婴儿 ALL 细胞的敏感性是年长儿的 2.4 倍，缺乏 CD10 表达前 B 细胞表型的白血病细胞对 Ara-C 的敏感性增加 2 倍多，但 Ara-C 体外治疗的理想剂量需进一步确定。Reiter 等报道了婴儿 ALL 对泼尼松的治疗反应较年长儿 ALL 差。BFM1986 和 1990 的研究证实了强的松反应的预后意义：泼尼松反应好的婴儿 6 年 EFS 是 58%，而反应差者仅 16%。

婴儿 ALL 中 CNSL 发病率高，髓外复发也包括 CNS。迄今为止，大多数研究者支持在婴儿 ALL 包括诊断时伴 CNSL 者的治疗方案中去除颅脑放疗，而加强全身化疗和鞘内注射治疗。大剂量诱导化疗和延长静脉点滴 MTX 可用于 CNSL 的治疗和预防。在 CCG 的两个连续性的研究中，患者 CNSL 治疗和预防用大剂量 MTX 33.6g/m² 连续 24h 静脉点滴，甲酰四氢叶酸解救，加 MTX 和 Ara-C 鞘内注射，使 CNS 复发率由历史上的 20%，降至 9% 和 3%。对长期存活者进行生长发育和神经精神评价，发现标准化的认知和运动试验的平均分数在正常范围内，提示与以前治疗的儿童相比神经认知潜力有了明显的提高。观察 8 年以上未发现其他的并发症。有效地预防 CNS 复发而无潜在不利的神经认知和神经发育后遗症，是现在和将来婴儿 ALL 临床试验研究的理想治疗措施的目标。

婴儿 ALL 的预后因素包括年龄小于 6 个月、高白细胞、缺乏 CD10 表达、伴髓系表达和 11q23 异常（MLL 基因重组）。缺乏 CD10 表达、髓系抗原的表达以及 MLL 基因重组之间相互关联，这些特征反过来又与婴儿的年龄有关。例如，CD10⁻ 的病例中 90% 有 *MLL* 基因重组，而 CD10⁺ 的病例中只有 20%。CD10⁻ 的 B 前体细胞 ALL 的婴儿 EFS 近 25%，而 CD10⁺ 表型者可达到 50%～55%。同样，伴 *MLL* 基因重组的婴儿 ALL，EFS 仅 10%～20%，其他的病例为 50%。有两个研究分析了婴儿 ALL 伴髓系抗原表达者 EFS 为 0～10%，其他的病例大约为 60%。在婴儿 ALL 年龄也是一种预后因素，诊断时小于 6 个月的婴儿较 6～12 个月的治疗效果差。

儿童 ALL 早期的治疗反应对预后判断十分重要，许多学者提出早期泼尼松反应差可作为婴儿 ALL 行异基因造血干细胞移植的指征。一个大型的多变量分析显示诱导化疗第 14 天骨髓是否达 M1 状态、*MLL* 基因重排、年龄、CD10 和白细胞数都是独立的预后因素。

MLL 基因重组对预后的重要性有很多争议，CCG 报道只有与 *MLL-AF*4 融合基因有关的 t(4;11) 与预后不良有关，其他 11q23 断裂点异常与预后无关。在 183 例伴 t(4;11) 急性白血病的大系列的研究中，年龄对预后有重要的影响，2～9 岁的儿童 EFS 是

73.2%，而婴儿是 32.4%。

四、婴儿急性非淋巴细胞白血病

【临床表现】

婴儿 AML 诊断时也是以肝脾肿大、皮肤浸润、CNS 疾病和高白细胞计数为特征。

【实验室检查】

约半数婴儿 AML 的 FAB 分型为 M4 和 M5 型，多数有染色体 11q23 的 MLL 基因重组和 CD14 表达。t(9;11)在婴儿 AML 中最常见，其次是 t(11;19)。无 MLL 基因重组的 M4 或 M5 病例包括伴 inv（16）的 $M4E_0$、7 号染色体单体、随机的细胞遗传学异常和正常核型。

儿童 AML 不治疗，从诊断到死亡的时间是 1～2 个月，新生儿 AML 自发缓解罕见。大多数患者有唐氏综合征或 21-三体嵌合现象。TMS 是一种自限型的 AML，可出现于 20% 的唐氏综合征或 21 三体嵌合现象的新生儿，也可以出现在努南综合征 Noonan syndrome 的新生儿，与正常新生儿的 AML 难以鉴别，也有自发缓解的报道。大多数 AML 自发缓解的病例在数月内复发。

患有唐氏综合征的婴幼儿可发展成 MDS 或 AML，通常是急性单核细胞白血病（M7）。患有 NF1 和其他先天性疾病的婴儿对 *MML* 和 7 号染色体单体综合征有易感性，这些疾病进展快，预后差。

【治疗和预后因素】

在所有年龄组的 AML 中，WBC$>50\times10^9$/L 均为不良预后因素。大多数婴儿 AML 的研究表明婴儿和年长儿的 EFS 相似，疗效与年龄无明显相关性。在 BFM1983 和 1987 试验中，<2 岁的儿童较年长儿疗效差，但多变量分析发现年龄无独立的预后意义。在

POG8498研究中，年龄＜2岁儿童预后好于年长儿。这些研究包括年龄1～2岁的儿童，难以确定小于12个月的婴儿的预后。Pui等发现婴儿AML男性比女性预后差，但在其他的研究中性别与预后无关。与ALL相反，NG2表达与婴儿AML的 MLL 基因重组和预后无关。最近AML的研究中FAB分型的M4、M5和11q23异常对于婴儿AML并非不良的预后因素。一些文献报道t(9;11)是较好的预后因素，但其他学者发现这种易位对预后没有影响。在一个大系列伴t(9;11)的AML研究中，1～9岁的低白细胞患者治疗效果最好，疗效与年龄和白细胞数有关。治疗方案对预后也有重要的影响。

在所有AML的研究中，婴儿和年长儿的治疗方案是相似的。婴儿急性单核细胞白血病采用含有表鬼臼霉素的方案。但婴儿巨核细胞白血病和伴t(1;22)(p13;q13)者预后特别差，需要特殊的治疗方案或异基因造血干细胞移植。在强烈诱导化疗后，进行HLA相合的相关供者的骨髓移植可以提高AML儿童和青少年的EFS，疗效与年龄无关。

最近报道了40例小于2岁的AML患者，在经过马利兰和CTX或CTX和全身放疗（TBI）的预处理后，进行异基因骨髓移植，存活者智力发育与同龄儿一致，但TBI对生长发育有影响。婴儿AML中t(9;11)是一个有利的预后因素，在第一次缓解时是否应进行骨髓移植存在争议。伴Down综合征和TMS的新生儿，自发缓解可能性大，建议采用单纯的对症支持治疗。

婴儿急性白血病具有独特的生物学与临床特征。通过对暴露于DNA拓扑异构酶Ⅱ抑制剂的研究，对婴儿白血病双生子的研究和MLL基因的分子学分析，病因学和发病机制会更加清楚。伴MLL基因重组的婴儿ALL和AML的临床表现和分子生物学方面是相似的，提示二者的理想治疗方案是相同的，这种联合的治疗方法尚未进行试验，而且还存在争议。NG2抗原或易位的融合蛋白可能成为免疫靶向治疗潜在的靶点，但存在较多的挑战。

（竺晓凡）

参考文献

1. 吴玉霞. 环境苯暴露与儿童白血病. 国外医学卫生学分册, 2002, 4: 225.
2. 张永平, 张晓春, 郑传经, 等. 儿童白血病危险因素的 Logistic 回归分析. 中华儿科杂志, 1999, 10: 625.
3. 陈可欣, 武光林, 何敏, 等. 天津市 1981 年—2000 年儿童白血病发病情况分析. 中华血液学杂志, 2004, 25: 365.
4. Greaves M, Pre-natal origins of childhood leukemia. Rev Clin Exp Hematol, 2003, 7: 233.
5. Parkin DM, Stiller Ca, Draper GJ, et al. The international incidence of children cancer. Int J cancer, 1988, 42: 511.
6. Gurney JG, Severson PK, Davis S, et al. Incidence of cancer in children in the United States. Sex-, Race-, and 1-year age-specific rates by histologic type. Cancer, 1995, 75: 2186.
7. Smith MA, Simon R, Strickler HD, et al. Evidence that childhood acute lymphoblastic leukemia is associated with an infectious agent linked to hygiene conditions. Cancer Causes Control, 1998, 9: 285.
8. Armstrong SA, Staunton JE, Silverman LB, et al. MLL translocations specify a distinct gene expression profile that distinguishes a unique leukemia. Nat Genet, 2002, 30: 41.
9. 王华, 竺晓凡. 长生存急性淋巴细胞白血病患儿生存质量研究. 国外医学输血及血液学分册, 2004, 27: 399.
10. Pui CH, Cheng C, Leung W, et al. Extended follow-up of long-term survivors of childhood acute lymphoblastic leukemia. N Engl J Med, 2003, 349: 640.
11. Clarke M, Gaynon P, Hann I, et al. CNS-directed therapy for childhood acute lymphoblastic leukemia: childhood ALL collaborative group overview of 43 randomized trials. J Clin Oncol, 2003, 21: 1789.
12. Britta Burger, Martin Zimmermann, Georg Mann, et al. Diagnostic cerebrospinal fluid examination in children with acute lymphoblastic leukemia' significance of low leukocyte counts with blasts or traumatic lumbar puncture. J Clin Oncol, 2003, 21: 184.

13. Pui CH. Toward optimal certral nervous system－directed treatment in childhood acute lymphoblastic leukemia. J Clin Oncol, 2003, 21: 179.
14. Attarbaschi A, Mann G, Kronberger M, et al. Effects of Dose－Reduced Medac (R) L－asparaginase on coagulation in trial ALL－BFM 2000. Klin Padiatr, 2003, 215: 321.
15. Borgmann A, von Stackelberg A, Hartmann R, et al. Unrelated donor stem cell transplantation compared with chemotherapy for children with acute lymphoblastic leukemia in a second remission: a matched－pair analysis. Blood, 2003, 101: 3835.
16. Zhao H, Zhang L, Zou Y, et al. Transient pancytopenia preceding T－lineage acute lymphoblastic leukemia. Acta Heamatol, 2004, in press.
17. 中华医学会儿科分会血液学组. 儿童急性髓细胞白血病诊疗建议. 中华儿科杂志, 2006, 11: 877.
18. 竺晓凡, 陈玉梅, 邹尧, 等. 儿童急性早幼粒细胞白血病的临床研究. 中国小儿血液, 2004, 9: 49.
19. Yalman N, Sarper N, Devecioglu O, Fludarabine, cytarabine, G－CSF and idarubicin (FLAG－IDA) for the treatment of relapsed or poor risk childhood acute leukemia. Turk J Pediatr, 2000, 42: 198.
20. Lanvers C, Reinhardt D, Dubbers A, et al. Pharmacology of all－trans－retinoic acid in children with acute promyelocytic leukemia. Med Pediatr Oncol, 2003, 40: 293.
21. Creutzig U, Zimmermann M, Ritter J, et al. Treatment strategies and long-term results in paediatric patients treated in four consecutive AML－BFM trials. Luekemia, 2005, 19: 2030.
22. Martin Ramos ML, Lopez Pastor M, de la Serna Torroba J, et al. Cytogenetic risk categories in acute myeloid leukemia: a comparison between MRC (Medical Research Council) and SWOG (Southwest Oncology Group) models. Med Clin (Barc), 2003, 121: 121.
23. Kaspers GJL, Zwaan CN. Pediatric acute myeloid leukemia: towards high－quality cure of all patients Haematologica, 2007, 92 (11): 1519.
24. Viana MB, Cunha KC, Ramos G, et al. Acute myeloid leukemia in childhood: fifteen－year experience in a single institution. J Pediatr (Rio J), 2003, 79: 489.

25. Athale UH, Razzouk BI, Raimondi SC, et al. Biology and outcome of childhood acute megakaryoblastic leukemia: a single institution's experience. Blood, 2001, 97: 3727.
26. Hann IM, Webb DK, Gibson BE, et al. MRC trials in childhood acute myeloid leukaemia. Ann Hematol, 2004, 1: S108.
27. Creutzig U, Zimmerman MB, Lehrnbecher T, et al. Less toxicity by optimizing chemotherapy, but not by addition of granulocyte colony – stimulating factor in children and adolescents with acute myeloid leukemia: results of AML – BFM 98. J Clin Oncol, 2006, 24: 4499 – 4506.
28. Lehrnbecher T, Varwig D, KaiserJ, Infectious complications in pediatric acute myeloid leukemia: analysis of the prospective multi – institutional clinical trial AML – BFM 93. Leukemia, 2004, 18: 72.
29. Ortega JJ, Diaz de Heredia C, Olive T, et al. Allogeneic and autologous bone marrow transplantation after consolidation therapy in high – risk acute myeloid leukemia in children. Towards a risk – oriented therapy. Haematologica, 2003, 88: 290.
30. Creutzig U, Ritter J, Zimmermann M, et al. Improved treatment results in high – risk pediatric acute myeloid leukemia patients after intensification with high – dose cytarabine and mitoxantrone: results of Study Acute Myeloid Leukemia – Berlin – Frankfurt – Munster 93. J Clin Oncol, 2001, 19: 2705.
31. Steinbach D, Dorffel W, Eggers G, et al. Improved results in the treatment of acute myeloid leukemia – Results of study AML – BFM – 93 in East Germany with comparisons to the preceding studies AML – I – 82 and AML –II – 87. Klin Padiatr, 2001, 213: 162.
32. Reinhardt D, Langebrake C, Creutzig U, et al. Minimal residual disease in acute myeloid leukemia in children standardization and evaluation of immunophenotyping in the AML – BFM – 98 study. Klin Padiatr, 2002, 214: 179.
33. Styczynski J, Wysocki M. Ex vivo drug resistance in childhood acute myeloid leukemia on relapse is not higher than at first diagnosis. Pediatr Blood Cancer, 2004, 42: 195.
34. Pui CH, Kane JR, Crist WM. Biology and treatment of infant leukemias.

Leukemia, 1995, 9: 762.
35. Heerema NA, Sather HN, Ge J, et al. Cytogenetic studies of infant acute lymphoblastic leukemia: Poor prognosis of infants with t (4; 11). A report of the Children's Cancer Group. Leukemia, 1999, 13: 679.
36. Reaman G, Sposto R, Sensel M, et al. Treatment outcome and prognostic factors for infants with acute lymphoblastic leukemia treated on two consecutive trials of the Children's Cancer Group. J Clin Oncol, 1999, 17: 445.
37. Luna-Fineman S, Shannon KM, Atwater SK, et al. Myelodysplastic and myeloproliferative disorders of childhood: a study of 167 patients. Blood, 1999, 93: 459.
38. Shu X-O, Stewart P, Wen WQ, et al. Parental exposure to hydrocarbons and risk for acute lymphoblastic leukemia in offspring. Proc Am Assoc Cancer Res, 1999, 40: 210.
39. Reynolds T. Causes of childhood leukemia beginning to emerge. J Natl Cancer Inst, 1998, 90: 8.
40. Cimino G, Rapanotti MC, Biondi A, et al. Infant acute leukemias show the same biased distribution of ALL1 gene breaks as topoisomerase II related secondary acute leukemias. Cancer Res, 1997, 57: 2879.
41. Hess JL, Yu BD, Li B, et al. Defects in yolk-sac hematopoiesis in Mll-null embryos. Blood, 1997, 90: 1799.
42. Felix CA, Hosler MR, Slater DJ, et al. *MLL* genomic breakpoint distribution within the breakpoint cluster region in de novo leukemia in children. J Pediatr Hematol Oncol, 1998, 20: 299.
43. Biondi A, Cimino G, Pieters R, et al. Biological and therapeutic aspects of infant leukemia. Blood, 2000, 96: 24.
44. Sun L, Heerema N, Crotty L, et al. Expression of dominant-negative and mutant isoforms of the antileukemic transcription factor Ikaros in infant acute lymphoblastic leukemia. Proc Natl Acad Sci USA, 1999, 96: 680.
45. Uckun FM, Sather HN, Gaynon PS, et al. Clinical features and treatment outcomes in children with myeloid antigen positive acute lymphoblastic leukemia: a report from the Children's Cancer Group. Blood, 1997, 90: 28.

46. Reaman GH, Sposto R, Sensel MG, et al: Treatment outcome and prognostic factors for infants with acute lymphoblastic leukemia treated on two consecutive trials of the Children's Cancer Group. J Clin Oncol, 1999, 17: 1.
47. Sanders JE. Bone marrow transplantation for pediatric malignancies. Pediatr Clin North Am, 1997, 44: 1005.
48. Woolfrey AE, Gooley TA, Sievers EL, et al. Bone marrow transplantation for children less than 2 years of age with acute myelogenous leukemia or myelodysplastic syndrome. Blood, 1998, 92: 3546.

第八章 慢性淋巴细胞白血病

第一节 概 述

慢性淋巴细胞白血病（CLL）是一种恶性淋巴细胞增殖性疾病，属淋巴系统肿瘤范畴，以小淋巴细胞在血液、骨髓和淋巴组织中不断聚集为主要表现。95%的 CLL 为 $CD5^+$ 的 B 细胞型，极少数为 T 细胞型。CLL 与小淋巴细胞淋巴瘤为同种疾病不同阶段，在 WHO 造血和淋巴组织肿瘤分类中归为同种疾病。

【流行病学】

CLL 在西方国家是最常见的白血病，在美国其发病率 1977 年为 3.3/10 万人，1990 年 2.3/10 万人。发病率近年的下降与对 CLL 和其相关疾病的认识提高，分类进一步完善有关。在西方国家，CLL 约占全部成人白血病的 31%，占全部肿瘤的 0.4%。男女比例为 1.3～2.0∶1，犹太人中 CLL 发病率较高。CLL 在亚洲人较少见。我国对 CLL 无确切的发病率统计，但 CLL 占全部成人白血病的比例仅为 3%，与日本相似，明显低于西方国家。估计发病率为西方人的 1/10，约为 0.3/10 万人。男女比例为 1.3～2.0∶1。西方人发病年龄高峰在 60～80 岁，而在中国，发病年龄高峰在 40～60 岁，较西方人年轻。细胞遗传学研究表明不同人种中 CLL 发病率不同与其具有不同的细胞生物学特性有关。

【病因及发病机理】

CLL 的确切发病机理不明，环境因素与 CLL 发病无明显相关。已报告与其他类型白血病发病有密切相关的因素如电离辐射、化学致癌物、杀虫剂等均与 CLL 发病无关。病毒感染如 HCV（C

型肝炎病毒)、EB 病毒亦与 CLL 发病无关。虽然 CLL 患者中男性明显多于女性,但未发现性激素与 CLL 发病之间有相关关系。目前研究集中在 CLL 发病与遗传因素、染色体、细胞癌基因和抗癌基因改变的关系。

1. 遗传因素

CLL 发病率在白种人和黑种人高,在亚洲黄种人低,其发病率并不因人种的迁居而变化。提示不同种族的某些遗传因素与 CLL 发病相关。此外,相继有报告在同一个家庭中多人发生 B 细胞型 CLL,CLL 患者中第一代子女患 CLL 或其他恶性淋巴增殖性疾病的危险性为普通人的 3 倍,且多在年轻时发病,也提示遗传因素在家族性 CLL 发病中有重要作用,但 HLA 单一表型与 CLL 间无明显相关。目前尚未发现与 CLL 发病相关的遗传因子,即使同卵孪生子 CLL 患者,至今未发现有共同的基因异常表现。

2. 染色体

CLL 细胞遗传学的研究较困难。因其淋巴细胞不易受有丝分裂原刺激而增殖,不易得到分裂象细胞。近年来,通过改进刺激 CLL 细胞分裂技术,应用染色体 α 显带和原位杂交法(FISH)提高了 CLL 染色体研究成功率。约 50% CLL 患者发现有克隆染色体异常,最常见为 11、12、13 号染色体异常。而其余正常核型患者可能是正常 T 细胞核型而未检测到 CLL 的 B 细胞异常核型。

(1) 13 号染色体异常

近 50% CLL 患者有 13 号染色体长臂缺失。缺失部位多在 13q12.3 和 13q14.3。13q12.3 部位缺失,其缺失部位有乳腺癌易感基因(brca2)。在 13q14.3 部位缺失,缺失部位可影响到抑癌基因 RB-1(视网膜母细胞基因)、DBM(与阻止淋巴细胞恶变有关)、$LEV1$、$LEV2$ 和 $LEV5$(与 CLL 发病有关)。

(2) 12 号染色体异常

三体 12 号染色体异常在 CLL 初期很少检测到,多在 CLL 临床病情进展或转为淋巴瘤(Richter 综合征)时发现,伴有三体 12 号染色体的 CLL 细胞多有复杂型改变及不典型或幼淋细胞形态。

提示三体12号染色体异常与CLL病情恶化有关。三体12号染色体作用机理可能是通过对位于12q13和12q22之间的某些基因如mdm基因的影响而体现。

(3) 11号染色体异常

近10%～20%CLL患者有11号染色体移位或缺失,伴有11号染色体异常者临床发病年龄较轻(<55岁),病程常表现为侵袭性。11号染色体异常可累及11q13,目前已认识到此部位包括肿瘤抑制基因——*MEN-1*(多发性内分泌肿瘤综合征Ⅰ型)。最常见的11号染色体缺失在11q14-24,特别在11q22.3-q23.1,在此部位中可能有肿瘤抑制基因*RDX*(多发性神经纤维瘤Ⅱ型肿瘤抑制基因同类物)和*ATM*(遗传性共济失调——毛细胞血管扩张症突变基因),这两种基因的功能与激活肿瘤抑制基因*P53*有关。*P53*基因具有调节细胞周期和维持基因稳定作用,其表达产物可使异常细胞进入细胞周期时被阻滞在S1期,便于异常细胞有更多的时间进行DNA修复,如细胞不能自行修复受损的DNA,则会自行凋亡。

(4) 6号染色体异常

包括6号染色体短臂及长臂异常。6号染色体短臂异常目前尚未发现有相应特定基因功能改变。6q21-q24异常患者临床常表现为幼淋巴细胞增多和侵袭性病程。此外,TNF-α(肿瘤坏死因子α),和LY-α其基因均位于6号染色体长臂,此两种因子与促进CLL细胞增殖、抑制正常淋巴细胞和骨髓细胞增殖有关。

(5) 14号染色体异常

常表现为易位。在CLL患者中少见,在淋巴瘤患者中多见t(11;14)(q13;q32)易位,在CLL中罕见。14q32含有免疫球蛋白2重链同型开关基因,而11q13有细胞周期素D1基因(Cyclin D1),t(11;14),常见于外套型非霍奇金淋巴瘤、低度恶性滤泡型淋巴瘤。t(14;18)CLL患者罕见有人认为这种CLL实际上是套细胞NHL的白血病期。

3. 特殊基因改变

(1) *P53*基因 *P53*基因为一种重要的肿瘤抑制基因,位于

17p13.1部位，编码53kDa核酸磷酸蛋白。其突变或缺陷可能为近半数肿瘤患者的致病原因。17号染色体短臂缺失仅见于10%~15%的CLL患者。此外还有10%~15%的CLL患者有$P53$基因突变，伴有$P53$基因突变患者多为进展型，具有白血病细胞高增殖率，生存期短，对一线治疗药物抵抗的临床特点，见于半数Richter综合征和B细胞幼淋巴细胞白血病。提示$P53$基因突变可能是某些CLL患者病程中的获得性改变。

(2) 多药耐药基因（MDR）

约40% CLL患者MDR-1基因表达增高。MDR-1位于7q21.1，编码170kDa跨膜部糖蛋白。在CLL患者B细胞中MDR-1表达增加而在正常B细胞中表达不增加，此外由于治疗或其他因素也可诱导MDR-1基因表达增加，MDR基因异常表达更多的是促进CLL患者病程进展的原因而不是CLL原发病因。

(3) bcl-2

$bcl-2$基因位于染色体18q21，95%的B-CLL患者由于$bcl-2$基因重排而表达增加。约有5%左右CLL患者$bcl-2$基因重排是位于2号和8号染色体上的Igκ或λ轻链基因与位于18号染色体bcl基因易位。但除基因重排外，CLL白血病细胞$bcl-2$表达增加与其基因位点的低甲基化有关。其他两种$bcl-2$家族基因也参与抑制CLL细胞高表达，$bcl-xl$可增加$bcl-2$的抑制凋亡作用。另一种为$bcl-xs$，其表达产物为$bcl-2$的拮抗物，但在CLL细胞中低表达。$bcl-2$与这种基因共同作用使CLL细胞抗凋亡能力明显增加。可能还有一些尚未了解的基因亦参与作用，使CLL细胞抵抗凋亡。

(4) 体细胞Vh突变

部分CLL患者B细胞有Vh基因体细胞突变。根据Vh基因突变与否可把CLL分为2组。无突变组：其细胞可能来源于Naive B细胞。突变组：细胞来源于接触过抗原的记忆B细胞。突变组常生存期较长，疾病进展较慢。而无突变组则反之。根据研究发现无突变的CLL细胞表面表达ZAP-70受体，ZAP-70能刺激细胞内过度酪氨酸磷酸化，促进 CLL 细胞增殖，与其预后差有关。

(5) 微小 RNA（miRNA）过表达

miRNA 调解基因转录后水平，其作用与癌形成、细胞凋亡和代谢有关。CLL 患者大多有 miRNA-21、miRNA-155 过表达，与 CLL 发生及预后有密切关系。

4. 细胞因子

CLL 细胞自身及在其他免疫活性细胞参与下，具有分泌多种细胞因子的能力，如 CD4、T 细胞表面受体与配基，可与 CLL 细胞表面相应受体如 CD5/CD71、CD27/CD70 和 CD40/CD154 结合，分泌细胞因子，如 TNF-α，TGF-β（转移生长因子 β）、IL-7（白介素-7）、IL-5、IL-2 等。这些因子具有直接或间接刺激 CLL 白血病细胞增殖或防止 CLL 细胞凋亡的作用，亦有抑制正常淋巴细胞和骨髓造血有关细胞增殖的作用。同时 CLL 细胞可与骨髓基质细胞表面整合素 β1（CD29）、β2（CD18）结合，起到延长细胞寿命作用。因而细胞因子与 CLL 患者发病和疾病进展均相关。

【临床表现】

在欧美白种人，90％的 CLL 患者诊断时＞50 岁，大多数＞60 岁。男女比例为 2∶1。在中国 CLL 患者发病较年轻。据北京协和医院 1986 年统计为平均年龄 42 岁。

1. 一般症状

约 25％～40％患者无症状，因检查血常规而偶然发现。疲乏、体力活动能力下降和虚弱为常见症状。多在患者发生贫血或淋巴结、肝脾肿大前发生。其他少见症状包括 CLL 细胞鼻黏膜浸润所致慢性鼻炎，感觉运动神经的多发性神经病变，对蚊虫叮咬过敏等。在疾病的进展期，患者可有体重减轻、反复感染、出血或严重贫血症状。此外，由于 CLL 患者多为老年人，可合并有肺、心脏和脑血管疾病的表现。

2. 淋巴结肿大

80％的 CLL 患者诊断时有无痛性淋巴结肿大。最常见的部位为颈部、锁骨上及腋窝淋巴结区。典型 CLL 淋巴结肿大无压痛，但在合并感染时可有触痛。高度淋巴结肿大可引起局部压迫症状和影响器官功能，如口咽部淋巴结肿大可引起上呼吸道梗阻，腹腔淋巴结肿大可引起泌尿道梗阻和肾盂积水，压迫胆道引起梗阻性黄疸。但 CLL 患者纵隔淋巴结肿大很少引起上腔静脉综合征。如出现此综合征，高度怀疑合并肺部肿瘤。

3. 肝脾肿大

约半数 CLL 患者诊断时有轻度或中度肝脾肿大，常伴有饱满感和腹胀。病程中部分患者脾肿大可超过脐水平，甚至延伸至盆腔，少数脾大者可伴有脾功能亢进，造成贫血和血小板减少。部分 CLL 患者可有肝大。肝大者肝功能异常多为轻度，多不伴黄疸。但如腹腔淋巴结肿大压迫胆道者可产生梗阻性黄疸。

4. 结外累及

CLL 患者在尸检时常发现有脏器浸润表现，但引起器官功能异常者少见。如一半以上患者尸检发现肾间质有白血病细胞浸润，但罕见肾功能衰竭者。在某些器官和组织伴有白血病细胞浸润时可产生症状，如在眼球后、咽部、表皮、前列腺、性腺及淋巴组织，白血病细胞浸润可引起突眼、上呼吸道阻塞、头皮结节、尿道梗阻等相应症状。肺间质浸润者肺 X 线摄片显示结节或粟粒样改变，可致肺功能障碍。胸膜浸润可产生血性或乳糜样胸水。白血病细胞浸润可致消化道黏膜增厚，产生溃疡、出血、吸收不良。CLL 中枢神经系统浸润少见，可产生头疼、脑膜炎、颅神经麻痹、反应迟钝、昏迷等症状。

5. 少见临床表现

(1) 转化为侵袭性淋巴瘤/白血病

10%～15%患者转化为侵袭性淋巴瘤/白血病。最常见转化为 Richter 综合征，表现为进行性肝、脾、淋巴结增大、发热、腹痛、体重减轻、进行性贫血、血小板减少和外周血淋巴细胞迅速升高。淋巴结活检病理为大 B 细胞或免疫母细胞淋巴瘤。通过免疫表型、细胞遗传学、免疫球蛋白重链基因重排、DNA 序列分析等研究，证明有 1/2 Richter 综合征患者其大淋巴细胞来源于 CLL 的同一克隆。Richter 综合征患者对全身化疗反应很差，平均生存期为 4～5 个月。CLL 还可转为幼淋巴细胞白血病、急性淋巴细胞白血病、浆细胞白血病、多发性骨髓瘤、霍奇金淋巴瘤等。

(2) 自身免疫性疾病

约 20％的 CLL 患者可合并 Coombs 试验阳性的自身免疫性溶血性贫血，其中一半患者有明显临床表现。2％的 CLL 患者合并免疫性血小板减少。CLL 临床病情严重程度与是否合并免疫性贫血和血小板减少无关。合并自身免疫性溶血和血小板减少患者一般对肾上腺皮质激素反应良好。对肾上腺皮质激素若无效者可试用大剂量静脉注射丙种球蛋白、脾切除或脾区照射。

(3) 纯红细胞再生障碍性贫血

有报道 CLL 合并纯红细胞再障患者可高达 6％，临床表现为严重贫血、骨髓幼红细胞和外周血网织红细胞减低、但不伴有粒细胞和血小板减少。肾上腺皮质激素可有短暂疗效。大多数患者对化疗有效，可升高血红蛋白数值，同时伴 CLL 病情减轻。环孢素 A 合并用或不用肾上腺皮质激素对合并纯红细胞再障的 CLL 患者也有效，但常仅为血红蛋白升高，CLL 病情无改善。

(4) 继发恶性肿瘤

CLL 患者可因自身免疫缺陷或化疗导致继发性恶性肿瘤。最常见为肺癌和恶性黑色素瘤，其他肿瘤有霍奇金淋巴瘤，急性髓细胞性白血病，慢性髓细胞性白血病，多发性骨髓瘤等。

【实验室检查】

1. 血象

(1) 红细胞

CLL 病程晚期可出现贫血，最常见原因为白血病细胞浸润骨髓引起正常造血功能抑制。在欧美国家约 20％患者合并自身免疫性溶血性贫血，在中国合并者罕见。其他原因为脾机能亢进。贫血大多为正细胞、正色素性贫血。

(2) 淋巴细胞

CLL 的外周血淋巴细胞绝对计数 $>5\times10^9/L$，典型患者多在 $10\times10^9/L\sim200\times10^9/L$，最高可超过 $500\times10^9/L$。淋巴细胞外形与成熟小淋巴细胞相同，胞浆少，胞核染色质呈凝块状。细胞在涂片过程中易破碎，产生典型污状细胞。

(3) 粒细胞

粒细胞比例下降，常低于 40%，尤以晚期明显，但早期粒细胞绝对计数正常或增加。

(4) 血小板

血小板减少可由于白血病细胞骨髓浸润，脾功能亢进，少数为免疫性血小板减少。

2. 骨髓象

骨髓检查对于 CLL 诊断不是必须的，仅在有以下指征时需做骨髓涂片和活组织检查：①当淋巴细胞增多在边界数值，临床诊断有疑问时；②血小板减少原因需鉴别免疫性或严重骨髓浸润所造成；③不能解释的 Coombs 试验阳性。

(1) 骨髓涂片

增生活跃或极度活跃，淋巴细胞明显增多，比例 >40% 的有核细胞数。淋巴细胞形态同血象，大多为成熟小淋巴细胞，也可有少量幼稚淋巴细胞，在病程晚期尤多见。

(2) 骨髓活检

淋巴细胞呈不同形式的浸润，其浸润类型与 CLL 患者预后直接相关。分别有以下几种：①骨髓间质浸润：淋巴细胞浸润呈带状，约 1/3 患者呈上述表现，常为早期，患者预后较好；②结节状或结节状与间质混合浸润：10% CLL 患者呈结节状，25% 患者呈结节状与间质浸润混合型，这两种形式预后亦较好；③弥漫浸润型：25% 患者淋巴细胞呈弥漫浸润，骨髓造血细胞明显减少。此型患者临床上呈进展型或侵袭性，预后较差。

3. 淋巴结

淋巴活检显示淋巴结内呈与外周血相同的小淋巴细胞弥漫性浸

润。组织学上与小淋巴细胞淋巴瘤表现相同。因而淋巴结活检对CLL患者无诊断作用。但当淋巴结肿大原因不明时，尤其是怀疑CLL转为Richter综合征淋巴瘤时，应做淋巴结活检，此时浸润的淋巴细胞为大B淋巴细胞或免疫母细胞。

4. 免疫表型

用单克隆抗体和流式细胞仪可以测定CLL患者白血病细胞表面的B或T细胞分化抗原、表面免疫球蛋白、κ或λ轻链，不但可以鉴别CLL是T或B细胞型别，也可以与其他易与CLL混淆的B细胞来源白血病相鉴别。①B细胞CLL的淋巴细胞免疫表型具备以下几个重要特点：细胞膜表面Ig呈微弱表达，多为IgM或IgM和IgD型，呈单一轻链型；②表达B细胞相关抗原CD19、CD20（弱）、CD21、CD23、CD24；③表达CD5；正常人血液中B淋巴细胞不表达CD5，但在成人扁桃体B细胞及胎儿血液中B细胞表达。大部分CLL患者血细胞表达CD5。但5%~7%的CLL患者的CLL细胞不表达CD5，以往认为是一种不典型CLL。最近癌基因重排研究揭示CD5阴性CLL不属于真正的CLL范畴。而应归于是一种NHL的白血病期。④大多数CLL细胞Ia (DR)。Fc受体和小鼠红细胞受体阳性；⑤不表达或微弱表达CyclinD$_1$、CD10、FMC7、CD22、CD79b。⑥表达公共的CLL相关抗原，为一种68kD糖蛋白。B-CLL与其他B细胞来源的白血病和淋巴瘤免疫表型特点见表8-1、8-2。

T-细胞CLL其细胞表面免疫表型为绵羊RBC玫瑰花结试验阳性，CD2、CD3、CD7、CD8/CD4阳性。$T\alpha T$和$CD1\alpha$阴性。在欧美白种人T-细胞CLL仅占1%。亚洲人中T-细胞CLL占10%~15%，电子显微镜观察这些T细胞均有核仁，其14号及8号染色体异常，CD7表达强阳性。临床常累及皮肤，病程进展性，类似T细胞幼淋巴细胞白血病。目前认为T-CLL是一小细胞型T细胞幼淋巴细胞白血病的变型。既往诊断的T-CLL大多可划分至T细胞幼淋巴细胞白血病或大颗粒淋巴细胞白血病。

5. 免疫功能异常

CLL 细胞表面免疫球蛋白表达水平低，在未接受刺激条件下，仅分泌单一型轻链，5%～10%的 CLL 患者其单克隆 Ig 可在血液中用免疫电泳法检测出。其细胞介导的抗体依赖型细胞毒作用亦降低。CLL 细胞对 B 细胞有丝分裂原如脂多糖、EB 病毒反应低下。近年研究证明表达髓系抗原 CD11b 的 CLL 细胞接受抗 μ 抗体刺激的抗原受体信号传递有障碍，原因与酪氨酸磷酸化和细胞内 Ca^{2+} 流出下降有关，反映 CLL B 细胞免疫功能低下，因而 CLL 患者常合并低 γ 或无 γ 球蛋白血症，特别在生存期长和进展期患者。IgM 和 IgA 减低程度比 IgG 减低明显，导致原发和继发抗体反应严重受损。CLL 的 T 细胞和自然杀伤 T 细胞比率降低，但由于患者淋巴细胞总数升高，其绝对计数可增高、正常或下降，未治疗的 B-CLL 常有 CD4/CD8 比例倒置，辅助 T 细胞功能下降，同时自然及抗体介导的细胞杀伤力下降。T 细胞功能低下可能与 CLL-B 细胞分泌抑制 T 细胞功能因子及 T 细胞受体基因重排有关。

【诊断及鉴别诊断】

1. 国内诊断标准

综合近 20 年内报告并参考国外文献，慢性淋巴细胞白血病（chronic lymphocytic leukemia，CLL）的诊断标准。

(1) 诊断条件

1) 临床表现

①可有疲乏、体力下降、消瘦、低热、贫血或出血表现。

②淋巴结（包括头颈部、腋窝、腹股沟）、肝、脾肿大。

③少数人可有结外侵犯，如皮肤、乳腺、眼附属器官。

2) 实验室检查

①外周血　WBC＞$10×10^9$/L，淋巴细胞比例≥50%，绝对值≥$5×10^9$/L，形态以成熟淋巴细胞为主，可见幼稚淋巴细胞或不典型淋巴细胞。

②骨髓象　增生明显活跃及以上，成熟淋巴细胞≥40%，活检

淋巴细胞浸润情况可分3种类型：结节型、间质型、弥漫型。

③免疫分型　Ⅰ.B-CLL：sIgM或IgM和IgD呈现弱阳性，呈κ或λ单克隆轻链型；CD5、CD19、CD79a、CD23、CD43阳性，CD20、CD22、CD11c弱阳性；CD10、Cyclim D1阴性；Ⅱ.T-CLL：CD2、CD3、CD7阳性。TdT和CD1a阴性。膜CD3表达弱阳性。60% $CD4^+/CD8^-$，25% $CD4^+/CD8^+$，15% $CD4^-/CD8^+$。

④遗传学　Ⅰ.B-CLL：据CLL免疫球蛋白重链可变区出现突变与否分为两种类型；40%～50%无体细胞重链可变区基因突变。50%～60%有体细胞Ig重链可变区非随机突变。染色体和基因：CLL有下列染色体畸变：13q14，11q22-23，6q21，17p13缺失，三体12。P53基因突变见于15%CLL，多为晚期或临床进展患者。Ⅱ.T-CLL：TCRγ和β链呈克隆性重排。染色体示大多有14q11-32间断裂倒位。t(11;14)(q11;q32)；idic(8p11)，t(8;8)(p11-12;q12)，三体8，12p13缺失，少数人XAt(X;14)(q28;q11)、TCL1、TCL1b、ATM基因突变。

患者具备实验室检查第一项＋第二项或第三项中一项即可确定为CLL。遗传学改变作为重要参考条件。

（2）形态学分型

1）根据幼淋巴细胞及不典型淋巴细胞在淋巴细胞中所占的不同比例可将B细胞型慢性淋巴细胞白血病（B-CLL）分为3种亚型：①典型CLL：90%以上为类似成熟的小淋巴细胞；②CLL伴随幼淋巴细胞增多（CLL/PL）：幼稚淋巴细胞≥10%，但<54%；③混合细胞型：有不同比例的不典型淋巴细胞，但幼淋细胞<10%，细胞体积大、核/浆比例减低，胞浆呈不同程度嗜碱性染色，有或无嗜天青颗粒。

2）T-CLL细胞形态分为以下4种：①大淋巴细胞型：多见、细胞体积较大、胞浆为淡蓝色，内有细或粗的嗜天青颗粒，胞核为圆形或卵圆形，常偏向一侧，染色质聚集成块，核仁罕见；②幼稚T细胞型：胞浆嗜碱性增强，无颗粒，核仁明显；③呈脑回样细胞核的小或大淋巴细胞;④细胞形态多样,胞核多有分叶。

3) 临床分期

①Ⅰ期:淋巴细胞增多,可伴有淋巴结肿大。

②Ⅱ期:Ⅰ期+肝大或脾大或血小板减少(Plt<100×10^9/L)。

③Ⅲ期:Ⅰ期/或Ⅱ期+贫血(Hb<110g/L)。

2. 国外诊断标准及分期标准

(1) 诊断标准

1988年美国 NCI CLL 协作组(NCI)及1989年 CLL 国际工作会议(IWCLL)及 WHO 采用的标准。

①外周血淋巴细胞绝对值增加,>5×10^9/L,经反复检查,至少持续四周以上(NCI),或>10×10^9/L,持续存在(IWCLL,WHO)。

②以成熟的小淋巴细胞为主,形态分型:a. 典型 CLL:不典型淋巴细胞≤10%;b. CLL/PL:外周血幼淋细胞占11%~54%;c. 不典型 CLL:外周血中有不同比例不典型淋巴细胞,但幼淋细胞<10%。

③B-CLL 免疫分型 SmIg$^{+/-}$,呈κ或λ单克隆轻链型;CD5$^+$、CD19$^+$、CD20$^+$、CD23$^+$、FCM7$^{+/-}$、CD22$^{+/-}$。

④骨髓 至少进行一次骨髓穿刺和活检,涂片显示增生活跃或明显活跃,淋巴细胞>30%;活检呈弥漫或非弥漫浸润。

(2) 临床分期

国外普遍采用 Binet 和 Rai 的分期标准。

1) Binet 分期标准

A期:Hb>100g/L;血小板>100×10^9;头颈部、腋窝、腹股沟淋巴结(单侧或双侧)、肝、脾共5个区域累及3个以下。

B期:Hb>100g/L;血小板>100×10^9;淋巴结和肝脾累及区域≥3个。

C期:出现贫血(Hb<100g/L)或/和血小板减少(Plt<100×10^9/L)。

2) Rai 分期标准

0期：仅表现淋巴细胞增多	低危
Ⅰ期：淋巴细胞增多＋淋巴结肿大	中危
Ⅱ期：淋巴细胞增多伴肝或/和脾肿大	中危
Ⅲ期：淋巴细胞增多伴贫血（Hb<110g/L）	高危
Ⅳ期：淋巴细胞增多伴血小板减少（Plt<100×10^9/L）	高危

3. 鉴别诊断

(1) 成人良性淋巴细胞增多症

见于以下几种原因：①病毒感染。特别是肝炎病毒、巨细胞病毒、EB病毒感染，传染性单核细胞增多症。临床上常表现为淋巴结、肝脾轻度肿大，通过相应的病毒学检查，可资鉴别；②细菌感染。布氏杆菌病、伤寒、副伤寒和其他慢性感染，均有其相应感染病原学诊断和相应临床表现，可鉴别；③自身免疫性疾病、药物和其他过敏反应；④甲状腺功能亢进和肾上腺皮质功能不全；⑤脾切除术后。其与CLL主要鉴别为良性淋巴细胞增多为多克隆表现，在相应病因控制后淋巴细胞数目可逐渐恢复正常。

(2) 幼淋巴细胞白血病

临床表现脾脏明显肿大，幼淋巴细胞胞体较CLL细胞大，胞浆呈淡蓝色，有一明显核仁。电镜下细胞表面绒毛较CLL细胞表面多，细胞表面免疫球蛋白表达水平高。其他特点见表8-1、表8-2。

(3) 毛细胞白血病

大多为B细胞来源，T细胞来源者极罕见，与CLL为两种不同疾病。临床上以脾中高度肿大伴血中出现典型的毛细胞，其含有酸性磷酸酶同工酶5，呈现耐酒石酸酸性磷酸酶染色阳性特点。具体鉴别见表8-1、表8-2。

表 8-1 B 细胞来源慢性淋巴细胞白血病/淋巴瘤的免疫表型

疾病	sIG	CD5	CD10	CD11c	CD19	CD20	CD22	CD23	CD25	CD103
慢性淋巴细胞白血病	+/-	++	-	-/+	+	+/-	-/+	++	-/+	-
幼淋巴细胞白血病	++	+	-	-/+	+	+/-	+	+/-	-	-
毛细胞白血病	+/-	-/+	-	++	+	+	++	-/+	+	++
外套细胞淋巴瘤	+	++	-		+	+	+	-/+	-	-
脾边缘型淋巴瘤	+	-/+	-/+		+	+	+/-	-/+	-	-
淋巴浆细胞样淋巴瘤	+/-	-/+	-		+	+	+/-	-/+	+/-	-
滤泡中心型淋巴瘤	+	-	+		+	++		-/+	-	-

表 8-2 慢性淋巴细胞白血病免疫分型诊断积分表

Marker	CLL	积分	其他 B 细胞白血病	评分
SIg	弱	1	强	0
CD5	阳	1	阴	0
CD23	阳	1	阴	0
CD79b/CD22	弱	1	阳性	0
FMC7	阴	1	阴性	0
CLL 积分 4~5			一般积分	0~2

(4) 小淋巴细胞淋巴瘤

小淋巴细胞淋巴瘤与 CLL 在临床和生物学表现最接近。其预后及治疗亦相似。因而最新如 Real 和 WHO 临床分型标准均把二者划为一类。从淋巴结病理检查无法区分二者,但小淋巴细胞淋巴瘤开始不一定浸润骨髓,骨髓淋巴细胞比例<40%,即使有骨髓浸润也以结节状浸润为主,而 CLL 多为弥漫型。

(5) 非霍奇金淋巴瘤白血病期

非霍奇金淋巴瘤转为淋巴瘤白血病时,其细胞胞体均大,核有折叠,细胞表面有高表达免疫球蛋白,CD_5 为阴性,以上这些特点均易与 CLL 相区分。详见有关章节。

(6) 皮肤 T 细胞淋巴瘤

常伴有广泛皮肤浸润,其细胞核为脑回状。为来源于辅助 T 细胞(CD4)的非霍奇金淋巴瘤。详见有关章节。

(7) 大颗粒淋巴细胞白血病(LGL)

通常淋巴细胞较 CLL 细胞大,有丰富的边界清楚的半透明胞浆,内有大小不等的嗜天青颗粒,卵圆形或不规则胞核。其来源于 NK/T 细胞,来源于 T 抑制细胞($CD8^+$)者免疫表型为 $CD3^+$,$CD4^-$,$CD8^+$,$CD16_+$,$CD56^-$,$CD57^{+/-}$,有 TCR 基因重排;来源于 NK 细胞者,$CD3^-$,$CD4^-$,$CD8^-$,$CD16^+$,$CD56^{+/-}$,$CD57^{+/-}$,无克隆性基因异常。T 细胞 LGL 临床病情呈惰性、慢性病程,常伴全血细胞减少和脾大。NK 细胞 LGL 部分患者可呈急性爆发性起病,部分则呈慢性病程。

【Binet 与 Rai 分期系统与预后】

为了正确判断 CLL 患者确诊时的预后及治疗指征,综合 CLL 患者外周血常规、淋巴结及肝脾肿大程度,Binet 和 Rai 提出了 2 个临床分期标准并证明其与预后有关,被国际上广泛应用:

1. Binet 分期系统与预后

	分期	预后生存期（个月）
Binet	A	>84
	B	<60
	C	<24
Rai	0	>150
	I	101
	II	>71
	III	19
	IV	19

以上为欧美 CLL 分期标准，据北京协和医院 59 例 CLL 分析，以贫血者预后最差，反映中国人 CLL 的一个特点，但尚待今后进一步证实。

2. 其他有关的预后因素

（1）CLL 白血病细胞倍增时间

CLL 白血病细胞通常有丝分裂指数低，表达细胞周期素依赖激酶 p27 水平低，倍增时间长，但有些 CLL 患者其白血病细胞表达 p27 水平高，通常其淋巴细胞倍增时间短。淋巴细胞绝对计数倍增时间≤一年者，平均生存期为 5 年，而倍增时间>1 年者，平均生存期>12 年。

（2）骨髓组织学

据骨髓活检组织学检查呈弥漫性 CLL 细胞浸润者预后较结节型或间质型浸润者坏。

（3）白血病细胞表型

CLL 患者其白血病细胞表面表达 CD38 和表面免疫球蛋白为单一 IgM 型者预后差。还有研究报告 CLL 细胞表面低表达和无表达 CD11a 和 CD18 者预后差。

（4）核型改变

正常核型 CLL 患者预后好，而复杂核型改变者较单一核型改变者预后差。国外一项研究报告，17p-、11q-、三体、正常核型13q-、无组患者中位数生存期分别为32、79、114、111、133个月。

(5) 血浆因子

肾功能正常及未用细胞因子治疗时，如血浆 $β_2$ 微球蛋白、胸腺嘧啶激酶、可溶性 CD23、CD27，可溶性血管细胞黏附因子-1，LDH（乳酸脱氢酶）升高者，则预后差。

(6) 端粒酶活性

染色体端粒部在反复细胞分裂过程中缩短，伴随细胞衰老。端粒酶活性与端粒长短呈负相关。CLL 患者白血病细胞染色体端粒长于6.0kb 及端粒活性低者较端粒短于6.0kb 及端粒酶活性高者平均生存期明显延长。

【治疗】

1. 治疗原则

CLL 呈惰性病程，目前资料表明不能用药物治愈，即使早期治疗也不能明显延长患者生存期。因而只有以下表现时才有治疗指征：①贫血和/或血小板减少；②有明显贫血、盗汗、体力下降、发热等症状；③脾明显肿大或伴脾疼痛；④淋巴结明显肿大或伴压迫症状；⑤淋巴细胞倍增时间小于6个月；⑥转为幼淋巴细胞白血病或 Richter 综合征。⑦激素治疗无效的自身免疫性溶血和血小板减少；⑧反复发作感染。初诊的临床分期为早期 CLL 患者可不治疗，临床观察2~6个月。临床观察期间至少每月做一次血常规检查，观察患者淋巴细胞绝对计数、血红蛋白、血小板。CLL 治疗疗程常依患者具体病情而定，一般为间断治疗。当患者的治疗指征稳定、消失或减轻，如患者已达到完全缓解或继续治疗后不能使疗效进一步提高及出现不能耐受的不良反应，可暂停治疗，进行观察。但 CLL 不能用药物治愈的观点目前正受到挑战。随着新的治疗药物的临床应用，如氟达拉滨、单克隆抗体抗 CD52（Alemtuzumab）、抗 CD20（利妥昔）的联合使用，部分 CLL 患者可以获得分子生物学缓解，使得 CLL 药物的治疗向治愈目标迈进一大步。如能长期维持住 CLL 患者的分子生物学缓解，即达到治愈目标。此外，自体和异基因造血干细胞移植在临床上应用逐渐广泛，技术成熟，也给 CLL 患者带来治愈希望。因而对于年轻的 CLL 患者，可以积极进行临床治疗。

2. 疗效判断标准

（1）NCI 标准

1）完全缓解　无临床症状及淋巴结、肝、脾肿大。血象正常，中性粒细胞$\geqslant 1.5 \times 10^9/L$，淋巴细胞$\leqslant 4 \times 10^9/L$，$Hb > 110g/L$。$Plt > 100 \times 10^9/L$，骨髓增生正常，淋巴细胞$< 30\%$。

2）部分缓解　淋巴结或/和肝或脾缩小$\geqslant 50\%$。血象：中性粒细胞$\geqslant 1.5 \times 10^9/L$，或较治疗前增加 50% 以上，淋巴细胞绝对值较治疗前减少$\geqslant 50\%$，$Hb > 110g/L$ 或较治疗前增加 50% 以上。$Plt > 100 \times 10^9/L$ 或较治疗前增加 50% 以上。

3）稳定　未达到部分缓解标准。

4）恶化　至少以下一种：①至少 2 个淋巴结较治疗前增大 50% 以上，或有新的淋巴结肿大；②肝脾较治疗前增大 50% 以上；③淋巴细胞绝对值增加 50% 以上；④转为幼淋巴细胞白血病或非霍奇金淋巴瘤（Richter 综合征）。

（2）IWCLL 标准

1）完全缓解　没有疾病证据（临床或 CLL 克隆消失）。

2）部分缓解　由 B 期转为 A 期或由 C 期转为 A 或 B 期。

3）无变化。

4）恶化　从 A 期转为 B 或 C 期；从 B 期转为 C 期。

NCI 和 IWCLL 标准均允许 CR 患者骨髓存在淋巴细胞的结节状浸润，虽然少数正常老年人骨髓活检可以存在淋巴细胞结节状浸润，但伴有此种现象的 CR 的 CLL 患者生存期短于无并发者，因而把这种 CR 定为 CR - Nod。

（3）残存微量病变检测

完全缓解患者可用流式细胞仪和免疫球蛋白基因重排检测有无

剩余CLL克隆。CLL克隆为$CD5^+/CD19^+$、$CD5^+/CD20^+$，如骨髓中两种细胞>5%，即认为有残存的病变。

3. 治疗方法

(1) 单药化疗

1) 肾上腺皮质激素　单一用药对10%无免疫异常CLL患者可产生疗效。尤适用于合并自身免疫性溶血性贫血和血小板减少，可用泼尼松40~60mg/d，连用一周，后逐渐减量至停用。亦可每月用泼尼松60mg/d，连用5天后停用。甲基泼尼龙冲击疗法：$1g/(m^2 \cdot d)$。连用五天后逐渐减量至停用，每月一次，连用7个月。亦可使CLL患者获部分缓解。

2) 烷化剂

Ⅰ. 苯丁酸氮芥（瘤可宁）

为临床首选的烷化剂，对进展期CLL患者有效。副作用较少。但是尚无证据表明瘤可宁可明显延长CLL生存期。所以仍不应用于无治疗指征的早期CLL患者。用法：①持续应用，口服2~4mg/d，如患者能耐受可逐渐加至6~8mg/d。至出现疗效逐渐减量；②间断应用：$0.1~0.175mg/(kg \cdot d)$，连用4天，每2~4周一疗程。据血象和骨髓象缓解程度决定疗程。完全缓解率为15%，部分缓解率为65%。

Ⅱ. 环磷酰胺

50~100mg/d，连续口服，至出现疗效后减量。亦可间断用500~750mg/m²，静脉注射或口服，每3~4周一次。疗效与瘤可宁类似，引起血小板减少较轻，适用于合并血小板减少的CLL患者。但其不良反应有脱发，出血性膀胱炎等，临床应用时应予以注意。每日用剂量宜清晨顿服，并注意多饮水。

3) 核苷酸类化合物

Ⅰ. 氟达拉滨（9-β-D呋喃阿拉伯聚糖-2-双氟腺苷）

氟达拉滨是一种腺苷的单磷酸氟化衍生物，是目前CLL最有效的单剂治疗药物，其有效率大于普通联合化疗方案。氟达拉滨$25mg/(m^2 \cdot d)$，连用5天，每4周一疗程的多中心临床试验，结果:复治的CLL患者总有效率45%,包括10%完全缓解。如果作为一线治疗方案,氟达拉滨有效率达70%,包括38%完全缓解。长期随访使用氟达拉滨获得完全缓解患者,平均缓解期在初治患者为33个月,复治患者为21个月。目前还没有临床肯定证据证实氟达拉滨可延长患者生存期。约1/3的初治患者和近一半复治CLL患者经氟达拉滨治疗无效,其中最常见于以下几种情况:Rai分期Ⅲ-Ⅳ期;以前接受过化疗、高龄、体外药敏实验耐药。此外,如用2个疗程氟达拉滨而未获得疗效,继续应用也不会有效,故不宜再应用。目前口服氟达拉滨已上市,常用剂量为$40mg/(m^2 \cdot d)$,连用5天,疗效与静脉应用$25mg/(m^2 \cdot d)$、连用5天相当,临床应用便利。

氟达拉滨主要毒性反应集中在血液和免疫系统,中性粒细胞减少见于2/3的进展期患者。T细胞,特别是CD4阳性T细胞明显减少,时间可长达用药后1年以上,因而用药后患者易患条件致病菌感染,如带状疱疹、单纯疱疹、单核细胞性李斯特菌感染、卡氏肺囊虫感染等也明显增多。其他免疫异常包括发生新的免疫性疾病如自身免疫性溶血性贫血和血小板减少,纯红细胞再生障碍性贫血,易发生肿瘤溶解综合征及与输血有关的移植物抗宿主反应等。

Ⅱ.二氯脱氧腺苷(Cladribine,2-CDA)

为另一治疗CLL有效的药物,二氯脱氧腺苷$0.12mg/(kg \cdot d)$,静滴>2小时,连用5天或口服$10mg/(m^2 \cdot d)$,连用5天,每4周一疗程。在初治患者有效率为75%,在复治患者仍可达40%~60%,缓解期平均为9个月,而治疗无效者平均生存期仅4个月。对于氟达拉滨治疗无效的CLL患者,2-CDA大多亦无效。与氟达拉滨一样,未能证明可延长患者的生存期,毒性作用类似氟达拉滨,骨髓抑制所致血小板减少是最常见的剂量依赖性毒性反应。同样由于周围血T细胞减少,细胞免疫抑制容易发生条件致病菌感染。

Ⅲ.脱氧肋间霉素(Pentostatin) 是一种合成的嘌呤类化合物,可抑制腺苷脱氨酶,干扰淋巴细胞内嘌呤代谢,用法:4mg/

m² 静脉滴注，每周一次，连用 3 周。以后 4mg/m²，隔周一次，共 6 周，最后 4mg/m²，每月一次，共 6 个月。脱氧助间霉素对 CLL 疗效较氟达拉滨和二氯脱氧腺苷差，总有效率仅 25% 左右，而毒性反应与后两者相当，因而临床不宜作为此类药的首选。

Ⅳ. Flavopiridol 一种人工合成黄酮类药物。有抗肿瘤细胞增殖、诱导其凋亡作用。可清除对氟达拉滨和美罗华耐药细胞，有报告可高达 50%。副作用包括溶瘤综合征及潜在的肾功能损害。

Ⅴ. 其他药物

a. 阿糖胞苷 中剂量 Ara-C 1~3g/m²，q12h，连用 1~3 天，适用于进展期 CLL，部分患者有效。

b. 表鬼臼毒素 依托泊苷（VP-16）50mg/(m²·d)，口服，连用 2~3 周，每 4 周为一疗程，部分 CLL 患者可获部分缓解，缓解期为 2~18 个月。

（2）联合化疗

1）瘤可宁（苯丁酸氮芥）+泼尼松

瘤可宁 0.1~0.175mg/(kg·d)，连用 4 天，泼尼松 80mg/d，连用 5 天，每 2~4 周重复此疗程至患者获得缓解或骨髓抑制，总有效率为 80%，其中 15% 可获完全缓解。此联合方案优于单用瘤可宁方案。

2）含氟达拉滨联合化疗方案

Ⅰ. 氟达拉滨+环磷酰胺

氟达拉滨 20~30mg/(m²·d)，连用 3 天，环磷酰胺 200~300mg/(m²·d)，连用 3 天，每 28 天一疗程，适用于复治患者，本方案对骨髓抑制较重。用于初治患者，与单剂氟达拉滨相比，国外几个Ⅲ期临床研究报告，呈有效率和完全缓解率增加，中位数无进展生存期延长，但总生存期无明显差异。

Ⅱ. 氟达拉滨+米托蒽醌

氟达拉滨 30mg/(kg·d)，连用 3 天，米托蒽醌 10mg/m²，第一天，初治者有效率为 80%，耐烷化剂复治者有效率为 60%，主要毒性反应为骨髓抑制。用于初治患者，并不比单剂用氟达拉滨优越。

Ⅲ. 氟达拉滨+瘤可宁.

瘤可宁 15~20mg/m², 第一天口服, 氟达拉滨 10~20mg/(m²·d), 连用 5 天, 此方案虽然有效, 并不明显优于单用氟达拉滨。

3) 不含氟达拉宾的联合化疗方案

Ⅰ. 环磷酰胺+长春新碱+泼尼松 (CVP)

环磷酰胺 300~400mg/(m²·d), 口服 5 天, 长春新碱 2 毫克/第一天, 泼尼松 40mg/(m²·d), 口服 5 天, 每 3~4 周一疗程。完全缓解率可达 25%, 部分缓解率 50%。CVP 方案, 瘤可宁+泼尼松和单用瘤可宁相比较, 未发现缓解率和生存期有明显差异。但亦有报告, 曾接受瘤可宁+泼尼松治疗者, 病情恶化时改用 CVP 仍有效。连续用 CVP 治疗 12~18 个月, 有可能延长生存期。有报告对 Rai 分类Ⅲ~Ⅳ期 CLL 患者用 CVP 治疗 18 个月平均生存期为 4.2 年, 完全缓解者平均生存期 5 年, 较 70 年代明显延长, 通常Ⅲ~Ⅳ期患者的平均生存期仅为 19 个月, 说明晚期患者积极治疗可延长生存期。本方案神经毒性和骨髓抑制作用较强, 临床应予注意。

Ⅱ. 环磷酰胺+长春新碱+阿霉素+泼尼松 (CHOP)

CVP 方案+阿霉素 25mg/m² 静滴, 第一天, 即为 CHOP 方案。进展期 CLL 患者用 CHOP 方案生存期比用 CVP 方案者延长。选用 18 个月 CVP 方案者, 为减少长春新碱 (VCR) 的神经毒性, 以阿霉素替代之, 即 CAP 方案, 疗效亦类似。也有研究比较单用氟达拉滨与 CHOP 方案, 发现前者有效率更高。

对化疗药物敏感的 CLL 患者最终均会对化疗药产生耐药性。耐药机制包括细胞内 DNA 拓扑异构酶Ⅰ活性增加, 多药耐药基因Ⅰ (MDR-1) 表达增加, 谷胱甘肽含量降低。对氟达拉滨耐药机制尚不清, 使用拓扑异构酶Ⅰ抑制剂如羟基喜树碱, 加用环孢菌素 A 抑制 MDR-Ⅰ基因表达产物作用有可能对耐药患者有效。

(3) 生物治疗

1) 干扰素 α

早期CLL患者应用干扰素α约有1/4～1/2可获得部分缓解或微效，但完全缓解者罕见。有限资料证明化疗缓解后应用干扰素维持治疗能延长患者的生存期，但在应用氟达拉滨研究中未能证实。

2）白介素-2

近50%CLL患者细胞表面表达CD25（IL-2受体）。应用IL-2可使部分CLL患者淋巴细胞暂时中度降低和脾脏回缩，多为PR或微效。但IL-2的副作用较大。目前一种IL-2与白喉毒素融合剂（Ontak）已有人用于临床，治疗对氟达拉滨耐药的CLL患者，综合2个国外研究报告，34例中1例CR、7例PR、7例微效。

3）单克隆抗体

Ⅰ. 鼠抗人CD_5单抗

单独应用或与免疫毒素或放射性同位素耦合后治疗CLL已有报道，但仅能使患者外周血淋巴细胞一过性中度降低，对肿大的淋巴结、肝、脾的疗效甚微。而且异种血清过敏反应及使用后CLL细胞表面CD5表达可随之下调均限制其应用。

Ⅱ. 阿伦单抗Campath-1H

是人鼠抗CD52的嵌合单抗。CD52在大多数B细胞表面表达。Campath-1H 30mg，每周3次，共用12周。Campath-1H已在临床用来治疗早期和晚期CLL及T细胞幼淋细胞白血病。在一些临床研究中，对于氟达拉滨和烷化剂耐药的CLL患者及未能取得CR的患者，有效率可高达56%。最重要一点，Campath-1H治疗使得部分即使有前治疗失败的CLL患者可获微小残留病变（MRD）阴性。这为CLL患者获得长生存期甚至治愈带来了希望。Campath-1H对于淋巴结巨大的CLL患者疗效较差。在一项研究中，对于无淋巴结肿大、最大淋巴结≤5cm、最大淋巴结＞5cm的3组CLL患者，其总有效率和MRD阴性率分别为87%、40%、9%和39%、11%、0%。最近美国FDA已批准其用于CLL治疗。有研究报告血中可溶性CD52增多可与Campath-1H形成免疫复合物，可能影响疗效，临床应用时应予注意。其主要副作用除过敏反应外，还可增加条件致病菌感染。Campath-1H作为自体骨髓移植前在强化疗后应用，清除残余肿瘤细胞可能有效。对于高危、难治 17p-CLL，Campath-1H 单独和与甲泼尼龙联用是唯一获 FDA 批准的有效治疗方案。

Ⅲ. Rituximab（美罗华）

人鼠抗 CD_{20} 嵌合单克隆抗体。美罗华 375mg/(m^2·d) 静滴，连用 4 日为一疗程，50% 复发的滤泡型 NHL 有效。但 CLL 患者的有效率较 NHL 低，与 CLL 白血病细胞表面表达 CD_{20} 较低有关。对于初治 CLL 患者，44 例应用美罗华单药，375mg/w，连用 4 周，总有效率 58%，其中 CR 占 9%。对于复治的 CLL 患者，美罗华有效率为 25%～36%。部分外周血淋巴细胞较高的患者用美罗华治疗可发生溶瘤综合征，细胞因子释放综合征（$TNF\alpha$ 与 IL-6 大量释放），产生寒战、发热、恶心、呕吐、呼吸困难和低血压，淋巴细胞和血小板数值在 12 小时内可降低至用药前的 25%～50%，转氨酶、D-二聚体和乳酸脱氢酶（LDH）可升高 5～10 倍，凝血酶原时间延长。分次注射可减低反应，即第一日 50mg，第二日 150mg，第三日用总量 375mg/(m^2·d) 的剩余剂量药物静滴。

Ⅳ. 单克隆抗体的联合治疗

联合应用 Campath-1H 和美罗华治疗 32 例难治和复发的 CLL 患者，总有效率为 52%。8% 获 CR，其中 52% 患者发生感染并发症。

（4）化学免疫疗法

美国 MD Anderson 肿瘤中心最近应用化疗（FC）方案+美罗华治疗 CLL 获得极为瞩目疗效。治疗方案：第一疗程，美罗华 375mg/(m^2·d) d1，氟达拉滨 25mg/(m^2·d) d2～4，环磷酰胺 250 mg/(m^2·d) d2～4；第 2～6 疗程美罗华增为 500 mg/(m^2·d) d1，氟达拉滨和环磷酰胺剂量如前，但注射时间均为 d 1—3 天，每 4 周一疗程；6 个疗程后对于 117 例难治和复发的 CLL 患者，总有效率为 73%，其中 CR 25%，PR 32%，淋巴结 PR 16%。在 37 例 CR 患者中 12 例（32%）获骨髓分子生物学 CR。另一 224

例初治 CLL 患者，33％（75 例）为 Rai 分期Ⅲ、Ⅳ期，CR70％，PR 15％，淋巴结 PR 为 10％，总有效率为 95％。CR 患者骨髓中 $CD5^+$ 和 $CD19^+$ 细胞＜1％，患者在应用该方案中主要的不良反应为Ⅲ、Ⅳ度中性粒细胞减少（52％）和感染（36％）。化疗免疫疗法应用使 CLL CR 率明显提高。有可能使患者生存期延长，部分 CR 患者如能长期维持分子生物学和细胞学 CR，可望达到治愈目的。

(5) 造血干细胞移植

自身或异基因造血干细胞移植治疗 CLL 作用有限。因为 CLL 患者大多＞60 岁，不适宜做异基因造血干细胞移植。据欧洲移植组和国际骨髓移植中心登记 54 例 CLL 异基因骨髓移植者资料，平均年龄 41 岁，已平均诊断 37 个月，大多为进展期、复治患者。用不同预处理方案，移植后 70％达完全缓解。移植后 27 个月的生存率为 44％。移植相关死亡率高达 50％，移植物抗宿主病（GVHD）发生率很高。移植后缓解患者的生存曲线无平台期，4 年和 8 年复发率高达 40％和 80％，仍不能确定是否有真正治愈者。非清髓性骨髓移植在某些移植中心正在研究之中。

(6) 其他治疗措施

1) 脾切除

为一种姑息治疗方法，适用于全身治疗无效伴血小板严重缺少者。部分患者脾切除后血小板可升高。

2) 放射治疗

放射治疗也仅为一种姑息方法，可用于局部淋巴结明显增大影响邻近器官功能及脾高度肿大患者。

3) 白细胞除去术

CLL 患者很少应用白细胞除去术。个别患者白细胞＞400×10^9/L，而产生血液黏滞度增高症状，可应用白细胞除去术。一项强力白细胞除去研究中，隔天一次白细胞分离，每次可去除 2.9×10^{11} 个 B 细胞，最终可促 50％以上患者血红蛋白和血小板增加，淋巴细胞减少，肝脾、淋巴结肿大缩小。平均疾病控制时间可达 1 年以上。但此疗法具有需用白细胞分离器，费用昂贵，疾病仅能改善，且控制期短等缺点。

附 慢性 T 细胞白血病

慢性 T 细胞白血病在 FAB 分型中按其形态分为 T 细胞 CLL，T 细胞幼淋巴细胞白血病，人 T 嗜淋巴细胞病毒 I 型成人 T 细胞白血病/淋巴瘤和 Sezary 综合征。T 细胞 CLL 与 T 细胞幼淋白血病主要按其细胞形态及含幼稚淋巴细胞比例区分，外形似成熟小淋巴细胞者划分为 T 细胞 CLL。近年发现大颗粒淋巴细胞白血病为一个独立的疾病，而 FAB 分型中 T 细胞幼淋巴细胞白血病与既往的 T 细胞 CLL 有很多相同的分子生物学、遗传学和临床表现，因而 WHO 和 REAL 分型均把 T 细胞 CLL 归类至 T 细胞幼淋巴细胞白血病，不再进行区分。至于亚洲人存在的 T 细胞 CLL 应当有其独立的特点，目前尚缺乏资料，尚待今后研究。

第二节 B 细胞幼淋巴细胞白血病

【定义】

当血淋巴细胞中幼稚淋巴细胞比例＞55％时诊断为幼淋巴细胞白血病。其发病率为 CLL 的 10％。80％的幼稚淋巴细胞来源于 B 细胞，称为 B 细胞性幼淋细胞白血病。

【病原学和发病机理】

B 细胞幼淋巴细胞白血病病原学不清，部分由 CLL 转化而来，男女比例为 4∶1。

【细胞遗传学和基因】

B 细胞幼淋巴细胞白血病常有染色体 14 异常、三体 12、6q- 和染色体 12 易位：如 t(6;12)(q15;p13)。有报告 3/4 患者 17p13.3 缺失伴 p53 基因失活，同时幼淋 p53 基因突变发生率比 CLL 患者明显增高。部分患者有累及 c-myc 基因的染色体 t(2;8)

易位，类似 Burkitt 淋巴瘤，具有侵袭性临床病程。B 细胞幼淋巴细胞白血病有不同类型的免疫球蛋白基因重排，与 CLL 类似。

【临床表现】

50％患者诊断时年龄＞70 岁，症状有疲乏、虚弱、体重下降、出血倾向、腹胀，2/3 病例有脾大，肝也常肿大，常有轻度淋巴结肿大。罕见表现有脑膜白血病、白血病性胸腹水。白细胞过高者可有心肺并发症。

【实验室检查】

3/4 患者血淋巴细胞绝对计数＞100×10^9/L，以外形较大、核浆比例高，嗜碱性胞浆核染色质中度块状，有一个明显核仁的幼稚淋巴细胞为主，含有颗粒，常伴贫血和血小板减少，低球蛋白血症或单克隆球蛋白血症。细胞表面表达 CD5 较 CLL 弱或极弱。但免疫球蛋白 IgM 表达较 CLL 明显增强，CD22 高表达而 CD23 常不表达，CD79b 表达。

【治疗病程和预后】

B 细胞幼淋巴细胞白血病诊断后常呈进行性加重，少数患者可呈惰性病程。治疗指征与 CLL 相同，但对烷化剂及肾上腺皮质激素反应差，有效率仅 20％。联合化疗 CHOP 方案可使一半左右幼淋巴细胞白血病患者缓解，但缓解期短。核苷类化合物如氟达拉滨、二氯脱氧腺苷对幼淋疗效优于烷化剂及联合化疗，反应率稍低于 CLL，总有效率为 40％～50％，平均缓解期亦较 CLL 短。应用脾切除或脾区放疗和干扰素 α 有个别病例有效。

第三节　T 细胞幼淋巴细胞白血病

【定义】

以来源于 T 细胞的幼稚淋巴细胞表现为主或以外形成熟的小

淋巴细胞为主的白血病称为T细胞幼淋巴细胞白血病，在西方白种人中约占慢性淋巴细胞白血病的5%。

【病原学和发病机理】

T细胞幼淋巴细胞白血病病原学不明，男女比例为3:2，T细胞幼淋巴细胞白血病发病机理复杂，在HTLV-1（人嗜淋巴细胞病毒Ⅰ型）流行区域发病，可能与该病毒有关，在非流行区域未发现与HTLV-1有相关关系。细胞遗传学研究报告，在不同种族患者有不同特点，在欧美幼淋患者常有8号、11号、14号染色体异常，如del(11q)，11q23移位，i(8q)，三体8q，inv(14q)。而在日本T细胞幼淋巴细胞白血病患者14号及8号染色体异常少见。提示T细胞幼淋巴细胞白血病可能是一种异质性疾病。基因研究发现，遗传性共济失调——毛细血管扩张症患者只有(ATM)基因突变，该基因突变导致T细胞克隆性扩增，常发展为T细胞幼淋巴细胞白血病。此外，在无此遗传病的幼淋巴细胞白血病患者，常有ATM基因突变而失活，提示ATM基因可能是一种肿瘤抑制基因，与T细胞幼淋巴细胞白血病发病有关。对于有t(X;14)(q28;q11)染色体重排的幼淋巴细胞白血病患者研究表明，在14q32.1和Xq28区域分别有2个基因TCL（T细胞白血病）和MTCP基因，这2个基因分别编码p14和p13蛋白，这两种蛋白在T细胞幼淋巴细胞白血病发病中可能起主要作用。

【临床表现】

与B细胞幼淋巴细胞白血病相似但通常淋巴结肿大更明显，1/3患者有皮肤浸润，通常在躯干、上肢和颜面。皮肤表现可呈弥漫性红斑，集中在面部及耳部，结节和红皮病。皮肤病损不脱屑和无瘙痒丘疹。有时类似蜂窝织炎但对抗生素无效。

【实验室检查】

皮肤浸润结节活检常表现为血管周围及皮肤附属器周围幼淋巴

细胞浸润。患者骨髓常有幼淋巴细胞间质型浸润。幼淋巴细胞免疫表型表达 CD2、CD3、CD5、CD7，而不表达 CD1、HLA-DR 和末端脱氧核糖核酸转移酶（TdT），反应来自成熟 T 细胞。75% 患者幼淋表达 CD4 而无 CD8，15% 表达 CD8 而无 CD4，<10% 者既表达 CD4 也表达 CD8。白血病细胞可检测到 T 细胞受体 α 或 β 型单克隆基因重排。

【治疗病程和预后】

T 细胞幼淋巴细胞白血病为临床侵袭性，对烷化剂耐药，生存期平均为 7.5 个月。核苷类如氟达拉滨、二氯脱氧腺苷等药物治疗效果较好，总缓解率 50%，但患者缓解期 <1 年。抗 CD52 单克隆抗体 Campath 能明显减少 T 细胞，对 T 细胞性幼淋巴细胞白血病有显著疗效，有限的资料显示可产生 50%～70% 总缓解率和 40%～60% 完全缓解率，完全缓解者中位数生存期为 15 个月，值得临床进一步研究。T 细胞幼淋巴细胞白血病预后差，病程短，但新的药物和治疗方法的应用可能会延长患者生存期。

（陈书长）

参考文献

1. Kipps TJ. Chronic lymphocytic leukemia and related disease. //Beutlex E, Lichtman MA, Coller BS, et al. Williams Hematology. 6th ed. New York：Mcgraw-Hill, 2001：1163-1194.
2. Rai KR, Patel DV. Chronic lymphocytic leukemia. //Hoffman R, Benz EJ, Shattil SJ, et al. Hematology：basic principles and practice. 3th ed. New York：Chronic Lymphocytic, 2000：1350-1362.
3. Johnston JB. Chronic lymphocytic leukemia. //Lee GR, forester J, Lukens J, et al. Wintrobe's Clinical Hematology. 10th ed. Philadelphia：Lippincott Williams & Wilkins, 1999：2405-2427.
4. 陈书长，张安，张之南. 慢性淋巴细胞白血病 59 例临床分析. 中华血液学杂志,1985:219-222.
5. Bullrich F & Croce CM. Molecular Biology of Chronic Lymphocytic Leukemia. //Cheson BD. Chronic Lymphoid Leukemias. 2ed ed. New York: Marcel Dekker, 2001: 9-32.
6. Fulci, V, Chiaretti, S, Goldoni M, et al. Quantitative technologies establish a novel microRNA profile of chronic lymphocytic leukemia. Blood, 2007, 109: 4944.
7. Pegourie B, Sotto JJ, Hollard D, et al. Splenectomy during chronic lymphocytic leukemia. Cancer, 1987, 59: 1626.
8. Cheson BD. Chronic lymphoid leukemia. 2nd ed. Marcel Dekker, 2001.
9. Harris NL, Jaffe ES, Diebold J, et al. World Health Organization classification of neoplastic diseases of the hematopoietic and lymphoid tissues: report of the Clinical Advisory Committee meeting – Airlie House, Virginia, 1997. J Clin Oncol, 1999, 17: 3835-3849.
10. Oscier D, Fegan C, Hillmen P, et al. Guidelines on the diagnosis and management of chronic lymphocytic leukaemia. Br J Haematol, 2004, 125: 294-317.
11. Pettitt AR. Mechanism of action of purine analogues in chronic lymphocytic leukaemia. Br J Haematol, 2003, 121: 692-702.
12. Garcia Manero G, O'Brien S, Cortes J, et al. Update of the results of the combination of fludarabine, cyclophosphamide and rituximab for previously treated patients with chronic lymphocytic leukemia (CLL) (abstract). Blood, 2001, 98: 633a.
13. Schulz H, Klein SK, Rehwald U, et al. Phase 2 study of a combined immunochemotherapy using rituximab and fludarabine in patients with chronic lymphocytic leukemia. Blood, 2002, 100: 3115-3120.
14. Byrd JC, Rai K, Peterson BL, et al. Addition of rituximab to fludarabine may prolong progression-free survival and overall survival in patients with previously untreated chronic lymphocytic leukemia: an updated retrospective comparative analysis of CALGB 9712 and CALGB 9011. Blood, 2005, 105: 49-53.
15. Mavromatis B, Cheson BD. Monoclonal antibody therapy of chronic lymphocytic leukemia. J Clin Oncol, 2003, 21: 1874-1881.

16. Keating MJ, Flinn I, Jain V, et al. Therapeutic role of alemtuzumab (Campath-1H) in patients who have failed fludarabine: results of a large international study. Blood, 2002, 99: 3554-3561.
17. Faderl S, Thomas DA, O'Brien S, et al. Experience with alemtuzumab plus rituximab in patients with relapsed and refractory lymphoid malignancies. Blood, 2003, 101: 3413-3415.
18. Shvidel L, Shtalrid M, Bassous L, et al. B-cell prolymphocytic leukemia: a survey of 35 patients emphasizing heterogeneity, prognostic factors and evidence for a group with an indolent course. Leuk Lymphoma, 1999, 33: 169-179.
19. Absi A, Hsi E, Kalaycio M. Prolymphocytic leukemia. Curr Treat Options Oncol, 2005, 6: 197-208.
20. Dearden CE, Matutes E, Cazin B, et al. High remission rate in T-cell prolymphocytic leukemia with CAMPATH-1H. Blood, 2001, 98: 1721-1726

第九章 造血干细胞移植

造血干细胞移植（hematopoietic stem cell transplantation；HSCT）已经走过了50余年的历程。这一技术是由1949年Jacobson等人的著名动物实验开始的：通过发现啮齿类动物在脾屏蔽后受致死量X线照射而仍能存活，说明了这种存活很可能是由于受屏蔽的脾中的造血细胞通过血液进入骨髓而重建了造血。20世纪的50年代和60年代中，大量的造血干细胞移植动物实验提供了其可行性的可靠证据。现代意义的人类HSCT始于1968年—1969年，Gatti等、Bach等与DeKoning等人先后对共三例患先天性免疫缺陷的患者接受骨髓移植获得成功进行了报道，25年后均仍健康存活，但因系免疫缺陷病，在移植时均未做免疫抑制处理。1969年ED. Thomas等在美国西雅图Fred Hutchinson癌症研究中心开始了以环磷酰胺（Cy）和全身放疗（TBI）为预处理的以HLA完全相合的同胞兄弟姐妹为供者的异基因骨髓移植（Allo-BMT），拓展出当代造血干细胞移植的新纪元。40年来这一技术已为社会各界广泛接受，其治疗的病种及病患数量仍在日益增多。国际骨髓移植登记处和国际自体骨髓移植登记处（IBMTR/ABMTR）统计资料显示，每年进行造血干细胞移植的病例总数已从20世纪70年代的每年数百例、80年代的每年数千例、90年代的每年数万例、稳定在本世纪初年的每年4万余例。造血干细胞移植技术本身的进展及其对众多相关学科技术进展的推动方兴未艾。

一、造血干细胞移植的分类

人类造血干细胞移植是应用健康或相对健康的造血干细胞取代患者的病态造血（主要为骨髓）和免疫功能。

人类造血干细胞移植依据供者来源的不同，可分为同种（人之间）异基因、同基因和自体造血干细胞移植三种。

人类造血干细胞移植还可依据采用移植物来源的不同而分为骨髓、外周血造血干细胞和胎盘脐带血移植三种。

考虑到造血干细胞移植时具体目的、要求、条件的不同，移植中必然会采用上述方式的不同组合，从而展现出颇为多种多样的移植形式，时至今日其重点包括：

（一）同种（人之间）异基因造血干细胞移植（allogeneic hematopoietic stem cell transplantation，Allo－HSCT）

异基因造血干细胞移植是指对受者实施免疫抑制预处理后，使机体失去排斥异体组织的能力，通过输注供者的具有自我复制及分化功能的多能造血干细胞，以其最终取代受者造血功能的技术方法。Allo－HSCT 是 HSCT 中真正意义上的最主要移植形式，因其造血干细胞供者为非同卵孪生的他人。

在 Allo－HSCT 时首先考虑的是采用有直接血缘关系（related）的供者（即同胞兄弟姐妹间和父母与子女间作为供受者），抑或无血缘关系（unrelated）的供者。其次考虑的是供受者间组织配型，也即白细胞相关抗原（human leucocyte antigen；HLA）的相合（即相同）性。HLA 相合程度可分为 HLA 完全相合、不全相合、半相合及完全不相合四种，以第一种相合程度最好，移植排斥及 GVHD 发生率最低，程度最轻，疗效也最好，第四种相合程度与疗效最差，目前临床尚无法应用。将上述两层考虑结合起来，临床上选择 Allo－HSCT 形式时，多以选用 HLA 完全相合的同胞兄弟姐妹的移植为首选，疗效最好。其次为 HLA 完全相合的无关供者，或 HLA 不全相合（有 1 个位点不合）的同胞兄弟姐妹为供者的移植。最后为 HLA 半相合的有直接血缘关系的供者，或 HLA 不完全相合的无关供者的移植。第三项主要考虑的即为移植中采用移植物的来源，分为骨髓、外周血造血干细胞采集物及胎盘脐带血，相应称为异基因骨髓移植（allogeneic bone marrow transplantation，Allo－BMT）、异基因外周血造血干细胞移植（allogeneic peripheral blood stem cell transplantation，Allo－PBSCT）和胎盘脐带血移植，简称脐血移植（cord blood transplantation，CBT），近期方有个别自体脐血移植成功病例报道，故目前脐血移植绝大多数均为异基因移植。应该说明的是脐血移植中 GVHD 发生率及程度较 PBSCT 及 BMT 均轻，故而如有以脐带血进行 HLA 不完全相合（仅有 1~2 个位点不合）的无关供者移植可能时，在移植细胞可达到所需数量情况下，应与 HLA 完全相合的无关供者骨髓或外周血干细胞移植给予同等的考虑。脐血中造血干细胞数量少，达不到完成体重较大的成人移植所需阈值，为其最主要的缺憾。Allo-PBSCT 与 Allo-BMT 相比，急性 GVHD 及排斥无明显差异，但慢性 GVHD 则以在前者中发生率为高，复发率为低。除上述三层主要考虑因素外，尚有对移植物（仅限于骨髓和外周血干细胞采集物）进行特殊处理后，再以其进行移植，其主要包括从中纯化出 $CD34^+$ 细胞后以 $CD34^+$ 细胞进行移植，称为纯化的 $CD34^+$ 细胞移植。纯化后的 $CD34^+$ 细胞移植物中 T 细胞可显著减少数个对数级，利于 HLA 不全相合与半相合的 Allo-HSCT 的移植成功。为同样目的，还可采用多种不同方法直接去除移植物中 T 细胞，称为去除 T 细胞后的 Allo-HSCT。还可因供受者之间 ABO 血型不合（如供者 A→受者 O 等）而将移植物（主要为骨髓和脐血）中的红细胞去除后，再以其进行移植，称为去除红细胞后的 Allo-HSCT。此外，还应特别提出，近年来对 Allo-HSCT 传统概念及基本原理作出重要改变的新进展——非清髓性造血干细胞移植（non-myeloablative stem cell transplantation，NST）。NST 是 Allo-HSCT 的一种特殊形式，NST 的关键之一在于通过使用以达到足够强的免疫抑制而非传统 Allo-HSCT 所强调的骨髓抑制、摧毁为目的的化疗或/和放疗组成的预处理方案，获得既可使供者的异基因造血干细胞植入，进而发挥移植物抗肿瘤作用（GVT），又可使患者自身造血在较短时间内（一般一个月内）可能恢复（尤其是当异基因造血干细胞未能植入的情况下）的目的，此点与传统的预处理方案有重大不同。目前对 NST 的技术手段正迅速地日渐成熟，应用日趋广泛。

（二）同基因造血干细胞移植（syngeneic hematopoietic stem

cell transplantation，Syn-HSCT)

人类 Syn-HSCT 是指同卵孪生（即基因型完全相同）同胞间的移植。此种移植中供受者之间不存在免疫学屏障，无需或仅予少量药物的免疫抑制处理，足量供者造血干细胞即可适时植入，且无排斥及 GVHD，植入率高、安全性好、过程相对简单、费用低，最适用于获得性重型再生障碍性贫血（severe aplastic anemia；SAA)。但此类供者甚少，存在几率不及 1%。因无移植物抗肿瘤（graft versus tumor；GVT）或移植物抗白血病（graft versus leukemia；GVL）作用，在白血病及其他恶性肿瘤性疾病患者移植时，应给予尽可能强的化（放）疗预处理，以最大限度地杀灭肿瘤细胞，减少复发可能。既使如此，其复发率仍较异基因造血干细胞移植为高，为其不足。Syn-HSCT 时采用骨髓或外周血造血干细胞移植均可，后者可能因采集、进而输入的造血干细胞（HSC）数量一般更大，故多植入更快，更安全。

（三）自体造血干细胞移植（autologous hematopoietic stem cell transplantation，AHSCT)

AHSCT 是指将患者自身的造血干细胞采集出来，进行或不进行特殊处理后再回输到经过超大剂量放疗和（或）化疗处理后的患者体内，使其造血及免疫功能得以恢复重建的过程。从严格意义上说，AHSCT 并非是真正的移植。

AHSCT 可依移植中回输的造血干细胞来源不同，而分为自体骨髓移植（autologous bone marrow transplantation；ABMT)、自体外周血造血干细胞移植（autologous peripheral blood stem cell transplantation；APBSCT）和自体胎盘脐带血移植（简称脐血移植，autologous cord blood transplantation，ACBT)。依移植中回输的造血干细胞种类不同可分为经过体外特殊处理手段去除了肿瘤细胞的净化的自体造血干细胞移植（purged autologous hematopoietic stem cell transplantation；PAHSCT）和未进行体外肿瘤细胞去除的未净化的自体造血干细胞移植（unpurged autologous hematopoietic stem cell transplantation，unpurged AHSCT)，以及体外去除 T 细胞的

自体造血干细胞移植（T cell-depletion autologous hematopoietic stem cell transplantation）和以体外纯化的 $CD34^+$ 细胞所进行的自体造血干细胞移植（autologous $CD34^+$ cell transplantation）。

与 Allo-HSCT 相比，AHSCT 不受供者的限制，只要患者病情及身体状况达到进行 AHSCT 的条件，均可进行 AHSCT，这在我国独生子女家庭将成为主要家庭组成形式的未来一段时间中显得更为重要。此外，AHSCT 时移植相关的合并症较 Allo-HSCT 时发生率低，且一般偏轻，又没有可造成相当比例患者死亡的移植物抗宿主病（GVHD）的发生，故移植风险相对较小，移植相关死亡率低，费用也较少，技术难度较低，患者年龄限制较宽（可到 60 岁以上），易于被患者及其家属所接受。但其缺点也有因回输的 AHSC 采集物中可能污染有未清除干净的肿瘤细胞，以及因移植后缺乏 GVHD 而导致其缺乏相应存在的移植物抗肿瘤或抗白血病（GVT/GVL）作用而复发率较高，影响到患者的长期无病生存。此外，因使用自身有缺陷的造血干细胞，故对属于遗传性或先天性以及部分后天获得性的与造血干细胞及免疫缺陷有关的疾病（如先天性免疫缺陷病、先天性造血功能或血红蛋白异常病、再生障碍性贫血、阵发性睡眠性血红蛋白尿等）的治疗无效。这些疾病只有通过使用正常造血干细胞进行 Allo-HSCT 来完成，不过这已是题外话了。

二、造血干细胞移植治疗主要类型白血病的适应证

HSCT 的适应证分为两大类：恶性肿瘤性疾患及非恶性肿瘤性疾患。对此欧洲骨髓移植协作组（EBMT）于 1998、2000、2004 以及 2008 年发表的最新的适应证原则具有一定的代表性及权威性，取其中治疗主要类型的白血病的相关部分简述如下：

1. 成人急性髓细胞性白血病（AML）

处于第一次完全缓解期（CR1）的成人患者，尤其具有下列高危因素之一或更多的成人患者：①初诊时外周血 WBC$\geqslant 25\times 10^9$/L；②伴骨髓增生异常的形态学特点；③经 1～2 个标准的诱导缓解化疗方案未能达到完全缓解（CR）；④存在与预后不良相关的诸

如 $5q^-$、$7q^-$、t(9;22)、inv3 等以及复杂的染色体核型异常;⑤按 FAB 分型为 M0、M1、M5、M6、M7;⑥骨髓白血病细胞具有 CD34 表型;⑦具有多药耐药基因（*MDR*1）表达以及具有 Wilms 肿瘤基因（*WT*1）、B 细胞淋巴瘤蛋白 2 基因（*bcl-2*）、*bcl-2* 伴随 X 蛋白基因（*BAX*）、脑与急性白血病胞浆基因（*BAALC*）、ecotropic 病毒整合部位 1 基因（*EVI*1）、FMS 样酪氨酸激酶 3 型基因（*FLT*3）、混合系白血病基因（*MLL*）等;⑧血清乳酸脱氢酶（LDH）升高$\geqslant$1000U/L;⑨继发性 AML 或在骨髓增生异常综合征（MDS）基础上出现的 AML，应首先考虑进行以 HLA 完全相合同胞兄弟姐妹为供者的 Allo-HSCT。其次如果时间允许，也可考虑以 HLA 完全相合的无关供者进行 Allo-HSCT。如无合适供者，则在达到 CR1 后，也应考虑进行 AHSCT，但即使经过 AHSCT 后，此组患者仍较其他经 AHSCT 后的患者复发率高。处于早期复发或第 2 次或其后的完全缓解期的患者也可进行 Allo-HSCT。而一旦患者处于完全复发状态，则一般不推荐进行 HSCT，HSCT 仅用于对普通化疗已耐药的患者，但疗效差。另外，某些同道亦不赞成对具有与预后良好相关的染色体核型，如 t(8;21)、inv(16)，且已达到 CR1 者进行 Allo-HSCT。对 CR1 的 APL 患者不宜进行 HSCT。

2. 成人急性淋巴细胞白血病（ALL）

对于 CR1 的 ALL 成人患者，尤其是那些具有高危因素的患者（如年龄<2 岁儿童或>15 岁成人、或具有 Ph 染色体或初诊时 WBC>50×10^9/L、或伴有中枢神经系统白血病）处于 CR2 的标危患者、或经 2 个标准的诱导缓解化疗方案未能达到完全缓解的患者，目前考虑首先应行以 HLA 完全相合同胞兄弟姐妹为供者的 Allo-HSCT。其次如时间允许也可考虑以 HLA 完全相合的无关供者进行 Allo-HSCT。如无上述合适供者，也可考虑在 CR1 后进行 AHSCT，且多倾向于采用 APBSCT。因从理论上无需担心在自体外周血造血干细胞（APBSC）动员中使用 G-CSF/GM-CSF 可能会刺激 ALL 患者体内残留的白血病细胞增殖的问题（同时伴有髓系表型者除外），加之APBSCT较ABMT安全性更高，合并症更少。但复发率高。此外，还可考虑进行以半相合的血缘供者进行Allo-HSCT。

2008年版的EBMT指导手册中介绍了德国多中心成人ALL研究组（GMALL）对ALL患者进行HSCT的选择原则：①高危组患者：所有在确诊后3~4个月的患者均为适应证。在全面考虑年龄、患者一般状况与供者特点的条件下优先考虑进行同胞间HLA完全相合的Allo-HSCT或HLA完全相合或有一个抗原不合的无关供者的Allo-HSCT。②标危组患者：对所有治疗后未能达到分子生物学缓解的患者均为适应证。采用移植方式同高危组。③复发组（包括分子生物学复发）患者：所有达到第二次完全缓解，及必要时处于好的部分缓解（GPR）或早期复发患者均为适应证。采用移植方式同高危组，在无上述合适供者情况下，还可考虑行脐血或半相合移植。

3. 慢性髓细胞性白血病（CML）

60岁以下的CML患者可常规考虑进行以HLA完全相合的同胞兄弟姐妹为供者的Allo-HSCT。以在诊断后慢性期一年内进行最为理想。但在加速期的合适病例中也可进行。若无上述合适供者，也可考虑以HLA完全相合的无关供者进行Allo-HSCT。但仍有相当一部分患者无此类供者可用。在此情况下，当患者仍处于慢性期或加速期时可考虑在某些患者中试行AHSCT，特别是在使用格列卫使患者达到细胞遗传学缓解后。也可考虑以高分辨有1~2个位点不合的无关供者或HLA半相合的血缘供者进行Allo-HSCT。AHSCT难以治愈处于任何阶段的本病，多用以达到延缓病情进展的目的。

4. 骨髓增殖性疾患（非CML）和慢性淋巴细胞白血病（CLL）

骨髓增殖性疾患（非CML）包括原发性血小板增多症，真性红细胞增多症及原发性骨髓纤维化，上述疾病目前正在试行Allo-HSCT，其中包括HLA完全相合的同胞兄弟姐妹为供者，或HLA完全相合或高分辨配型有1~2个位点不合的无关供者的Allo-HSCT。因唯有HSCT方为其治愈的唯一途径。对CLL也可进行AHSCT，但仅为达到延缓疾病进展而非治愈的目的，部分患者可使疾病稳定多年，提高了患者的生存质量。

5. 骨髓增生异常综合征（MDS）

在 MDS 的各阶段均可考虑进行 Allo - HSCT，尤其是在 RA 和 RAEB 阶段，或经过化疗达到 CR 后。采用的 Allo - HSCT 最好是使用 HLA 完全相合的同胞兄弟姐妹供者，此时患者年龄一般限于 55 岁以下。如选用 HLA 完全相合或高分辨配型有 1～2 个位点不合的无关供者，则患者年龄应低于 45 岁。也可考虑进行半相合血缘间 Allo - HSCT。AHSCT 因对其疗效差，而不宜过早进行，唯在经过化疗达到 CR 后方考虑进行。

某些移植方式在某些疾病治疗中疗效尤为突出，但在另一些疾病的使用中，随着对其疗效认识的进一步深入，出现了使用应更为慎重，适应证更为严格，接受移植患者数量急速下降的趋势。具体见表 9-1 及表 9-2（根据 2008 和 2000 版手册提供数字列出）：

表 9-1　1997 年与 2006 年中多种疾病移植例数比较

适应证	1997 年例数（452 个单位）		2006 年例数（605 个单位）	
	allo	Auto	allo	auto
AML				
CR1	641	641	1644	811
非 CR1	522	201	1376	131
ALL				
CR1	365	218	920	96
非 CR1	586	130	770	55
CML				
CP1	924	180	373	4
非 CP1	276	73	247	9
MDS	321	33	866	38
CLL	32	110	294	157

注：allo：allo - HSCT；auto：AHSCT；AML：急性髓细胞白血病；CR_1：第一次完全缓解；ALL：急性淋巴细胞白血病；CML：慢性髓细胞白血病；CP_1：第一次慢性期；MDS：骨髓增生异常综合征；CLL：慢性淋巴细胞白血病。

从表 9-1 可看出，对于 AML 患者，于 CR1 时行 HSCT 后疗效好，故无论是 allo-HSCT，还是 AHSCT 均可采用，因此两组中数量同时几乎同比例增长，而在非 CR1 时因复发率高，当前趋势为更多考虑使用 Allo-HSCT，虽然 AHSCT 也尚有一定的价值。对于 ALL 患者，因其治疗中的高复发率，故多考虑行 Allo-HSCT，尤其是对于非 CR1 期患者更为如此。对于 CML 患者目前更多采用 Allo-HSCT，1997 年始尚正在试行 AHSCT 治疗 CP1 期患者，但因疗效不佳，至 2006 年已为大多数同道所放弃。CML 移植总数量的减少系因为酪氨酸激酶抑制剂（格列卫）的日益广泛使用及其良好疗效。对于 MDS 患者则更多倾向使用 Allo-HSCT。而对于 CLL 患者，AHSCT 仍有一定的使用价值，不过 Allo-HSCT 使用比例有明显上升趋势。

表 9-2　1997 年与 2006 年中多种疾病中不同 AHSCT 方式例数比较

适应证	1997 年例数（452 个单位）		2006 年例数（605 个单位）	
	ABMT	APBSCT	ABMT	APBSCT
AML				
CR1	198	389	49	632
非 CR1	61	120	15	115
ALL				
CR1	61	145	3	93
非 CR1	36	88	3	52
CML				
CP1	10	164	0	4
非 CP1	8	63	0	9
MDS	3	28	1	37
CLL	5	103	7	150

从表 9-2 可以看出各类病种中采用 AHSCT 治疗时，均以 APBSCT 为主，且这种趋势日益明显，即使在过去一度对使用 APBSCT 有顾虑的 AML 病例中，也不违背这一趋势。

三、接受移植患者本身所需具备的条件及其在移植前的准备

根据 EBMT1998 年建议的且仍延续至今的并得到 2008 年最新发表的意见原则，接受移植的患者年龄，依据所行移植种类的不同而不同。一般来说，接受 HLA 完全相合的同胞兄弟姐妹为供者的清髓性 Allo-HSCT 的患者年龄不超过 50～55 岁，而接受 HLA 完全相合的无关供者的 Allo-HSCT 的患者年龄则不超过 45 岁。但也并非绝对，还应结合患者所患疾病的危险程度以及患者一般健康状态来综合判定，特别是对那些拟行预处理强度明显降低的非清髓性 Allo-HSCT 的患者尤为如此。AHSCT 患者年龄一般不超过 60 岁。

有前述适应证及合适供者的患者，术前须有充分的心理准备及对移植有必要的了解，从而能在移植中树立信心，与医护人员很好地配合，克服困难，取得移植的成功。移植前患者或其亲属必须在"知情同意书"上签字。医师必须再次核实诊断及当前的病情，并做一系列必要的化验检查。如上述检查化验证实，届时患者确无重要脏器功能的严重受损，原发病已处于最大可能的控制之中，全身无活动感染灶时，则可进行移植准备。首先给患者口服抗生素，进行肠道消毒（gut disinfection），一般使用氟哌酸与复方新诺明以及抗真菌药物氟康唑 3～5 日即可。在 Allo-HSCT，对那些并无活动的 CMV 感染、血尿 PP65 检测均为阴性、但 CMV IgG 抗体阳性的患者，常规 7～10 天的预防性全身用药，多使用更昔洛韦（Gancyclovir）5～10mg/(kg·d)，分 1～2 次静脉滴注，但对 AHSCT 患者无此必要。如有活动性 CMV 感染，即 PP65 检测是阳性者，或 CMV IgM 抗体阳性者，则必须先给予更昔洛韦治疗，待上述结果转阴后，方可再考虑进行移植。此后患者以 1：2000 的洗必泰液进行全身彻底药浴后入空气层流洁净病房，接受全环境保护，之前应在患者锁骨下或颈静脉处施行中心静脉插管术，并经 X

线摄片证实位置正确,留置导管必须为双腔的。

四、供者的选择

造血干细胞移植中供者的选择极为重要,其直接关系到移植时应使用的方法、预处理方案的选择、移植后的不同处理及预后。

目前 HSCT 界同道的共识为造血干细胞移植供者以年龄在 8~60 岁,身体健康,无严重心、肺、肝、肾、脑及精神疾患,造血及免疫系统功能正常者为宜。对有活动性感染,尤其是活动性 CMV 感染(血、尿 CMV PP65 抗原阳性,或/和 CMV IgM 抗体阳性)或活动性病毒性肝炎者,一般不宜作供者,但仅为乙型及丙型肝炎病毒携带者却并非不能考虑作为供者。

除上述对供者健康的一般要求外,还有一项最主要的要求,即供受者之间 HLA 的配型应尽可能完全相同(合),为此有必要先对 HLA 分型的基本概念做一简要介绍。

主要组织相容性复合物(major histocompatibility complex, MHC)是决定一个器官移植入遗传基础不同的个体中时,是否被排斥的主要的一组基因。人类的 MHC 的产物称为人类白细胞抗原(human leukocyte antigens, HLA),编码 HLA 的基因群,称为 HLA 复合物,其位于第 6 对染色体短臂远端。在进行骨髓移植或器官移植时,须进行 HLA 配型。供受者之间 HLA 相合程度越高,出现排斥反应(host versus graft reaction, HVGR)和移植物抗宿主病(graft versus host disease, GVHD)的几率越低,反之则越高,极易造成移植失败。其相合程度是指其各位点抗原及编码抗原的基因的相同程度。

1987 年第十届"国际组织相容性研讨会"确定 HLA 基因有 A、B、C、D、DR、DP、DQ 7 个位点。HLA 命名法最早是建立在抗原的血清学特异性基础上的,因在 HLA 7 个位点中,除 HLA-D 和 DP 的抗原用细胞学方法检出外,HLA-A、B、C、DR 和 DQ 位点的抗原均用血清学方法检出,故称为血清学命名。其后又开展了目前正在使用的更为精细的 DNA 分型(基因型)。

造血干细胞移植需要供受者 HLA 相合（同）。但 HLA 7 个位点的抗原对移植中免疫排斥和 GVHD 发生的影响大小有所不同，其中以 A、B、DR 位点更为重要。在同胞兄弟姐妹中只要证明供受者均系来自父亲及母亲的同一条染色体即可，故即便只是做 A、B 位点，特别是再加做 DR 位点，如完全相合，因为互换和重组率本身很低，即可基本推测出其他位点是相同的。但无关供受者间的配型则要严格得多，不但要 A、B 位点相同，还要 DR、甚至 C 及 DP、DQ 位点相同。此外这种相同是血清学相同，还是 DNA 分型相同？DNA 分型相同时，是高分辨率结果相同，还是低、中分辨率结果相同？可以有不同层次上的相同，也即相合。目前国际上对无关供受者间的配型，多要求尽量达到 A、B、C、DRB1、DQ 的 DNA 高分辨分型（即亚型）相同的相合程度。

根据 2000 年、2004 及 2008 年 EBMT 推荐的程序，寻找相关供者和无关供者的步骤如下：

寻找相关供者程序：（1）HLA I 类的 HLA-A 和 HLA-B 采用血清学方法，II 类的 HLA-DRB1 和 HLA-DQB1 采用低分辨率的 DNA 分型技术对患者、同胞兄弟姐妹及双亲进行 HLA 分型，确定其单体型的构成。（2）如果同胞兄弟姐妹的上述检验证实为 HLA 各位点成分完全相同，则认为系 HLA 完全相同，即可进行移植，勿需再做进一步配型检验。（3）如果一个同胞兄弟姐妹为同卵孪生，则可进行同基因移植。但移植后可能没有移植物抗白血病（GVL）作用。（4）如果双亲间有一条染色体的 HLA 单体型完全相同，则患者与双亲之一有可能有表现型完全相同的 HLA 配型，如以其做移植，则为表现型相合的移植。（5）如果家庭中发现有一位与患者仅有一个抗原不合的成员，可以以其作供者，但移植中移植物排斥和 GVHD 的发生危险性增高。（6）在家庭中如果双亲和某些同胞兄弟姐妹与患者有一条相同的单倍体，以此类供者作移植，则属单倍体相合移植，其时移植物排斥及 GVHD 的发生危险性会相当高。（7）如果家庭成员中找不到理想的 HLA 完全相合的供者，则应着手进行无关供者的寻找。

寻找无关供者的程序：（1）对患者Ⅰ类的 HLA-A、HLA-B、HLA-C 和Ⅱ类的 HLA-DRB1 和 HLA-DQB1 进行高分辨率的 DNA 分型检测。（2）在世界范围的骨髓库现有资料中寻找与之上述位点配型完全相合或相近似的供者，如有多人，则应决定哪（些）位最为合适。（3）将寻找供者的申请单送达该骨髓库，以便提供这（些）位供者的进一步详细资料。（4）如找不到完全相合的供者，则开始在脐血库中寻找供者。（5）如果同时找到数位 HLA 完全相合的供者。则从中选择一位男性、CMV 血清学检测阴性、ABO 血型相合的供者。（6）如果在可能的时间内无法找到 HLA 完全相合的骨髓供者，则选择使用脐血（其有核细胞数必须 $>3\times 10^7/kg$），或接受家庭成员中 1 个至 3 个抗原不合供者的移植。

五、HSCT 的预处理方案

2000、2004 及 2008 年 EBMT 发表的指导手册中仍强调 Allo-HSCT 中预处理方案的使用不外乎 3 个目的：制造空间（spacemaking）、免疫抑制（immunosuppression）和疾病的清除（disease eradication）。这第 1 个目的，最初是始于这样一种认识，即幼稚造血祖细胞需要占据骨髓支架内的特定的龛位（niche）以得到对其增殖和分化的必要支持，为了使供者造血干细胞植入，则必须将原已存在于该处的宿主的干细胞清除掉，方能腾出这些龛位以供供者造血干细胞使用。不过目前对这一说法的正确性已产生很大的质疑。第二个目的，免疫抑制，系为了防止残存的宿主造血及免疫系统排斥输入的供者干细胞，而这一目的，在自体造血干细胞移植中并不需要。这种排斥反应在供受者 HLA 配型不完全相合、患者在移植前因多次输血而已被致敏以及在供者的造血干细胞采集物经过去 T 细胞处理的情况下更有所增加。第 3 个目的，则是清除疾病，也就是在恶性肿瘤性疾病中要清除肿瘤细胞，而在其他非恶性肿瘤的异常克隆性疾病（如海洋性贫血、阵发性睡眠性血红蛋白尿）中要清除那些异常的细胞克隆。直至 20 世纪的 90 年代，人们仍普遍认为 Allo-HSCT 治愈恶性疾病的机制系由于预处理方案中放疗和（或）化疗的作用而完成的，移植本身只是单纯支持措施，以使患者不死于超致死量的放疗和（或）化疗所导致的骨髓造血抑制。去除T细胞的Allo-HSCT，使人们逐渐认识到移植物抗白血病（GVL）作用在患者治愈上所具有的重要位置。

目前已经知道BUCY方案对AML和CML患者的抗白血病作用很明显，但对淋巴系统恶性增殖性疾病的疗效尚仍不肯定。而TBI对淋巴系统恶性增殖性疾病是相当有疗效的。

预处理方案中的强度以既可达到最大限度地防止移植排斥和复发，又可达到患者对其副作用的耐受为目标。故方案仍在不断改进中。现将2008年EBMT最新推荐使用的治疗白血病的预处理方案介绍如下，因其具有一定程度的代表性和权威性。

表9-3 预处理方案（2008年EBMT推荐）

传统的"老"方案

CY/TBI

CY（环磷酰胺） 120mg/kg：60mg/kg，iv，1小时内，-6、-5日

TBI（全身放疗） 12~14.4GY：2~2.4GY（每日2次），-3、-2、-1日

Bu/CY（Santos）

Bu（马利兰） 16mg/kg*：1mg/kg*，口服，q6h，-9、-8、-7、-6日

CY 200mg/kg：50mg/kg，iv，1小时内，-5、-4、-3、-2日

BACT

BCNU 200mg/m^2：200mg/m^2，iv，2小时内，-6日

Ara-C 800mg/m^2：200mg/m^2，iv，2小时内，-5、-4、-3、-2日

CTX 200mg/kg：50mg/kg，iv，1小时内，-5、-4、-3、-2日

6-TG 800mg/m^2：200mg/m^2，po，-5、-4、-3、-2日

替代的"标准"方案

TBI/VP

TBI 12~13.2GY：2~2.25GY（每日2~3次），-7、-6、-5、-4日

VP$_{16}$ 60mg/kg：60mg/kg，iv，2小时内，-3日

AC/TBI
Ara-C   36g/m²：3g/m²，iv, q12h, 2小时内，-9、-8、-7、-6、-5、-4日
TBI   12GY：2GY（每日2次），-3、-2、-1日

Mel/TBI
马法兰   110~140mg/m²：110~140mg/m²，iv, 1小时内，-3日
TBI   10~14.85GY：2GY（每日2次），-2、-1、0日

Bu/CY
Bu   16mg/kg*：1mg/kg*，口服，q6h, -7、-6、-5、-4日
CY   120mg/kg：60mg/kg, iv, 1小时内，-3、-2日

Bu/Mel
Bu   16mg/kg*：1mg/kg*，口服，q6h, -5、-4、-3、-2日
Mel（马法兰）140mg/m²：140mg/m²，iv, 1小时内，-1日

强化的方案
CY/VP/TBI
CY   120mg/kg：60mg/kg, iv, 1小时内，-6、-5日
VP_{16} 30~60mg/kg：30~60mg/kg, iv, 2小时内，-4日
TBI   12~13.75GY：2~2.25GY（每日2次），-3、-2、-1日

TBI/TT/CY/ATG
TBI   13.75GY：1.25GY（每日3次），-9、-8、-7、-6日
噻替哌   10mg/kg：5mg/kg, iv, 1~2小时内，-5、-4日
CY   120mg/kg：60mg/kg, iv, 1小时内，-3、-2日
ATG   120mg/kg：30mg/kg, iv, 5~6小时内，-5、-4、-3、-2日

Bu/CY/Mel
Bu   16mg/kg*：1mg/kg*，口服，q6h, -7、-6、-5、-4日
CY   120mg/kg：60mg/kg, iv, 1小时内，-3、-2日
Mel   140mg/m²：140mg/m²，iv, 1小时内，-1日

续表 9-3

减低强度的方案
TBI/Fludarabine
TBI　　　　　2GY：2GY，0 日
Flu（氟达拉滨）90mg/m²：30mg/m²，iv，半小时内，−4、−3、−2 日
Fluda/Bu/ATG
Flu　　　　　180mg/m²：30mg/m²，iv，半小时内，−10 ～ −5 日
Bu　　　　　8mg/kg**：1mg/kg*，口服，q6h，−6、−5 日
±ATG***　40mg/kg：10mg/kg，iv，8～10 小时内，−4、−3、−2、−1 日

注：* 如为静脉用马利兰（Busulfex），则剂量为 0.8mg/kg，总剂量为 12.8mg/kg；
　　** 如为静脉用马利兰（Busulfex），总剂量为 6.4mg/kg；
　　*** ATG 剂量可因品牌不同而不同。

上述方案中除减低强度的方案外，对传统的 Allo‑HSCT、Syn‑HSCT 和 AHSCT 均适用。

因无关供者、HLA 不完全相合的同胞兄弟姐妹供者、尤其是半相合的亲缘供者及无关脐血的 Allo‑HSCT 中出现移植排斥的几率更大，故对此类移植除在移植后加强免疫抑制预防外，在预处理方案的强度上较一般 HLA 相合的同胞兄弟姐妹供者及同基因供者时更强，多在原有强度基础上，于未包括 ATG 的方案中适当加用 ATG，以增强免疫抑制，从而减轻移植排斥及 GVHD 的发生。

非清髓性造血干细胞移植（NST）的关键之一——预处理方案的特点在于其化（放）疗强度明显较前述的传统方案为低。NST 的预处理方案中绝大多数均包括氟达拉滨，其原因在于目前尚未找到另一种化疗药物有与氟达拉滨同样较轻的骨髓抑制和器官毒副作用以及很强的免疫抑制作用。

六、造血干细胞的采集、处理、保存与回输

HSCT 中所采用的造血干细胞主要有三种来源：骨髓、外周血造血干细胞采集物以及胎盘脐带血。骨髓是使用最早也是最多

的，方法成熟，不需特殊的设备，较经济，但被采髓者需要提前数周准备自体血，采髓时需在手术室麻醉下采集，采集及回输时数量较大，有可能造成供、受者短期内一定的不适。外周血造血干细胞采集物使用日益增多，方法日趋成熟，但需专门的血细胞分离机，采集前需对被采者给予细胞因子进行外周血干细胞的动员，费用较高，动员中部分被采者有骨痛等不适，但采集时不需进手术室，过程中较骨髓采集更为安全，尤其是对 Allo-HSCT 中 ABO 血型不合的供受者，采集物一般无需再进行去除红细胞处理，直接缓慢回输即可，在供者体重较患者明显小的情况下，经数次采集即可得到足量的细胞，较采集骨髓有明显的优越性。采集物总量小，回输时对接受者来讲，无心脏过负荷的问题。胎盘脐带血则均为采集后经冷冻保存的，其造血干细胞含量低是最大的问题，但使用方便。无关供者的脐血本身费用也较高，且移植中植入慢，易被排斥，而 GVHD 发生率却较前两者为低，但复发率较前两者为高。研究已表明，外周血造血干细胞采集物中 T 细胞含量约为采集骨髓的 10 倍，移植后慢性 GVHD 发生率高，复发率低，故在某些高危的恶性肿瘤性疾病的 Allo-HSCT 中，有倾向采用外周血造血干细胞采集物，而在标危的恶性肿瘤性疾病及非恶性肿瘤性疾病的移植中，多采用骨髓。此外，PBSCT 较 BMT 骨髓重建快、合并症小，故在自体移植时更多选用外周血造血干细胞采集物。以 BM+PBSC 联合进行 Allo-HSCT，尤其是半相合移植，可加快植入速度及减少、减轻 GVHD 的发生率及严重程度，正在国内引起日益广泛的重视及推广应用。

具体技术方法如下：

(一) 骨髓的采集、处理、保存与回输

1. 采集术

采集前 3~4 周供者每周采自体血 400ml，共 2~3 次，达 800~1200ml。期间如输注异体红细胞，则必须对输入细胞成分进行 20~25GY 的照射处理，防止其后采血或采髓时将混有输入的异体淋巴细胞再输给已免疫抑制的患者时引起 GVHD。采髓在手术室内进行,国内多为连续硬膜外麻醉。采集部位先从双侧髂后上棘同时进行,必要时再采髂前上棘或胸骨(如为连续硬膜外麻醉,则胸骨采集时采用局部浸润麻醉)。采髓时以采髓针多部位穿刺,每一部位多个方向,每一方向3个层次的抽取,所采集的骨髓实则为血液与骨髓的混合物。每次采髓量为4～6ml,一般不超过10ml,所采集的每ml骨髓中,至少应有30～40单位的肝素抗凝。采集的骨髓总量一般在10～20ml/kg,总量很少超过1500ml,无论AHSCT或Allo-HSCT,所含有核细胞总数均应在2×10^8/kg以上,Allo-HSCT一般以达3×10^8/kg为好。如需对其再进行去除红细胞或T细胞时,则应尽量使总数$>3\times10^8$/kg。采髓量及所用肝素量必须准确记录无误。采髓时重点注意供者的血压,尤其是休克前期的不适、烦躁和心率加快。开始采髓时,即应快速补液,以生理盐水、林格液与胶体溶液交替输入,采髓量达500～750ml时,即应开始输注自体备血(注意事先复温)。

2. 采集骨髓的处理

(1) 去除红细胞和(或)血浆

去除红细胞主要用于Allo-HSCT供受者之间ABO血型为主要不合时。ABO血型不合分为三种情况:①主要不合:即供者红细胞有受者不具有的抗原,如A型、B型或AB型供者给O型患者,或AB型供者给A型或B型患者。②次要不合:即供者有受者不具有的ABO血型抗体,如O型供者给A型、B型或AB型患者。③主、次要均不合:即既存在供者红细胞有受者不具有的抗原,又存在供者有受者不具有的ABO血型抗体,如A型供者给B型患者,或B型供者给A型患者。在ABO血型主要不合和主、次要均不合的情况下,必须在体外将供者红细胞去除,去除红细胞则采用羟乙基淀粉或甲基纤维素的自然沉降法或血细胞分离机分离,均能保证去除95%以上的红细胞,有核细胞回收率一般为60%～80%,可保证造血重建。在供受者ABO血型次要不合的情况下,是否需去除供者骨髓采集物中的血浆,则由供者血浆中相应抗体的滴度决定,如滴度≥1∶256,则需去除血浆,如滴度<1∶256,则

可不做处理，只在回输时注意速度较慢即可。

(2) 去除 T 淋巴细胞

以治疗白血病为目的的骨髓采集物在体外去除 T 细胞的主要目的系预防 GVHD，既往曾较多用于 Allo-HSCT 中，目前由于预防与治疗 GVHD 的免疫抑制疗法的改进，已仅用于部分半相合的造血干细胞移植中。普遍认为当回输的骨髓中 T 细胞数量$<2\times 10^5$/kg 时，可避免或明显减轻 GVHD 的发生。体外去除 T 细胞的方法主要采用免疫学方法，其中最多用的为单克隆 T 细胞抗体与补体共同孵育法、单克隆 T 细胞抗体偶联免疫毒素法与单克隆 T 细胞抗体偶联免疫磁珠法。若两种方法联合应用，去除效果则更佳。

(3) 自体骨髓的净化

体外净化自体造血干细胞采集物（骨髓或外周血造血干细胞采集物）中残留白血病细胞在 AHSCT 中的价值争论至今。虽然从理论上讲体外净化肯定应具有重要意义，动物实验也多支持体外净化可以减少复发率，临床上的资料仍然是仅有部分报道认为体外净化对临床 AHSCT 的疗效集中表现在复发率方面，有肯定的作用，而另一部分报道则显示 AHSCT 后相当部分患者系由于体内残留的肿瘤细胞，而非来自回输物的肿瘤细胞所致。虽然如此，仍有一些移植中心继续坚持采用体外净化自体造血干细胞采集物的作法。

体外净化自体造血干细胞采集物中白血病细胞的基本原理系利用白血病细胞与正常造血干/祖细胞的生物学差异，在最大限度地杀伤白血病细胞的同时，尚能保存足够用以重建造血的正常造血干/祖细胞，以达到最大限度地减少 AHSCT 后来源于回输的采集物中白血病细胞所致的复发。

文献报道的净化方法很多，主要有物理学方法、药物学方法、免疫学方法、生物学方法以及上述方法的不同方式的联合使用。

Ⅰ. 物理学方法

最早时试图利用肿瘤与正常造血细胞在大小形状、表面电荷、温度敏感性上的差异，采用渗透性休克、冻融、密度梯度离心、细胞电泳及激光照射等方法进行净化,操作繁琐,效果欠佳,故大多已废弃。目前仍在研究的主要是利用肿瘤与正常造血干/祖细胞对温度损伤的耐受性不同,采用深低温或高热（42~43℃）的方式可起到部分净化的作用。同时还不乏将高热方法与干扰素及某些抗肿瘤药物联合应用的报道。此外针对肿瘤细胞在选择性结合、摄入某些光敏物质（如部花青、血卟啉衍生物等）后经一定光照后产生的光效应的特点可杀灭4~5个对数级的白血病细胞,而对正常造血干/祖细胞损伤较轻。

Ⅱ. 药物学方法

尽管多年来在肿瘤细胞体外净化中试用了很多种药物,但疗效明确的仍然当属4-氢过氧环磷酰胺（4-hydroperoxy cyclophos-phamide，4HC）及磺乙硫环磷酰胺（mafosfamide，ASTA-Z），两者均为环磷酸胺的衍生物,对 AML 患者 AHSC 采集物中白血病细胞的体外净化有肯定作用,并得到公认。

Ⅲ. 免疫学法

本法系针对正常造血细胞与肿瘤细胞表面抗原的不同,使用对肿瘤细胞或正常造血干/祖细胞具有特异性的单克隆抗体（单抗）处理自体造血干细胞采集物,使抗体选择性地结合在肿瘤细胞或正常造血干/祖细胞上,然后通过适当方法将结合及不结合抗体的细胞进行分离。利用这种方法将正常造血干细胞从自体造血干细胞采集物中纯化出来者称为正净化,而将肿瘤细胞从自体造血干细胞采集物中清除出去则称为负净化。目前最大的问题在于迄今在大多数肿瘤细胞中尚未发现有特异性抗原,而正常造血干/祖细胞的特异抗原 CD34 又常在多种肿瘤细胞表面有所表达,故正、负净化的效果至今仍不能说是满意的。在临床上免疫学方法主要用于 ALL,系采用有针对性的特异性高、活性强的抗靶细胞单抗,此单抗对肿瘤靶细胞所携带的抗原反应强,对早期造血干/祖细胞及成熟血细胞无交叉反应。主要通过：a. 补体介导细胞毒法：即单抗与相应肿瘤靶细胞表面抗原结合后,遇补体则靶细胞溶破。b. 免疫毒素介导细胞毒法：即单抗偶联强毒素,单抗为特异性运载工具,强毒素攻击靶细胞,称为免疫毒素,常用的有蓖麻毒素、红豆碱、白喉毒素及假单胞菌外毒素等。通过内向化,毒素进入细胞溶酶体中,不可逆地灭活60s核糖体,抑制蛋白合成,非特异性地杀灭靶细胞。c. 免疫物理技术,将单抗或第二抗体(如:兔抗鼠IgG)标记颗粒、微球或金属胶体,再将标记单抗与靶细胞结合,使上述颗粒、微球或金属胶体与靶细胞间接相连,再用密度梯度离心沉淀或强磁场吸引清除靶细胞。此外,免疫学方法还主要用于$CD34^+$细胞的纯化(正净化)。目前已有多种纯化$CD34^+$细胞的设备仪器,使纯化的$CD34^+$细胞的比例达95%以上,回收率达50%~70%。并已日益增多地应用于临床,但因白血病细胞具有CD34抗原,故此法无法用于白血病细胞的净化。

Ⅳ. 生物学方法

系利用正常造血干/祖细胞与肿瘤细胞的生物特性的不同,采用改变细胞外周环境或使用某些细胞因子,使肿瘤细胞的生长受抑,而达到净化的目的。其中最常用的为长期液体培养法,采用从人胎肝组织中得到的天然低分子肿瘤抑制物(邻苯二甲酸正丁醇),以及反义寡核苷酸封闭肿瘤相关基因等方法,均有一定的体外净化作用,然效果均尚不肯定。

如将上述四种方法以不同方式组合,其净化作用应较单一方法更好,只是因有部分报道提示白血病的复发多为体内残存的白血病细胞所致,故体外自体造血干细胞采集物中白血病细胞的净化在提高临床疗效上是否有实际意义尚仍无定论,因而大多数AHSCT仍采用不做体外净化的方式。

3. 自体骨髓的保存

可采用4℃冰箱保存,保存时间最长为72小时,保持细胞存活70%~80%。也可采用低温冷冻保存的方法,见外周血造血干细胞采集物冷冻保存一节。

4. 骨髓的回输

Allo-HSCT或Syn-HSCT时,最好采集新鲜骨髓并尽可能在6小时内输入受者体内,以免造血干、祖细胞的活力下降与丧失。回输时应根据采集中所用的肝素量，按 50mg 鱼精蛋白中和 50mg 肝素的比例，在另一处静脉入口多次输入鱼精蛋白体内中和已输入的肝素，最后留 50mg 肝素不予中和，以降低回输时的血液黏滞度。回输未经处理的各瓶（袋）骨髓时应将最后所剩的 10～20ml 留做检验或废弃，以免发生脂肪栓塞。冷冻保存的骨髓需悬挂静置 10～20 分钟并复温后回输。

（二）外周血造血干细胞（PBSC）的动员、采集、处理、保存与回输

1. 动员、采集术

因平时正常人外周血中一般只有 0.1% 以下的造血干细胞（HSC），故正常供者必须通过注射细胞因子，而患者则需使用化疗（常用的为环磷酰胺 1～4g/m^2 静脉一次注射）联合注射细胞因子，方能使骨髓中的 HSC 有足够采集的数量释放到外周血中来，达到 1%～2%，甚至更高比例。近年来的临床研究表明，细胞因子中采用粒细胞集落刺激因子（G-CSF）进行动员可收到满意效果。

2004 年版 EBMT 指导手册中提出了为 AHSCT 而动员和采集外周血造血干细胞（PBSC）的"金标准"：即从 0 天开始每日给予 rhG-CSF 5μg/kg 皮下注射，1～2 次或环磷酰胺（CY）1～4g/m^2，iv，一次，+rhG-CSF，10μg/kg，皮下注射，每日一次。单用 G-CSF 组至第 3 或第 4 天，CY+G-CSF 组至第 10 或第 11 天时测定对外周血中 CD34$^+$ 细胞水平，如>10～20/μl 时，则可于次日进行 PBSC 采集。单用组于第 4 天至第 7 天间、联合组于第 11 至第 14 天间进行采集，要求采集的 CD34$^+$ 细胞最低总数达到 2×10^6/kg。在联合组中如患者于第 14 天外周血中 CD34$^+$ 细胞仍不能达到>10～20/μl 水平，则此患者即属"动员效果差"，此时应考虑或改用采集骨髓，其中 CD34$^+$ 细胞数应达到 1×10^6/kg（受者体重），用以行 ABMT，或在下一次动员方案中将 G-CSF 量加倍，或在联合组中以 VP$_{16}$ 替代环磷酰胺，不过最佳推荐的方法仍是采取骨髓，行 ABMT，即便如此，此类患者于 AHSCT 时仍存在移植后植活不完全的危险。值得指出的是，上述方法中推荐的 10μg/

(kg·d) 使用剂量，虽然动员效果多优于 $5\mu g/(kg·d)$，但存在发生脾破裂等意外事件的危险；同时使用环磷酰胺后应注意给予利尿、水化及碱化尿液，同时给予美司钠（Mesna），第一次系在给予环磷酰胺后立即给予，此后每 3～4 小时一次，共 3～4 次，可有效预防环磷酰胺所致的出血性膀胱炎。可能由于上述诸多原因，2008 年版 EBMT 指导手册中未再提及此"金标准"。除此方案外，尚有众多的使用单纯或联合化疗＋不同细胞因子组合的方案，但究其根本，无论使用何种方案化疗，只要是可以使骨髓达到一定程度抑制（最好能使外周血 WBC 短暂达到 $1.0\times 10^9/L$ 左右），一般即可于骨髓造血恢复时，外周血中出现较平时明显增多的造血干/祖细胞，如能在骨髓抑制时加用细胞因子，则于骨髓造血恢复过程中，特别是外周血 WBC 达到 $(5.0～10.0)\times 10^9/L$ 以上、Plt 也达到 $40\times 10^9/L$ 以上时，外周血中可出现更大比例的造血干/祖细胞。此时采集 APBSC 最为理想。应强调的是，上述化疗不宜过弱或过强。过弱，则不能使骨髓达到抑制，对清除白血病细胞及加强动员作用均不大；过强，使骨髓过度抑制，造血恢复慢，一方面导致使用过长时间的昂贵的细胞因子，另一方面也因血象恢复慢，而使患者经受感染及出血等机会增多，甚至使采集无法适时进行。为此，如使用联合化疗，则最好在此动员疗程之前，使用过该方案的化疗，从而能大致了解此方案的强弱程度，以便此次使用中作为参考或加以适当调整。至于细胞因子的使用，国外同道多于化疗结束后立即或 3～5 天后即开始给予。我国同道最初是基于经济方面的考虑，多于 WBC 下降至最低值且有恢复上升趋势时开始给予。细胞因子的选择以 G-CSF 最为理想，G-CSF 联合 GM-CSF 也可达到相同效果，唯 GM-CSF 常有发热的副作用，患者不易接受且影响对病情的判断。单纯使用 GM-CSF 效果较差，且发热症状重，故已放弃使用。此外，细胞因子的给予应采用皮下注射的方法，如使用静脉注射，不只不便，更重要的是效果上较差，为达同样效果，一般认为应使用皮下注射时剂量的双倍。化疗后如出现感染，必须及时给予强有力抗生素，以免延误采集。如出现血小板和

（或）血红蛋白低，可给予血小板或浓集红细胞输注，但必须于输前进行 25GY 的照射，杀灭淋巴细胞，否则其后的 APBSC 采集物绝对不能用于 APBSCT 中。目前普遍认为，采集的自体或异体的单个核细胞（MNC）数量以 $(5\sim 6)\times 10^8/kg$（受者体重）为宜，CD34$^+$ 细胞量以 $(5\sim 8)\times 10^6/kg$ 为宜，CFU-GM 量以 $(15\sim 50)\times 10^4/kg$ 为宜，此数量可以在一般情况下保证快速重建患者造血，高于此值不再出现造血重建的进一步加快，反而因所含 T 细胞数量进一步增多，在 Allo-HSCT 时有可能加重 GVHD 的危险。在 APBSC 采集中则会造成污染的白血病细胞数量过度增多，增加移植后复发的可能。1999 年 EBMT 即明文规定最低输注的 CD34$^+$ 细胞量为 $2\times 10^6/kg$。PBSC 的采集使用密闭连续性血细胞分离机，国内多为 Baxter 公司生产的 CS3000plus 型与 Cobe 公司生产的 Spectra 型，两者分离效果无显著差别。分离时以保证血液流速稳定达到 45～60ml/min，分离效果最好，为此如被采者外周静脉条件不好，最好在股静脉行 12F 双腔静脉插管留置。每次采集时总循环血量多在 8～10 升，必要时可以更多些。

2. PBSC 采集物的处理

因每次采集物总体积一般在 100ml 以下，采集物中所含红细胞一般均少于 10ml，甚至少于 5ml，故当供受者 ABO 血型即使有不合时，也无须再进行去除红细胞处理，这也是使用 PBSC 采集物的优越性之一。而去除 T 细胞，方法虽然与处理骨髓相同，但因 PBSC 采集物的总体积小，处理时相对容易些。自体造血干细胞采集物的净化方式与自体骨髓相同。

3. PBSC 采集物的保存与回输

正常供者采集物应尽快在 6 小时之内全部回输给患者。直接置于 4℃ 冰箱内最长时间不宜超过 72 小时，否则细胞死亡会迅速增加，台盼蓝拒染率明显下降。如采集后细胞数量较多，或为以后用做供者淋巴细胞输注（DLI）而特别多采集时，以及用于日后的 APBSCT 时，可采用程序降温或 -80℃ 冰箱保存法。程序降温需要特殊装置及液氮，价格较昂贵，步骤也繁琐。目前 -80℃ 冰箱保存技术已很成熟，经济、简便易行，效果好，可保存细胞活性最长达一年以上。如将达-80℃的冻存物进一步放入液氮中，则细胞活性可保存更长时间。具体为：前者需特殊的程控降温仪（进口的约4～5万美元，国产的仅1～2万人民币）和液氮罐。后者只需-80℃冰箱。两种方式中所使用的冷冻保存液的配方有所不同。前者冷冻保存液成分为70%的PRMI1640，20%的二甲基亚砜（DMSO）及10%的AB血清。将等量的4℃的冷冻液缓慢加快地加入4℃的细胞悬液中（3～5分钟），充分混匀，以程序控制仪进行1～3℃/min的冻速降温，至-80℃后放入液氮中，可保存细胞活性10年以上。后者则系笔者在解放军总医院时与血液科实验室同道们所研究的采用简便易得的以10%的DMSO，6%的羟乙基淀粉（HES，即国产的706代血浆）及20%的人血白蛋白所组成的冷冻保存液，具体配方为：[PBSC采集物容积（ml）×1份+DMSO原液×1/7份+20%人血白蛋白液×1/4份]+（与前三种物质总容积等量的6%的HES）。举例：（50mlPBSC采集物+7mlDMSO+12.5ml 20%人血白蛋白液）+70ml 6%HES。配制操作步骤：将于4℃冰箱内预冷的二甲基亚砜（DMSO）加入于4℃冰箱中预冷的706代血浆（HES）中（在量筒中配制）。另一方面将预置于4℃冰箱中的PBSC终产物放入大烧杯内，再将20%白蛋白液放入混匀。其后将706代血浆（HES）和DMSO混合液从量筒中缓慢倒入PBSC产物及白蛋白混合液中，分装入冷冻袋，直接入-80℃冰箱平放冷冻保存，保存物终浓度为50% DMSO，3% HES与9%的20%白蛋白（≈2%的白蛋白）。注意：不能将白蛋白直接入HES和DMSO混合液中，否则会出现丝状沉淀！配好后，即可分装入消毒冷冻袋，4℃冰箱内平衡温度20～30分钟后，平置入-80℃冰箱，可保存细胞活性最长达一年。化冻后台盼蓝拒染率一般均在90%以上，冷冻效果非常可靠。也可直接应用日本产商业化冷冻保存液CP1，按说明与PBSC终产物混合后置入-80℃冰箱保存。

冷冻保存物应直接放入37～40℃水浴内摇动复温，融化后立即回输。

(三) 脐血的采集、处理、保存与回输

所谓脐血（或称脐带血），是指婴儿娩出断脐后，残留在脐带和胎盘绒毛血管内胎儿体外部分的血，故也称胎盘脐带血。

1. 采集法

脐血采集法有半闭合式（玻璃瓶采血法）、密闭式、开放式和导管法四种。目前多采用密闭式，也即一次性无菌塑料采血袋采血法。其主要步骤为：

(1) 婴儿娩出后，立即用两把止血钳在距脐轮 2～3cm 处夹住脐带，用无菌剪刀在两钳间近脐轮端剪断脐带，将脐带放入消毒巾上。

(2) 无菌取出采血袋，将靠近针头的采血胶管处打一环形松结，从采血针上取下护针套管，在已消毒的脐带上做脐静脉穿刺。脐带中脐动静脉呈品字形排列，脐静脉管腔较大，外观管壁较薄，浅显可见，常有静脉窦扩张处，无波动。脐动脉较细，呈螺丝状，有明显的波动。

(3) 将乳胶管上的红色夹子放松，使血液在重力作用下流入采血袋。

(4) 不时摇动采血袋，使胎盘血与保存液充分混合。

(5) 采血完毕后立即在采血袋与血袋连接处卡上一个卡子，拔出采血针，将采血管上的环形松结拉紧。

(6) 在上述卡子后面打一紧结或用封口机结扎，以提供足够的血样管段，供配血及其他检验用。整个过程可在胎盘娩出前或娩出后进行，两者之间采集量无显著差异。

2. 处理和冷冻保存

使用新鲜脐血作 Allo-HSCT 的时机极不容易掌握，即使有可能，应注意在 ABO 血型主要或主次要均不合的情况下，也需对脐血去除红细胞。

一般情况下，需将脐血深低温保存，为减少冷冻保存标本的体积及避免以后可能的无关受者出现供受者 ABO 血型主要或主次要不合的情况，需对脐血细胞进行单个核细胞（MNC）的分离。因脐血量少，多不足 200ml，不适于使用血细胞分离机，故常采用二步离心法或羟已基淀粉二次沉淀法分离 MNC。

保存则不论使用程序降温仪或 $-80℃$ 冰箱法，最后均应由 $-80℃$ 环境移入液氮 $-196℃$ 保存，使之可长期备用。

3. 回输

冷冻保存的脐血可经 $37\sim40℃$ 的水浴复温后直接输注给患者。在供受者 HLA 配型完全相合情况下，要求输注的脐血中 MNC 最低应 $>2\times10^7/kg$，最好在 $5\times10^7/kg$ 以上。如供受者 HLA 配型有 $1\sim2$ 个位点不相合的情况，要求输注的脐血中 MNC 数量应进一步提高，以利于植入。

七、HSCT 的主要早期并发症

临床上对 HSCT 早期并发症的观察及处理分为以下几个主要时期，随不同时期重点有所侧重。在进行预处理时期重点应在于处理预处理相关的一些急性毒副反应；在回输后的 $1\sim2$ 周内重点在于出血性膀胱炎及肝静脉闭塞病；在回输后的 $2\sim4$ 周重点在于骨髓抑制时的出血及感染；在回输后 $3\sim4$ 周外周血 WBC 有上升趋势，特别是达到 1.0×10^9 以上时，在 Allo-HSCT 应重点注意急性 GVHD 及巨细胞病毒（CMV）的感染。

主要并发症诊治过程得当与否，与移植的成功有密切的关系，虽然有各自的基本原则可循，但在每例具体患者的处理过程中，更需要丰富的临床经验和百分之百的工作责任心，这也正可以说明虽然均采用相同的技术路线，但最终结果在不同单位却存在很大不同。故而针对每例患者的不同特点，灵活掌握个体化治疗是绝对必要的。

（一）预处理相关的急性毒副作用

1. 口腔溃疡

多发生于预处理后 2 周内，严重者主要与甲氨蝶呤（MTX）的应用及多种病毒如疱疹病毒的感染有关。四氢叶酸钙含漱对其预防并无明显作用。预防性给予抗病毒药物，如无环鸟苷等也似乎并无明显作用。唯以 GM-CSF 漱口液（GM-CSF 300μg 加入 500ml 生理盐水，每日多次，含漱）有助于溃疡愈合。Allo-HSCT 中若 WBC 已上升达（1～3）×10^9/L 以上时，溃疡又加重，应警惕急性 GVHD 的出现，如能确诊为急性 GVHD，则只有在 GVHD 控制后，溃疡才有可能好转与愈合。

2. 急性胃肠道反应

出现于预处理过程中，以恶心、呕吐症状最为明显，有时伴腹泻症状。使用枢复宁等 5-羟色胺拮抗剂同时加用肾上腺皮质激素对急性胃肠道反应有较好的预防及治疗作用。为预防化（放）疗所致的胃肠黏膜溃疡导致消化道出血，应常规静脉使用 H_2 受体拮抗剂，如西咪替丁、雷尼替丁、法莫替丁等药物；或质子泵抑制剂，如洛赛克（奥美拉唑）等药物。

（二）出血性膀胱炎（hemorrhagic cystitis，HC）

HC 曾为 HSCT 中的主要并发症之一，随着美司钠（Mesna）的使用以及对水化、利尿及碱化尿液的重视，目前临床中已不多见。HC 的临床表现以无菌性血尿为主，同时伴有尿频、尿急、尿痛、排尿不畅等膀胱刺激症状。临床上一般将 HC 分为 4 级：Ⅰ级表现为镜下血尿，Ⅱ级表现为肉眼血尿，Ⅲ级表现为肉眼血尿伴血块，Ⅳ级表现为肉眼血尿伴泌尿系统梗阻。HC 分为急性型与迟发型两种，急性型中环磷酰胺是引起 HC 的最主要原因。环磷酰胺进入体内产生的代谢产物丙烯醛与膀胱黏膜上皮结合，引起黏膜损伤，导致 HC。症状一般出现在用药 4 周之内，多在用药后 2 周之内。马利兰亦有导致急性型出血性膀胱炎的可能。迟发型一般系与病毒感染膀胱或 GVHD 有关，多在移植一个月后出现。病毒多为 BK 或 JC 病毒、腺病毒、轮状病毒以及个别情况下 CMV 等。急性型 HC 重在预防，可通过均匀的大量水化，即保证尿量在每日 3000ml/m^2 以上，每小时在 150ml 以上。因大剂量环磷酰胺有抗利尿作用，故必须加用静脉注射速尿，每日 2～3 次，每次 20～40mg。同时注意使用 4%～5% 的碳酸氢钠注射液，以保护黏膜，每日 2 次，每次 250ml。更为重要的是使用美司钠，即在使用环磷酰胺的同时，即 0 时以及其后 4、8、14 小时分别给予，共 4 次，每次所给剂量为当日所用环磷酰胺总剂量的 20%。一旦出现出血性膀胱炎则必须增加输液量及强迫利尿，防止血块形成，甚至阻塞尿道。针对迟发型 HC 并无有效的预防方案，唯在出现后常规水化、强迫利尿、碱化尿液，强化血小板输注，并针对性给予抗病毒药物，如病毒唑、无环鸟苷、丙氧鸟苷等，或积极治疗 GVHD。迟发型 HC 较急性型 HC 更难以治疗。难治者甚至可被迫行膀胱切除术。

（三）肝静脉闭塞病（hepatic veno-occlusive disease，VOD）

VOD，一度曾改名为肝脏窦隙阻塞综合征（sinusoidal obstruction syndrom，SOS），现又恢复原名称，是一种 Allo-HSCT 后非常严重及危险的并发症，AHSCT 中甚为少见。其系因预处理中大剂量化和（或）放疗的直接作用以及释放细胞因子的间接作用引起或加重肝小叶中央静脉和小叶下静脉、血窦内皮细胞损伤，导致出现以非血栓形成的肝内小静脉纤维性闭塞及其周围的中央小叶肝细胞的损害及不同程度的坏死为主要病理性改变的疾病。

据文献报道 VOD 的发生率在 3%～50%，而死亡率则在 1%～95%（中位数为 30%）。其死亡原因大多为多脏器功能衰竭（肝、肾、肺、心脏）而不是单纯的肝功能衰竭。预处理方案中使用 Bu/CY 者、移植后一周内有霉菌感染、移植前一般情况差（Karnofsky 积分<90）、既往有肝病史以及年龄>20 岁者，VOD 发生率也相对较高。一般公认的其他导致 VOD 的危险因素还有 HSCT 前 ALT 已升高，且 ALT 升高程度与 VOD 严重程度成正比、供受者 HLA 不完全相合或非血缘关系的 HSCT、两次 HSCT，对肝炎病毒感染是否为 VOD 的危险因素尚无定论。

VOD 主要发生于 HSCT 后 3 周内，主要临床表现是黄疸、肝肿大及腹水。VOD 的诊断主要依据临床。西雅图 Fred Hutchinson 癌症研究中心制定的诊断标准为大多数同道所采用：HSCT 后 20 天以内有以下任何两项者且能除外其他原因所致的即可诊断：①黄疸，血总胆红素≥25.7μmol/L；②上腹疼痛伴肝脏肿大；③腹水和（或）不明原因的体重迅速增加（＞基础体重的2％）。不过临床上在HSCT20天后仍可有极少数患者出现VOD。

VOD的严重程度可分为轻、中、重三度，仅根据治疗结果回顾性进行判定，故对治疗无指导意义。其中未经治疗在≤＋100天时自愈的属轻度；经一般支持治疗，如使用利尿剂治疗水钠潴留、镇痛剂缓解肝区疼痛后在≤＋100天时痊愈的属中度；死于VOD或移植100天后仍未痊愈者属重度。VOD又可依其发病的快慢分为急性、亚急性及慢性三型。其中急性型表现为突发腹痛伴肝肿大、腹水，可有恶心、呕吐、发热，常因肝细胞功能衰竭合并感染或多脏器功能衰竭而死亡；亚急性表现为逐渐发生的腹水和肝脏肿大，此型患者可完全恢复或转化为慢性；慢性表现为非门静脉性肝硬化，常因食管静脉曲张破裂出血死亡。

VOD重在预防，国内在这方面也已积累了较为丰富的成熟经验。一般均采用下述方法之一：①低分子肝素4000单位，皮下注射，1次/日，②前列腺素E 200～300μg，iv，1次/日，③低分子右旋糖酐250ml，iv，2次/日＋复方丹参注射液16 ml，iv，1次/日，效果好。VOD一旦发生后治疗甚为困难。目前多采用对症处理，限制钠盐摄入，改善微循环，使用抗凝剂，特别是应用利尿剂。有报道使用基因重组的组织血浆素原激活剂（recombinant tissue plasminogen activator，rh－tPA），0.05mg/（kg·h）×4（最大量为10mg/d），iv，1次/日，连用2～4日，±肝素钠20U/kg，iv，一次注射（最大量为1000U），随之用小剂量肝素钠150U/（kg·d）持续静脉点滴维持治疗，连用10天，有较好疗效。或使用去纤胺（Defibrotide）6.25mg/kg，iv持续2小时，每6小时一次，连用14天。也可使用前列腺素E 0.3μg/（kg·h），iv，连用10日，疗效满意。

（四）毛细血管渗漏综合征（capillary leak syndrome，CLS）

CLS的诊断标准：HSCT后15天内出现：①24小时中体重增加＞3％；②全身均水肿（腹水、胸膜渗出、心包炎），且对速尿治疗无效，并可伴有心动过速、低血压、肾前性肾功能不全、低蛋白血症等。治疗时应首先停用细胞生长因子，及使用肾上腺皮质激素。

(五) 植入综合征 (engraftment syndrome, ES)

ES 的临床诊断标准为：在中性粒细胞出现于外周血前 72 小时内出现：①非感染性高热；②皮疹累及体表面积＞25%，且为非变态反应所致；③肺浸润或低氧症，并可伴有腹泻、体重增加以及一些器官（肝、肾、中枢神经）功能障碍。提出其发生的高危因素可能与对乳癌、多发性硬化或 POEMS 综合征等疾病进行 PBSCT 有关，还可能与 HSCT 中使用细胞生长因子（特别是 GM-CSF）及输入 CD_{34}^+ 细胞数量大及植入迅速有关。建议使用甲基泼尼松龙 1mg/kg，q12h×3 天，后在一周内减量至停用，可使 80% 以上病例在 1～5 天内治愈。但同时总应给予经验性抗生素治疗，因有时很难排除发热不是由感染所引起。

(六) 弥漫性肺泡出血综合征 (diffuse alveolar haemorrhage, DAH)

DAH 的发病机理与 VOD 非常类似，但其主要影响到肺。也有同道认为其发生与未被检查出的感染有关。其发生率在 AHSCT 中为 1%～5%，在 Allo-HSCT 中为 3%～7%。其临床诊断标准为除少数病例发病较迟外，一般于 HSCT 后 30 天内出现：①呼吸急促、呼吸困难与干咳；②需要吸氧的低氧血症；③胸片或 CT 显示中及下肺野出现局灶性或弥漫性肺间质或肺泡浸润；④支气管肺泡灌洗液渐呈血性，且未发现病原体及感染、血小板减少、液体超负荷或心力衰竭。DAH 的发生与血小板数量低无关。导致其出现的高危因素包括年老、既往有胸部放疗史、异基因供者、清髓性预处理方案与严重的急性 GVHD。治疗可应用大剂量甲基泼尼松龙 250～500mg，iv，q6h，连用 4～5 天，后渐减量至 2～4 周时减完。但对其疗效仍存在争议。也可使用活化的 Ⅶ 因子 (FⅦa)。

(七) 血栓性微血管病 (thrombotic microangiopathy, TMA)

TMA 系用于概括描述 HSCT 后溶血尿毒综合征 (hemolytic uremia syndrome, HUS) 及血栓性血小板减少性紫癜 (thrombotic thrombocytopenic purpura，TTP)。其临床表现为通常在 HSCT 后＋60 天左右，少数也可早于＋4 天，或晚于＋2 年时，出现：①微血管病性溶血性贫血（microangiopathic hemolytic anemia，MHA），即：贫血，＞2%～5%的破碎细胞，LDH 增高及其他溶血的标记性特点；②血小板减少或对输血的需求增加；③非感染性发热；④肾功能障碍与/或神经系统异常（皮质盲、癫痫、中枢神经系统 CT 检查呈现典型异常改变）。对于这种 HSCT 相伴的 TMA 的诊断标准，国际 Blood & Marrow Transplant Clinical Trials Network Consensus 提出：①血片中出现红细胞碎片与每高倍视野有 2 个破裂细胞；②伴有血浆 LDH 水平增高；③伴有肾脏和/或神经系统的不能以其他原因解释的功能障碍；④直接与间接抗人球蛋白试验阴性。其发生的危险因素包括：接受了 TBI，使用了钙调素（calcineurin）抑制剂（CNI），使用西罗莫司，无关供者或 HLA 不全相合的移植，出现了 GVHD 或 CMV/真菌感染等。治疗以立即停用钙调素抑制剂（如 CSA 或 FK506），改用其他免疫抑制剂进行 GVHD 的预防或治疗（肾上腺皮质激素、骁悉、硫唑嘌呤）。也可考虑进行血浆置换，或使用抗 TNF 单克隆抗体等。

（八）特发性肺炎综合征（idiopathic pneumonia syndrome，IPS）

既往曾被称为间质性肺炎（interstitial pneumonia，IP），现已逐渐被弃用，而代之以 IPS。此综合征系由多种肺损伤原因所致，包括预处理方案的毒副作用、免疫性细胞介导损伤、炎性细胞因子以及可能的隐匿肺感染。其发生率在 Allo - HSCT 中已从早期的 20%下降至当前的 10%。很少于 AHSCT 中发生。临床表现为在移植后＋21 天左右出现：①发热、干咳；②呼吸急促、低氧血症；③X 线摄片及 CT 显示弥漫性肺泡及间质浸润。确诊有赖于在出现前述临床表现时伴有：①在支气管肺泡灌洗术（BAL）及肺活检中未见到感染性病理变化或弥漫性肺泡出血（DAH）证据以及②无其他可能的病因，包括肺水肿、肺出血、脂肪栓塞、白血病浸润或由白细胞凝集素所致肺毒性等。导致发生的危险因素包括：清髓性预处理方案、年龄＞40 岁、出现Ⅲ-Ⅳ度急性 GVHD 以及在年龄>40 岁患者的清髓性 Allo-HSCT 的预处理方案中使用 TBI。病死率可达 50%~70%，如严重至需要机械通气时，病死率可达 97%。治疗以支持治疗结合预防与治疗感染为主。甲基泼尼松龙与抗 TNF 单抗可能有效。

（九）多器官功能障碍综合征（multiple-organ dysfunction syndrome，MODS）

其发病机理可为引起上述并发症的所有原因。诊断标准为在 HSCT 后的早期出现下列≥2 条者，包括：①中枢神经系统功能障碍；②肺功能障碍（同一天内于前后间隔>2 小时分别均存在氧饱和度<90%）；③肾脏功能障碍（肌酐>1.5mg/dl 或>133μmol/L）；④肝功能障碍（符合 VOD 标准）。无有效治疗方法，一旦出现则病情不可逆转。

（十）骨髓抑制

预处理后骨髓抑制一般于 1 周时进入极期，WBC<（0.1~0.2）$\times 10^9$/L，PLT<20×10^9/L。患者将面临出血、感染与严重贫血的威胁。为此首先要维持血小板>20×10^9/L，以防止内脏及脑出血的发生。有条件时应输注血细胞分离机单采的新鲜浓集血小板（含>1×10^{11} 个血小板），输注一次一般可使外周血中 Plt 计数提高（10~20）$\times 10^9$/L。临床上应以保证皮肤黏膜无明显新鲜出血倾向为原则。供受者 ABO 血型应一致。在紧急情况下，也可输注 ABO 血型不合供者的单采血小板。患者血红蛋白应维持在 70~80g/L 以上，一般采用浓集红细胞或用白细胞过滤器处理过的少白细胞的红细胞。如供受者 ABO 血型不合，在输注红细胞时，应注意血型转变的时间，一旦血型转变即应按转变后的血型进行输血。

为避免输血后免疫抑制的患者因植入 HLA 不合的供者造血干细胞而发生严重的危及生命的 GVHD，所有血制品应进行 20~25GY 的照射，以灭活其中的 T 淋巴细胞。

针对白细胞低下，目前已不主张输注浓集白细胞，因研究表明输注浓集白细胞，有使患者招致或加重 CMV 感染的可能。故多采用注射细胞因子，尤其是 G-CSF 或白细胞介素 11，以加速骨髓中粒细胞的恢复，降低患者出现感染表现的机会。

（十一）感染

感染是 HSCT 的最常见并发症，特别多见于早期，其发生率可高达 50%～80%。由于 Allo-HSCT 患者多为恶性肿瘤患者，在移植前即已接受多次化疗和（或）放疗，使其造血组织及免疫组织已受到损害，移植中又再次使用超大剂量化疗，有时更加上有 TBI 或全淋巴照射（TLI），使上述组织功能严重受抑，患者处于免疫低下状态，加之经预处理的化和（或）放疗后使口腔、消化道乃至其他部位黏膜损伤，因而极易发生感染。感染一般分为三期：早期为移植后（移植物输入后）1 个月内，中期为移植后 1～3 个月内，晚期为移植 3 个月后。各期中感染的特点及病原体也有所差别。病原体可以是细菌、真菌、病毒或寄生虫。

1. 细菌性感染

细菌性感染可见于移植后各期中，但移植早期因患者粒细胞缺乏或减少和大剂量化和（或）放疗所致的黏膜损伤，更易出现感染，尤其是细菌性感染。移植中、后期虽然骨髓造血功能已基本恢复，外周血 WBC 大多 $>2.0\times10^9/L$，但细胞与体液免疫功能仍未能恢复，加之可能因使用某些药物，如复方新诺明、更昔洛韦等，或因病毒感染，甚至 GVHD 而再次出现粒细胞减少，致细菌性感染的危险又复增大。感染的最明显表现为发热，如患者出现腋下体温 >38℃或在 2 小时内体温持续 37.5℃，在慎重排除放疗和化疗药物的副作用，以及输血、输液反应的前提下，均应首先考虑存在感染，应立即给予抗感染治疗，特别是在粒细胞缺乏的情况下。细菌来源在早期，于空气层流病房内，多为内源性，特别是来源于肠道、口咽部及呼吸道。绝大多数为 G^- 杆菌和 G^+ 球菌。G^- 杆菌，多为铜绿假单胞杆菌、大肠杆菌、克雷伯杆菌及其他肠杆菌科杆菌，也应注意不动杆菌及嗜麦芽窄食单胞菌。G^+ 球菌，主要为表皮葡萄球菌、金黄色葡萄球菌、肠球菌。既往细菌性感染以 G^- 杆菌为主，但近年来 G^+ 球菌感染日渐增多。早期感染因免疫功能严重受抑，极易发生败血症。临床上如出现发热、且又找不到明确的感染灶，应首先考虑为肺部感染或败血症，必须常规抽取血培养。此时还应特别警惕智齿冠周炎、肛周感染与急性阑尾炎及导管感染。一旦出现，可进展极快。对中、后期细菌感染，除注意上述感染部位及病原菌外，还应特别注意院内耐药菌的感染及结核的可能，为此定期复查胸部 X 线摄片甚至 CT 检查是非常必要的。HSCT 中一旦当体温升高 >38℃，并怀疑有感染存在时，尤其在移植早期，粒细胞缺乏或减少状态时，首先考虑为细菌性感染，应立即给予广谱高效的相应抗生素。其用药原则为：①静脉给药，以便见效快，作用强；②足量；③几种不同抗菌谱药物联合使用；④不需等待感染的细菌学证据，即应立即开始经验性治疗。此后待细菌学证据明确后再做适当调整。其中经验性治疗：一般均首先选用一种三代头孢菌素＋一种氨基糖苷类药物，多选用头孢拉定＋丁胺卡那，此系主要针对 G^- 杆菌的感染，兼顾 G^+ 球菌。如三日后体温未控制，即改为万古霉素/去甲基万古霉素＋泰能，此系主要针对 G^+ 球菌及厌氧菌，三日后仍未控制体温，感染症状明显，但中毒症状却不很重时，则可考虑改用两性霉素 B、氟康唑、伊曲康唑、伏立康唑、卡泊芬净、米卡芬净等单一或联合抗真菌药，主要针对真菌。也可采用另一种经验性治疗方式，即于开始时使用泰能＋丁胺卡那，主要针对 G^- 杆菌、G^+ 球菌及厌氧菌，如三日无效则改为三代头孢菌素＋万古霉素/去甲基万古霉素，以便进一步加强对可能存在的铜绿假单胞菌属，尤其是对泰能天然耐药的嗜麦芽窄食单胞菌及耐药 G^+ 球菌的治疗。如三日又无效，则改为上述抗真菌药，主要针对真菌。此时如各种培养结果已明确病原菌，可结合药敏结果调整用药。

结核杆菌感染在国内有再次抬头的趋势，AHSCT 中发病率甚低，但 Allo-HSCT 后患者免疫力长期低下，极易导致体内稳定的老病灶再次活动，甚至出现严重播散的情况，特别是在免疫力极低情况下，可出现无反应性结核播散。故定期复查胸部 X 线摄片非常重要。一旦发现结核活动，应迅速给予多药联合抗痨治疗，剂量较平时更大。

2. 真菌性感染

随着预防措施及支持治疗的加强，新的强有力广谱抗生素的常规经验性使用，真菌感染的发生率有明显增多的趋势，可见于移植的各期中，在早期中也并不少见。其最多见种类为白色念珠菌，多见于口咽部，且多来源于自身消化道。其次为曲霉菌、毛霉菌、热带念珠菌等，感染部位多见于肺部，甚至导致败血症，其主要来源于空气传播及呼吸道。氟康唑100～200mg/d预防性应用，对降低HSCT后患者全身真菌感染发生率有效。但氟康唑仅对白色念珠菌有效。遇有其他种类的真菌感染，尤其是曲霉菌感染及严重深部霉菌感染时，可选用两性霉素B，也可单独或联合使用伊曲康唑、氟康唑、伏立康唑、卡泊芬净或米卡芬净等抗真菌药物。针对真菌的治疗也应重在一个快字上，在真菌感染早期，使用两性霉素B 10mg，加地塞米松1mg，入500ml液体中以4～6小时缓慢静脉点滴，1次/日，即可奏效，且发烧、寒战等两性霉素B引起的副作用小，易耐受，如待感染至晚期，则效果肯定不佳，被迫加量，副作用大，患者已很难耐受。大蒜素提取物具有较强的抗真菌功能，对某些真菌感染有一定的预防及治疗的协助作用。

此外还有卡氏肺孢子菌感染，多出现于移植的中、后期，诊断较困难。卡氏肺孢子菌多致间质性肺炎，临床上与CMV间质性肺炎不易鉴别，确诊有赖于肺活检，但此时患者多难以承受。对卡氏肺孢子菌感染也应重在预防，在移植后，如患者无磺胺过敏，均应常规给予复方新诺明，2片，2次/日，每周2～3日即可，有较好的预防效果。治疗可选用静脉复方新诺明或卡泊芬净，疗效佳。

3. 病毒性感染

HSCT中病毒性感染，主要为疱疹病毒感染。常见的有单纯疱疹病毒（HSV）、带状疱疹病毒（VZV）及巨细胞病毒（CMV），其中以前两者发病率较高，而第三者则危险性最大。

HSV的感染多出现于移植后早期一个月之内，特别是口咽部黏膜炎已被证实与Ⅰ型HSV感染密切有关。VZV感染多出现于移植3～6个月之内。这两者感染多是由于体内潜在病毒的激活。无环鸟苷对两者的预防及治疗均有效,剂量通常为400毫克/次,口服,3次/日。

CMV也属疱疹病毒的一种,在Allo-HSCT中为最常见的病毒感染之一,致死率极高。但AHSCT中引起明显临床表现的甚为少见。CMV感染可为初发,也可为体内原有潜在的CMV被激活所致。初发者的CMV系来自所输血液制品。CMV感染可分为CMV感染及CMV病两个阶段。CMV感染只是表示患者体内携带CMV,但并未因其导致临床表现,其又可进一步分为潜伏感染、无症状的活动感染及症状性活动感染。明确CMV感染的不同程度及阶段,有赖于相应的实验室检查:如果该患者CMV血清学IgG、IgM均(—),而且没有可检出的病毒,则诊为无病毒潜伏感染存在。如CMV血清学IgG(+),IgM(—),而抗原(通常是PP65抗原)也(—),则诊为有病毒潜伏感染存在。如CMV病原学证据存在,但无症状,则诊断为无症状的活动感染。CMV病原学的证据包括以下任一指标:①组织培养分离出CMV病毒;②用组织学或组化方法检测出CMV病毒在组织标本中存在的证据,如核内或胞浆内的包涵体;③实时定量PCR方法在外周血中直接检出病毒的拷贝数;④特异性CMV PP65抗原或CMV DNA检测阳性,如外周血中2×10^5个中性粒细胞中CMV PP65抗原阳性的细胞达到2～5个时,则认为存在CMV抗原血症;⑤CMV IgG抗体滴度是原有滴度的4倍以上或CMV IgM(+)。

在CMV感染的基础上伴有临床器官或组织损害或功能障碍者,则诊断为CMV病。CMV病可表现为肺炎、肝炎、肠炎、视网膜炎及外周血中白细胞及血小板的减少等。CMV所致的肺炎均为间质性肺炎,主要表现为发热、呼吸困难、进行性低氧血症和X线示肺部间质性病变,最后可因呼吸衰竭而致死,文献报道死亡率可高达80%,治疗有相当的难度。为避免出现CMV病,目前临床上倾向于采用预防及干预性治疗相结合的方法,达到对CMV感染的早期治愈。一般于移植的-9～-2天即针对有潜伏感染的患者给予丙氧鸟苷或称更昔洛韦（Ganciclovir），5mg/kg，iv，2次/日，移植后每1～2周定期检查外周血中CMV IgG、IgM和CMV PP65抗原以及最新的以实时定量PCR法直接检测血液中CMV拷贝数，一旦出现CMV病原学的证据，以抢先治疗（preemptive therapy）原则及时给予丙氧鸟苷5mg/kg，iv，q12h，或磷甲酸钠（Foscarnet），100～160mg/(kg·d)，iv，待CMV病原学证据消失（一般需使用2周以上）后，逐渐减量，再维持使用2～4周，以免病毒复燃。个别难治病例，需上述两药同时使用，应特别注意其所致的肝、肾、血象方面的副作用。还可应用口服新药缬更昔洛韦（Valganciclovir），对骨骼抑制轻，且疗效佳。

其他病毒还有腺病毒、BK病毒和肝炎病毒。腺病毒可引起肺、肾脏和肝脏的损害，腺病毒和BK病毒还可引起迟发型（移植1个月后）出血性膀胱炎，且难以治疗。肝炎病毒主要为乙型及丙型肝炎病毒，系经输注血液制品而被感染。乙型肝炎和丙型肝炎的潜伏期分别为6周～6个月和1周～4周。考虑到移植中输注血液制品多于移植的早期进行，故上述肝炎多发病于移植的中、后期。

（十二）移植物抗宿主病

移植物抗宿主病（graft versus host disease，GVHD）是Allo-HSCT中特有的，也是最常见的并发症之一。GVHD系由移植物中的T淋巴细胞识别了受者的不同组织相容性抗原（包括主要组织相容性抗原和次要组织相容性抗原）而增殖分化，并把受者某些组织和（或）器官作为靶目标进行免疫攻击，使这些组织和（或）器官发生损害所致。GVHD分为急性与慢性两种，传统的经典定义为：一般以100天以内发生的为急性GVHD（aGVHD），100天以后出现的为慢性GVHD（cGVHD）。2005年美国国立卫生研究院（NIH）共识会提出新的aGVHD与cGVHD的定义标准，两种GVHD又分别分为两个亚型，分型基于症状与体征的特殊性，而不是如以往单纯以起病时间为区分标准，具体见表9-4。

表 9-4　aGVHD 与 cGVHD 的定义

分型	表现时间	aGVHD 特点	cGVHD 特点
aGVHD			
经典亚型	≤100 天	有	无
持续性，复发性，晚期发作性	>100 天	有	无
cGVHD			
经典亚型	无时间限制	无	有
重叠综合征	无时间限制	有	有

急、慢性 GVHD 临床表现有所不同。aGVHD 可直接迁延演变为 cGVHD，中间没有明确的间隔期；亦可能在 aGVHD 完全缓解一段时间后再出现 aGVHD 或出现 cGVHD；没有 aGVHD，也可单独出现 cGVHD；出现 aGVHD 后也不一定都发生 cGVHD；还有部分患者既无 aGVHD，也无 cGVHD。

1. 急性 GVHD（aGVHD）

导致 GVHD 的危险因素很多，主要包括：①供受者间 HLA-A、B、DR 不相合，位点不相合数目越多，危险越大；②供受者间次要组织相容性抗原不同；③使用非血缘的无关供者；④女性供者给男性患者，如供者曾妊娠或接受过输血则危险更大；⑤受者年龄过大；⑥过强的预处理方案；⑦使用大剂量 TBI；⑧GVHD 预防方案强度不足，如单用 MTX 或 CsA；⑨存在细菌或病毒感染；⑩造血干细胞来源可致严重程度的顺序为：PBSC > BM > CB。

aGVHD 多在移植后 100 天内发生，其中大多数在移植后 20～40 天发生，常与造血恢复相伴发生，但也可在骨髓抑制期即出现。GVHD 发生越早，越严重。在移植后 10 天内发生的 aGVHD 又称超急性 GVHD 或暴发性 GVHD，死亡率极高。以 HLA 完全相合的同胞兄弟姐妹为供者的 Allo-HSCT 中 Ⅱ～Ⅳ 度 aGVHD 的发生率为 30%～45%，供受者 HLA 不完全相合或非血缘无关供者的 Allo-HSCT 的 GVHD，包括 aGVHD 的发生率更高。

aGVHD 主要影响皮肤、胃肠道、肝脏与全身一般状况。aGVHD 首先的临床表现大多为皮疹，常出现于手掌、足底、耳后、头颈部，然后扩散至全身。皮疹则从细小皮疹、斑丘疹可发展为表皮坏死、皮肤剥脱，最严重的甚至可有广泛大疱性表皮松解坏死。胃肠道 GVHD 常在皮肤 GVHD 出现后 1 周至数周内发生，以肠道表现为主，伴有恶心、呕吐和食欲不振。腹泻为最主要的症状，常为水样便，严重者为血水样便，甚至有肠黏膜上皮脱落。痉挛性腹痛表示病情严重，极重者可出现肠梗阻。肝脏 GVHD 多在最后出现，常见于移植 40 天后，多为 GVHD 进展的结果，也可在皮肤和肠道 GVHD 缓解后出现，单纯肝脏 GVHD 少见。肝脏 GVHD 主要表现为肝内小胆管损伤，胆汁淤积，血清胆红素增高，以直接胆红素为主，谷丙转氨酶可有升高，但升高程度不及胆红素，两者间不成比例。单纯胆红素增高的 GVHD 更应注意与病毒性肝炎、药物性（特别是环孢霉素 A）肝炎及 VOD 相鉴别。aGVHD 还可影响造血与免疫系统，引起全血细胞降低，甚至骨髓抑制。

目前常用两种方法进行 aGVHD 的诊断与分度，一种是曾为同道们广泛通用的西雅图 Fred Hutchinson 癌症研究中心的分度法，详见表 9-5 与表 9-6，另一种为 IBMTR 的修正分度法，共分 0、A、B、C、D5 级，与预后相关性更好，但较繁琐，详见表 9-7。

表 9-5 aGVHD 的器官受损临床严重程度（1974 年、1975 年）

严重度	皮肤	肝脏	肠道
1	斑丘疹体表面积 <25%	胆红素 34~50μmol/L	腹泻 500~1000ml/d 或持续恶心
2	斑丘疹体表面积 25%~50%	胆红素 51~102μmol/L	腹泻 1000~1500ml/d
3	全身性红皮病	胆红素 103~255μmol/L	腹泻>1500ml/d
4	全身性皮肤大疱与剥脱	胆红素>255μmol/L	严重腹痛、伴有或不伴有肠梗阻

表 9-6　aGVHD 的临床严重度 (1974 年)

级别	器官受损临床严重度			
	皮肤	肝脏	肠	功能受损
0	0	0	0	0
Ⅰ（轻度）	1～2	0	0	0
Ⅱ（中度）	1～3	1	1	轻度
Ⅲ（重度）	2～3	2～3	2～3	明显
Ⅳ（危及生命）	2～4	2～4	2～4	极度

表 9-7　IBMTR 制定的 aGVHD 严重指数

指数	皮肤		肝脏		胃肠道	
	分期（最大）	皮疹范围	分期（最大）	胆红素（μmol/L）	分期（最大）	腹泻（ml/d）
A	1	<25%	0	<34	0	<500
B	2	25%～50%或	1～2	34～102	1～2	500～1500
C	3	>50%或	3	103～255 或	3	>1500
D	4	大疱或	4	>255 或	4	腹痛，肠梗阻

aGVHD 的发生及严重程度与预后有密切关系。aGVHD 的预防重于治疗，重点在于降低Ⅲ～Ⅳ度 aGVHD 的比率，即可有效地减少移植相关死亡。目前预防 aGVHD 公认的效果较好的方法为 CsA＋短程 MTX：即 CsA 从移植前 1 天，或 5 天，甚至 7 天、9 天开始静脉滴注。如采用 24 小时持续静脉滴注，则 CsA 剂量为 1～2mg/(kg·d)，可使全血浓度维持在较满意的 200～600ng/ml；如采用 12 小时静脉滴注 2～3 小时，则剂量为 3～5mg/(kg·d)，可使全血谷值浓度达到较为理想的 200～300ng/ml。短程 MTX 则按移植后＋1 天，15mg/m²，iv，一次，3、6、11 天各 10mg/m²，iv，1 次/日。CsA 用至患者能口服，则按原静脉所用剂量加倍，

作为口服剂量，一日两次，间隔12小时。如能有效预防aGVHD出现，则在移植60～100天后开始减量，每周减总量的5%，至移植后8～12个月时停药。目前有倾向将CsA＋MTX方法中第11天的MTX，甚至整个MTX取消，改从移植当天（0天）口服霉酚酸酯（MMF）0.5～1.0g/d，至移植后28天，效果良好。对于aGVHD表现更重的HLA不完全相合及非血缘无关供者的Allo-HSCT，则一般用经典的CsA＋短程MTX＋MMF的方法，在半相合移植中或无关脐血移植中更要在预处理时加用抗胸腺细胞球蛋白4～5天，按5～10mg/(kg·d)，iv，对减轻aGVHD有一定效果。还有加用拮抗IL-2受体的CD25单克隆抗体，也认为可降低aGVHD的发生率和严重程度。对于半相合移植，则仍有同道坚持必须做T细胞清除，使淋巴细胞数<10^6/kg（受者体重），以预防GVHD，但同时却也有易引起移植排斥和白血病复发的不利影响，难以克服。既然NST的预处理方案较传统的强度低，则其骨髓抑制及免疫抑制作用必然较轻，而为了使异基因造血干细胞植入，需要很强的免疫抑制作用，为此对NST患者使用环孢霉素A（CsA）＋霉酚酸酯（MMF），而不使用甲氨蝶呤（MTX），这一方面加强了免疫抑制作用，另外也避免了MTX对新输入的异基因造血干细胞的毒性作用及在受者中高的黏膜炎发生率，减轻了组织损伤，减少了对GVHD发生的诱发因素。

由于非清髓性造血干细胞移植（NST）预处理方案的化（放）疗强度较低，故对恶性肿瘤性疾病患者的肿瘤细胞的杀灭作用则肯定会不完全，为此必须通过供者造血干细胞植入后发挥GVT或GVL作用以进一步将残留的肿瘤细胞彻底清除。而为了发挥此种作用，则只有通过三种方法来解决：一为尽早将免疫抑制剂减量乃至停用，另一为再输入供体的淋巴细胞（DLI），还有一为所输供者的造血干细胞多采用动员后的外周血造血干细胞采集物，因其所含造血干细胞量可以较大，更因其所含T淋巴细胞数量多于骨髓的十倍以上。目前已明确，异基因外周血造血干细胞移植的cGVHD发生率较异基因骨髓移植明显增高，故而其所伴随产生的

GVT 或 GVL 作用也会明显增强。

尽早在 NST 后将免疫抑制剂减量的作法,在早期 NST 中多为移植后 28 天即将 MMF 突然停掉,此点至目前尚无改变。而对于 CsA 的减量,在早期 NST 中多采用在移植后 14 天若无 aGVHD,即开始每周减量 10%,从而在 3 个月时减完的作法,此作法以后证明诱发 aGVHD 或造成移植排斥的可能性均加大,故目前多采用在移植后 2~3 个月方开始逐渐对 CsA 减量,在半年时方减完的作法。

关于再输注供者外周血淋巴细胞(DLI)的作法,则用于当免疫抑制剂减完后仍未出现 GVHD,而肿瘤细胞微小残留病的细胞遗传学或(和)分子生物学检测仍显示阳性时,为进一步清除残留的肿瘤细胞而进行。值得强调的是在 CsA 减量中同时给予 DLI 可能会造成严重的致死性的 aGVHD,务必应避免。所给淋巴细胞的数量多以小剂量开始,每 4 周一次,逐渐递增,即从 10^6 个/kg(受者体重)开始,如 4 周后无 GVHD 出现,则可递增为 10^7 个/kg,后最大可达 10^8 个/kg。DLI 是一把双刃剑,在有明显残留病的情况下不使用,会导致原患恶性肿瘤的复发,使移植失败;而在无明确残留病的基础上盲目使用,也可会因导致出现不必要的严重 GVHD 使患者承受附加痛苦,甚至死亡,同样导致移植失败。如何恰如其分地掌握其使用的尺度,还需在今后的临床实践中不断探索,目前尚无常规可循。至于一旦出现 aGVHD,则可按传统异基因移植的 aGVHD 的处理原则进行,并无特殊之处。

应该强调的是在 NST 的过程中,必须建立必要的实验手段,以便能观察两个最重要的结果,即供受体嵌合状态和微小残留病的细胞遗传学和(或)分子生物学标记(如该恶性肿瘤存在此标记),以便有针对性地指导诱发 GVHD,或维持足量的免疫抑制,乃至再适量输注供者的造血干细胞,以免移植物后期被排斥情况的发生。盲目的经验性,甚至主观臆断性地增减药物或进行 DLI,无法保证 NST 有稳定的科学的成功。只有依据充足的客观指标,进行综合分析后进行恰如其分的治疗,才是今后 NST 的发展方向。

如经一般常用的 CsA＋短程 MTX 或（和）MMF 预防措施，患者仍出现 aGVHD，特别是Ⅱ度以上的 aGVHD，则必须及时给予治疗。目前较公认的方案为首选甲泼尼龙，$2mg/(kg \cdot d)$，iv，冲击治疗，如 2～3 日无效，则加大量至 $5mg/(kg \cdot d)$，iv，甚至 500mg/d，给予冲击，3～5 天内见效，则维持原量数日后逐渐减量。如无效，则可选用 FK506、抗 CD3 单克隆抗体或 ATG，多选用 FK506。FK506 是从筑波菌群链霉菌属的培养物中提取的大环内酯类药物，作用机制与 CsA 类似，但效果强大 100 倍。故可将 CsA 改为 FK506，$0.02～0.05mg/(kg \cdot d)$，iv，保持其全血浓度在 5～20ng/ml 为佳。FK506 有较重的肾毒性，同时易导致血糖增高、高血压和低蛋白血症，应予注意。使用 FK506 之前，须停用 CsA 1 日。FK506 起作用较慢，疗效多在经过 3～5 天，甚至 7 天后出现，应有一定耐心。如仍无效，则改为使用抗 CD3 单克隆抗体（OKT3），5mg，iv，1 次/日，连用三日，血中 T 淋巴细胞即很难找到。此时应有一定效果，可连用 10～14 日。否则只有使用 ATG，$5～10mg/(kg \cdot d)$，iv，1 次/日，连用 5～7 日。如仍效果不佳，则多预后不良。最后可改用 CD25 单克隆抗体，$1mg/(kg \cdot d)$，按第 1、4、8、15、22 天时，1 次/日，既往曾使用过环磷酰胺，100mg，iv，1 次/日，观察疗效。如在 VGHD 预防方案中未选用 MMF 和/或西罗莫司（雷帕霉素）者，则可加用 MMF 和/或西罗莫司，还可口服胃肠道不吸收的肾上腺皮质激素（用于胃肠道受累时）。其他单克隆抗体，除前述的抗 CD3 和抗 CD25 抗体外，还可考虑使用抗 CD52 抗体（阿仑单抗，又称 Campath 1H）、抗 TNFα 抗体及抗 CD147 抗体（ABX/CBL，可对抗活化的 T 与 B 细胞）。此外还可选用 Pentostatin（一种腺苷脱氨酶抑制剂），以及目前正在研究热点中的间充质干细胞输注，以起到免疫调节及组织修复的作用。如此大量、长时间的免疫抑制剂使用定会使患者免疫力降低，常因感染而致命，故必须时时提高警惕，一旦发现，及时处理。

2. 慢性 GVHD（cGVHD）

慢性 GVHD（cGVHD）的罹患率低于 aGVHD。研究显示 Allo－PBSCT 时 cGVHD 的发生率明显较 Allo－BMT 为高。cGVHD 的发病机理尚不十分清楚。其根本原因还是由于供受者间主要和（或）次要组织相容性抗原不同所致，表现为一种全身性、多器官病变，临床上类似自身免疫性疾病，如硬皮病、干燥综合征、原发性胆汁性肝硬化、消耗综合征（wasting syndrome）、阻塞性毛细支气管炎（BO）、免疫性血细胞减少症及慢性免疫缺陷病。

罹患 cGVHD 的危险因素有：①患者年龄越大，危险越大；②供受者 HLA 配型不完全相合；③Allo－PBSCT；④出现过 aGVHD；⑤供者为女性，受者为男性；⑥采用过供者淋巴细胞输注。

既往根据病变范围，将 cGVHD 分为局限性和广泛性两种，后者更为严重。其分期与临床表现见表 9-8。

表 9-8　cGVHD 的分期与临床表现

分期	临床表现
局限性	包括下述两者，或其一： ①局限性皮肤损害 ②cGVHD 所致的肝功能损害
广泛性	含下述一种： 1. 广泛皮肤损害 2. 局限性皮肤损害，或合并有 cGVHD 的肝功能损害，并有下述之一： （1）肝活检示明显的慢性活动性肝炎、坏死或硬化 （2）泪液分泌减少 （3）唾液腺受损或口腔黏膜活检示有受损 （4）任何内脏受损

2005 年 NIH 研究组共识会提出了新的全球积分系统对 cGVHD 进行新的分类，具体见表 9-9 及表 9-10：

表 9-9 cGVHD 的体征与症状

器官/部位	诊断性的	有特色的	其他	急性与慢性常见的
皮肤	皮肤异色病,扁平苔藓样特征	色素缺失		红斑,斑丘疹皮疹,瘙痒
指甲		营养不良		
头皮		脱发		
口腔	扁平苔藓	口腔干燥		黏膜炎
眼睛		干性角膜结膜炎	畏光,眼睑炎	
生殖器	扁平苔癣			
胃肠道	食管狭窄		胰腺外分泌不足	厌食、体重下降
肝				胆红素或碱性磷酸酶>2倍的正常上限值
肺	闭塞性毛细支气管炎			
肌肉,筋膜,关节	筋膜炎,关节挛缩	肌炎	痛性痉挛,关节痛	
造血与免疫			血小板减少症,嗜酸细胞增多症,淋巴细胞减少症	
其他			腹水,心包或胸膜渗出	

注:诊断性体征表示以其即可确诊为 cGVHD,而无需进一步检验是否症状存在。有特色的体征表示不出现于 aGVHD,但也不足以确诊为 cGVHD。其他的特点表示其为非特异性的。常见的症状或体征可见于 aGVHD 与 cGVHD。确诊 cGVHD 则需要至少一项诊断性体征即可成立,或当存在至少一项有特色的体征时,仍需依靠组织活检或实验室检验来最终确诊。

表9-10 根据受累器官或部位的数目与各个器官/部位受累严重程度所制订的全球 cGVHD 积分系统

器官/部位数目	轻度 cGVHD	中度 cGVHD	重度 cGVHD
1个	积分1	积分2	积分3
2个	积分1	积分2	积分3
3个		积分1	积分3
肺受累		积分1	积分2

注：积分0=无症状，积分1=轻度症状，积分2=中度症状，积分3=严重症状。轻度 cGVHD 累及1个或2个器官（肺除外），各器官中受累程度最大积分为1。中度 cGVHD 累及至少一个严重程度为2的器官，或3个及更多的最大积分为1的器官，或肺受累积分为1。重度 cGVHD 累及至少一个严重程度为3的器官，或肺受累积分为2。

cGVHD 的一线治疗主要依靠肾上腺皮质激素。常用 CsA+强地松，可于每日中联合应用，也可按日交替使用。泼尼松龙初始剂量为 1~1.5mg/(kg·d)，连用至少2周，如有效，则可逐渐减量，通常需一年方减完。如无效，可加用霉酚酸酯（MMF），0.5~1.0g，口服，2~3次/日；或反应停，100~400mg，口服，每晚睡前；或环磷酰胺 100mg，口服，1次/日；或硫唑嘌呤 50mg，口服，1~3次/日。可逐一试用，观察疗效。但其疗效，均尚未经前瞻性随机对照研究确定。青霉胺对 cGVHD，尤其是皮肤型 cGVHD 有一定疗效。一旦病情控制，应缓慢撤药，以免复发。cGVHD 的二线治疗则包括小剂量全淋巴照射、光疗（PUVA）、体外光化疗、普乐可复（FK506）、骁悉及沙利度胺（反应停）。最近还有关于成功应用抗 CD20 单抗（美罗华）、西罗莫司（雷帕霉素）与 Pentostatin 的报道。

八、HSCT 的主要晚期并发症

HSCT 的晚期并发症一般是指在 HSCT 100 天以后（HSC 回输 100 天以后）发生的并发症。其可发生于全身各个系统。但主要见于以下几方面：

（一）皮肤黏膜

可表现为皮肤的色素沉着或色素脱失。据认为以 TBI 所致的可能性大。部分原因可能也系患者自身对放疗的特殊反应。此种并发症可通过选择不包括 TBI 的预处理方案来加以预防，但在某些患者，尤其是淋巴系统恶性肿瘤患者却又多必须使用包括 TBI 的预处理方案方能达到较满意的疗效，故无法避免。虽然对其尚无有效的治疗方法，但其对患者的日常生活工作能力一般并无防碍。

（二）腺体分泌功能减退

大剂量放/化疗可严重损伤口腔及眼部外分泌腺腺体，使其功能在相当长的一段时间内未能恢复，故患者可出现轻重不等的口干及眼干，并由此易导致口腔及眼睛的感染。因大剂量放/化疗为 HSCT 所必须，故难避免。有同道在 TBI 时采用将眼睛及腮腺屏蔽，以相对减低其局部总剂量至 4.2～6.0Gy，可部分减轻或防止出现上述副作用。上述并发症一旦出现则只有加强漱口及人工泪液点眼，以对症处理。

（三）白内障

白内障是 HSCT 患者较常见的主要的并发症之一。据分析其发病机理主要与 TBI 时使用的总剂量、剂量率有关，还与 HSCT 前疾病种类有关，如有文献报道急性淋巴细胞白血病（ALL）患者 HSCT 后白内障的发生率较高，但这是否系部分由于 ALL 患者在前期化疗中使用肾上腺皮质激素时间较长、剂量较大所致尚不清楚，因肾上腺皮质激素的全身性用药与白内障的出现有正相关性的现象，在某些较长期使用肾上腺皮质激素进行治疗的结缔组织病（如类风湿性关节炎等）中出现已为同道们所共识。作为预防，可在 TBI 时采用双侧晶体屏蔽，使其局部总剂量仅为 4.2～6.0Gy，据文献报道，疗效甚好。多数同道则不采用晶体屏蔽，因目前对于白内障的治疗进展很快，进行人工晶体置换术快捷、安全，而屏蔽部分区域则有使其成为肿瘤细胞掩蔽所的危险，有可能成为今后复发之来源。

（四）白质脑病

白质脑病是 HSCT 后最严重的并发症之一。多出现于 HSCT 后数月至 1 年，有文献报道其发生率在移植前接受过中枢神经系统放/化疗或在进行以包括 TBI 为预处理方案的 HSCT 后又接受鞘内注释氨甲蝶呤（MTX）的患者可高达 7%～17%。但笔者在 150 余例 HSCT 中尚未见到一例并发白质脑病的患者，不过该组患者中既无移植前接受过中枢神经系统放疗者，也无在 HSCT 后又接受反复鞘内注射 MTX 者。白质脑病的主要临床表现为精神异常或神志淡漠或为精神错乱，共济失调，言语不清，可有癫痫样发作，严重者可出现吞咽困难乃至去大脑强直状态。病理改变为脱髓鞘改变伴灶性坏死。MRI 较 CT 更能早期确诊本病。脑脊液检查除蛋白含量增高外，余无特殊发现。本病重在预防。尤其对接受了包括 TBI 在内的预处理方案的 HSCT 患者，如再进行鞘内 MTX 注射，应极为慎重，且需要密切观察。白质脑病无特效治疗，可试用肾上腺皮质激素。

（五）生长发育与内分泌并发症

1. 对生长的影响

儿童行骨髓移植（BMT）后，生长激素较同龄儿童为低。体格发育及智力也受到轻重不等的负面影响。主要在于 TBI 时对颅脑照射的结果。因此对儿童患者进行 HSCT 时，应尽量选用不包括 TBI 的化疗预处理方案，同时对行 HSCT 的患儿，可在移植后给予生长激素治疗。

2. 性腺机能减退

HSCT 后大剂量放/化疗对性腺损害较大，导致性腺机能减退甚为常见。有文献报道 75% 的患者在移植 1 年后仍有性机能减退，表现为性欲减低，男性伴有精液减少，女性则均呈闭经。大部分患者的性机能减退为不可逆性。对此尚无有效的防治措施。但成为影响患者今后正常生活的一大憾事。

3. 甲状腺功能减退

HSCT 后甲状腺功能减退发生率并不高。但有文献报道，用包括 TBI 进行预处理的 HSCT 患者，30%～50%可出现血中 T_4 下降或促甲状腺激素（TSH）上升，表现为隐性甲状腺功能低下，可以出现于移植后 1～15 年，多数在移植后 3～5 年内发生。因甲状腺对化疗的耐受性较好，故甲状腺功能低下主要系放疗所致，尤其是给予一次性 TBI 者较给予分次 TBI 者更易引起甲状腺功能低下。故对接受特别是包括 TBI 进行预处理的 HSCT 患者的甲状腺功能应定期进行监测。如出现甲状腺功能低下，可给予甲状腺片进行替代治疗，效果佳。

4. 肾上腺皮质功能减退

HSCT 后呈现肾上腺皮质功能减退所致的临床症状的患者并不多见。但部分患者可在经包括 TBI 的预处理方案的 HSCT 后出现血浆中 11-脱氧皮质醇水平降低，尿中 17-羟皮质类固醇水平的降低和/或促肾上腺皮质激素（ACTH）反应试验结果低于正常水平。

（六）继发性恶性肿瘤

据文献报道 HSCT 后继发性恶性肿瘤的发生率较对照组明显增高 6～7 倍，其发生率在 1%～2%。统计资料显示，在 2246 例 BMT 后，有 35 例发生继发性肿瘤，占 1.6%，其中 16 例为非霍奇金淋巴瘤（占 7%），6 例为白血病（占 0.3%），13 例为实体瘤（占 0.6%）。这一结果也恰恰代表了 HSCT 后继发性恶性肿瘤的三种类型，即淋巴系统增殖性疾病（post-transplant lymphoproliferative disorders，PTLD）、骨髓增生异常综合征（MDS）与白血病及实体瘤。继发性肿瘤的发病机理有多方面，主要包括：放/化疗，特别是 TBI，免疫抑制及遗传因素等。移植后淋巴增殖性疾病（PTLD）大多发生于 Allo-HSCT 后，B 细胞 PTLD 在临床与形态学上均存在异质性，且通常伴有 T 细胞功能障碍及存在 EBV 感染。其发病时间平均出现于移植后 5～6 个月，且绝大多数发生于移植后一年内。其 10 年的累积发病率为 $(1.0\pm0.3)\%$。B 细胞 PTLD 几乎总是供者来源的。活检显示其为单形性或多形性弥漫大 B 细胞淋巴瘤。大多数患者常见表现为发热，伴有或不伴有淋巴结与造血器官外的受累。早期发病（<1年）的PTLD与使用无关或HLA不合的相关供者、供者骨髓进行了去T细胞处理或使用了ATG预防或治疗aGVHD等因素紧密相关。治疗可使用抗CD20单克隆抗体（美罗华）以及针对EBV采用抗病毒治疗。

九、移植失败与移植物植活证据

HSCT成功与否的前提条件是移植物是否能成功植入，如不能，则为移植失败（graft failure），也就是移植物被受者完全排斥，未能植入，此时因大剂量放疗/化疗已使受者造血系统处于完全抑制状态，因而患者在未能得到移植物中造血干细胞植活的情况下，将会因造血功能衰竭所致的合并症而死亡。故移植失败是HSCT中最具严重危险的转归，应及时判断，并做二次移植。

移植失败的定义，尚仍存在争议，但一般认为：HSCT后28天时，患者外周血中性粒细胞计数仍未能稳定地$>0.2\times10^9/L$，同时骨髓活检示骨髓空虚，无明确的粒、红及巨核系前体细胞。

移植失败在HLA不完全相合的亲属移植和无关供者移植中较为常见。

Allo-HSCT后，如患者外周血中性粒细胞已$>0.2\times10^9/L$，并在其后稳步上升，即表示供者的造血干细胞已植入了患者骨髓，这种植入称为临床植入。临床植入后一定时间内，在患者的骨髓或外周血中仍存在其原有的造血细胞，此时称为混合嵌合状态（mixed chimerism，MC），也被称为部分植入。如果患者的骨髓或外周血中最终不能检出其自身的干细胞，则称为完全嵌合状态（full chimerism，FC），也被称为完全植入。此外极少数患者可在临床植入，且有混合嵌合状态形成后，又复出现骨髓空虚，骨髓衰竭情况，此被称为排斥（rejection）。有关接受预处理强度较轻的患者，也可在混合嵌合状态形成后，又出现对供者细胞的排斥，最终自身造血恢复，也是另一种完全嵌合状态。因此混合嵌合状态只是一时性的，不能永久存在，最终只有达到完全嵌合状态，才可稳定。故而对患者植入状态的了解甚为重要。

移植物植活状态的分析是通过识别供受者之间遗传学标记差别而实现的，一般通过检测下列主要方面之一来完成：①红细胞抗原系统的差异：包括在 ABO、Rh、MNSs、I/i、P 系统中的不同；②白细胞抗原系统的差异：主要在 HLA 的分型不同；③细胞内同工酶的不同，特别是多态酶类，如葡萄糖-6-磷酸脱氢酶（G-6-PD）、磷酸葡萄糖变位酶（PGM）、酸性磷酸酯酶（ACD）、腺苷脱氨酶（ADA）、非特异性酯酶（ESD）等；④同种异型免疫球蛋白的不同：如 IgG 重链上的 Gm 因子、IgA 重链上的 Am 因子、κ 型轻链上的 Km 因子等；⑤分子遗传学标记的不同：如性染色体以及经常发生于 13、14、15、21、22 号染色单体上随体的不同等；⑥分子遗传学的差异：如 Y 基因分析（含原位杂交），DNA 限制片段长度多态性（DNA-RFLP）、PCR 扩增微卫星位点及定量 PCR 结果的不同等。

十、疗效

随着 HSCT 技术的日趋成熟，其疗效在逐步提高的基础上也已渐趋稳定。根据 IBMTR/ABMTR2004 年公布的资料显示：

（一）AML

以 HLA 完全相合的同胞兄弟姐妹为供者的异基因骨髓移植（Allo-BMT）治疗处于 CR1 期的患者，3 年预期存活率为 $61\pm1\%$；治疗处于 CR2 乃至其后再达 CR 的患者，3 年预期存活率为 $48\pm2\%$。而以无关供者的 Allo-BMT 治疗处于 CR1 期的患者，3 年预期存活率为 $41\pm2\%$；治疗处于 CR2 乃至其后再达 CR 的患者，3 年预期存活率为 $42\pm2\%$。同时年龄<20 岁组患者在接受 HLA 完全相合的同胞兄弟姐妹为供者的 Allo-BMT 时，在不同疾病状态下，其 3 年预期存活率均优于年龄≥20 岁组患者。接受自体造血干细胞移植（AHSCT）的处于 CR1 期的年龄≤20 岁及>

20岁患者的3年预期存活率分别为62±5%及48±2%；处于CR2或其后CR期的年龄≤20岁及>20岁患者的3年预期存活率分别为48±8%及37±4%；而在复发期行AHSCT的则仅为18±5%。说明AHSCT确是AML患者治疗中应给予充分重视的一种治疗方式。

ALWP-EBMT对比了1998年—2002年间登记处中无关供者脐血（UD-CBT）与骨髓移植（UD-BMT）两组的治疗效果，显示两组间复发率、OS和EFS均无统计学差异。考虑到CBT组中输注细胞数仅为$>1\times10^7$/kg受者体重以及49%有一个HLAMM（HLA位点配型不合），37%有两个HLAMM，则UD-CBT确实为一种可供的选择。至于AHSCT中采集物的是否净化与疗效有何不同，则因无随机对照，仍无定论。

（二）ALL

以HLA完全相合的同胞兄弟姐妹为供者的Allo-BMT治疗处于CR1期的年龄≤20岁及>20岁的患者，3年预期存活率分别为62±2%及48±2%；治疗处于CR2乃至其后再达CR的患者，3年预期存活率较CR1期患者降低6%～10%。而以无关供者的Allo-BMT治疗处于CR1期的年龄≤20岁及>20岁患者，3年预期存活率分别为46±3%及42±3%；治疗处于CR2乃至其后再达CR的患者，3年预期存活率为较CR1期患者降低6%～10%。接受AHSCT的处于CR1期的患者的3年预期存活率为51±4%；处于CR2或其后的CR期的患者3年预期存活率为44±7%；而在复发期行AHSCT的患者3年预期存活率则仅为10±6%（其AHSCT中所用的回输物系取自CR期中或经体外净化处理的）。说明AHSCT是ALL患者的治疗中也应给予重视的一种治疗方法。半相合家族供者Allo-HSCT到目前为止并不令人满意，Aversa报导40例ALL患者（包括9例CR1患者），中数随访2年，仅8例仍无病生存。

（三）CML

以HLA完全相合的同胞兄弟姐妹为供者的Allo-BMT治疗

处于诊断慢性期1年以内的患者，3年预期存活率为71±1%；治疗处于诊断慢性期1年以上的患者，3年预期存活率为59±2%。而以无关供者的Allo-BMT治疗处于诊断慢性期1年以内的患者，3年预期存活率为55±2%；治疗处于诊断慢性期1年以上的患者，3年预期存活率为52±2%。AHSCT无论是采用或不采用Ph^+细胞的净化方法对于CML而言，尚不是一种根治本病的可靠的治疗方法。但其可减低白血病细胞的负荷，从而起到延缓病程进展的作用。根据EBMT2004年统计资料显示近年来AHSCT的比例在明显下降，平均每年仅30例患者，而Allo-HSCT则为近千例。

（四）CLL

以HLA完全相合的同胞兄弟姐妹为供者的Allo-HSCT治疗患者，3年预期存活率为50±3%。而接受AHSCT治疗的患者3年预期存活率为（83±4）%。

（五）MDS

以HLA完全相合的同胞兄弟姐妹为供者的Allo-BMT治疗处于RA或RAS阶段的年龄≤20岁及>20岁患者，3年预期总体存活率分别为78±6%及52±7%；治疗处于RAEB、RAEB-T或CMML的年龄≤20岁及>20岁患者，3年预期总体存活率为60±6%及38±2%。而以无关供者的Allo-BMT治疗各型MDS患者，3年预期总体存活率为（46±8）%至（33±3）%。

十一、展望

HSCT为多种疾病的治疗开启了光明之门，为多种恶性肿瘤性疾病，特别是某些血液系统恶性肿瘤，包括白血病的治疗翻开了崭新的一页。HSCT出现后的50余年是其与时俱进、开拓创新、发展完善、日臻成熟的50余年。当前Allo-HSCT中合适供体的选择困难已成为制约其发展的主要障碍，因此在可见的未来中，扩大供体来源的迫切性日益增加，HLA不完全相合的亲属供者，乃至HLA单倍体相合亲属供者，以及无关供者的Allo-HSCT的应用及其相关技术的改进必将更加成为临床研究的热门课题。骨髓库与脐血库的数量、规模的迅速增大为扩大供体来源提供出有利的保证。以 HLA 不完全乃至单倍体相合的亲属供者的 Allo-HSCT 技术中关键部分的研究进展，使得 HLA 单倍体相合的亲属供者移植已取得了临床实践中的重大突破。此外非清髓性 Allo-HSCT (nonmyeloablative hematopoietic stem cell transplantation，NST) 技术为 Allo-HSCT 带来观念上的革命，也为扩大 Allo-HSCT 的适应证迈出了可喜的大步。在 GVHD 及 GVL 这一对以前看似密不可分的作用中，已看到单独加强 GVL 而不影响 GVHD 的令人鼓舞的曙光。AHSCT 的应用范围也在继续扩展，技术手段不断改进。上述在有关白血病的基础与临床研究方面的持续进展，必将为更多病患的治愈带来更大的福音。

（张伯龙　刘开彦）

参考文献

1. Apperley J, Carreras E, Gluckman E, et al. Haematopoietic stem cell transplantation. The EBMT Handbook. 4th ed. European School of Haematology, Paris, 2004：79-89.
2. Apperley J, Carreras E, Gluckman E, et al. Haematopoietic stem cell transplantation. The EBMT Handbook 5th ed. European School of Haematology, Paris, 2008：113-124，132，181-193，199-213，219-231，237-248，320-321，357-367，373-377，389-394，407-411.
3. Baynes R, Dansey R, klein J, et al. High-dose chemotherapy and hematopoietic stem cell transplantation for breast cancer：past or future? Semina in Oncol, 2000, (4)：377-388.
4. Bearman SI. The syndrome of hepatic veno-occlusive disease after marrow transplantation. Blood, 1995, 85：3005-3020.
5. Bergh J, Wiklund J, Erikstein B, et al. Tailored fluorouracil, epirubicin, and cyclophosphamide compared with marrow-supported high-dose chemotherapy as adjuvant treatment for high-risk breast cancer：a

randomized trial. Lancet, 2000, 356: 1384-1391.
6. Bodmer JG, Marsh SG, Albert ED, et al. Nomenclature for factors of the HLA system 1995. Tissue Antigens, 1995, 46: 1-18.
7. Carreras E, Bertz H, Arcese W, et al. Incidence and outcome of hepatic veno-occlusive disease (VOD) after blood or marrow transplantation (BMT): a prospective cohort study of the European Group for Blood and Marrow Transplantation (EBMT). Blood, 1998, 92: 3599-3604.
8. Carreras E. Veno-occlusive disease of the liver after hematopoietic cell transplantation. Eu J Haematol, 2000, 64: 281-291.
9. Cleaver SA, Warren P, Kern M, et al. Donor work-up and transport of bone marrow-recommendations and requirements for a standardized practice throughout the world from the Donor Registries and Quality Assurance Working Groups of the World Marrow Donor Association (WMDA). Bone Marrow Transplant, 1997, 20: 621-629.
10. Couban S, Simpson DR, Barnett MJ, et al. A randomized multicenter comparison of bone marrow and peripheral blood in recipients of matched sibling allogeneic transplants for myeloid malignancies. Blood, 2002, 100: 1525-1531.
11. Couban S, Barnett M. The source of cells for allografting. Biol Blood Marrow Transplant, 2003, 9: 669-673.
12. Curtis RE, Travis LB, Rowlings PA, et al. Risk of lymphoproliferative disorders after bone marrow transplantation: a multi-institutional study. Blood, 1999, 94: 2208-2216.
13. Dreger P, Montserrat E. Autologous and allogeneic stem cell transplantation for chronic lymphocytic leukemia. Leukemia, 2002, 16: 985-992.
14. Edward A, Stadtmauer M, Anne O'Neill M, et al. Conventional-dose chemotherapy plus autologous hematopoietic stem-cell transplantation for metastatic breast cancer. N Engl J Med, 2000, 342 (15): 1069-1076.
15. Favre G, Beksac M, Bacigalupo A, et al. For the European Group for Blood and Marrow Transplantation (EBMT). Differences between graft product and donor side effects following bone marrow or stem cell donation. Bone Marrow Transplant, 2003, 32: 873-880.

16. Filipovich AH, weisdorf D, Pavletic S, et al. National Institutes of Health consensus development project on criteria for clinical trials in chronic Graft－versus－host Disease: I. Diagnosis and Staging Working group report. Biol Blood Marrow Transplant, 2005, 11: 945-956.
17. Flowers ME, Parker DM, Johnston LJ, et al. Comparison of chronic graft-versus-host disease after transplantation of peripheral blood stem cells versus bone marrow in allogeneic recipients: long-term follow-up of a randomized trial. Blood, 2002, 100: 415-419.
18. Fukuda T, Hackman RC, Guthrie KA, et al. Risks and outcomes of idiopathic pneumonia syndrome after nonmyeloablative and conventional conditioning regimens for allogeneic hematopoietic stem cell transplantation. Blood, 2003, 102: 2777-2785.
19. Gale RP, Bortin MM, van Bekkum DM, et al. Risk factors for acute graft versus host disease. Brit J Haematol, 1987, 67: 397-406.
20. Gatti RA, Meuwissen HJ, Allen HD, et al. Immunological reconstitution of sex－linked lymphopenic immunological deficiency. Lancet, 1968, 2: 1366-1369.
21. Glucksberg H, Storb R, Fefer A, et al. Clinical manifestations of graft versus host disease in human recipients of marrow from HLA－matched sibling donors. Transplantation, 1974, 18: 295-304.
22. Gokbuget N, Hoelzer D. Treatment of adult acute lymphoblastic leukemia. Hematology Am Soc Hematol Educ Program, 2006: 133-141.
23. Goldman JM, Schmitz N, Diethammer D, et, al. For the Accreditation Sub－committee of the European Group for Blood and Marrow Transplantation (EBMT) allogeneic and autologous transplantation for haematological diseases, solid tumours and immune disorders: Current practice in Europe in 1997. Bone Marrow Transplant, 1998, 21: 1-7.
24. Gorak E, Geller N, Srinivasan R, et al. Engraftment syndrome after nonmyeloablative allogeneic hematopoietic stem cell transplantation: Incidence and effects on survival. Biol Blood Marrow Transplant, 2005, 11:542-550.
25. Gordon B, Lyden E, Lynch J, et al. Central nervous system dysfunction as the first manifestation of multiorgan dysfunction syndrome in stem cell

transplant patients. Bone Marrow Transplant, 2000, 25: 78-83.
26. Gratwohl A, Baldomero H, Frauendorfer K, et al. Results of the EBMT activity survey 2005 on haematopoietic stem cell transplantation: focus on increasing use of unrelated donors. Bone Marrow Transplant, 2007, 39: 71-87.
27. Gratwohl A, Hermans J. Outcome of blood and marrow transplants. // Apperley JF, Gluckman E, Gratwohl A, ed. Blood and Marrow Transplantation (2000 ed). European School of Haematology, 2000: 110-118.
28. Gratwohl A, Baldomero H, Passweg J. et al. Hematopoietic stem cell transplantation for hematological malignancies in Europe. Leukemia, 2003, 17: 941-959.
29. Grigg AP, Roberts AW, Raunow H, et al. Optimizing dose and scheduling of Filgrastim (granulocyte colony — stimulating factor) for mobilization and collection of peripheral blood progenitor cells in normal volunteers. Blood, 1995, 86: 4437-4445.
30. Hortobagyi GN, Buzdar Au, Theriault RL, et al. Randomized trial of high-dose chemotherapy and blood cell autografts for high-risk primary breast carcinoma. J Natl Can Inst, 2000, 92 (3): 225-233.
31. Ho VT, Linden E, Revta C, Richardson PG. Hepatic veno-occlusive disease after hematopoietic stem cell transplantation: review and update on the use of defibrotide. Semin Thromb Hemost, 2007, 33: 373-388.
32. Humblet y, Symann M, Bosly A, et al. Late intensification chemotherapy with autologous bone marrow transplantation in selected small-cell carcinoma of the lung: a randomized study. J clin Oncol, 1987, 5 (12): 1864-1873.
33. Jacobson LO, Marks EK, Robson MJ, et al. Effect of spleen protection on mortality following X-irradiation. J Lab Clin Med, 1949, 34: 1538-1543.
34. Kletzel M, Katzenstein HM, Haut PR, et al. Treatment of high-risk neuroblastoma with triple-tandem high-dose therapy and stem-cell rescue: results of the Chicago pilot II study. J clin Oncol, 2002, 20 (9): 2284-2292.

35. Kottaridis PD, Gale RE, Frew ME, et al. The presence of a FLT3 internal tandem duplication in patients with acute myeloid leukemia (AML) adds important prognostic information to cytogenetic risk group and response to the first cycle of chemotherapy: analysis of 854 patients from the United Kingdom Medical Research Council AML 10 and 12 trials. Blood, 2001, 98: 1752-1759.
36. Majhail NS, Parks K, Defor TE, Weisdorf DJ. Diffuse alveolar hemorrhage and infection - associated alveolar hemorrhage following hematopoietic stem cell transplantation; Related and high - risk clinical syndromes. Biol Blood Marrow Transplant, 2006, 12: 1038-1046.
37. Maloney D, Molina A, Sahebi F, et al. Allografting with non-myeloablative conditioning following cytoreductive autografts for the treatment of patients with multiple myeloma. Blood, 2003: 3447-3454.
38. Martino R, Iacobelli S, Brand R, et al. Retrospective comparison of reduced - intensity conditioning and conventional high - dose conditioning for allogeneic hematopoietic stem cell transplantation using HLA - identical sibling donors in myelodysplastic syndromes. Blood, 2006, 108: 836-846.
39. Niederwieser D, Gentilini C, Hegenbart U, et al. Transmission of donor illness by stem cell transplantation: should screening be different in older donors? Bone Marrow Transplant, 2004, 34: 657-665.
40. Nurnberger W, Willers R, Burdach S, Gobel U. Risk factors for capillary leakage syndrome after bone marrow transplantation. Ann Hematol, 1997, 71: 221-224.
41. Przepiorka D, Weisddrf D, Martin P, et al. Meeting report: consensus conference on acute GVHD grading. Bone Marrow Transplant, 1995, 15: 825-828.
42. Rizzo FD, Elias AD, stiff PF, et al. Autologous stem cell transplantation for small cell lung cancer. Biol Blood Marr Transpl, 2002, 8: 273-280.
43. Rodenhuis S, Bontenbal M, Beex L, et al. High - dose chemotherapy with hematopoietic stem - cell rescue for high - risk breast cancer. N Engl J Med, 2003, 349: 7-16.
44. Rowlings PA, Przepiorka D, Klein JP, et al. IBMTR severity index for

grading acute GVHD: retrospective comparison with Glucksberg grade. Br J Haematol, 1997, 97: 855-864.
45. Ruutu T, Barosi G, Benjamin Rj, et al. European Group for Blood and Marrow Transplantation; European Leukemia Net. Diagnostic criteria for hematopoietic stem cell transplant - associated microangiopathy: results of a consensus process by an International Working Group. Haematologica, 2007, 92: 95-100.
46. Sandmaier BM, Maloney DG, Gooley T, et al. Nonmyeloablative hematopoietic stem cell transplants (HSCT) from HLA - matched related donors for patients with hematologic malignancies: clinical results of a TBI-based conditioning regimen [abstract]. Blood, 2001, 98 (Part 1): 742a-743a.
47. Santos GW, Tutschka PJ, Brookmeyer R, et al. Marrow transplantation for non - lymphocytic leukemia after treatment with busulfan and cyclophosphamide. New Engl J Med, 1983, 309: 1347-1353.
48. Sencer SF, Haake RJ, Weisdorf DJ. Hemorrhagic cystitis after bone marrow transplantation. Risk factors and complications. Transplantation, 1993, 56: 875-879.
49. Shulmann H, Sullivan KM, Weiden PL, et al. Chronic graft - versus - host disease in man: a clinic pathologic study of 20 long term Seattle patients. Am J Med, 1980, 69: 204-217.
50. Socie G, Stone JV, Wingard JR, et al. Long - term survival and late deaths after allogeneic bone marrow transplantation. Late Effects Working Committee of the International Bone Marrow Transplant Registry. N Engl J Med, 1999, 341: 14-21.
51. Storb RF, Champlin R, Riddell SR, et al. Non-myeloablative transplants for malignant disease. Hematology 2001 (Am Soc Hematol Educ Program Book), 2001: 375-391.
52. Sullivan KM. Graft-versus-host disease. In: Thomas ED, Blume KG, Forman SJ, ed. Hematopoietic Cell Transplantation. 2nd ed. Malden MA: Blackwell Science, 1999, 515-536.
53. Thomas ED. Bone marrow transplantation: a review. Seminars in Hematology, 1999, 36 (4), (Suppl7): 95-103.

54. Thomas ED, Storb R, Clift RA, et al. Bone-marrow transplantation. N Engl J Med, 1975, 292: 832-843, 895-902.
55. Wheatley K, Burnett AK, Goldstone AH, et al. A simple, robust, validated and highly predictive index for the determination of risk-directed therapy in acute myeloid leukaemia derived from the MRC AML 10 trial. Brit J Haematol, 1999, 107: 69-79.

第二部分

骨髓衰竭性疾病

第十章 再生障碍性贫血

再生障碍性贫血（aplastic anemia，AA，简称再障）是一种获得性骨髓造血功能衰竭症。主要表现为骨髓造血功能低下、全血细胞减少和贫血、出血、感染症候群，免疫抑制治疗有效。根据患者的病情、血象、骨髓象及预后，通常将该病分为重型（SAA）和非重型（NSAA），也有学者进一步将非重型分为中间型和轻型，还有学者从重型中分出极重型（VSAA）。国内学者曾将AA分为急性型（AAA）和慢性型（CAA）；1986年以后，又将AAA改称为重型再障-Ⅰ型（SAA-Ⅰ），将CAA进展成的急性型称为重型再障-Ⅱ型（SAA-Ⅱ）。从病因上AA可分为先天性（遗传性）和后天性（获得性）。先天性AA包括Fanconi贫血（FA）、家族性增生低下性贫血（Estren-Dameshek贫血）及胰腺功能不全性AA（Schwachman-Diamond综合征）。获得性AA根据是否有明确诱因分为继发性和原发性，原发性AA即无明确诱因者。近年多数学者认为T细胞功能异常亢进通过细胞毒性T细胞直接杀伤或（和）淋巴因子介导的造血干细胞过度凋亡引起的骨髓衰竭是AA的主要发病机制。

【流行病学】

AA的年发病率在欧美为（4.7～13.7）/100万人口，日本为（14.7～24.0）/100万人口，我国为7.4/100万人口；可发生于各年龄段，老年人发病率较高；男、女发病率无明显差别。

【病因和发病机制】

发病原因不明确，可能为：①病毒感染，特别是肝炎病毒、微小病毒B19等。②化学因素，特别是氯霉素类抗生素、磺胺类药物、抗肿瘤化疗药物以及苯等。抗肿瘤药与苯对骨髓的抑制与剂量相关，但抗生素、磺胺类药物及杀虫剂引起的再障与剂量关系不大，与个体敏感有关。③长期接触 X 射线、镭及放射性核素等可影响 DNA 的复制，抑制细胞有丝分裂，干扰骨髓细胞生成，造血干细胞数量减少。传统学说认为，在一定遗传背景下，AA 作为一组后天暴露于某些致病因子后获得的异质性"综合征"，可能通过三种机制发病：原发、继发性造血干祖细胞（"种子"）缺陷、造血微环境（"土壤"）及免疫（"虫子"）异常。

1. 造血干祖细胞缺陷

包括量和质的异常。AA 患者骨髓 $CD34^+$ 细胞较正常人明显减少，减少程度与病情相关；其 $CD34^+$ 细胞中具有自我更新及长期培养启动能力的"类原始细胞（blast-like）"明显减少。有学者报道，AA 造血干祖细胞集落形成能力显著降低，体外对造血生长因子（HGFs）反应差，免疫抑制治疗后恢复造血不完整，部分 AA 有单克隆造血证据且可向具有造血干细胞质异常性的 PNH、骨髓增生异常综合征（MDS）甚至白血病转化。

2. 造血微环境异常

AA 患者骨髓活检除发现造血细胞减少外，还有骨髓"脂肪化"、静脉窦壁水肿、出血、毛细血管坏死；部分 AA 骨髓基质细胞体外培养生长情况差，其分泌的各类造血调控因子明显不同于正常人；骨髓基质细胞受损的 AA 做造血干细胞移植不易成功。

3. 免疫异常

AA 患者外周血及骨髓淋巴细胞比例增高，T 细胞亚群失衡，T 辅助细胞 I 型（Th1）、$CD8^+$ T 抑制细胞、$CD25^+$ T 细胞和 $\gamma\delta TCR^+$ T 细胞比例增高，T 细胞分泌的造血负调控因子（IL-2、IFN-γ、TNF）明显增多，髓系细胞凋亡亢进，多数患者用免疫抑制治疗有效。

近年来，多数学者认为 AA 的主要发病机制是免疫异常；造血微环境与造血干祖细胞量的改变是异常免疫损伤所致；造血干祖细胞质异常性"AA"实乃部分与 AA 相似的 PNH、MDS、Fanconi 贫血。该观点倾向于将 AA 由初级研究阶段归纳一起的、不同质的

"综合征"净化为同质的独立疾病体系。

【临床表现】

1. 重型再生障碍性贫血（SAA）

起病急，进展快，病情重；少数可由非重型进展而来。

（1）贫血　多呈进行性加重，苍白、乏力、头昏、心悸和气短等症状明显。

（2）感染　多数患者有发热，体温在39℃以上，个别患者自发病到死亡均处于难以控制的高热之中。以呼吸道感染最常见，其次有消化道、泌尿生殖道及皮肤、黏膜感染等。感染菌种以革兰阴性杆菌、金黄色葡萄球菌和真菌为主，常合并败血症。

（3）出血　均有不同程度的皮肤、黏膜及内脏出血。皮肤表现为出血点或大片瘀斑，口腔黏膜有血泡，有鼻出血、牙龈出血、眼结膜出血等。深部脏器出血时可见呕血、咯血、便血、血尿、阴道出血、眼底出血和颅内出血，后者常危及患者的生命。

2. 非重型再障（NSAA）

起病和进展较缓慢，病情较重型轻。

（1）贫血　慢性过程，常见苍白、乏力、头昏、心悸、活动后气短等。输血后症状改善，但不持久。

（2）感染　高热比重型少见，感染相对易控制，很少持续1周以上。上呼吸道感染常见，其次为牙龈炎、支气管炎、扁桃腺炎，而肺炎、败血症等重症感染少见。常见感染菌种为革兰阴性杆菌和各类球菌。

（3）出血　出血倾向较轻，以皮肤、黏膜出血为主，内脏出血少见。多表现为皮肤出血点、牙龈出血，女性患者有阴道出血。出血较易控制。久治无效者可发生颅内出血。

【实验室检查】

1. 血象

SAA呈重度全血细胞减少：重度正细胞正色素性贫血，网织红细胞百分数多在 0.005 以下，且绝对值 $<15\times10^9/L$；白细胞计数多 $<2\times10^9/L$，中性粒细胞 $<0.5\times10^9/L$，淋巴细胞比例明显增高；血小板计数 $<20\times10^9/L$。NSAA 也呈全血细胞减少，但达不到 SAA 的程度。

2. 骨髓象

SAA 多部位骨髓增生重度减低，粒、红系及巨核细胞明显减少且形态大致正常，淋巴细胞及非造血细胞比例明显增高，骨髓小粒皆空虚。NSAA 多部位骨髓增生减低，可见较多脂肪滴，粒、红系及巨核细胞减少，淋巴细胞及网状细胞、浆细胞比例增高，多数骨髓小粒空虚。骨髓活检显示造血组织均匀减少。

3. 发病机制检查

$CD4^+$ 细胞：$CD8^+$ 细胞比值减低，Th1：Th2 型细胞比值增高，$CD8^+T$ 抑制细胞、$CD25^+T$ 细胞和 $\gamma\delta TCR^+T$ 细胞比例增高，血清 IL-2、IFN-γ、TNF 水平增高；骨髓细胞染色体核型正常，骨髓铁染色示贮铁增多，中性粒细胞碱性磷酸酶染色强阳性；溶血检查均阴性。

【诊断与鉴别诊断】

1. 诊断

（1）AA 诊断标准

①全血细胞减少，网织红细胞百分数 <0.01，淋巴细胞比例增高；②一般无肝、脾大；③骨髓多部位增生减低（$<$正常 50%）或重度减低（$<$正常 25%），造血细胞减少，非造血细胞比例增高，骨髓小粒空虚（有条件者作骨髓活检可见造血组织均匀减少）；④除外引起全血细胞减少的其他疾病，如 PNH、Fanconi 贫血、Evans 综合征、免疫相关性全血细胞减少、MDS、急性造血功能停滞、骨髓纤维化症、某些急性白血病、恶性组织细胞病等。

（2）AA 分型诊断标准

①SAA-Ⅰ：又称 AAA，发病急，贫血进行性加重，常伴严重感染或（和）出血。血象具备下述三项中两项：网织红细胞绝对

值<15×10⁹/L，中性粒细胞<0.5×10⁹/L 和血小板<20×10⁹/L。骨髓增生广泛重度减低。如 SAA-Ⅰ的中性粒细胞<0.2×10⁹/L，则为极重型再障（VSAA）。②NSAA：又称 CAA，指达不到 SAA-Ⅰ型诊断标准的 AA。如 NSAA 病情恶化，临床、血象及骨髓象达 SAA-Ⅰ型诊断标准时，称 SAA-Ⅱ型。

2. 鉴别诊断

(1) 阵发性睡眠性血红蛋白尿（PNH）

典型患者有血红蛋白尿发作，易鉴别。不典型者无血红蛋白尿发作，全血细胞减少，骨髓可增生减低，易误诊为 AA。但对其动态随访，终能发现 PNH 造血克隆。该克隆细胞的酸溶血试验（Ham 试验）、蛇毒因子溶血试验（CoF 试验）和微量补体溶血敏感试验（mCLST）可呈阳性。骨髓或外周血可发现 CD55⁻、CD59⁻的各系血细胞。

(2) 骨髓增生异常综合征（MDS）

MDS 中的难治性贫血（RA）有全血细胞减少，网织红细胞有时不高甚至降低，骨髓也可低增生，这些易与 AA 混淆。但 RA 有病态造血现象，骨髓有核红细胞糖原染色（PAS）可阳性，早期髓系细胞相关抗原（CD13、CD33、CD34）表达增多，造血祖细胞培养可出现集簇增多、集落减少，可有染色体核型异常、姐妹染色单体分化染色（SCD）阴性等。

(3) Fanconi 贫血（FA）

又称先天性 AA，是一种遗传性干细胞质异常性疾病。表现为一系或两系或全血细胞减少，可伴发育异常（皮肤色素沉着、骨骼畸形、器官发育不全等），高风险发展为 MDS、AL 及其他各类肿瘤性疾病；实验室检查可发现"Fanconi 基因"，细胞染色体受丝裂霉素 C 作用后极易断裂。

(4) 自身抗体介导的全血细胞减少

包括 Evans 综合征和免疫相关性全血细胞减少。前者可测及外周成熟血细胞的自身抗体，后者可测及骨髓未成熟血细胞的自身抗体。这两类患者可有全血细胞减少并伴骨髓增生减低，但外周血网织红细胞或中性粒细胞比例往往不低甚或偏高，骨髓红系细胞比例不低且易见"红系造血岛"，Th1：Th2 降低（Th2 细胞比例增高）、$CD5^+$ B 细胞比例增高，血清 IL-4 和 IL-10 水平增高，对糖皮质激素和（或）大剂量静脉滴注丙种球蛋白的治疗反应较好。

(5) 急性造血功能停滞

本病常在溶血性贫血、接触某些危险因素或感染发热的患者中发生，全血细胞尤其是红细胞骤然下降，网织红细胞可降至零，骨髓三系减少，与 SAA Ⅰ 型相似。但骨髓涂片尾部可见巨大原始红细胞，在充足支持治疗下呈自限性，约经 1 个月可自然恢复。

(6) 急性白血病（AL）

特别是白细胞减少和低增生性 AL，早期肝、脾、淋巴结不肿大，外周两系或三系血细胞减少，易与 AA 混淆。仔细观察血象及多部位骨髓，可发现原始粒、单、或原（幼）淋巴细胞明显增多。部分急性早幼粒细胞白血病可全血细胞减少，但骨髓细胞形态学检查、染色体易位 t（15；17）和 PML-RARα 基因存在可帮助鉴别。

(7) 恶性组织细胞病常有非感染性高热，进行性衰竭，肝、脾、淋巴结肿大、黄疸、出血较重，全血细胞减少。多部位骨髓检查可找到异常组织细胞。

【治疗】

1. 支持治疗
(1) 保护措施

预防感染（注意饮食及环境卫生，SAA 保护性隔离）；避免出血（防止外伤及剧烈活动）；杜绝接触各类危险因素（包括对骨髓有损伤作用和抑制血小板功能的药物）；必要的心理护理。

(2) 对症治疗

1）纠正贫血通常认为血红蛋白低于 60g/L 且患者对贫血耐受较差时，可输血，但应防止输血过多。

2）控制出血用促凝血药（止血药），如酚磺乙胺（止血敏）

等。合并血浆纤溶酶活性增高者可用抗纤溶药，如氨基己酸（泌尿生殖系统出血患者禁用）。女性子宫出血可肌注丙酸睾酮。输浓缩血小板对血小板减少引起的严重出血有效。当任意供者的血小板输注无效时，改输 HLA 配型相配的血小板。凝血因子不足（如肝炎）时，应予纠正。

3) 控制感染性发热，应取可疑感染部位的分泌物或尿、大便、血液等作细菌培养和药敏试验，并用广谱抗生素治疗；待细菌培养和药敏试验有结果后再换用敏感窄谱的抗生素。长期广谱抗生素治疗可诱发真菌感染和肠道菌群失调，真菌感染可用两性霉素 B 等。

4) 护肝治疗，由于 AA 常合并肝功能损害，应酌情选用护肝药物。

2. 针对发病机制的治疗

(1) 免疫抑制治疗

1) 抗淋巴/胸腺细胞球蛋白（ALG/ATG） 主要用于 SAA。马 ALG 10～15mg/(kg·d) 连用 5 天，兔 ATG 3～5mg/(kg·d) 连用 5 天；用药前需做过敏试验；用药过程中用糖皮质激素防治过敏反应；静脉滴注 ATG 不宜过快，每日剂量应维持点滴 12～16 小时；可与环孢素（CsA）组成强化免疫抑制方案。

2) 环孢素 适用于全部 AA。6mg/(kg·d) 左右，疗程一般长于 1 年。使用时应个体化，应参照患者造血功能和 T 细胞免疫恢复情况、药物不良反应（如肝、肾功能损害、牙龈增生及消化道反应）等调整用药剂量和疗程。

3) 其他 有学者使用 CD3 单克隆抗体、麦考酚吗乙酯（MMF）、环磷酰胺、甲泼尼龙等治疗 SAA。

(2) 促造血治疗

1) 雄激素 适用于全部 AA。常用四种：①司坦唑醇（康力龙）2mg tid；②11-酸睾酮（安雄）40～80mg tid；③达那唑 0.2g tid；④丙酸睾酮 100mg/d 肌注。疗程及剂量应视药物的作用效果和不良反应（如男性化、肝功能损害等）调整。

2) 造血生长因子 适用于全部 AA，特别是 SAA。常用粒单系集落刺激因子（GM-CSF）或粒系集落刺激因子（G-CSF），剂量为 5μg/(kg·d)；红细胞生成素（EPO），常用 50～100U/(kg·d)。一般在免疫抑制治疗 SAA 后使用，剂量可酌减，维持 3 个月以上为宜。

(3) 造血干细胞移植　对 40 岁以下、无感染及其他并发症、有合适供体（HLA 匹配同胞供者）的 SAA 患者，可考虑造血干细胞移植。

【预防】

加强劳动和生活环境保护，避免暴露于各类射线，不过量接触有毒化学物质（如苯类化合物等），尽量少用、不用可能损伤骨髓的药物。

【预后】

如治疗得当，NSAA 患者多数可缓解甚至治愈，仅少数进展为 SAA Ⅱ 型。SAA 发病急、病情重、以往病死率极高（>90%）；近 10 年来，随着治疗方法的改进，SAA 的预后明显改善，但仍有约 1/3 的患者死于感染和出血。

（邵宗鸿）

参考文献

1. 邵宗鸿. 再生障碍性贫血的研究. 基础医学与临床，2007，27（3）：233-236.
2. 邵宗鸿. 免疫性血细胞减少症分类及治疗原则. 中国实用内科杂志，2006，26（7）：6-8.
3. British Society for Haematology. Guidelines for the diagnosis and management of acquired aplastic anemia. British Journal of Haematology, 2003, 123: 782-801.

第十一章 先天性(遗传性)骨髓衰竭性疾病

疾病概论

遗传性骨髓衰竭性疾病是一组异质性遗传性骨髓衰竭综合征 (inherited bone marrow failure syndromes, IBMFS), 尽管其临床表现各异, 但仍有一些共同特点: ①早发性骨髓衰竭: 与生俱来或早年发生的一系或多系造血不良或障碍; ②躯体发育异常或畸形: 伴有一种或多种躯体发育异常或畸形; ③趋癌性: 罹患恶性血液病或实体瘤的几率明显高于一般人群, 且后者发生时间明显提前。根据国外多个 IMFS 登记组织的资料, 文献中报道较多的病种有范可尼贫血 (Fanconi anemia, FA)、先天性角化异常症 (dyskeratosis congenita, DKC)、Shwachman-Diamond 综合征 (Shwachman-Diamond syndrome, SDS)、Diamond-Blackfan 贫血 (Diamond-Blackfan anemia, DBA)、先天性无巨核性血小板减少 (congenital amegakaryocytic thrombocytopenia, CAMT) 以及重型先天性中性粒细胞减少症 (severe congenital neutropenia, SCN) 等。少部分 IBMFS 目前仍不能确切分类。IBMFS 属于少见或罕见疾病, 其发病率远少于获得性者。依 IBMFS 病种不同, 文献中累计报道自百例到上千例不等, 因其稀少, 故难以获得人群发病率的确切数据。表 11-1 列出了常见 IBMFS 的主要临床特征。

自 1992 年首次克隆范可尼基因以来, 对 IBMFS 的遗传学研究已经取得了很大的进展。这些进展具有基础和临床上的多重意义: ①加深了对正常造血的理解以及骨髓衰竭发生的遗传机制; ②提供了某些基本生物学途径的重要知识, 如 FA/BRCA 途径与 DNA 修复; DKC 相关基因与端粒维持; SDS 与核糖体生成等; ③有助于深入理解人体发育和肿瘤的发生, 因为 IBMFS 常伴有发育畸形及

表 11-1　IBMFS 的主要临床特征

特征	FA	SDS	DKC	CAMT	DBA	SCN
男：女	1.2：1	1.5：1	4：1	0.8：1	1.1：1	1.2：1
遗传方式	AR, XLR	AR	XLR, AD, AR	AR	AD	AD, AR
中位诊断年龄（范围）（岁）	6.6 (0~49)	1 (0~41)	15 (0~75)	0.1 (0~11)	0.25 (0~64)	3 (0~70)
诊断时年龄≥16 岁的比例（%）	9	5	46	0	1	13
有无发育畸形	有	有	有	无	有	无
病程中是否发生再障	是	是	是	是	罕见	否
常见血液学表现	全血细胞↓	中性粒细胞↓	全血细胞↓	血小板↓	贫血	中性粒细胞↓
是否易患 AML 或 MDS	是	是	是	是	是	是
易患实体瘤	头颈、妇科、脑	无	头颈	无	骨肉瘤	无
筛查试验	染色体断裂	胰腺功能	端粒长度	无,异常巨核	腺苷脱氨酶	早幼粒停滞

缩写：FA＝范可尼贫血；DKC＝先天性角化异常症；SDS＝Shwachman-Diamond 综合征；DBA＝Diamond-Blackfan 贫血；AK＝无巨核性血小板减少；SCN＝重型先天性中性粒细胞减少症；AD＝常染色体显性；AR＝常染色体隐性；XLR＝X 染色体连锁隐性；AML＝急性髓细胞白血病；MDS＝骨髓异常增生综合征

肿瘤易感性；④提高了对IBMFS的诊断水平，也为发展新的治疗，尤其是靶向治疗奠定了基础。几种较常见的IBMFS的遗传学特征总结于表11-2。

IBMFS传统上被认为是儿科疾病，但根据表11-1所列诊断年龄所示，除CAMT外，其他IBMFS均有比例不等的成年发病者。有资料表明，高达50%的IBMFS患者在16岁以后才明确诊断，而5%~60%的已被诊断的患者可生存至16岁，患者的累计预期生存年龄自16~72岁不等，内科医生对这些数据应有基本的了解，以便对IBMFS保持应有的警觉。总体而论，以再生障碍性贫血（再障）为表现的患者中，约25%的儿科和10%的青年患者具有遗传背景。鉴于IBMFS和获得性骨髓衰竭性疾病在治疗原则、治疗选择和预后方面均有所不同，所以内科血液学专家应对IBMFS有基本的认识，以免误诊或漏诊。另一点需要注意的是，尽管发育畸形有助于提示IBMFS，但不少患者并无可查见的躯体异常。此外，FA、DKC、SDS和DBA患者在病程中都可发生急性白血病主要是急性髓细胞白血病（AML）和骨髓异常增生综合征（MDS），而FA、DKC和DBA患者罹患实体瘤的危险度明显升高，好发肿瘤有病种相关性，且多呈早发。因此，对年轻的恶性肿瘤患者（特别是罹患IBMFS好发肿瘤）也应考虑到IBMFS的可能。鉴于IBMFS的资料主要来自于个例报道或各登记组的统计，选样偏倚在所难免，并不能真实反映人群发病率。另外，因IBMFS的表现多种多样，表型变化极大，推测有不少病例终身不能明确诊断。因此，医生对IBMFS认识的提高，可能有助于患者的识别和诊断。遗憾的是现实中仍可能有些IBMFS终生都未能获得明确的诊断。

IBMFS的治疗原则因病而异，总结于表11-3。

表 11-2 常见 IBMFS 的遗传特征

疾病	基因	坐位	遗传方式	患者百分比（%）
FA	FANCA	16q24.3	常染色体隐性	~70
	FANCB	Xp22.31	X染色体连锁隐性	罕见
	FANCC	9q22.3	常染色体隐性	~10
	FANCD1 (BRCA2)	13q12.3	常染色体隐性	罕见
	FANCD2	3p25.3	常染色体隐性	罕见
	FANCE	6p21.3	常染色体隐性	~10
	FANCF	11p15	常染色体隐性	罕见
	FANCG (XRCC9)	9p13	常染色体隐性	~10
	FANCI (KIAA1794)	15q25-26	常染色体隐性	罕见
	FANCJ (BACH1/BRIP1)	17q22.3	常染色体隐性	罕见
	FANCL (PHF9/POG)	2p16.1	常染色体隐性	罕见
	FANCM (Hef)	14q21.3	常染色体隐性	罕见
	FANCN (PALB2)	16p12.1	常染色体隐性	罕见
SDS	SBDS	7中心粒	常染色体隐性	95

续表

疾病	基因	坐位	遗传方式	患者百分比（%）
DKC	DKC1	Xq28	X染色体连锁隐性	36
	TERC	3q26	常染色体显性	6
	TERT	2p15.53	常染色体显性	1
	NOP10	15q14-q15	常染色体隐性	<1
DBA	RPS19	19q13.3	常染色体显性	25
	RPS24	10q22-23	常染色体显性	2
	?	8p	—	—
CAMT	NPL	1p14	常染色体隐性	
SCN	ELA2	19p13.3	常染色体显性	70~90
	GFI1	1p22	常染色体隐性	2

缩写：FA=范可尼贫血；SDS=Shwachman-Diamond 综合征；DKC=先天性角化异常症；DBA=Diamond-Blackfa 贫血；AKT=无巨核性血小板减少；SCN=重型先天性中性粒细胞减少症

表 11-3 IBMFS 的治疗原则和治疗反应

治疗	FA	SDS	DKC	DBA	AKT	SNC
雄激素	证实有效	效果不定	证实有效	效果不定	证实有效	无效
泼尼松	效果不定	效果不定	效果不定	证实有效	效果不定	无效
G-CSF	少用	证实有效	少用	无效	效果不定	证实有效
EPO	少用	少用	少用	效果不定		
输血	必要时	少用	必要时	必要时	必要时	无效
输血小板	必要时	少用	必要时	无效	必要时	无效
干细胞移植	证实有效	证实有效	证实有效	证实有效	证实有效	证实有效
"自发"缓解	镶嵌现象	胰腺改善	少见	~25%	无	是

缩写：FA=范可尼贫血；SDS=Shwachman-Diamond 综合征；DKC=先天性角化异常症；DBA=Diamond-Blackfa 贫血；AKT=无巨核性血小板减少；SCN=重型先天性中性粒细胞减少；G-CSF=粒细胞集落刺激因子；EPO=促红细胞生成素

（徐从高）

范可尼贫血(先天性再生障碍性贫血)

【流行病学】

范可尼贫血(Fanconi anemia,FA)又称为先天性再生障碍性贫血,是所有骨髓衰竭综合征(IBMFS)中最为常见者,文献中记载已超过1800例。国内尚无该病的流行病学资料,仅有零星报道。据估算,美国人群的基因携带者频率约为1/300,预期出生率约为$1/3.6\times10^5$。欧洲犹太人的基因携带者频率约为1/90,预期出生率约为$1/0.3\times10^5$。由于"建群者效应"的影响,南非黑人及西班牙吉普赛人的杂合子频率较高,约低于1/100,预期出生率约为$1/0.4\times10^5$。FA见于世界各个种族。该病虽为常染色体隐性遗传,但文献中的男女比例为1.2:1。患者中位诊断年龄为6.6岁,范围自出生至49岁,有发育畸形者诊断年龄小于无畸形者。

【病因、发病机制及病理生理】

1927年,瑞士儿科医生Guido Fanconi首先报道一个家族中兄弟3人患有再障伴躯体畸形,此后被命名为FA,属遗传性疾病。99%的FA患者呈常染色体隐性遗传,杂合子为携带者,纯合子或双重杂合子则为患者。随着研究的深入,不断有新的FA基因被发现,至今已发现了13个FA基因,并完成了其基因克隆,即FANCA、FANCB、FANCC、ANCD1/BRCA2、FANCD2、FANCE、FANCF、FANCG、FANCI、FANCJ/BACH1/BRIP1、FANCL、FANCM和FANCN/PALB2。上述13个基因中任一个基因发生致病性突变都可成为FA的分子基础。尽管对范可尼贫血的确切机制尚未完全阐明,但对其认识已日渐深入。细胞的DNA受到损伤后,FANCA、FANCB、FANCC、FANCD2、FANCE、FANCF、FANCG、FANCI、FANCL和FANCM的基因产物形成一种多聚体核复合物,该复合物可催化S期细胞或DNA受损细胞中FANCD2蛋白的单体泛化。单体泛化的

FANCD2再与其他范可尼蛋白（包括FANCD1）或非范可尼蛋白（包括BRCA1、RAD50、RAD51、MRE11、ATM、BLM及NBS等）结合成新的复合物，从而在细胞染色质中形成DNA损伤修复位点，参与DNA修复过程。FA途径已成为DNA修复机制研究的重点领域。除上述机制外，FA还涉及其他多方面的生物途径异常，包括：造血衰竭伴随的干/祖细胞过度凋亡、STAT途径、细胞周期S期检查点、热休克蛋白和谷胱甘肽巯基转移酶-P1异常等。

FA患者的表现型变化极大，此可能与突变基因的功能产物有关，而与突变涉及哪一个特定基因关系不大。但也有初步资料表明，患者的基因型与表现型之间有一定的关联。*FANCD1/BRCA2*和*FANCDN/PALB2*基因型患者出现严重躯体畸形的比例较高，且常在儿童期发生脑肿瘤、Wilms瘤和急性髓性白血病（AML）。关于FA基因突变与躯体畸形、骨髓衰竭和发生肿瘤之间的确切机制仍有待进一步阐明。

【临床表现】

FA是一种累及多系统的综合征，患者的主要临床特征包括：发育异常或畸形、进行性骨髓衰竭和肿瘤易发倾向。患者的确诊年龄自出生至49岁不等，中位诊断年龄为7岁。约75%的FA患者伴有发育异常或畸形，有躯体发育畸形者比无畸形者更容易早期确立诊断。骨髓衰竭多发生于儿童期（5～10岁），病情呈进行性加重，但不同个体的病情严重程度变化颇大。患者常首先表现为血小板减少所致的皮肤黏膜出血，继之发生贫血和粒细胞减少。对全血细胞减少又无发育畸形者，易于误诊为获得性再障。虽然FA总体上属于儿科疾病，但文献报道约9%的患者在成年时才获得确诊，内科医生特别是血液病医生对此应有充分的认识，以免误诊或漏诊。

多数FA患者伴有先天发育异常或畸形，可累及机体的任何系统，但个体间畸形的程度、范围和数量变化颇大，从无可见畸形至各种复杂畸形，甚至同一受累家族的不同患者间亦有显著差别。据文献记载，发育异常或畸形的发生频率依次为皮肤色素异常（色素沉着或脱失）和咖啡斑（＞50%）、体形矮小（50%）、拇指畸形伴或不伴桡骨缺失和畸形（40%）、男性性腺及生殖器发育不良（30%）、小头畸形（25%）、眼发育异常（20%）、肾畸形（20%）、低出生体重（10%）、发育迟缓（10%）、耳畸形或听力障碍（10%）。其他少见的发育异常还有消化道畸形及心肺畸形等。

　　FA患者的肿瘤发生率明显高于正常人群，包括血液系统肿瘤（MDS和AML常见）和实体瘤（头颈部鳞癌、妇科肿瘤尤其是外阴/阴道癌常见），且发病年龄较年轻。据北美调查组（North American Survey，NAS）145例患者的资料，在48岁时，55%的发生严重骨髓衰竭，需进行干细胞移植或最终导致死亡；29%发生实体瘤；10%发生白血病（不包括MDS）。国际FA登记组（IFAR）754例患者统计数据表明，在50岁时，骨髓衰竭的累计发病率约为90%；血液恶性肿瘤（包括AML和MDS）发病率为40%；实体瘤发病率为35%。据文献综合分析，患者在45岁时，发生实体瘤的概率为75%；30岁时，发生AML的概率为30%；45岁时，发生各种恶性肿瘤的累计概率为85%；肿瘤发生的中位年龄为15岁（范围0.1~48岁）。约1/3的FA患者先发生肿瘤，然后才明确诊断。令人担忧的是有些患者可能终生都不能明确诊断，最终却死于肿瘤或其相关治疗。

【体格检查】

　　发生骨髓衰竭的患者的征象与获得性再障相似，表现为贫血和皮肤黏膜出血倾向。发育异常或畸形是提示诊断的重要线索。如上所述，畸形表现多种多样，几乎可累及各个器官或系统，应注意搜寻，尤其对低龄再障患者应保持应有的警觉。*FANCD1/BRCA2*和*FANCJ/PALB2*双等位基因突变者常伴有严重发育畸形，包括脊椎、肛门、心脏、气管、食管和肢体，称为VACTERL联合畸形。

各器官系统的检查要点如下：

1. 皮肤

泛发性皮肤色素沉着（注意躯干、颈部和受摩擦部位）、咖啡斑及色素脱失部位。

2. 躯体外观

体形矮小。头面五官：奇特面容、鸟面、小头畸形、扁平颅、小下颌、前额隆凸、舟状颅、坡状额、脑积水以及鼻后孔闭锁。眼异常：小眼、窄眼、斜视、突眼、眼距过宽、小瞳孔、内眦赘皮、睑下垂、散光、白内障、失明、泪溢以及眼球震颤。耳异常：耳发育不良、耳聋（常为传导性）、外耳畸形、耳闭锁、低位耳、旋转耳、大或小耳畸形、中耳异常、鼓膜缺失、耳道狭窄以及耳感染。颈部：高肩胛症、短颈、颈蹼以及低发际。上肢应注意拇指畸形，包括缺失或发育不良、多指或叉指、残指、短指、低位指、三节指、丝连指、管状指以及拇指僵硬或过伸。桡骨畸形注意有无缺失或发育不良，脉搏有无缺失或减弱。手部检查注意有无手指弯曲、鱼际萎缩、第一掌骨缺失、短指及手指粗大。躯干脊柱：肋骨异常、脊柱裂、脊柱侧弯、骶尾部藏毛窦、Klippel-Feil综合征、椎骨异常、额外椎。下肢：先天性髋脱位、Perthes病、髋内翻、股骨异常以及骨瘤。足畸形应注意并趾、异常趾、短趾、6趾足、扁平足以及足内翻。

3. 系统检查

泌尿生殖系统：肾脏检查注意有无肾缺失、发育不良、马蹄肾、肾积水或输尿管积水、异位肾、重复肾、扭转肾、反流性肾病变、肾肥大、无功能肾以及肾动脉畸形。生殖系统检查，男性注意有无睾丸缺失、发育不良、隐睾、尿道下裂以及阴茎短小或发育迟缓。女性重点检查有无双角子宫、子宫或阴道发育不全或闭索以及卵巢发育情况。消化系统：注意有无高腭弓、悬雍垂发育不良、气管食管瘘、消化道闭索（如食管、十二指肠、空肠或肛门）、Meckel憩室、胆管畸形、脐疝、巨结肠、裂腹畸形以及Budd-Chiari综合征。循环和呼吸系统：注意有无动脉导管未闭、室间隔缺损、房间隔缺损、主动脉狭窄、主动脉瘤、假性动脉干，双主动脉弓、主动脉发育不良、Fallot 四联症、心肌病、肺动脉瓣狭窄、肺静脉异位引流以及肺叶缺失。其他异常或畸形包括发育迟缓、反射亢进、面神经麻痹、中枢神经血管畸形、颈内动脉狭窄以及小垂体等。

FA 患者罹患恶性肿瘤的危险度明显高于常人。除血液肿瘤 MDS 和 AML 外，常见的实体瘤包括头颈部鳞癌（相对危险度升高 700 倍）、食管癌（相对危险度升高 2000 倍）、外阴癌（相对危险度升高 4000 倍）以及口腔癌等。此外，肝腺癌或肝细胞癌也是较常见的伴发肿瘤（相对危险度升高 400 倍），多发生于因再障接受雄激素治疗者。因此，对已明确诊断的患者，应注意好发肿瘤的筛查。另一方面，对年轻肿瘤患者，特别是上述 FA 相关肿瘤者，应考虑到该病的可能，必要时进行相应的检查。

【相关检查】

1. 实验室检查

染色体断裂试验（chromosome breakage test，CBT）：是 FA 最重要的筛查试验，对明确诊断极有帮助。基本原理是患者的体细胞的染色体对 DNA 交联剂敏感，造成过多的染色体断裂。试验方法简述如下。采集患者外周血标本，分离淋巴细胞，以植物血凝素（PHA）刺激培养 72～96 小时，在培养 24 小时在试验孔加入 DNA 交联剂二环氧丁烷（DEB）或丝裂霉素（MMC），同时设立空白对照、正常对照和阳性对照。继续培养 48～72 小时。按常规染色体检查方法制备培养细胞分裂中期滴片，Giemsa 染色，观察 50～100 个中期分裂象（如断裂极多，可观察 20～25 个分裂象）。结果判断，以患者标本染色体断裂（每个细胞染色体断裂数目均数）超过同期正常对照为阳性。在无骨髓衰竭的患者，该试验结果仍呈阳性。获得性再障患者的试验结果为阴性。需要注意的是，有嵌合现象的患者，外周血淋巴细胞的检查结果可呈阴性，此时可改用患者皮肤成纤维细胞，仍可得出阳性结果。如以产前诊断为目的,可采取绒毛膜细胞、胎儿脐带血或羊水细胞进行。

DNA含量和细胞周期流式细胞术(FCM)检测:利用FCM检测细胞DNA,判断细胞周期也可用于诊断FA。患者外周血淋巴细胞(或其他细胞标本,见染色体断裂试验)经PHA刺激后,加入氮芥或其他染色体断裂剂(如MMC),培养72小时,以碘化丙啶等DNA染料染色,用流式细胞术分析细胞周期。与正常对照比较,FA患者的细胞大量停滞于G_2/M期。该试验的诊断效率与CBT相似,但具有快速的优点。

全血细胞计数(complete blood count,CBC):出现骨髓衰竭的患者表现为全血细胞减少。早期患者可仅表现为大细胞性或正细胞性贫血。白细胞减少或血小板减少可先于全血细胞减少出现。

胎儿血红蛋白(HbF):可表现为与年龄不相符的升高,但其他IBMFS也常有HbF升高,故无确切诊断价值。

血清促红细胞生成素(EPO)测定:明显升高,且与贫血程度不符。如肾功能受损,则可能降低。

骨髓检查:出现骨髓衰竭者与获得性再障相似,普通形态学对鉴别诊断无意义。

利用FA细胞体细胞融合杂交技术(互补分析),可以明确患者所属的互补群。FA致病基因突变检查也能明确诊断,但这些检查目前临床难以普及,仅用于研究目的。

2. 其他辅助检查

影像学检查:骨骼X线检查,有助于发现涉及骨骼的发育缺陷。腹部B超注意肾脏的位置。应每年行随访超声,以监测肝脏肿瘤。心脏超声有助于发现心脏畸形。有指征时,可行中枢神经CT或MRI检查,有助于发现结构异常,如胼胝体异常、小垂体及小脑发育不全。

【诊断和鉴别诊断规范】

1. 诊断标准

询问病史有助于发现家族内同类患者。绝大多数FA患者呈常染色体隐性遗传（个别为X染色体连锁隐性遗传）。患者为纯合子或双重杂合子。FA的三大特征是早期发生的骨髓衰竭、复杂的躯体发育异常或畸形和早期发生的恶性肿瘤。对具有前文所述临床表现和体检特征者，其提示诊断意义不言而喻，应行染色体断裂试验诊断性试验检查。对出生时伴有拇指或上肢畸形的婴儿，应进行FA的筛查。尽管大多数FA患者在儿童期（<12岁）发生，但至成年发病者亦非罕见，且约有1/4的患者无可查见的畸形，对这些患者的诊断至今尚没有统一的诊断策略。理论原则上，应对所有再障患者都进行FA的筛查，但目前实难加以贯彻。因此，对这些患者就需要医生保持高度警觉，审时度势，做出进一步的处理决定。实际上，许多FA患者未能及时或从未获得诊断，但值得提出的是对欲行干细胞移植的再障患者，应事先筛查FA，因为FA患者与获得性再障者不同，对预处理的化疗或放疗方案耐受极差。

2. 鉴别诊断

主要是与其他类型的IBMFS和表现为骨髓衰竭综合征的获得性疾病鉴别。

获得性再障：鉴于FA的治疗原则与获得性再障有诸多不同，因此，两者的鉴别十分必要。对少年或年轻再障患者，血液病医生应保持警觉，尤其是对伴有躯体发育异常或畸形者，应考虑FA的可能，骨髓检查不能做出明确的鉴别，应行进一步检查，包括染色体断裂试验。

先天性角化异常症（DKC）：DKC是另一种IBMFS，临床表现与FA有不少相似之处。典型完全型患者具有网状皮肤色素沉着、指甲发育不良和口腔黏膜白斑三联征。文献报道约200余例，较FA少见。多数患者呈X染色体连锁隐性遗传，故男性患者多见。患者确诊中位年龄约为15岁，最大年龄者为75岁。半数以上DKC患者由内科医生明确诊断。发生骨髓衰竭的年龄较FA稍晚。具有典型三联征者，即使无骨髓衰竭，诊断也并非难事。然而，因DKC患者也具有发生骨髓衰竭和趋癌倾向，尤其是不完全型患者，故有时仅靠临床表现难以与FA做出鉴别。DKC染色体断裂试验阴性，最近又有报道认为，患者白细胞亚群的端粒长度缩短，均有助于该病与 FA 的鉴别。

Shwachman-Diamond 综合征（SDS）：DKC 是一种罕见的遗传性疾病，现归属 IBMFS，以胰腺功能不全、骨髓造血功能紊乱和长骨骨骺发育障碍以及体型矮小为特征。SDS 患者为常染色体隐性遗传。绝大多数患者在儿童期确诊，中位诊断年龄约为 1 岁，只有个别患者在内科确诊。SDS 是仅次于囊性纤维化症的遗传性胰腺功能不全症。所有患者都有不同程度的胰腺外分泌功能异常，表现为明显的脂肪泻和相关的营养不良。约半数患者有骨骺发育障碍，尤其是髋骨和股骨。多数患者有血细胞减少，以中性粒细胞减少为常见，可继续发展为全血细胞减少或再障。患者具有 MDS 和白血病易发倾向，但并不伴有实体瘤发病率的升高。胰腺外分泌功能测定有助于 SDS 的诊断，包括血清胰蛋白酶原和胰淀粉酶的降低以及影像学证实的胰腺脂肪化。

Diamond-Blackfan 贫血（DBA）：DBA 基本上属于儿科疾病，90% 以上的患者 1 岁以前就诊，不少患者生存至内科照料年龄。绝大多数患者呈常染色体显性遗传。该病以出生时即有的大细胞性贫血和骨髓红系造血不良为特征，粒系和巨核系正常，极少发展至全血细胞减少。躯体发育不良以鱼际肌扁平和体型矮小为常见，少见畸形包括三指节拇指、小耳、腭裂、翼状肩胛、颈蹼及先天性心脏畸形等。测定红细胞腺苷脱氨酶（ADA）活性有助于 DBA 诊断，多数患者 ADA 降低。该试验特异性高，但敏感性欠理想，约 10% 的患者 ADA 正常。ADA 患者染色体断裂试验阴性。

血小板减少伴桡骨缺失综合征（thrombocytopenia-absent radius syndrome，TARS）：是一种罕见的遗传性疾病，文献报道近 300 例。特征性的双侧桡骨缺失和血小板减少强烈提示该病的诊断，但因患者还可伴有其他躯体畸形，如尺骨短小或缺失、肱骨缺失、髋骨脱位、膝关节异常及心脏畸形等，需与 FA 鉴别。TARS 为常染色体隐性遗传。16% 的患者可生存至 16 岁以上，需内科照料。个别患者可发生白血病和实体瘤。骨髓检查增生度正常或明显活跃，红系增生活跃，以巨核系异常为特征，表现为成熟巨核细胞减少或缺如，可见胞浆深染带空泡的小巨核。染色体断裂试验阴性。

FA 还需要与一些少见的先天综合征鉴别，包括 Holt-Oram 综合征（手心畸形综合征）、Pearson 综合征、Bloom 综合征、Dubowitz 综合征、Rothmund-Thomson 综合征、Seckel 综合征及 Werner 综合征等鉴别。

【治疗规范】

1. 治疗方法

根据多数专家的共识，出现骨髓造血障碍的患者，如血红蛋白（Hb）<80 g/L，血小板<30×10^9/L，中性粒细胞<0.5×10^9/L 时，可考虑开始治疗。此外，如患者出现贫血症状、出血倾向和感染时，也是治疗的指证。治疗方法包括造血干细胞移植、支持治疗和药物治疗，分述如下。FA 的基因治疗也正在积极研究中。

造血干细胞移植（HSCT）：对有 HLA 相合供者的 FA 患者，HSCT 应列为一线治疗。接受同胞相合供者 HSCT 的患者生存率超过 80%。非相关供者的移植成功率与供-受者 HLA 相合程度相关。骨髓、外周血和脐血均可作为干细胞来源，同胞供者事先必须排除 FA。移植成功者可望治愈骨髓衰竭，预防 MDS 或白血病的发生。鉴于 FA 患者对放疗和化疗极度敏感，行 HSCT 的危险高于寻常患者，包括器官毒性和移植物抗宿主病严重程度和糖耐量异常等。因此，患者应选择或转往有经验的移植中心进行手术。

药物治疗：①雄激素：约 50%～75% 的 FA 患者雄激素治疗有效。雄激素不仅可改善贫血，还可能提升血小板，有时白细胞也可升高。雄激素的作用机制尚未完全明确，可能与增加促红细胞生成素（EPO）的生成，提高造血干细胞对 EPO 的反应性有关。雄激素可长期应用，疗效可持续数年，但绝大多数患者最终都会失效。对计划进行 HSCT 者不应采用雄激素治疗，因对 HSCT 可产生不利影响。雄激素种类选择、剂量和用法可参照慢性获得性再障的治疗，尽量采用最低有效剂量。雄激素和EPO联合应用可能提高疗效。②抗纤溶药物：包括6-氨基己酸、氨甲苯酸及氨甲环酸，对血小板减少导致的皮肤黏膜表浅出血有一定的效果。根据需要，可口服或静脉给药。③糖皮质激素：具有对抗雄激素早期促生长和后期促骨骺愈合的作用。口服低剂量泼尼松，成人5～10 mg，儿童5 mg，隔日一次。同时可能具有稳定内皮，减少出血的效果。

支持治疗：主要是对症处理，包括输血（应去除白细胞，并避免采用家族成员血源，以免造成致敏，影响其后的干细胞移植效果）。血小板减少可输注血小板。粒细胞$<1\times10^9$/L时，可考虑用粒细胞集落刺激因子（G-CSF）治疗，用药期间对升高粒细胞常有一定效果，但停药后无持续作用。促红细胞生成素（EPO）疗效不确定。

外科治疗：手部畸形，尤其是拇指缺陷宜及早行外科矫形，以保证获得最佳功能。其他发育畸形，如先天性心脏畸形、消化道畸形、气管食管瘘以及肛门闭锁可由各外科专业予以纠正。FA患者罹患肿瘤按通常外科手术原则处理。

基因治疗：目前仍处于实验研究阶段。体外研究表明，将正常FA的cDNA转入FA细胞，可纠正其实验室异常，提示转基因治疗有可能预防或纠正骨髓衰竭，但因患者干细胞的减少以及FA基因种类繁多且各具特点，从而成为转基因治疗的障碍。有少量Ⅰ期基因治疗正在进行，临床应用尚需假以时日。

2. 疗效观察及随访

确诊的患者应每3个月检查血常规，每年检查骨髓，如需要，可增加检查频度。遵医嘱，定期进行肿瘤筛查（如口咽部及妇科检查），以求早期发现和干预肿瘤，降低死亡率。患者一般在门诊处理，如有以下情况需要住院治疗，包括骨髓衰竭所致出血或感染并发症，发生白血病或实体瘤等情况。

对FA患者及其家庭应进行有关FA相关知识和遗传学的教育。建议家庭成员行携带者筛查。有关生育咨询，建议体外受精和胚胎植入前遗传学检查。同胞出生可保留脐带血，作为造血干细胞源，以备此后移植的不时之需。患者应养成良好的生化习惯，减少癌症危险因素，如吸烟、饮酒、不良饮食和生活方式。保持个人卫生，减少感染机会。血小板减少者应避免增加出血危险的行为。保持良好的医-患沟通，服从治疗。FA 患者原来的预期寿命约 30 岁，但经过对再障的有效治疗，有力的支持治疗和骨髓移植可以延长患者的生存期。尽管患者常有体形矮小和骨骼畸形，但智力多正常，应鼓励进入正常社会生活，包括接受教育和就业规划。

参考文献

1. Alter BP. Diagnosis, genetics, and management of inherited bone marrow failure syndrome. Education program book. American Society of Hematology, 2007: 29-39.
2. Taniguchi T, D'Andrea, AD. The molecular pathogenesis of fanconi anemia: recent progress. Blood, 2006, 107: 4223-4233.
3. Bagby GC, Alter BP. Fanconi anemia. Semin Hematol, 2006, 43: 147-156.
4. Rosenberg PS, Greene MH, Alter BP. Cancer incidence in persons with Fanconi anemia. Blood, 2003, 101: 822-826.
5. Alter BP. Cancer in Fanconi anemia, 1927-2001. Cancer, 2003, 97: 425-440.
6. Faivre L, Guardiola P, Lewis C, et al. Association of complementation group and mutation type with clinical outcome in Fanconi anemia. European Fanconi Anemia Research Group. Blood, 2000, 96: 4064-4070.
7. Joenje H, Patel KJ. The emerging genetic and molecular basis of Fanconi anaemia. Nat Rev Genet, 2001, 2: 446-457.
8. Rosenberg PS, Huang Y, Alter BP. Individualized risks of first adverse events in patients with Fanconi anemia. Blood, 2004, 104: 350-355.
9. Verlinsky Y, Rechitsky S, Schoolcraft W, et al. Preimplantation diagnosis for Fanconi anemia combined with HLA matching. JAMA, 2001, 285: 3130-3133.

10. Kelly PF, Radtke S, von Kalle C, et al. Stem cell collection and gene transfer in Fanconi anemia. Mol Ther, 2007, 15: 211-219.
11. Williams DA, Croop J, Kelly P. Gene therapy in the treatment of Fanconi anemia, a progressive bone marrow failure syndrome. Curr Opin Mol Ther, 2005, 7: 461-466.
12. Croop JM. Gene therapy for Fanconi anemia. Curr Hematol Rep, 2003, 2: 335-340.

Shwachman-Diamond 综合征

【流行病学】

Shwachman-diamond 综合征（SDS）又称儿童胰腺功能不全伴中性粒细胞减少综合征，是一种以先天性胰腺功能不全伴骨髓造血障碍的遗传性疾病，现归属于 IBMFS。文献中报道 500 余例。国内仅有疑似个例报道，缺乏流行病学资料。在美国，SDS 是儿童中第二位的胰腺功能不全病因，仅次于胰腺囊性纤维化症（cystic fibrosis，CF）。约占儿童胰腺功能不全的 3%。SDS 患儿出生率约为 $1/(10 \times 10^5 \sim 20 \times 10^6)$。该病呈世界性分布，见于各个种族，男女之比约为 1.5:1。

【病因、发病机制及病理生理】

SDS 于 1964 年首先由 Shwachman 和 Diamond 等所报道。该病患者呈常染色体隐性遗传。95% 以上的患者有位于 7 号染色体上的 SBDS（Shwachman-Bodian-Diamond syndrome）基因突变。大多数基因突变是 SBDS 与其某一相邻假性基因的转换。SBDS 蛋白参与核糖体形成。

所有 SDS 患者都有某种程度的胰腺外分泌功能不全，表现为各种消化酶如淀粉酶、蛋白酶、脂肪酶的减少或缺乏，导致消化吸收障碍（表现为粥样泻、脂肪泻或乳糜泻）及相关的发育营养不良。患者出现营养不良的症状时，胰腺往往已经丧失了 98% 的储备功能。患者的胰腺异常主要表现在腺泡细胞先天性不发育，代之以脂肪组织，而胰管结构正常，所以胰液总量不受明显影响，胰岛发育亦正常。随年龄增长，胰脂肪酶分泌可有所增加，伴以胰腺功能的改善和脂肪泻的减轻。

95%的SDS患者有间歇性或持续性的中性粒细胞减少，表现程度不一。部分患者有轻重不同的贫血。约半数患者有全血细胞减少。不少患者有克隆性染色体异常，尤以7号染色体为常见，包括7号染色体单体、7号染色体衍生及7号染色体等臂。伴有克隆性染色体异常者半数骨髓增生减低，并可见粒系异常造血。7号染色体也与中性粒细胞趋化功能缺陷有关。细胞膜蛋白A的异常分布提示中性粒细胞细胞骨架蛋白缺陷。患者骨髓细胞体外培养有粒-单核细胞集落形成单位（CFU-GM）和红系集落形成单位的减少，提示造血干细胞异常。目前，对SDS的血液学异常的机制仍不完全清楚。

【临床表现】

SDS患者恒有胰腺外分泌功能不足，各种消化酶减少或缺乏，临床表现多与此有关，包括慢性腹泻、食欲不振、恶心呕吐、体重下降、体形矮小及皮肤干燥等。腹泻为脂肪泻，可随增龄而减轻。因粒细胞减少及趋化缺陷，患者易于反复感染。包括上呼吸道感染、中耳炎、鼻窦炎、骨髓炎、甲沟炎，严重者可发生肺炎或败血症。贫血者表现皮肤黏膜苍白。血小板减少者可有出血倾向，如皮肤瘀斑、鼻出血、呕血、黑便及血尿等。唾液分泌减少，但很少引起症状。部分患者（约15%）有轻至中度的精神运动或/和躯体发育迟缓，青春期延迟。SDS患者发生AML和MDS的危险度升高，发病中位年龄为18岁（范围2~43岁），至40~50岁时累计发病率为71%，但文献中未见该病与实体瘤的相关性。

【体格检查】

患者外观羸弱，约半数患者体形矮小，体重和身高都低于正常同龄儿童。贫血者颜面苍白。皮肤检查可见湿疹、鱼鳞病和出血点或瘀斑。腹部检查可见腹胀、腹肌无力和肝脏肿大。除体形矮小外,还可见其他骨骼畸形,如指(趾)弯曲、并指(趾)、额外跖骨、髋内翻、膝或肘外翻以及牙齿异常。

【相关检查】

1. 实验室检查

胰腺外分泌功能检查:因 SDS 患者恒有胰腺外分泌功能异常,故此类试验为明确诊断所必需。①72 小时大便脂肪测定:患者的大便脂肪和脂肪酸排泄增加。大便脂肪排泄占摄入量的 3%～60%,随增龄排泄比例下降。患者 8 岁时,脂肪排泄量降为摄入量的 8%左右。排泄量的下降与胰脂肪酶的增加和脂肪摄入减少有关。应注意,无脂肪泻并不能完全排除 SDS 的可能。②胰泌素-缩胆囊素定量刺激试验(secretin - cholecystokinin quantitative stimulation test):是一种诊断胰腺外分泌功能不全的试验。静脉定量注射胰泌素和缩胆囊素后,检查胰液分泌消化酶,包括胰蛋白酶、脂肪酶、辅脂酶和淀粉酶。SDS 患者消化酶明显下降,约为正常范围的 2%～14%。③ 血清胰腺消化酶(原)测定:生化检查可有多种胰腺消化酶的减少。近来发现,测定血清胰蛋白酶原和胰淀粉酶对诊断 SDS 颇有帮助。正常人血清胰蛋白酶原随年龄增长波动不大,而胰淀粉酶自出生后逐渐升高,3 岁时达到成年水平。SDS 患者血清胰蛋白酶原在低龄患者降低,随增龄有上升趋势,但胰淀粉酶在 3 岁后一直保持低水平。该试验具有良好的诊断敏感度和特异度,对可疑患者也有较高的诊断率。

汗液检查(Sweat test):SDS 患者汗液氯化物不增加,而胰腺囊性纤维化症(CF)患者明显增加($>60mEq/L$),对两者的鉴别有一定意义。

全血细胞计数:用以评估有无血细胞减少。约 90%的患者有周期性或持续性中性粒细胞减少,多$<1.5\times10^9/L$。对间歇性减少的患者,应在 3 周时间内每周重复检查,以期证实。约 50%的

患者就诊时有不同程度的贫血。超过1/4的患者有血小板减少。

骨髓检查：仅有中性粒细胞减少，骨髓增生度可正常，但粒系各期细胞增生减低，成熟障碍。全血细胞减少时可表现为骨髓增生低下和血细胞成熟停滞。随年龄增加，骨髓造血障碍可以进行性恶化但也可保持相对稳定。单纯骨髓形态学对SDS诊断无特异性。SDS患者骨髓检查的目的应包括细胞核型分析，常可发现克隆性染色体异常，多累及7号染色体，如7号染色体单体、7号染色体衍生及7号染色体等臂。7q等臂染色体可能与向髓系恶性疾病转化相关。

中性粒细胞功能试验：可见粒细胞趋化性移动功能缺陷。

胎儿血红蛋白测定：约75%的SDS患者有HbF升高，但也常见于其他IBMFS，故缺乏鉴别诊断价值。

免疫球蛋白测定：患者可有IgA、IgM或/和IgG的降低。

大便常规：与其他原因所致的胰腺外分泌功能不全一样，呈脂肪泻样改变。

基因检查：检查 *SBDS* 基因突变有确诊价值，95%以上的患者有此突变，但目前临床尚未普及。

2. 其他辅助检查

胰腺影像学检查：超声检查SDS患者胰腺大小正常，回声增强，而CF患者的胰腺体积缩小。CT检查提示胰腺脂肪化征象。

骨骼影像学检查：SDS患者可见以下异常：骨龄延迟（>75%）、胸廓骨发育不良（包括肋软骨增厚、下位肋骨短小并外翻及窄胸廓，后者尤以2岁以下小儿为明显）（44%~60%）、骺软骨发育不良，见于6岁以上儿童，表现为四肢短小、骺软骨变宽及"杯状"肋骨畸形（40%~80%）、肘或膝外翻、早发的骨量减少（随增龄而改善）。

【诊断和鉴别诊断规范】

1. 诊断标准

SDS患者个体间临床表现变化极大，至今还没有特异性临床确诊试验和公认的诊断标准。诊断依靠病史（尤其是家族史，SDS呈常染色体隐性遗传）、体检发现和实验室检查结果的综合判断。典型病例临床特征包括：①胰腺外分泌功能不全，表现为脂肪泻及其相关营养吸收障碍和营养不良表现。②血液学异常，以中性粒细胞减少最常见，可伴有贫血和血小板减少。③骨骼发育迟缓，主要见于干骺骨发育不良。绝大多数患者在新生儿期或婴幼儿期表现症状并在儿科获得诊断（中位诊断年龄 1 岁），只有约 5% 的患者在16 岁以后才明确诊断。因粒细胞减少和功能缺陷以及体液免疫缺陷，患者易于反复细菌感染，如皮肤感染、上呼吸道感染、溃疡性口炎、中耳炎、鼻窦炎、骨髓炎、肺炎和菌血症。严重者可发生暴发性败血症，危及生命。鉴于全部患者都有胰腺外分泌功能障碍以及 95% 的患者有间歇性或持续性中性粒细胞减少，所以上述两大特点常成为提示诊断的重要线索，其中胰腺外分泌功能异常是诊断该病的必备条件。患儿消化吸收不良和反复感染是促使家长就医的常见原因。Dror 和 Freedman 2002 年提出的诊断标准可供参考（表 11-4）。

表 11-4 SDS 诊断标准

胰腺外分泌异常（至少具备下列 1 项）	血液学异常（至少具备下列 1 项）
◆ 胰腺定量刺激试验异常 ◆ 血清胰蛋白酶低于正常 ◆ 大便 72h 脂肪排泄异常，加上影像学胰腺脂肪化证据	◆ 慢性（2 次检查结果，至少相隔 6 周）单系列或多系列细胞减少伴骨髓符合造血异常 　- 中性粒细胞 $<1.5\times10^9/L$ 　- 血红蛋白 $<2\ SD$ 的年龄标化均值 　- 血小板 $<150\times10^9/L$ ◆ 骨髓增生异常综合征

尽管 SDS 患者绝大多数在婴幼儿期获得诊断，但终究有少数（约 5%）在内科照料年龄才明确诊断，文献中有 40 岁后才确定诊

断的报道。此类患者临床表现往往欠典型，这就需要内科医生知识上对SDS有所认识并在临床实践中保持应有的警惕，才能提高这一罕见疾病的诊断水平。基因检查发现 *SBDS* 基因突变是诊断SDS的最终证据，对疑难病例尤显必要。

2. 鉴别诊断

遗传性或获得性胰腺疾病：该病发生肺部感染时应与胰腺囊性纤维化症（CF）相鉴别。CF也是一种常染色体隐性遗传的少见疾病，发病率在白种人较高，国人极罕见，仅有一例报道。分子生物学基础是 *CFTR* 基因突变，导致cAMP调节的黏膜上皮细胞氯离子穿膜通道异常。CF累及多种分泌腺，表现为外分泌腺的功能紊乱，分泌液黏稠。患儿有多脏器或系统受累，以肺和消化道为主。黏稠分泌物堵塞支气管并引起反复的肺部感染，反复发作最终引起肺部广泛纤维化和阻塞性肺气肿，最后导致呼吸衰竭，是患者死亡的主要原因。黏稠分泌物阻塞胰腺外分泌管，早期出现胰管扩张、腺泡扩大形成囊肿，继以广泛纤维化，引起胰腺内外分泌障碍，表现为糖尿病和胰消化酶缺乏所致的脂肪泻。检查汗液内氯化钠含量有助于与SDS的鉴别。CF患儿汗液氯含量＞60mmol/L（成人＞70mmol/L），具有重要诊断意义。此外，SDS还应与急性胰腺炎和慢性胰腺炎等胰腺疾病鉴别。

Pearson综合征（PS）：是诸多线粒体疾病中的一种。此类疾病表现各异，但都与线粒体基因组（mtDNA）突变有关。PS的发病确切机制至今不明，可能与mtDNA编码的电子传递链中的某些成分缺乏有关，导致细胞氧化代谢异常。该病罕见，文献记载约60例，国内未见报道。主要临床特点包括：难治性大细胞性贫血、胰腺外分泌异常（吸收不良和脂肪泻）和持续性/间歇性乳酸血症。除常见的大细胞性贫血外，部分患儿有贫血或血小板减少或全血细胞减少。查体可发现肝肿大。肝肿大呈进行性并伴有肝功能损害。骨髓检查可见特征性胞浆内含多量空泡的红系或粒系幼稚细胞。目前尚无PS确诊性临检试验。如临床不能与SDS明确鉴别，最终需依靠检查mtDNA突变确定。PS属儿科疾病，大多数患儿病情不断进展,在婴幼儿或小儿期死于粒细胞缺乏所致的败血症、代谢危象和肝衰竭。

SDS 还需要与其他 IBMFS 和一些遗传性疾病相鉴别,包括范可尼贫血、先天性角化异常症、血小板减少伴桡骨缺失综合征、重症联合免疫缺陷症、Johanson - Blizzard 综合征、先天性骨髓粒细胞缺乏症、Chédiak - Higashi 综合征、Dubowitz 综合征、胰腺外分泌异常伴难治性铁粒幼细胞性贫血及先天性胰腺发育不良等。

【治疗方法】

SDS 目前尚无根治方法,治疗原则包括:①各种胰腺消化酶替代疗法,以维持吸收消化功能;②积极预防和有效控制感染;③如可能,及时手术纠正骨骼发育不良所致的畸形。

胰酶替代:大多数 SDS 患者需要胰腺消化酶替代治疗,包括胰蛋白酶、胃蛋白酶、脂肪酶及糜蛋白酶等,复合剂型较单一剂型使用方便,宜长期应用,根据病情调整剂量。随年龄增长,患儿的胰腺功能逐渐改善,生存至成年的患者一般不再需要胰酶替代。患者同时应给予多种维生素包括脂溶性维生素(包括维生素 K、A、D、E),并维持低脂饮食。胰酶替代治疗只能轻微改善生长发育情况。

抗感染:因为 SDS 患者有中性粒细胞减少和功能缺陷,所以易于反复地发生各种细菌感染,尤其是败血症等严重性或致命性细菌感染。患者一旦出现急性发热,即应做细菌培养(包括血培养),并及时给予广谱抗生素经验性治疗,然后根据微生物学证据调整治疗方案。是否需要预防性使用抗生素,视情况而定。

成分输血和造血生长因子:严重贫血或血小板减少需要输注红细胞或血小板制剂。明显的中性粒细胞减少可用 G-CSF 治疗,从较低剂量开始。用法 $3\sim5\mu g/kg$,皮下注射,每日 1 次。有长期 G-CSF 应用的报道,未见促进向血液恶性病转化的确切证据。EPO 可能对某些贫血患者有效,用法 $50\sim150$ U/kg,皮下注射,每周 3 次。根据治疗反应调整剂量,使红细胞容积(HCT)维持在30%～36%，如HCT>36%应减少剂量。如6～8周内Hb上升不理想，可逐步增加剂量，每次增加25～50 U/kg，直至获得预期疗效，但剂量不应超过300U/kg。细胞因子只能收一时之效，并不能根治SDS相关的血细胞减少。

干细胞移植：对发生骨髓衰竭的患者，可选择干细胞移植治疗，已有不少成功治疗的病例。值得注意的是患者移植并发症较多，尤其是以环磷酰胺为主的预处理方案产生的心脏毒性。

外科干预：密切随访观察干骺发育不良，及时的外科纠正可能防止进一步功能障碍的发生。

其他：如患者有生长激素缺乏，可用生长激素治疗，初期疗效好，但长期效果不满意。发生出血时，除血小板输注外（血小板明显降低者），可给予维生素K和新鲜血浆辅助治疗。

【疗效观察及随访】

患儿父母建议行遗传性咨询。胰腺功能随增龄而改善，但骨髓功能无此伴龄缓解情况。患儿发生骨髓衰竭和白血病转化（包括急性髓性白血病、急性淋巴细胞白血病和幼年型慢性粒细胞白血病）的危险明显高于常人（5%～33%），且随增龄而升高。患者应经常检查血常规。对骨髓检查周期无统一规定，但每年一次的检查（包括细胞遗传性）有助于发现骨髓的变化情况，包括骨髓衰竭、淋巴增殖性或骨髓增殖性疾病。根据吸收不良的表现，建议合适的低脂饮食。反复输血患者应视情况进行驱铁治疗。

SDS患者的长期预后变化颇大，严重感染如败血症是重要的死亡原因之一。转为急性白血病的患者往往对传统化疗抵抗，需考虑干细胞移植。

参考文献

1. Alter BP. Diagnosis, genetics, and management of inherited bone marrow failure syndrome. Education program book. American Society of

Hematology, 2007; 29-39.
2. Shwachman H, Diamond L, Oski F, Knaw. The syndrome of pancreatic insufficiency and bone marrow dysfunction. J Pediatr, 1964, 65; 645-663.
3. Boocock GR, Morrison JA, Popovic M, et al. Mutations in SBDS are associated with Shwachman-Diamond syndrome. Nat Genet, 2003, 33; 97-101.
4. Kamoda T, Saito T, Kinugasa H, et al. A case of Shwachman-Diamond syndrome presenting with diabetes from early infancy. Diabetes Care, 2005, 28; 1508-1509.
5. Kuijpers TW, Alders M, Tool AT, et al. Hematologic abnormalities in Shwachman Diamond syndrome; lack of genotype-phenotype relationship. Blood, 2005, 106; 356-361.
6. Mikitie O, Ellis L, Durie PR, et al. Skeletal phenotype in patients with Shwachman-Diamond syndrome and mutations in SBDS. Clin Genet, 2004, 65; 101-112.
7. Dror Y, Freedman MH. Shwachman Diamond syndrome. A review. Br J Haematol, 2002, 118; 701-713.
8. Ip WF, Dupuis A, Ellis L. et al. Serum pancreatic enzymes define the pancreatic phenotype in patients with Shwachman-Diamond syndrome. J Pediatr, 2002, 141; 259-265.
9. Donadieu J, Michel G, Merlin E, et al. Hematopoietic stem cell transplantation for Shwachman-Diamond syndrome; experience of the French neutropenia registry. Bone Marrow Transplant, 2005, 36; 787-792.
10. Berrocal T, Prieto C, Pastor I, et al. Sonography of pancreatic disease in infants and children. Radiographics, 1995, 15; 301-313.
11. Majeed F, Jadko S, Freedman MH, et al. Mutation analysis of SBDS in pediatric acute myeloblastic leukemia. Pediatr Blood Cancer, 2005, 45; 920-924.
12. Marseglia GL, Bozzola M, Marchi A, et al. Response to long-term hGH therapy in two children with Schwachman-Diamond syndrome associated with GH deficiency. Horm Res, 1998, 50; 42-45.
13. Nakashima E, Mabuchi A, Makita Y, et al. Novel SBDS mutations caused

by gene conversion in Japanese patients with Shwachman - Diamond syndrome. Hum Genet, 2004, 114: 345-348.
14. Shammas C, Menne TF, Hilcenko C, et al. Structural and mutational analysis of the SBDS protein family. Insight into the leukemia - associated Shwachman - Diamond syndrome. J Biol Chem, 2005, 280: 19221-19229.
15. Vibhakar R, Radhi M, Rumelhart S, et al. Successful unrelated umbilical cord blood transplantation in children with Shwachman - Diamond syndrome. Bone Marrow Transplant, 2005, 36: 855-861.
16. Woloszynek JR, Rothbaum RJ, Rawls AS, et al. Mutations of the SBDS gene are present in most patients with Shwachman - Diamond syndrome. Blood, 2004, 104: 3588-3590.

先天性角化不良症

【流行病学】

先天性角化不良症（dyskeratosis congenita，DKC）又称Zinsser - Engman - Cole综合征，是一种罕见的IBMFS。文献收录约400例。国内有少数病例报道，缺乏流行病学资料。估计发病率约为百万分之一。该病散发于世界各地，已有40多个国家见诸报道，未见种族易发性。男女比例约为3:1。

【病因、发病机制及病理生理】

DKC于1910年首先由Zinsser所报道。已发现4种基因亚型，各自呈现不同的遗传方式。X染色体连锁隐性亚型，突变基因是*DKC*1，其编码一种称为角化不良蛋白（dyskerin）的产物。角化不良蛋白由514个氨基酸构成，参与核糖体RNA加工和端粒维持。常染色体显性亚型，端粒酶RNA成分（*TERC*）或端粒酶逆转录酶（*TERT*）发生突变，导致疾病表现型。常染色体隐性亚型的突变发生于*NOP*10基因。该基因编码一些与端粒酶复合体相关的小核仁核糖核蛋白（snoRNP）。DKC患者端粒酶活性降低，与正常对照相比，端粒DNA异常缩短。上述基因编码的蛋白产物均与端粒维持途径相关，其作用是防止每次细胞复制时染色体末端的端粒不明显的缩短。端粒的功能是维持染色体的稳定性，而端粒酶的主要作用是防止细胞衰老和肿瘤演化。因为增殖快速的组织（如骨髓）更需要其端粒的维持，所以其发生衰竭的危险也就更高。该病骨髓衰竭就可能与细胞端粒的过早缩短所致的造血干细胞的增殖潜能降低有关。研究发现，$DKC1$ 是 $c-myc$ 癌基因的直接靶点，从而为该病与肿瘤发生之间找到了直接的联系。

对 270 个 DKC 家系的分析表明，$DKC1$、$TERT$ 和 $TERC$ 突变仅见于 64% 的患者，$NOP10$ 突变者更少（1%），其余患者没能发现现有的 4 种基因突变，提示 DKC 还有至今尚未识别的致病性基因突变。

基因型与表现型之间表现出复杂的关系，$DKC1$、$TERT$ 和 $TERC$ 基因突变的患者具有较严重的表现型及早发的骨髓衰竭。有必要对 DKC 伴发再障与获得性再障加以鉴别，因为两者在遗传性咨询和治疗原则上都有所不同。

【临床表现】

皮肤黏膜表现一般在 5～15 岁时出现，发生外周血细胞减少的中位年龄约为 10 岁。典型病例具有皮肤网状色素沉着、口腔黏膜白斑和甲营养不良三联征，但许多患者并不出现全部表现。该病是 IBMFS 中最常被小儿科忽略的一种，中位确诊年龄为 15 岁，超过 15 岁获得诊断者占半数以上，文献中最大年龄患者在确诊时已超过 70 岁。

DKC 患者恶性肿瘤的发病率约为 9%～10%，以癌为常见，尤其是头颈部和食管癌（60%）和结肠及肛门癌（15%），多发生于黏膜白斑累及部位。报道中的 DKC 伴发肿瘤还有霍奇金淋巴瘤、消化道腺癌、支气管癌和喉癌。DKC 与 FA 对比，前者以伴发实体瘤为主，AML 和 MDS 少见，而后者实体瘤和 AML 发病率相似。文献中肿瘤发病中位年龄为 28 岁（范围 1.5～68 岁），至 40～50 岁时全部肿瘤的累计发病率为 35%。

DKC女性携带者可能出现不典型表现，如单指甲营养不良、斑片状皮肤色素脱失或轻度黏膜白斑。

【体格检查】

DKC患者的表现多变，主要特征是皮肤网状色素沉着、口腔黏膜白斑和甲营养不良三联征和骨髓衰竭。除此之外，DKC还可有多种异常表现。

皮肤表现：除色素沉着外，也可表现为网状形式的点片样色素脱失。网状色素异常见于约90%的患者。皮肤异色样变常伴以皮肤萎缩和毛细血管扩张。皮损在日光暴露部位尤为明显，包括面、颈及胸部。其他皮肤表现还有脱发、秃眉、须发早白、多汗、掌（跖）过度角化以及指趾纹消失等。

指（趾）甲异常：甲营养不良见于约90%的患者，指甲表现常先于趾甲。营养不良初始表现为表面隆脊和纵向裂，继之变薄及出现甲胬肉，最终成为残痕甲甚至完全消失。

黏膜病变：典型口腔黏膜白斑累及颊黏膜、舌和口咽部，见于约80%的患者。白斑可出现疣样损害或发生溃疡。患者牙周病的发病率增加。黏膜病变还可见于其他部位，如食管、尿道口、龟头、结膜、阴道和肛门，造成受累部位的挛缩和狭窄，导致吞咽困难、排尿困难和包茎。

骨髓衰竭：约90%的患者有一系或多系细胞减少，有时是患者初诊的原因。发生血细胞减少的中位年龄为10岁。骨髓衰竭是患者主要的死亡原因，约70%归于骨髓衰竭所致的出血和感染。

系统检查：DKC是一种多系统疾病，文献中报道的各系统并发症包括：呼吸系统：约20%患者受累，包括肺纤维化和肺血管结构异常。患者应避免肺毒性药物（如白消安）。干细胞移植预处理含有全身放射时，应行肺屏蔽。眼科发现：可见结膜炎、眼睑炎、翼状胬肉和泪管狭窄，后者引起溢泪，见于约80%的患者。骨骼系统：可有下颌骨发育不全和脊柱侧凸。消化系统：包括食管蹼、肝脾肿大和肝硬化征象。泌尿生殖系统：可见尿道下裂或输尿管狭窄。神经系统：患者可能有智力发育迟缓和学习困难。

【相关检查规范】（包括方法、正常值、安全性）

1. 实验室检查

血常规：用以发现血细胞减少及评价其程度。

骨髓检查：确定有无骨髓衰竭及其程度，但无诊断价值。

基因分析：发现 DKC_1、$TERC$、$TERT$ 和 NOP_{10} 突变有助于确立诊断。然而，约 1/3 的 DKC 患者不具有上述 4 种基因的突变，且目前也难以作为临检试验项目普及。

白细胞亚群端粒长度测定：最近，Alter 等报道，联合应用流式细胞术和荧光原位杂交测定白细胞亚群的端粒长度可显著提高 DKC 的诊断率。与年龄匹配的已知基因突变的细胞比较，只要端粒长度短于第一个百分位点，即可诊断为 DKC。即使对无体格异常和血液学异常的携带者的诊断也同样有效。DKC 患者所有白细胞亚群的端粒都见明显缩短，而获得性再障患者只有粒细胞的端粒缩短，可资鉴别。单独测定淋巴细胞或联合测定淋巴细胞、童真 T 细胞和 B 细胞，在鉴别非受累亲属或 FA、Shwachman - Diamond 综合征及 Diamond - Blackfan 贫血患者上，均具有相同的敏感度和特异度（均＞90%）。因此，该试验诊断 DKC 的价值有如染色体断裂试验之对于 FA。

皮肤活检：网状色素异常部位的活检可见轻度角化过度、表皮萎缩及表浅毛细血管扩张等非特异性改变，无明确诊断意义。

2. 其他辅助检查

放射影像学：根据需要选用，有助于发现下颌骨发育不全和骨质疏松等异常。有呼吸系统表现者可行胸部检查。

【诊断和鉴别诊断规范】

1. 诊断标准

DKC 的主要特征包括皮肤黏膜三联征（皮肤网状色素沉着、口腔黏膜白斑和甲营养不良）、骨髓衰竭、癌症易发趋势和肺部并发症。具有典型三联征的患者，即便无骨髓衰竭表现，诊断亦非困难。相反，对于只表现为血小板减少或全血细胞减少而体检无阳性体征或体征不明显者，诊断就往往难以确定。DKC 是 IBMFS 中中位诊断年龄最大的病种，半数以上患者确诊时年龄已超过 15 岁，报道最大年龄患者超过 70 岁。因此，不典型 DKC 与获得性再障的鉴别是血液学医生一直面临的挑战。具有下列表现者可作为疑似患者：1 项以上的皮肤黏膜特征，伴有骨髓增生不良和 2 项以上的其他躯体异常。如患者白细胞亚群端粒长度测定发现明显缩短的端粒长度，即可明确诊断。

DKC 患者的临床表现个体间变化颇大，DKC 的两种变异型，即 Hoyeraal-Hreidarsson 综合征（HHS）和 Revesz 综合征（RS）属于表现型严重的代表，前者以宫内发育迟缓、后天发育延迟、小头畸形、小脑发育不全、免疫缺陷和骨髓衰竭为特征，后者在 HHS 基础上又有渗出性视网膜病变。白细胞亚群端粒长度测定同样适用于变异型 DKC。变异型患者发病年龄早，在 1 岁时即可出现临床表现。另一方面，有些患者直到中年也无明显症状或只有轻度血液学异常。

2. 鉴别诊断

Rothmund-Thomson 综合征（RTS）：又称先天性皮肤异色症，呈常染色体隐性遗传，文献记载 300 余例，国内有数例报道。该病与 *RECQL4* 突变有关，主要临床特征包括皮肤异色性改变、幼年性白内障、骨骼发育不良和骨肉瘤及皮肤癌易发倾向。90% 以上患儿在出生后 1 年内（多在 3~6 个月）开始出现皮肤表现。少数在出生时或 2 岁时发病。患者恒有该病特征性皮损，是重要的诊断线索。急性期皮疹表现为婴儿皮肤红斑或水肿性斑块样损害，有时伴有水疱。常最先累及面颊部，此后向面部其他部位、四肢和臀部播散。经过数月或经年，皮损进入慢性期，表现为网状红褐色皮损伴斑片样皮肤萎缩、毛细血管扩张和色素改变。光敏感见于 30% 的病例。皮损特征性地累及面部、四肢伸侧和臀部，但不侵犯胸腹和背部。RTS 患儿白细胞亚群端粒长度不缩短，也不伴发骨髓衰竭。

DKC还需与FA相鉴别。因为染色体断裂试验和白细胞亚群端粒长度测定对诊断FA和DKC的高度敏感性和特异性，使得两者的不典型病例最终不再难以鉴别。

【治疗规范】

1. 治疗方法

对DKC的处理，包括何时开始治疗和考虑干细胞移植可参考FA治疗原则。

药物治疗：目的在于降低死亡率和预防并发症的发生，无根治效果。①雄激素：约50%的DKC患者对雄激素有一定的反应，但疗程受限于治疗副作用，故只能收一时之效。治疗原则及用法可参考获得性再障。②细胞因子：对贫血和粒细胞减少的患者，可试用EPO和G-CSF治疗。部分患者可能有效。值得注意的是，据文献报道，联合应用雄激素和G-CSF可能造成脾的紫斑病及其所致的突发脾破裂，故应予避免。类似获得性再障的免疫抑制治疗效果不确定，有用免疫抑制疗法治疗DKC伴重型再障成功的个例报道。

造血干细胞移植（HSCT）：主要针对根治该病的骨髓衰竭，对原有的肺部并发症无效，反而可使其加重。多数DKC患者难以耐受标准移植方案的毒性，尤其是伴随的高发致命性肺并发症（原有肺部并发症者死亡率更高），使其效果大打折扣。非清髓性移植的预处理方案强度较低，（如氟达拉滨为主的方案）可能取得较好的效果。有资料分析表明，非清髓性移植比标准移植的死亡率明显为低（22%：71%）。对HLA相合的同胞供者，应行白细胞亚群端粒长度检查，以排除无症状携带者的可能。

其他治疗措施包括支持治疗，根据需要酌情而定。DKC属单基因疾病，理论上基因治疗应具有良好的前景，但距临床应用尚远。

2. 疗效观察及随访

DKC 患者预后差，中位生存年龄 30 岁，主要死亡原因是骨髓衰竭（70%）所致的感染、出血以及恶性肿瘤。鉴于患者具有发生骨髓衰竭和恶性肿瘤易发倾向，应定期进行血液学检查和肿瘤筛查。患者应避免使用具有肺毒性的药物，如白消安等。

参考文献

1. Alter BP. Diagnosis, genetics, and management of inherited bone marrow failure syndrome. Education program book. American Society of Hematology, 2007: 29-39.
2. Fogarty PF, Yamaguchi H, Wiestner A, et al. Late presentation of dyskeratosis congenita as apparently acquired aplastic anaemia due to mutations in telomerase RNA. Lancet, 2003, 362: 1628-1630.
3. Bessler M, Du HY, Gu B, at al. Dysfunctional telomeres and dyskeratosis congenita. Haematologica, 2007, 92: 1009-1012.
4. Mason PJ, Wilson DB, Bessler M. Dyskeratosis congenita — a disease of dysfunctional telomere maintenance. Curr Mol Med, 2005, 5: 159-170.
5. Walne AJ, Marrone A, Dokal I. Dyskeratosis congenita: a disorder of defective telomere maintenance? Int J Hematol, 2005, 82: 184-189.
6. Marrone A, Walne A, Tamary H, et al. Telomerase reverse-transcriptase homozygous mutations in autosomal recessive dyskeratosis congenita and Hoyeraal-Hreidarsson syndrome. Blood, 2007, 110: 4198-4205.
7. Walne AJ, Vulliamy T, Marrone A, et al. Genetic heterogeneity in autosomal recessive dyskeratosis congenita with one subtype due to mutations in the telomerase-associated protein NOP10. Hum Mol Genet, 2007, 16: 1619-1629.
8. Dokal I, Vulliamy T. Dyskeratosis congenita: its link to telomerase and aplastic anaemia. Blood Rev, 2003, 17: 217-225.
9. Alter BP, Baerlocher GM, Savage SA, et al. Very short telomere length by flow fluorescence in situ hybridization identifies patients with dyskeratosis congenita. Blood, 2007, 110: 1439-1447.

10. Erduran E, Hacisalihoglu S, Ozoran Y. Treatment of dyskeratosis congenita with granulocyte - macrophage colony - stimulating factor and erythropoietin. J Pediatr Hematol Oncol, 2003, 25: 333-335.
11. Giri N, Pitel PA, Green D, et al. Splenic peliosis and rupture in patients with dyskeratosis congenita on androgens and granulocyte colony - stimulating factor. Br J Haematol, 2007, 138: 815-817.
12. Ostronoff F, Ostronoff M, Calixto R, et al. Fludarabine, cyclophosphamide, and antithymocyte globulin for a patient with dyskeratosis congenita and severe bone marrow failure. Biol Blood Marrow Transplant, 2007, 13: 366-368.
13. Dokal I. Dyskeratosis congenita in all its forms. Br J Haematol, 2000, 110 (4): 768-779.
14. Montanaro L, Tazzari PL, Derenzini M. Enhanced telomere shortening in transformed lymphoblasts from patients with X linked dyskeratosis. J Clin Pathol, 2003, 56: 583-586.
15. Vulliamy TJ, Marrone A, Knight SW, et al. Mutations in dyskeratosis congenita: their impact on telomere length and the diversity of clinical presentation. Blood, 2006, 107: 2680-2685.

先天性无巨核性血小板减少

【流行病学】

先天性无巨核性血小板减少（congenital amegakaryocytic thrombocytopenia，CAMT）或称家族性或遗传性无巨核性血小板减少是一种极罕见 IBMFS，文献收载共计约 100 例。国内有疑似个例报道，无流行病学资料。该病散见于世界各地，男女比例约为 0.8:1。

【病因、发病机制及病理生理】

CAMT 以常染色体隐性方式遗传。该病的分子学基础是促血小板生成素（TPO）受体 *MPL* 双等位基因突变，造成 TPO 受体的缺乏或功能障碍，使 TPO 不能与其受体结合或不能产生有效信号，也就无从发挥对骨髓巨核系分化增殖的促进作用。因此，尽管患者的 TPO 水平升高，但骨髓巨核细胞和外周血血小板均明显减少。根据对少数患者遗传学研究的结果，提示基因型和表现型之间有一定的关联。MPL 无义突变的患者常表现为婴幼儿期严重的血小板减少并迅速发展为全血细胞减少，病情和预后严重，称为 CAMT Ⅰ 型（CAMT Ⅰ）。相对应的 CAMT Ⅱ 型（CAMT Ⅱ）患者的 MPL 多为错义突变，血小板减少在童年早期可有某种程度的改善且发展为全血细胞减少的时间较晚。CAMT 患者迟早都会发生骨髓衰竭，提示 MPL 信号系统不仅对巨核系发挥作用，同时对造血干/祖细胞的发育亦有影响。因为该病非常罕见，所以对其发生骨髓衰竭和白血病转化的分子遗传学背景仍了解甚少。

【临床表现】

CAMT 患儿在新生儿或婴幼儿期表现为血小板减少，程度自重度减少至轻度减少不等，随着年龄增长发生骨髓衰竭和全血细胞减少。血小板减少引起的皮肤黏膜出血常是引起家长注意并就医的原因。患者发展为全血细胞减少时，除出血倾向外，还有贫血和感染易感性升高的临床表现。CAMT Ⅰ 型病情重，发生骨髓衰竭的时间早。CAMT Ⅱ 型病情较缓和，发生全血细胞减少的时间较晚。

CAMT 患者 AML 或 MDS 的发病率增加，中位发病年龄为 12 岁（范围 1.6~17 岁），至 17 岁时累计发病率为 53%，未见该病与实体瘤相关的报道。

【体格检查】

CAMT 是一种不伴有明显或特征性体格发育异常或畸形的 IBMFS。皮肤黏膜出血可能是患儿早期的唯一阳性体征。出血表现与血小板减少的程度相关。严重者可发生颅内出血。在一项 24 例患儿的分析中，5 例发生颅内出血。贫血和感染表现提示已发展为骨髓衰竭和全血细胞减少阶段。需注意的是 CAMT 无躯体异常并非绝对现象，据文献报道，部分患儿可有心脏异常以及体格或精神发育迟缓，但从无骨骼异常的记载。

【相关检查规范】

1. 实验室检查

目前尚缺乏特异性 CAMT 临床筛查试验，下列试验对提示诊断可能有所帮助，最终确诊依靠基因检查。

血常规：开始只累及血小板，出现不同程度的减少，血小板形态正常。发展至骨髓衰竭时，全血细胞均减少。贫血多呈大细胞性。

骨髓检查：最初只累及巨核系，表现为巨核细胞减少或缺如，骨髓增生度可能正常，有时可见异常巨核细胞。随着年龄增长，骨髓造血功能逐渐衰竭，出现类似再障的骨髓象。

血浆 TPO 测定：CAMT 患者的 TPO 水平明显升高，但 TPO 升高见于多种其他原因所致的血小板减少，故无特异性。

巨核细胞体外培养：CAMT 患者的骨髓细胞 CFU - Meg 集落形成明显减少或缺如，对加入外源性 TPO 无反应。

血红蛋白 F 测定：CAMT 患者 HbF 升高，但此现象在其他 IBMFS 亦属常见，故无确诊价值。

基因分析：MPL 基因突变是 CAMT 的分子基础，如证实，则可确诊。

2. 其他辅助检查

因为 CAMT 患者无骨骼异常或畸形，所以放射学检查无明确指证。文献报道，CAMT 患者可能有心脏发育缺陷，根据需要可选用超声或其他影像学检查。

【诊断和鉴别诊断规范】

1. 诊断标准

CAMT 是一种罕见的常染色体隐性遗传 IBMFS。诊断提示线索包括与生俱来的皮肤黏膜出血倾向，血象表现为长期存在的血小板减少伴骨髓巨核细胞明显减少或缺如。CAMT 基本上属于儿科疾病，其中位诊断年龄 0.1 岁，绝大多数患者在 1 岁内获得确诊。文献报道 13 岁时的累计骨髓衰竭发病率为 91%，发生再障的预期中位年龄为 5 岁。因此，CAMT 被认为是一种再障前期状态。此外，CAMT 也是一种白血病前期状态，发生白血病的预期中位年龄为 17 岁。鉴于 CAMT 无特异临床筛查试验，所以详细的病史采集，尤其是阳性家族史，加上出生后即出现的血小板减少和出血倾向就成为拟诊的主要依据，在排除其他原因引起的新生儿或婴幼儿血小板减少病因后，可初步考虑该病的可能。最终确诊依靠基因分析。表 11-5 列出了先天性血小板减少类疾病的提示线索。应注意的是，有的患者血小板减少和出血表现较轻，可能造成漏诊。不少患者可生存至内科照料年龄，这就需要内科医生，特别是血液病医生对 CAMT 应有必要的认识。

表 11-5　先天性或遗传性血小板减少症的提示诊断线索

线索	表现
家族史	家族中类似患者（父母-患儿，舅舅-患儿等）
临床特征	发病方式：自幼发病 出血表现：出血程度与血小板减少不相称 查体：可见躯体异常（体形矮小、智力发育迟缓等） 实验室：长期持续的血小板减少；血小板形态异常
治疗反应	对既往治疗无反应（激素、球蛋白、脾切除等）

2. 鉴别诊断

CAMT 是极罕见的 IBMFS，而获得性血小板减少远比前者多见。因此，CAMT 首先应与获得性血小板减少病因鉴别。其次，在基本确定是遗传性病因后，还应与其他先天性血小板减少性疾病鉴别。婴幼儿期的获得性免疫介导性血小板减少包括新生儿同种异体免疫性血小板减少和新生儿自体免疫性血小板减少,前者是由于胎儿某种血小板抗原(多是 HPA-1a)引起母亲产生相应抗体,抗体通过胎盘进入胎儿血循环,造成胎儿血小板破坏,后者是因为母亲患有原发性血小板减少性紫癜或其他结缔组织病(如红斑狼疮),母体的抗血小板抗体通过胎盘进入胎儿,引起胎儿血小板免疫性破坏。两者的血小板随着胎儿出生后抗体的清除,血小板在短期内恢复,不难与持续存在减少的 CAMT 鉴别。

CAMT 还应与其他罕见的先天性血小板减少病因相鉴别,特别是血小板减少伴桡骨缺失(thrombocytopenia with absent radii,TAR)。表 11-6 总结了需要与 CAMT 鉴别的先天性血小板减少的病因。此外,CAMT 还需要与其他 IBMFS 相鉴别。

表 11-6 其他先天性或遗传性血小板减少症

疾病	基因缺陷	遗传方式	临床及实验室特点
血小板减少伴桡骨缺失(TAR)	未明	常染色体显性	自幼出现血小板减少(大小正常)伴出血倾向,程度往往较重,骨髓巨核细胞减少,双侧桡骨缺失,但拇指存在(有别于 FA),可伴有其他躯体畸形
无巨核性血小板减少伴桡尺骨融合(CTRUS)	HOXA11 (7p15-14)	常染色体隐性	自幼血小板减少(大小正常)伴出血倾向,骨髓巨核细胞减少或缺如,桡、尺骨融合,可伴有其他躯体畸形
Wiskott-Aldrich 综合征(WAS)	WAS (Xp11)	X 连锁	又名免疫缺陷伴血小板减少、湿疹综合征,自幼血小板减少(小血小板)伴出血倾向,WAS 蛋白缺陷、免疫缺陷及皮肤湿疹

续表 11-6

疾病	基因缺陷	遗传方式	临床及实验室特点
Bernard-Soulier 综合征（BSS）	GPIbα（17p13）GPIbβ（22q11）GPIⅨ（3q21）	常染色体显性	又名巨血小板综合征。自幼血小板减少（巨血小板）伴出血倾向，血小板 GPIb/Ⅸ/Ⅴ缺陷，瑞斯托霉素诱导血小板聚集异常
腭-心-面综合征（VCFS）	1q22, 10 p4	常染色体显性	又名 DiGeorge 综合征。自幼血小板减少（大血小板）伴出血倾向，临床特点包括腭裂、多种心脏异常、小颌畸形、面形过长、智力障碍及免疫缺陷等
MYH9 相关疾病	MYH9	常染色体显性	本组疾病包括 May-Hegglin 畸形、Sebastian 综合征、Fechtner 综合征和 Epstein 综合征。共同特征包括自幼血小板减少（巨血小板）伴出血倾向、中性粒细胞内包涵体、耳聋和白内障等
血小板型血管性血友病（vWD-2B）	GP1bα（17p13）	常染色体显性	血小板减少伴出血倾向，血小板自发性聚集，对瑞斯托霉素诱导的血小板聚集反应增强
灰色血小板综合征（GPS）	未明	常染色体显性	又名 α-储存池病。血小板减少（大血小板），伴出血倾向，血涂片见灰色血小板，电镜观察 α-颗粒缺乏。对 ADP、胶原诱导的血小板聚集缺陷，对瑞斯托霉素反应正常

【治疗规范】

1. 治疗方法

CAMT 目前尚无特异性治疗方法。因 CAMT 本质是 MPL 缺陷，故 TPO 治疗无效。雄激素可能改善患者的血象，但根治措施是异基因干细胞移植。

雄激素：对部分患者可能有一定效果，可改善血象，但疗效不定，且影响患儿发育。用法可参照慢性获得性再障的治疗。

造血干细胞移植（HSCT）：对有 HLA 相合供者的 CAMT 患者，HSCT 是唯一可治愈该病的措施。与 FA 和 DC 不同，CAMT 患者对类似于获得性再障的预处理方案耐受良好。同胞供者应预先排除 CAMT。

支持治疗：包括成分输血。血小板明显减少伴出血表现，可输注血小板。TPO 不能提升患者血小板数量。

2. 疗效观察及随访

CAMT 患者预后不良，预期中位生存期约为 16 岁。因该病具有向再障发展和白血病转化的倾向，应对患者定期进行随访。

参考文献

1. Alter BP. Diagnosis, genetics, and management of inherited bone marrow failure syndrome. Education program book. American Society of Hematology, 2007: 29-39.
2. Tijssen MR, di Summa F, van den Oudenrijn S, Functional analysis of single amino-acid mutations in the thrombopoietin-receptor Mpl underlying congenital amegakaryocytic thrombocytopenia. Br J Haematol, 2008, 141: 808-813.
3. van den Oudenrijn S, Bruin M, Folman C, et al. Three parameters, plasma thrombopoietin levels, plasma glycocalicin levels and megakaryocyte culture, distinguish between different causes of congenital thrombocytopenia. Br J Haematol, 2002, 117: 390-398.

4. King S, Germeshausen M, Strauss G, et al. Congenital amegakaryocytic thrombocytopenia: a retrospective clinical analysis of 20 patients. Br J Haematol, 2005, 131: 636-644.
5. Germeshausen M, Ballmaier M, Welte K. MPL mutation in 23 patients suffering from congenital amegakaryocytic thrombocytopenia: the type of mutation predicts the course of the disease. Hum Mutat, 2006, 27: 296-301.
6. Steinberg O, Gilad G, Dgany O, et al. Congenital amegakaryocytic thrombocytopenia-3 novel c-MPL mutations and their phenotypic correlations. J Pediatr Hematol Oncol, 2007, 29 (12): 822-825.
7. Savoia A, Dufour C, Locatelli F, et al. Congenital amegakaryocytic thrombocytopenia: clinical and biological consequences of five novel mutations. Haematologica, 2007, 92: 1158-1164.
8. Gandhi MJ, Pendergrass TW, Cummings CC, et al. Congenital amegakaryocytic thrombocytopenia in three siblings: molecular analysis of atypical clinical presentation. Exp Hematol, 2005, 33: 1215-1221.
9. Al-Ahmari A, Ayas M, Al-Jefri A, et al. Allogeneic stem cell transplantation for patients with congenital amegakaryocytic thrombocytopenia (CAT). Bone Marrow Transplant, 2004, 33 (8): 829-831.

先天性纯红细胞再生障碍性贫血

【流行病学】

先天性纯红细胞再生障碍性贫血（congenital pure red cell anemia，CPRCA）又称 Diamond-Blackfan 贫血（Diamond-Blackfan anemia, DBA），是一种少见遗传性疾病，但在 IBMFS 中属于较常见者，文献收录仅次于 FA，共计 800 余例。国内有多例报道，但尚无流行病学资料。据北美 DBA 登记组数据，美国和加拿大的发病率约为 $7/10^6$ 新生儿。欧洲的发病率为 $1.5\sim5.0/10^6$ 不等。世界各地均有报道，男女比例约为 1.1:1。

【病因、发病机制及病理生理】

DBA 于 1938 年首先由 Diamond 和 Blackfan 报道。该病呈常

染色体显性遗传方式。目前认为 DBA 是一种核糖体疾病，研究发现约 1/3 的 DBA 患者与小核糖体亚单位基因 RPS19、RPS24 和 RPS17 突变有关。RPS19、RPS24 和 RPS17 基因编码不同的核糖体蛋白。突变基因引起的单倍体低效率导致核糖体亚单位合成不足，是该病血液学表现型的分子学基础。目前对该病红系造血不良的机制尚未完全阐明，研究认为可能与核糖体合成降低、mRNA 多聚核糖体的征集异常、转录因子转录启动异常或 RPS19 磷酸化障碍有关。除血液学表现外，DBA 患者还可有其他躯体异常，提示上述途径在体格发育中也可能有一定的作用。因为只有在 1/3 的 DBA 患者中发现上述基因突变，所以人们一直致力于揭示另外的基因异常。最近，有研究者利用高分辨基因组定位联合基因表达芯片技术，发现 2 例染色体 3q¯ 患者有 RPL35A 突变，并证明该基因为 28S 和 5.8S 的 rRNA 成熟、60S 核糖体亚单位生物合成、细胞的正常增殖和生存所必需，并认为 RPL35A 可能是另一类 DBA 基因。寻找其他 DBA 候选基因的努力仍在继续中。目前尚未发现基因型和表现型之间有所关联。

【临床表现】

DBA 患者主要临床表现是自幼发生的贫血以及由此引起的症状，如面色苍白、精神不振和体能下降等。贫血为大细胞性。患者一般不发生骨髓衰竭和全血细胞减少。DBA 患者也可伴先天性躯体畸形，但程度较 FA 为轻。患者发生血液恶性疾病（AML/MDS）和实体瘤的危险度升高，后者尤以骨肉瘤为多。发生恶性肿瘤的中位年龄为 23 岁（范围 1.2～44 岁），至 40～50 岁时肿瘤累计发病率为 52%。

【体格检查】

查体阳性体征除贫血表现外，还可能发现体形矮小以及其他躯体或器官异常或畸形，包括鱼际扁平，躯体异常有拇指三指节畸形、颌面畸形（如小耳畸形、唇裂、腭裂、宽眼距和内眦赘皮等）

以及心脏房室间隔缺损和泌尿生殖系统畸形等。躯体畸形见于约30%～40%的DBA患者。鉴于其他IBMFS如FA也常有各种躯体畸形，因此患者的查体异常发现并没有明确的鉴别诊断价值。

【相关检查规范】

1. 实验室检查

目前还没有DBA的特异性筛查试验，下列实验室检查对诊断可能有所帮助，对有核糖体亚单位基因突变的患者基因检查可最终明确诊断。

红细胞腺苷脱氨酶（ADA）测定：是目前诊断DBA价值最大的临床筛查试验，大多数DBA患者红细胞ADA上升。正常红细胞ADA活性范围为0.20～0.98，DBA患者测定值多在0.45～5.11。该试验特异性良好，假阳性者很少，但敏感性差强人意，约10%的典型患者红细胞ADA正常。

血常规：大多数患者就诊时有重度贫血，呈明显的大细胞性，白细胞和血小板一般正常。网织红细胞明显减少或缺如。

骨髓检查：表现为选择性红系造血障碍或停滞，粒系和巨核系正常。患者通常不进展为全面骨髓衰竭。

血红蛋白F测定：DBA患者HbF升高，但因常见于其他IBMFS，故无鉴别意义。

基因分析：目前只有1/3的DBA患者有核糖体基因的突变，其他候选基因正在研究中。基因检查不作为常规检查，无基因突变也不能排除该病的可能，但发现阳性基因突变有助于确诊。

2. 其他辅助检查

影像学检查如X线检查和超声有助于发现骨骼和器官异常或畸形。

【诊断和鉴别诊断规范】

1. 诊断标准

因为DBA缺乏特异性诊断试验，故其诊断有赖于临床综合分析和判断，包括病史（尤其是阳性家族史）、体格检查和必要的实验室检查。DBA 基本上属儿科疾病。患者中位诊断年龄为 0.25 岁，虽有至 64 岁才确诊的个例报道，但文献统计 90% 的患儿在 1 岁内确诊。目前尚无统一的 DBA 诊断标准，下列条件有助于发现疑似患者：1 岁以内以贫血原因就诊的婴儿，贫血程度多较重，并呈显著的大细胞性；网织红细胞显著减少或缺如；骨髓呈选择性红系造血障碍或停滞；阳性家族史和躯体畸形有助于遗传性疾病的诊断，在具备上述条件后，进一步检查红细胞 ADA 水平升高，在排除继发性纯红细胞再障和有类似表现的 IBMFS 后，可考虑该病的诊断。基因诊断目前只对约 1/3 的患者有效。

2. 鉴别诊断

鉴于绝大多数患儿在婴幼儿期就诊，所以应注意排除其他新生儿或婴幼儿获得性增生不良性贫血（尤其是红系造血障碍）和其他类型 IBMFS。

儿童一过性幼红细胞减少症（transient erythroblastopenia of childhood，TEC）：TEC 是一种儿童期缓慢发生的贫血。病因不明，可能与病毒（包括 PVB19）感染引起的免疫机制有关。中位就诊年龄 18～26 个月，偶见较大儿童。临床以缓慢发展的贫血及其相关症状为主要表现，其他方面表现正常。有的患儿有屏气发作和轻度神经症状。患者发病前可能有病毒感染的征象，如发热、乏力、上呼吸道或肠道表现等。查体除贫血体征外，无其他异常发现，不伴先天躯体畸形。与 DBA 的大细胞贫血不同，TEC 贫血为正细胞性正色素性，程度往往较重（50～70g/L）。初期网织红细胞明显减低，恢复期升高。骨髓初期呈幼红细胞减少或缺如现象，恢复期幼红细胞很快上升。血浆 TPO 水平不低，红细胞 ADA 正常或降低（有别于 DBA 的升高）。处理主要是支持治疗，贫血明显时输血，一般不需要皮质激素或 TPO 治疗。该病预后良好，所有患儿均在在 1～2 个月内完全恢复，不留后遗症。

早产儿贫血（anemia of prematurity，AOP）：出生后，因婴儿开始呼吸空气，相比于宫内低氧状态，组织氧合变为相对高氧状态，导致 TPO 水平下降，足月儿在 8～12 周出现无症状的生理性贫血。早产儿因代偿失常，加之红细胞寿命缩短和失血，可使这种生理性贫血变为病理性贫血。患儿多为孕龄小于 32 周的早产儿。患儿孕龄越小，发生 AOP 的可能性越大，程度也越重。贫血低谷期多出现于生后 4～10 周。患儿表现为不同程度贫血及相应临床症状和体征。贫血为正细胞正色素性，形态学无明显异常。网织红细胞降低（如升高应考虑其他可能）。一般无黄疸。AOP 预后良好，贫血多在 3～6 个月时自发缓解。处理主要包括避免失血（反复静脉采集血样本）、输血和应用 TPO。检查患儿和其双亲的血型有助于判断新生儿溶血病。

微小病毒 B19 感染引起的急性造血停滞：B19 病毒感染是儿科常见的出疹性疾病，又称传染性红斑或第五病。B19 病毒对骨髓幼红细胞有特别亲嗜性，造成细胞破坏。急性 B19 病毒感染见于各年龄组，最常累及学龄期儿童，偶可呈现社区暴发。典型表现是出现面颊部边界清晰的红斑即"掌拍颊"，躯干及肢体近端出现一过性网状斑丘疹。发疹前 1 周有轻症病毒感染征象，如发热、周身不适及上呼吸道症状等非特异性表现。B19 病毒感染在病毒血症期虽常伴有暂时性红细胞生成受抑，但在健康者一般不出现显性表现。然而，对有溶血性疾病（如遗传性球形红细胞增多症、地中海贫血、先天性红细胞缺陷病及镰状细胞贫血等）的患者，B19 病毒感染可引起急性造血停滞，或称"再障危象"。患者表现为贫血明显加重，外周血网织红细胞明显下降或缺如。骨髓中红系造血停止，幼红细胞减少或消失。少数患者可表现为全血细胞减少。此外，该病还常有关节表现包括关节炎和关节痛。在免疫缺损病人中可造成持续性感染状态及单纯红细胞再障。

血清学检查有助于确立诊断，IgM 抗体提示近期感染，IgG 抗体意义不大，仅表明既往感染。血清学阳转率随年龄而上升，至老年升至 90％以上。感染后免疫力持续终身。目前尚无预防性保护性疫苗。处理主要是对症治疗，包括严重贫血者成分输血。B19 病毒感染预后良好，急性造血停滞多在 1 个月内恢复。

【治疗规范】

1. 治疗方法

皮质激素对大多数 DBA 患者治疗有效。目前的根治方法是异基因干细胞移植。

皮质激素：治疗 DBA 的有效率为 60%～70%。常用口服泼尼松，开始采用较大剂量，达到最大疗效后逐渐减小剂量，为减少副作用，最好以隔日给药维持，保持 Hb 在 80～100/L 之间即可。有人认为，对生后第 1 年和青春发育期患者不宜使用激素，代之以支持治疗，以避免激素对快速生长发育期患者的代谢产生不良影响。

异基因造血干细胞移植（HSCT）：是 DBA 根治措施。对激素治疗无效或维持剂量过高且依赖输血的患者，如有合适供者，可考虑 HSCT。有报告认为，非同胞脐血干细胞移植效果欠佳。

支持治疗：对激素治疗无效或无合适供者的患者可通过输注红细胞，维持 Hb 在适当的水平。有些患者需要长期或终生输血支持，对反复接受输血者应考虑驱铁治疗，以预防铁负荷过量造成的脏器损害。

其他试验性治疗：免疫抑制剂包括抗胸腺细胞球蛋白、环孢素和他克莫司均试用于激素治疗无效的 DBA 患者的治疗，小部分患者可能有效。亦有报道止吐剂——甲氧氯普胺治疗皮质激素无效者成功的病例，其机制与诱导垂体分泌催乳素及刺激红系造血有关。

2. 疗效观察及随访

约 20%～30% 的 DBA 患者病程中出现自发缓解，不再需要皮质激素或输血治疗，但仍有复发可能。DBA 患者的预期中位生存期约为 40 岁，不少患者进入内科照料范围。因该病具有趋癌性，故应对患者进行定期的长期随访。

（徐从高）

参考文献

1. Alter BP. Diagnosis, genetics, and management of inherited bone marrow failure syndrome. Education program book. American Society of Hematology, 2007: 29-39.
2. Farrar JE, Nater M, Caywood E, et al. Abnormalities of the large ribosomal subunit protein, Rpl35a, in Diamond-Blackfan anemia. Blood, 2008, 112: 1582-1592.
3. Ellis SR, Lipton JM, Diamond Blackfan anemia: a disorder of red blood cell development. Curr Top Dev Biol, 2008, 82: 217-241.
4. Lipton JM. Diamond blackfan anemia: New paradigms for a "not so pure" inherited red cell aplasia. Semin Hematol, 2006, 43: 167-177.
5. Gazda H, Lipton JM, Willig TN, et al. Evidence for linkage of familial Diamond-Blackfan anemia to chromosome 8p23.3-p22 and for non-19q non-8p disease. Blood, 2001, 97: 2145-2150.
6. Giri N, Kang E, Tisdale J, et al. Clinical and laboratory evidence for a trilineage haematopoietic defect in patients with refractory Diamond-Blackfan anaemia. Br J Haematol, 2000, 108: 167-175.
7. Hamaguchi I, Flygare J, Nishiura H, et al. Proliferation deficiency of multipotent hematopoietic progenitors in ribosomal protein S19 (RPS19)-deficient diamond-Blackfan anemia improves following RPS19 gene transfer. Mol Ther, 2003, 7: 613-622.
8. Vlachos A, Federman N, Reyes-Haley C, et al. Hematopoietic stem cell transplantation for Diamond Blackfan anemia: a report from the Diamond Blackfan Anemia Registry. Bone Marrow Transplant, 2001, 27: 381-386.
9. Steiner LA, Gallagher PG. Erythrocyte disorders in the perinatal period. Semin Perinatol, 2007, 31: 254-261.
10. Buchanan, GR. Oral megadose methylprednisolone therapy for refractory Diamond-Blackfan anemia. International Diamond-Blackfan Anemia Study Group. J Pediatr Hematol Oncol, 2001, 23: 353-356.
11. Mugishima H, Ohga S, Ohara A, et al. Hematopoietic stem cell transplantation for Diamond-Blackfan anemia: a report from the Aplastic

Anemia Committee of the Japanese Society of Pediatric Hematology Pediatr Transplant, 2007, 11: 601-607.
12. Akiyama M, Yanagisawa T, Yuza Y, et al. Successful treatment of Diamond-Blackfan anemia with metoclopramide. Am J Hematol, 2005, 78: 295-298.
13. Lipton JM, Atsidaftos E, Zyskind I, et al. Improving clinical care and elucidating the pathophysiology of Diamond Blackfan anemia: an update from the Diamond Blackfan Anemia Registry. Pediatr Blood Cancer, 2006, 46: 558-564.

第十二章 低危骨髓增生异常综合征

【定义】

骨髓增生异常综合征（myelodysplastic syndrome，MDS）代表了一组异质性的髓系肿瘤，特点是髓系细胞分化、成熟异常，造血功能衰竭，以及因遗传不稳定而导致的高风险向急性髓系白血病（AML）转化。MDS 是一组髓系肿瘤，以骨髓造血功能衰竭致外周血血细胞减少和一系或多系形态学发育异常为特征，发育异常包括：①红系细胞（环状铁粒幼细胞＞15% 也是红系发育异常）；②中性粒细胞及其前体细胞；③巨核细胞。

关于 MDS 的病理本质国内一直欠明确，有人提出"癌性 MDS"和"非癌性 MDS"，或者称为"转白/不转白 MDS"，也有"免疫性 MDS"概念，还有认为 MDS 是非癌，逐渐向癌症转化。当然，更多人认同 MDS 就是造血系统肿瘤。疾病定义和概念理解不同直接导致了采取的研究对象构成不同，因此关于 MDS 的研究，无论基础还是临床，也出现了极大的不一致。

应首先明确 MDS 疾病性质——髓系肿瘤，再理解其病理本质和特征：肿瘤（单克隆性）、造血功能衰竭、发育异常（病态造血）、AML 转化，才能够有正确的诊断和治疗。可以说，MDS 诊断的确立就是看是否符合上述特点，而疾病治疗也正是为了解决或延缓上述异常。

根据 FAB 分型，低危 MDS 主要为 RA、RAS，而依据 MDS 国际预后积分系统（IPSS），低危 MDS 主要是评分为低危组患者。鉴于 IPSS-中危-1 组的预后亦相对较好，许多研究将 IPSS 中危-1 组与低危组均按低危组对待。

【流行病学】

　　MDS是一种常见于老年人的造血肿瘤，诊断时中位年龄在60～75岁，约80%的MDS年龄超过60岁。根据欧洲地区资料，年发病率粗略估计在2.1～12.6/10万，在年龄超过70岁者，年发病率约升至15～50/10万，我国八十年代估计年发病率为0.23/10万。Aul等报道的德国1200例MDS中91%年龄在50岁以上。随着年龄的增加，MDS年发病率随之迅速上升，英国资料显示，年龄不足50岁者MDS年发病率为0.5/10万，而在80岁以上者达到每年89/10万。发病率报道的差别可能与患者地理分布差异、诊断方法和经验不一有关。荟萃分析显示，男性略多于女性，为1.2∶1。

　　总体看来，近年来发病率有明显上升的趋势，MDS发病率上升与以下因素有关：寿命预期延长，老年医学领域对MDS关注度增加，相关骨髓检查增加。

　　与MDS发病相关的环境因素有：放射线、吸烟、杀虫剂、有机溶剂及重金属，与原发性MDS的发生有关。

【发病机制及病理生理】

　　除少数低增生性MDS，多数MDS都存在这样的矛盾情况：骨髓高增生，但外周血象血细胞却持续减少。所有关于MDS的发病模型都认为MDS起源于早期多能造血干细胞，细胞内DNA受损或突变，随后引起细胞的分化和成熟异常。受损细胞形成的克隆获得了增殖优势，但导致的却是无效造血。染色体核型检测、X染色G-6PD同工酶测定等均能表明异常克隆的存在。突变的克隆在增殖加快时，由于分泌了大量的凋亡物质，如TNF-α、fas/fas配体和造血生长因子相对不足，导致骨髓细胞成熟前即死亡。随着机体免疫反应减弱，失去对肿瘤的抑制作用，MDS疾病进展，最终转化为白血病。

　　在MDS，所有形成定向造血祖细胞的能力，如形成CFU-

GM、BFU-E、CFU-E、CFU-Meg 以及 CFU-GEMM 的能力，均显著下降或消失。CD34$^+$细胞的分化、成熟受损。MDS 的 CFU-G、CFU-M、CFU-GM 在髓系祖细胞中相对比例与正常骨髓类似，但早期和晚期红系祖细胞相对比例与正常骨髓显著不同。

异常克隆使各系造血细胞增殖增高，尤其在髓系细胞。然而克隆细胞群的增殖优势又很快被凋亡的增加所抵消。克隆细胞不能成熟和分化，大量地滞留于骨髓中，凋亡率的增加导致了无效造血，结果是虽然骨髓的增殖能力升高，但患者的外周血仍表现为血细胞减少。

绝大多数关于凋亡的研究均发现 MDS 凋亡率高于正常者，MDS 早期阶段较进展期显著，而且大多限于 CD34$^+$细胞。一般而言，在 RA、RAS 阶段，凋亡超过增殖，而到 RAEB，二者基本相当。当 MDS 进展至 RAEB-t 和 AML 时，增殖和凋亡均下降，疾病进展可能由于细胞对凋亡的敏感性下降所致。不过，也有研究认为在进展期 MDS 的凋亡是最显著的，但主要限制于更加分化的 CD34$^-$细胞。

可能以下机制与细胞凋亡有关，T 细胞激活，死亡蛋白分泌，凋亡途径 bcl-2 的变化，造血生长因子相对不足等。T 细胞激活以清除潜在有害克隆，但同时亦损伤了正常克隆，而肿瘤克隆又常通过免疫逃逸躲避了免疫杀伤。使用 ATG 或 CSA 抑制免疫或清除活化的 T 细胞往往能够改善部分 MDS 的血细胞减少。而使用 roquinimex 或 IL-2 增强（augment）MDS 患者的免疫功能，疗效很有限，提示免疫低下可能是 MDS 疾病的结果。许多研究均表明 MDS 的无效造血为细胞程序性死亡过度所致。检测各种凋亡指数发现，伴随着细胞增殖的增加，MDS 的凋亡也是增高的，但到 MDS 后期（RAEB、RAEB-t）及 MDS 转化的 AML，凋亡指数较 MDS 早期明显下降。CD34$^+$细胞上 fas 的表达与骨髓中原始细胞数量成反比，提示 MDS 向 AML 转化与 fas 表达下降相关。因此，有假说认为 MDS 的 AML 转化与细胞的凋亡敏感性下降有关。

研究发现与正常人比较，MDS患者骨髓基质的纤维母细胞和巨噬细胞大量分泌TNF-α和IL-6。骨髓细胞中TNF-α的mRNA表达升高。由于血清中巨噬细胞集落刺激因子增加，骨髓中巨噬细胞数量也增多。TNF-α水平增高与capase-3活性增加密切相关。在TNF-α持续作用下，成熟细胞被诱导凋亡，引发外周血细胞减少，但其同时又刺激原始祖细胞增殖，导致骨髓呈高增生状态。

骨髓造血微环境，如造血生长刺激因子相对不足，而抑制因子增加，或胞外基质分子，如黏附分子的异常也能诱导细胞凋亡。体外试验表明，RA患者的骨髓基质细胞不能长期支持正常人$CD34^+$细胞长期造血，造血祖细胞很快凋亡。有研究发现，MDS骨髓基质细胞可以诱导正常造血细胞表达fas抗原。

在早期MDS，bad和bax与bcl-2的比例是增高的，但到MDS后期则下降。与正常人比较，原癌蛋白c-myc与bcl-2的比例在早期MDS也是升高的。但是经过广泛研究，并未发现这些凋亡蛋白与MDS的无效造血及疾病进展有什么关联。

MDS后期疾病发展主要与端粒长度缩短和抑癌基因$P53$和$P15^{INK4b}$失活有关。端粒位于真核细胞染色体末端，随着细胞分裂长度迅速缩短。绝大多数MDS的端粒酶活性虽然无改变，但是端粒片段（TTAGGG）n丢失。凋亡、细胞增殖加速（细胞转换加快）或细胞衰老可能导致MDS的端粒缩短。FAB亚型中，42% RA，45% RAEB，72% RAEB-t和CMML可以观察到端粒缩短。单个染色体测量提示，MDS中关于端粒缩短的调节机制存在异常。虽然端粒缩短不会直接导致疾病进展，但是有数据表明端粒缩短会增加基因组不稳定，引发细胞遗传学改变，从而致疾病进展。有报告显示端粒长度缩短与骨髓原始细胞数、白血病转化和不良预后相关。

抑癌基因$P15^{INK4b}$失活和$P53$基因突变导致克隆扩张，随后引起疾病进展和AML转化。P53蛋白传导DNA损伤后的信号，使细胞周期阻滞于G_1至S期的转换点，而抑制细胞增殖。在MDS

中有近20%的患者存在 $P53$ 基因突变，在治疗相关性 MDS/AML、进展期 MDS 和继发于 MDS 的 AML 中比例更高，且均与不良预后相关。P53 基因突变与化疗耐药、白血病转化和生存期缩短均相关。染色体 17p 缺失者与 P53 基因突变相关，常伴有粒系发育异常——假性 Pelger-Huët 样畸形，中性粒细胞缩小伴空泡形成。

$P15^{INK4b}$ 是细胞周期依赖性蛋白激酶的抑制剂，MDS 中有 38% 至 50% 出现 $P15^{INK4b}$ 的 5′CpG 岛高甲基化，可能与 MDS 细胞的增殖有关。高危组 MDS（FAB 亚型中的 RAEB、RAEB-t、CMML）较早期 MDS（RA、RAS）的 $P15^{INK4b}$ 高甲基化更多，而转为 AML 者高达 75%。去甲基化药物治疗 MDS 正在临床试验中。

血管新生在 MDS 进展中亦有一定作用。血管内皮生长因子（VEGF）和碱性纤维母细胞生长因子可以通过自分泌或旁分泌作用在骨髓微环境中促进血管新生。VEGF 与白细胞克隆形成和 ALIP 现象存在一定关联。MDS 的微血管密度（microvessel density，MVD）较正常对照组增高，但低于 AML 和 MPD。在 MDS 的 FAB 亚型中，RAEB-t、CMML 和伴纤维化 MDS 的 MVD 较 RA、RARS 及 RAEB 高，提示血管新生与 MDS 向 AML 转化存在关联。

【临床表现及体格检查】

约一半的 MDS 患者症状并不典型，经常规血象化验而发现贫血或血细胞减少。有家族史者常提示为遗传性铁粒幼细胞性贫血或先天性骨髓功能衰竭症。既往有放疗和化疗史者，可能罹患继发性 MDS。

MDS 是老年性疾患，男女发病相当。贫血是最常见早期症状。几乎所有的 MDS 患者有贫血症状，表现为逐渐加重的疲倦、虚弱、乏力和苍白。约 60% 的 MDS 患者有中性粒细胞减少，由于同时存在中性粒细胞功能低下，使得 MDS 患者容易发生感染，约有

20%的MDS死于感染,常见上呼吸道感染、肺炎、口腔炎、肛周感染等,重者可发生败血症。40%～60%的MDS患者有血小板减少,随着疾病进展可出现进行性血小板减少,表现为牙龈渗血、皮肤黏膜出血点及瘀斑,严重者可发生消化道出血甚至颅内出血。

有报道约10%的MDS患者并发自身免疫现象（autoimmune manifestations,AIMs）,如血管炎、关节炎、炎症性肠病,甚至典型的结缔组织病。AIMs是MDS累及免疫系统的强力证据之一,但与MDS预后并不相关。而且,虽然免疫抑制剂能够缓解AIMs的症状,但并不能改善MDS患者的血细胞减少,所以伴AIMs的MDS血细胞减少是源于MDS克隆自身的病变,不是自身免疫性疾病所致。

RA和RAS患者多以贫血为主,临床进展缓慢,中位生存期3～6年,白血病转化率约5%～15%,多在疾病进展时出现脾肿大。

$5q^-$综合征是MDS中特殊类型,患者5号染色体长臂缺失,但不伴其他染色体改变。多为老年女性患者,表现为输血依赖的巨幼细胞性贫血,血小板正常或偶有增高,50%有脾大,骨髓巨核细胞低分叶或不分叶,病情稳定,很少向AML转化。$5q^-$综合征对雷那度胺有很好的疗效反应。

【相关检查规范】

1. 实验室检查

①血象和骨髓象 50%～70%的患者为全血细胞减少。一系减少的少见,多为红细胞减少。骨髓增生度多在活跃以上,1/3～1/2达明显活跃以上,少部分呈增生减低。多数MDS患者出现两系以上病态造血,见表12-1。

②细胞遗传学改变 40%～70%的MDS有克隆性染色体核型异常,多为缺失性改变,以+8、$-5/5q^-$、$-7/7q^-$、$20q^-$最为常见。

③病理检查 MDS病理活检是必须的,其中有关检查项目及意义有了极大增加和提高,这是对骨髓涂片检查不足之处必备的弥补。病理检查具体内容和意义见下文详述。

表12-1 MDS发育异常（病态造血）的细化

	红系	粒-单核系	巨核系
FAB	◇ 骨髓：红系比例过多（>60%）或过少（<15%）；多核红细胞、奇数核、核碎裂、核凹陷及核分叶过多、巨幼样变；核浆发育不平衡，巨幼细胞大小、染色不均，有点彩和嗜多色性；RAS环状铁幼粒细胞>15% ◇ 外周血：可出现有核红细胞、巨大红细胞	◇ 骨髓：原幼细胞比例增高；核分叶过多或过少，可见Pelger-Huet样畸形；核浆发育不平衡，颗粒过多或过少 ◇ 外周血：出现幼稚细胞及与骨髓中同样异常改变	◇ 骨髓：小巨核细胞、大单圆核巨细胞、多核巨核细胞；胞浆中颗粒加大或形状异常 ◇ 外周血：小巨核细胞、巨大血小板
WHO*	◇ 核异常：核出芽、核间桥、核碎裂、多核细胞、巨幼样变 ◇ 胞浆：环状铁幼粒细胞、空泡、PAS阳性	◇ 核异常：假性Pelger-Huet样畸形、核分叶过多 ◇ 胞浆：颗粒过少或假性Chediak-Higashi颗粒	◇ 核异常：低分叶小巨核、不分叶巨核细胞（无论细胞大小）、多核多分裂核巨核细胞
MDS形态学工作组*#	◇ 多核、不对称核、核间桥及无颗粒幼细胞	◇ 假性Pelger-Huet异常及无颗粒的中性粒细胞	◇ 小巨核、单圆核、双圆核及多圆核巨核细胞

* 所有病例均需作血涂片检查，报告粒细胞的形态学特征，如假性Pelger-Huet表现，少颗粒的中性粒细胞或其他，并作分类计数

\# 与MDS高度相关的形态学改变

④造血祖细胞体外集落培养　MDS患者的体外集落培养常出现集落"流产"，形成的集落少或不能形成集落。粒-单核祖细胞培养常出现集落减少而集簇增多，集簇/集落比值增高。

【诊断与鉴别诊断规范】

1. MDS发育异常

发育异常是MDS显著的特点，但有发育异常不等于就是MDS。

外周血细胞分类计数，需分类200个有核细胞。确定骨髓细胞发育异常需要骨髓细胞分类计数需分类500个骨髓有核细胞，骨髓涂片应报告细胞增生程度、粒红比例及原始细胞数。当红系与粒系之比为1：1或更高时，应计数500个非红系细胞（不包括淋巴细胞、浆细胞和肥大细胞），原始细胞以非红系比例计数。

原始细胞标准：Ⅰ型为无嗜天青颗粒的原始细胞，Ⅱ型为含有嗜天青颗粒但未出现核旁高尔基区的原始细胞。出现核旁高尔基区则为早幼粒细胞。

发育异常的形态学改变的定量标准如下：粒系、红系或巨核系形态异常细胞≥10%可认为该系发育异常。环状铁粒幼红细胞≥15%。红系和粒系要分别计数100个有核红细胞或中性粒细胞，巨核系计数至少25个巨核细胞。

关于MDS的形态学发育异常相关指标也一直在细化中。表12-1列出了MDS发育异常（形态学病态造血）的变化。新近成立的MDS形态学工作组提出了与MDS高度相关的形态学改变，许多以往被列为发育异常的形态学改变都未提及。

2. 诊断及分型标准

由于MDS极大的异质性，MDS的诊断没有"金标准"。先后出现FAB标准（见表12-2）、WHO标准（见表12-2）、英国血液学会指南和美国NCCN指南等。2006年底，NCCN、MDS国际工作组（IWG）、欧洲白血病网（ELN）等代表专家在维也纳提出了MDS诊断标准的新建议（见表12-3）。与维也纳标准对照，不难发现，FAB标准、WHO标准更侧重于MDS的分型，它们并没有完全解决 MDS 的诊断问题，也未能包括这些年关于 MDS 的免疫学、细胞生物学及分子生物学进展。维也纳标准着重于 MDS 的诊断，其中关于 MDS 分型采用的是 WHO 标准。

表 12-2 MDS 的 FAB、WHO 分型

FAB类型	外周血	骨髓	WHO
RA	原始细胞<1%	原始细胞<5%	RA（仅红系病态造血）
			RCMD
			5q⁻综合征
RAS	原始细胞<1%	原始细胞<5%，环形铁幼粒细胞>全髓有核细胞15%	RAS（仅红系病态造血）
			RCMD-RS
RAEB	原始细胞<5%	原始细胞5%~20%	RAEB-Ⅰ（骨髓原始细胞5%~9%）
			RAEB-Ⅱ（骨髓原始细胞10%~19%）
RAEB-t	原始细胞≥5%	原始细胞>20%而<30%；或幼粒细胞出现Auer小体	AML（骨髓原始细胞≥20%）
CMML	原始细胞<5%，单核细胞绝对值>1×10⁹/L	原始细胞5%~20%	MDS/MPD
			U-MDS

(1) FAB 标准和 WHO 标准

1982 年 FAB 协作组提出以形态学为基础的 FAB 标准（见表 12-2），主要根据 MDS 患者外周血和骨髓细胞分化发育不良特征（病态造血）、特别是原始细胞比例、环形铁粒幼细胞数、Auer 小体及外周血单核细胞数量，将 MDS 分为 5 型：难治性贫血（refractory anemia，RA）、环形铁粒幼细胞性难治性贫血（RA with ringed sideroblasts，RAS）、难治性贫血伴原始细胞增多

(RA with excess blasts，RAEB)、难治性贫血伴原始细胞增多向白血病转变型（RAEB in transformation，RAEB-t)、慢性粒-单核细胞性白血病（chronic myelomonocytic leukemia，CMML)。FAB分型使国际上第一次有了统一的MDS分型标准，也能较好地吻合MDS预后生存曲线。

但FAB标准有明显不足，比如在骨髓原始细胞超过10%（11%～19%）的患者，疾病进展就快于原始细胞为5%～9%者；骨髓原始细胞为20%～30%者临床结果更类似于AML；发育异常（病态造血）程度不一，预后也有差别，比如单系异常预后优于多系异常者；这些在FAB分型中均未涉及。而慢性粒-单核细胞性白血病（CMML）名称中有白血病，生物学行为也有其特殊性，许多学者认为将CMML置于白血病前期或增生异常这样名称下并不妥当。

因此，在FAB标准使用了20年左右，1997年WHO开始修订FAB的分型方案（见表12-2)，于2001年发表。WHO提出仅一系发育异常的形态学改变也可考虑MDS可能。WHO系统认为造血系统肿瘤分类不仅依靠形态学，还要结合细胞遗传学指标来确定疾病本质，认为骨髓原始细胞达20%即为急性白血病，将RAEB-t归为急性髓系白血病（AML)，并将CMML归为MDS/MPD（骨髓增殖性疾病)，保留了FAB的RA、RAS、RAEB；并且将RA或RAS中伴有2系或3系增生异常者单独列为难治性细胞减少伴多系异常（refractory cytopenia with multilineage dysplasia，RCMD)，将仅有5号染色体长臂缺失的RA独立为$5q^-$综合征；还新增加了MDS未能分类（U-MDS)。

WHO分类确实比FAB分类与MDS预后、治疗反应和向白血病转化有了更好的相关性。比如，RA的中位生存期显著较RCMD长，RAS的中位生存期显著较RCMD-RS长，生存时间：RA>RCMD>RAEB，复杂染色体核型比例：RA<RCMD<RAEB，白血病转化：RA<RCMD<RAEB。

但除了$5q^-$综合征，WHO分类系统中几乎没有包括生物学和其他细胞遗传学信息，需要更丰富的信息和数据完善（特别是细胞遗传学和生物学）MDS 诊断分类体系。另外，WHO 系统对 U-MDS 定义太宽，易导致诊断混淆；对 RAEB-T 取消的争议也仍然不断。

（2）维也纳标准

维也纳标准（表 12-3）提出了 MDS 最低诊断标准。MDS 首先满足两个必要条件：持续血细胞减少和排除其他疾患。MDS 诊断满足两个必要条件和一个确定标准即可。

表 12-3 MDS 的最低诊断标准

条件
（一）必要标准
1. 持续（≥6 个月）一系或多系血细胞减少：红细胞（Hb<110g/L）；中性粒细胞（ANC<$1.5×10^9$/L）；巨核细胞（BPC<$100×10^9$/L）
2. 排除其他可以导致血细胞减少或发育异常的造血及非造血系统疾患
（二）MDS 相关标准（确定标准）
1. 发育异常：骨髓涂片红细胞系、中性粒细胞系、巨核细胞系中任一系至少达 10% 发育正常；环状铁粒幼细胞>15%
2. 原始细胞：骨髓涂片中达 5%~19%
3. 典型染色体异常（常规核型分析或 FISH）
（三）辅助标准（用于符合必要标准，但未达到确定标准，但临床呈典型 MDS 表现者，如输血依赖的大细胞贫血）
1. 流式细胞术显示骨髓细胞表型异常，提示红细胞系或/和髓系存在单克隆细胞群
2. 单克隆细胞群存在明确的分子学标志：HUMARA 分析，基因芯片谱型或点突变（如 RAS 突变）
3. 骨髓或/和循环中祖细胞的 CFU 集落（±集簇）形成显著和持久减少

当患者未达到确定标准，如：染色体核型异常不典型，发育异常（形态学病态造血）<10%，原始细胞比例达 4% 等，而临床表现高度疑似 MDS，如输血依赖的大细胞性贫血，应进行 MDS 辅助诊断标准的检测（见表 12-3），符合者基本判断为伴有骨髓功能

衰竭的克隆性髓系肿瘤，此类患者诊断为高度疑似 MDS。若辅助检测未能够进行，或结果呈阴性，则对患者进行随访，定期检查以明确诊断。

病理活检有很大意义，是骨髓涂片的必要补充（表 12-4）。要求在髂后上嵴取骨髓组织不得少于 1.5cm 长。是否为低增生性，由患者年龄校正的标准确定：骨髓组织切片中造血组织面积缩小，年龄 60 岁以下造血组织<30%，60 岁以上者<20%。所有怀疑为 MDS 的患者均进行免疫组化（immunohistochemical，IHC）标志检测，最少要包括：CD34（造血祖细胞），巨核细胞标志（CD31、CD42、或 CD61），和类胰蛋白酶（肥大细胞相关抗原）。诊断有困难，或鉴别诊断需要还可以增加其他组化抗体（表 12-5）。

表 12-4 MDS 病理活检的意义

意义
与 AML 鉴别 [骨髓涂片被血液稀释时（CD34-IHC）]
与低增生性 AML 鉴别（CD34-IHC）
与再生障碍性贫血鉴别
CD34$^+$ 祖细胞多灶性集聚（CD34-IHC）
CD34$^+$ 祖细胞的异常分布/定位（ALIP）（CD34-IHC）
巨核细胞的形态学和集聚异常（IHC：CD31、CD42，或 CD62）
明确骨髓纤维化（Gömöri 银染）
明确血管新生增加（CD34-IHC）
明确第二（伴发）的髓系肿瘤
诊断低增生性 MDS
诊断 U-MDS 和系统性肥大细胞增多症伴 MDS（SM-MDS）
FISH 进行细胞遗传学检测 [常规染色体核型检查失败时]

鉴于原始细胞比例在 MDS 的分组和预后很重要，维也纳标准中对于以 CD34 免疫组化确定活检标本 CD34$^+$ 祖细胞非常重视。由于血管内皮细胞也表达 CD34，所以 CD34 免疫组化还能显示

MDS的血管新生情况，也因为如此，在微血管密度很高时，这会影响到对 CD34$^+$ 祖细胞比例计数的准确性。CD34 免疫组化另一局限是少部分 MDS 的祖细胞是 CD34 阴性的，但以 CD117 代替检测可能有用。总的来说，CD34 免疫组化是一个可以直接计数造血祖细胞（原始细胞）的方法。CD34 免疫组化亦能显示出在骨髓涂片细胞学计数中常常可能被忽视的原始细胞，如呈弥散状轻度增多的原始细胞，或紧凑一起的小的原始细胞浸润灶。因此，所有 MDS 患者均须进行 CD34 免疫组化检测，尤其骨髓涂片未能做出结论时。

表 12-5 MDS 病理活检推荐组化抗体

标志	细胞类型
最低组合	
CD34*	原始细胞、祖细胞、内皮细胞
CD31、CD42、或 CD61	巨核细胞
类胰蛋白酶*	肥大细胞、嗜碱细胞、髓系祖细胞
附加组合	
CD3	T 细胞
CD15	单核细胞、粒细胞
CD20	B 细胞
CD25	T 和 B 细胞亚群，不典型肥大细胞
CD38	浆细胞
CD68、CD68R#	单核细胞、巨噬细胞、髓系细胞
溶菌酶#	单核细胞、巨噬细胞
CD117*	祖细胞、肥大细胞
2D7，BB1	嗜碱细胞

* 极少数 MDS 患者的原始细胞 CD34 阴性，但 CD117 阳性。原始细胞类胰蛋白酶反应很弱或阴性

单核/巨噬细胞用于鉴别未成熟单核细胞和原始细胞（CMML vs. AML）

未成熟祖细胞的异常定位（atypical localization of immature progenitor，ALIP）在 MDS 的诊断和预后中有一定作用。用 CD34 免疫组化也能确定之。但 ALIP 这一名称目前看来并不准确，因为最初 ALIP 描述的祖细胞不在血管或骨内膜表面附近，但实际上，在血管或骨内膜表面附近的祖细胞也未完全被排除在外，此种情况被称为"$CD34^+$ 祖细胞多灶性集聚（multifocal accumulation of $CD34^+$ progenitor cells）"。因此，维也纳标准建议将"$CD34^+$ 祖细胞多灶性集聚"，与"$CD34^+$ 祖细胞 ALIP"合并为"$CD34^+$ 祖细胞多灶性集聚"，而取消 ALIP 这一名称。

巨核细胞的标志（IHC：CD31、CD42，或 CD62）能够确定巨核细胞的不典型集聚（群落或簇状）和形态学的异常。只要病理切片观察得足够多，几乎所有 MDS 患者可以看到巨核细胞的分布和形态学的异常。

类胰蛋白酶能显示出呈蜘蛛状外形的肥大细胞，其散落在骨髓各处，在 MDS 中几乎均增高。部分 MDS 患者有血清类胰蛋白酶水平升高。若骨髓中肥大细胞呈簇状聚在一起和/或表达 CD25，或血清中类胰蛋白酶水平非常高时，可能存在肥大细胞增多症，应进行 *KIT* 基因突变检测。

维也纳标准本质上是结合 MDS 研究结果的一个多参数综合诊断体系，而且是动态的，将 MDS 的诊断指标分为必要标准、确定标准和辅助标准，对目前众多的 MDS 诊断指标进行了一次分级处理，指出这些指标在 MDS 诊断中的地位，并且将 MDS 诊断分为了确定 MDS、疑似 MDS 及意义未明的特发性血细胞减少症 [idiopathic cytopenia of uncertain (undetermined) significance, ICUS]。ICUS 将在专门章节讨论。

【预后分期】

MDS 的预后评分方法很多，现在较公认仍是 1997 年 MDS 国际工作组提出的 MDS 国际预后积分系统（IPSS），其根据 800 多名仅输血支持的 MDS 患者自然转归分析，发现细胞遗传学异常、骨髓中原始细胞数量及血细胞减少程度是影响 MDS 患者 AML 转化和生存期的独立预后因素，评分如下：低危 0 分；中危-1 (Int-1) 0.5~1 分；中危-2 (Int-2) 1.5~2 分；高危≥2.5 分（见表 12-6）。此预后积分系统提出有助于 MDS 治疗研究的标准化，允许对发表的不同研究资料进行比较，并对 MDS 患者选择 Allo-HSCT 和其他治疗提出建议。

表 12-6 MDS 的国际预后积分系统（IPSS）

预后变量	标准	积分
骨髓原始细胞	<5%	0
	5%~10%	0.5
	11%~20%	1.5
	21%~30%	2.0
染色体核型	好［正常，-Y, del (5q), del (20q)］	0
	中度（其余异常）	0.5
	差［复杂（≥3 个异常）或 7 号染色体异常］	1.0
血细胞减少*	没有或 1 系	0
	2 系或 3 系	0.5

* 中性粒细胞 $<1.5\times10^9/L$，血红蛋白 $<100g/L$，血小板 $<100\times10^9/L$

低危、Int-1、Int-2、高危 MDS 的中位生存期分别为 5.7、3.5、1.2 和 0.4 年，且随年龄增高缩短；25%AML 转化率则分别为 9.4、3.3、1.1 和 0.2 年，亦与年龄相关。IPSS 表明 MDS 预后与血细胞减少程度、原始细胞数、染色体及年龄相关。目前对 MDS 的治疗多依据 IPSS 预后分组。虽然 IPSS 被广为接受，但还是有新的指标对预后重要意义，比如依照 LDH 水平升高与否，可以将 IPSS 积分再分为两组。

另外，IPSS 是基于 FAB 分型标准而定的，是否适用于所有的 WHO 各组分型还不清楚。有人提出 WPSS 预后积分系统（表 12-

7),以 WHO 亚型代替 IPSS 中的原始细胞比例,输血依赖(每 8 周最少输注 1 单位的成分血)代替血细胞减少,染色体改变与 IPSS 相同。WPSS 将输血作为一个重要预后变量,目前看来是有一定意义,有研究明确低危组输血依赖者预后不良。WPSS 预后分为 5 组:极低危组(0 分)、低危组(1 分)、中危组(2 分)、高危组(3~4 分)、极高危组(5~6 分)。初步资料显示 WPSS 在预后判断上也有很好的预示作用。

表 12-7 MDS 的 WHO 分型预后积分系统(IPSS)

预后变量	标准	积分
WHO 分型	RA、RAS、5q$^-$	0
	RCMD、RCMD-RS	1.0
	RAEB Ⅰ	2.0
	RAEB Ⅱ	3.0
染色体核型	好〔正常,-Y,del(5q),del(20q)〕	0
	中度(其余异常)	1.0
	差〔复杂(≥3 个异常)或 7 号染色体异常〕	2.0
输血	无	0
	依赖	1.0

【鉴别诊断】

低危 MDS 常应与以下疾病鉴别:

1. 慢性再生障碍性贫血(CAA) 常须与 RA 鉴别。RA 的网织红细胞可正常或升高,外周血可见到有核红细胞,骨髓病态造血明显,早期细胞比例不低或增加,染色体异常,而 CAA 无上述异常。

2. 阵发性睡眠性血红蛋白尿症(PNH) 也可出现全血细胞减

少和病态造血，但PNH检测可发现CD55$^+$、CD59$^+$细胞减少，Ham试验阳性及血管内溶血的改变。

3. 免疫相关性血细胞减少症（IRP） 由于自身抗体导致的全血细胞减少，也能见到病态造血，但IRP骨髓单个核细胞Coombs试验阳性，行流式细胞仪检测骨髓各系造血细胞能发现自身抗体，而且IRP对糖皮质激素、免疫抑制剂有较好和较快的反应。

4. 巨幼细胞性贫血 MDS患者细胞病态造血可见巨幼样变，易与巨幼细胞性贫血混淆，但后者是由于叶酸、维生素B_{12}缺乏所致，补充后可纠正贫血，而MDS的叶酸、维生素B_{12}不低，以叶酸、维生素B_{12}治疗无效。

【治疗规范】

1. 治疗原则及目的

MDS治疗主要解决两大问题：骨髓衰竭及并发症、AML转化。就患者群体而言，MDS患者自然病程和预后的差异性很大，治疗必须做到个体化。根据MDS患者的IPSS积分，同时结合患者年龄、体能状况等进行综合评定已成为共识。MDS低危组患者的转白率很低，治疗主要目的是防止血细胞减少所致的早期死亡而不是白血病转化，治疗主要是改善血细胞减少和提高生活质量，以低强度治疗为主，而对于高危组则争取改变自然病程，以高强度治疗（强烈化疗和造血干细胞移植）为主，以获得缓解或治愈的可能。

低危组患者不予治疗，<60岁组中位生存期11.8年，>60岁组中位生存期4.8年。因此，对于大多数未出现疾病进展的低危组患者，强烈的治疗方案（强化疗及造血干细胞移植）是不推荐的。但是年轻的低危组患者可能耐受高强度治疗，有更好的效果/风险比和无进展生存及总生存率。

过去认为低强度治疗不能改变自然病程，但研究发现5-氮杂胞苷（Azacytidine，AZA）治疗有效者能延长转白时间，提示即使不能获得完全缓解，也可能改变自然病程。MDS对雷那度胺

(Lenalidomide)的反应依赖于染色体核型，回顾性分析，在总生存变量中，细胞遗传学反应对长期存活有更强的预见性。这也提示有细胞遗传学反应也能够影响患者的自然病程。

另外，对于低危组和中危-1组患者，过去认为贫血不影响自然病程，主要以改善血细胞减少导致的症状，低强度治疗为主，但现在发现在MDS发展过程中，多数患者最终贫血进展到输血依赖，输血所致的铁超负荷，不仅引起脏器并发症，而且增加了白血病转化的危险。在无原始细胞增多的MDS类型中，RA、RAS、RCMD、RCMD-RAS及5q$^-$综合征，随着红细胞输注负担增加也相应降低了总生存率和无白血病生存率，提示贫血是一个重要变量，其限定了低危组患者的良好自然病程。

MDS红系祖细胞克隆生长受损，对造血生长因子反应不良，过度凋亡使红系生理性终末分化减少，过度生成的炎症因子通过造血负调控信号扩大了MDS红系祖细胞成熟障碍作用，并进一步降低了其红系细胞产生和生存潜能。恢复红系有效造血的治疗策略包括：促红系生成治疗、免疫调节、免疫抑制剂[抗胸腺细胞免疫球蛋白（ATG）和环孢素]及表观基因组修饰，可能影响患者自然病程。

2. 治疗方法

依照强度，MDS治疗总的可分三大类：支持治疗、低强度治疗和高强度治疗。

（1）支持治疗

包括输血、促红细胞生成素（Epo）、粒细胞集落刺激因子（G-CSF）或粒-巨噬细胞集落刺激因子（GM-CSF）。这是目前大多数高龄MDS、低危MDS所采用治疗。支持治疗的主要目的是控制MDS症状、预防感染出血和提高生活质量。

1）输血

高达80%的MDS患者Hb<100g/L。虽然慢性贫血很少是致命性的危害，但它使机体处于慢性病状态中，明显影响患者生活质量。除MDS自身疾病原因导致贫血以外，其他多种因素可加重贫

血,如营养不良、出血、溶血和感染等。在改善贫血中,这些因素均应得到处理。

对 Hb 浓度低于何种程度时给予红细胞输注支持没有一确定的答案。一般在 Hb<60g/L,伴有明显贫血症状,如头晕、心慌、食欲减退等难以耐受时输注。老年(>65 岁)、代偿反应能力受限(如伴有心肺疾患)、需氧量增加(如感染、发热、疼痛等)、氧气供应缺乏加重(如失血、肺炎等),这些情况下,可放宽输注阈值,不必以 Hb<60g/L 为输血指标。输血以能改善患者贫血症状,缓解缺氧状态为宜,无需将血红蛋白水平纠正至正常值。

尽量输注红细胞而不是全血,即使 MDS 患者白细胞或/及血小板数减少。具体量随病情而定,不要输注多于需要的红细胞。有发生心力衰竭风险者,控制输注速度,2~4 小时予以 1 个单位红细胞(最好是浓缩红细胞),可适当予以利尿剂。拟行异基因造血干细胞移植者应输注经辐照后的红细胞。

一般输注 2U 浓缩红细胞,可以使得血红蛋白浓度提高 10~20g/L。每两周输注 2 个单位浓缩红细胞可以满足需要。输注后进行再评估,若重度贫血症状仍存在,再予以红细胞 1~2 单位。

应尽量减少输血,延长输血间期,避免发生输血性血色病。但延迟输注会导致许多患者虽然保持血红蛋白水平于(70~90)g/L,但仍感乏力等。多次输血会导致同种免疫、铁超负荷、经血传播感染等。

2)铁超负荷

每单位血中含铁约 200~250mg,长期输血者平均每天约多出铁 0.4~0.5mg/(kg·d),大概在 10~20 次输注后患者出现铁超负荷,一般 1 年后或输注红细胞 50 次后需要开始除铁治疗。长期输血导致的铁超负荷,出现实质组织,如肝脏、心脏纤维化和功能损害,则为血色病,若仅组织含铁血黄素沉着,为含铁血黄素沉着症。发生输血后血色病通常输血量在 10000ml 以上,累及的组织有肝脏、心脏、皮肤、胰腺及其他内分泌腺,导致肝硬化、肝纤维化、肝癌,心力衰竭,糖尿病,不育及生长抑制。

评价:

① 血清铁蛋白测定,检测容易,能间接反映机体铁负荷,血清铁蛋白水平>2500μg/L 与心力衰竭显著相关。但血清铁蛋白水平波动较大,易受感染、炎症、肿瘤、肝病及酗酒等影响。MDS 铁蛋白达到 1000μg/L 者总生存率下降,铁超负荷引起的并发症增加,故除铁多以此为阈值。

② 肝活检,是诊断血色病的"金标准",能直接测定肝脏铁含量,可以定量,特异性、敏感性好,提供肝组织学和病理学改变结果。但肝活检有创伤,需要有经验临床医生进行。

③ 超导量子干涉仪(superconducting quantum interference device,SQUID)和磁共振成像(MRI)

铁蛋白和含铁血黄素是肝组织内的常磁性物质,可以通过 SQUID 测定出。MRI 则能通过 T1、T2 信号改变情况,评价心脏和肝脏的铁含量。

治疗:

①去铁胺(desferrioxamine) 剂量(20~60)mg/(kg·d),由静脉输注,通过尿、便排泄铁,能有效将铁贮存量降至正常或接近正常水平,去铁胺是目前唯一有证据证明能逆转铁超负荷所致的心衰的药物。每 3 个月测定铁蛋白水平,每年评价肝脏铁含量。去铁胺有眼、耳及骨毒性,每年应进行眼科检查和听力测试。10 岁后每年评估心肌铁含量。

②去铁酮(deferiprone) 剂量(50~100)mg/(kg·d),口服,通过尿排泄铁,去心肌铁作用更强,而去铁胺去肝脏铁更优,故可以联合使用去铁胺和去铁酮。去铁酮有致粒细胞缺乏症风险,建议每周检测血象,进行白细胞分类计数。去铁酮还可能引起胃肠道反应、关节症状和短暂的 ALT 升高。用药后最初 3~6 个月,每月测定 ALT,之后每 6 个月测定一次。每 3 个月测定铁蛋白水平,每年评价肝脏铁含量。10 岁后每年评估心肌铁含量。

在 75mg/(kg·d) 的剂量以下,所有患者达不到负铁平衡。

3）血小板输注

MDS常有血小板减少，25%～45%MDS的血小板减少需要治疗，而且血小板功能异常很常见，表现为出血时间延长、血小板聚集异常及与血小板数量无关的出血等，这增加了MDS的出血风险，血小板减少所致出血是MDS的主要死亡原因之一。

哪类MDS的血小板降到何种水平将引起出血，尚无标准；建议存在血小板消耗危险因素者（感染、出血、使用抗生素或抗胸腺细胞免疫球蛋白等）输注点为$20 \times 10^9/L$（血小板数），而病情稳定者输注点为$10 \times 10^9/L$。活动性出血可能发展为大出血，应输注浓缩血小板。已发生严重出血，内脏如胃肠道出血、血尿，或伴有头痛、呕吐、颅压增高的症状，颅内出血时，应即刻输注浓缩血小板。尽量使血小板数上升至$50 \times 10^9/L$，达到止血效果。应每2天～3天输一次，直至出血停止。

输注浓缩血小板或单采血小板，拟行异基因造血干细胞移植者应输注经辐照后的血小板。

尚无证据表明促血小板生成的细胞因子（如IL-11）能减少血小板的输注量；反复多次输注血小板效果将逐渐减退，甚至无效。最好能选择HLA匹配的浓缩血小板输注；采用单采血小板能明显延迟血小板无效输注情况发生。

4）中性粒细胞减少

MDS中超过35%的患者存在中性粒细胞减少，但仅10%左右出现现症感染或反复感染，故不推荐MDS常规使用抗生素预防治疗。对于严重中性粒细胞减少的患者，可考虑给予小剂量G-CSF应用，以使中性粒细胞$>1 \times 10^9/L$。使用G-CSF或GM-CSF，能使超过75%的MDS中性粒细胞升高，但中性粒细胞绝对值$<250/\mu l$的患者对G-CSF或GM-CSF反应较差。尚没有证据表明常规使用G-CSF或GM-CSF能延长中性粒细胞减少的MDS患者生存期。

5）促红系生成药物（erythropoiesis-stimulating agents，ESAs）

Epo是低危MDS、输血依赖者主要的初始治疗。非选择性病例有效率在 15%～30%，而选择组在 40%～70%，但经 Epo 治疗能脱离输血的 MDS 很少。

可给予 Epo 1 万 U/天，加用 G-CSF 可以增加红系反应。联合 G-CSF 治疗，G-CSF 剂量从 75 μg/d 开始，每周加倍，75—150—300 μg，并保持 WBC 维持在（6～10）×10^9/L，持续 6 周。对无反应者，可加量 Epo 应用，继续治疗 6 周。对治疗有反应者，一旦取得最大疗效，逐渐减量 G-CSF、Epo 的应用，直至用最小的剂量维持原疗效。

促红细胞生成治疗反应预示指标：低内源性红细胞生成素水平（<500U/L）、低输注量（<2 单位/月）、骨髓原始细胞<10%。

MDS 对 ESAs 治疗中位治疗反应时间 1～2 年，反应时间与低骨髓原始细胞比例、IPSS 低危组或中危-1 组、达到主要红系反应有关。

对于输血需求低者，Epo 治疗使其存活受益，且无促进转白作用，较无反应或近用支持治疗者比较，白血病转化风险明显降低。即低危者对 ESAs 有反应，可以解除或减少其向白血病进展的风险，改善生存。不过，这是 ESAs 对自然病程的直接影响，还是 ESAs 的反应性作为了 MDS 患者疾病内在生物学特征的一个表现，提示其是否更具进展性，尚不清楚。

（2）低强度治疗

包括使用 DNA 甲基化抑制剂、组蛋白乙酰化抑制剂、免疫调节治疗、信号转导途径抑制剂、单克隆抗体和免疫抑制剂，基本是近年来新开发和探索的疗法。

1）表观基因组修饰

表观遗传学指 DNA 原始序列没有改变的情况下，对染色质的生化修饰，起到基因调节的作用，特别是对基因表达的调控。这些修饰可以发生在 DNA 水平（如 DNA 甲基化），或改变染色质蛋白架构（如组蛋白密码改变）。表观基因组涉及的是一群广泛的基因组的开与关，且各个表观遗传学改变不是孤立起作用，是在分子水平上协同作用，影响许多基因的表达。组蛋白密码改变，如乙酰化和去乙酰化较启动子 DNA 的甲基化更活跃。表观遗传学治疗药物主要有 DNA 甲基化抑制剂、组蛋白乙酰化抑制剂。理论上，联合使用去甲基化药物和组蛋白去乙酰化酶（HDAC）抑制剂可能更有效。

AZA 和 5-氮杂-2-脱氧胞苷（5-Aza-Deoxycytidine，DAC）是通过 DNA 甲基化酶抑制 DNA 甲基化。目前认为 DNA 过度甲基化是 MDS 的发病机制之一。包括 p15、p16、降钙素基因等在内的一些抑癌基因在 MDS 患者由于过度甲基化而失活，并造成细胞周期失常、细胞增殖能力增强、凋亡和分化能力减弱，从而易于形成肿瘤克隆。

AZA 具有剂量相关的双重效应，高浓度时具有细胞毒作用，低浓度时具有去甲基化作用。其用于治疗 MDS 的作用机制被认为有：解除抑癌基因的过度甲基化；直接对异常增生的造血干细胞的细胞毒作用。

CALGB Ⅲ 期随机对照临床试验对 AZA 与标准支持治疗的疗效进行了比较。入组 191 例患者，92 例单纯支持治疗组，99 例为 AZA [75mg/(m^2·d)，静脉滴注，连用 7 天，28 天为一疗程] 联合支持治疗的治疗组。治疗组至少连续用 4 个疗程；如达到 CR，再继续用至少 3 个疗程；如达到 PR 或 HI，则一直使用至 CR 或复发为止。单纯支持组治疗 4 个月后，如果病情在恶化，则转入 AZA 组——**转换组**（49/92）。

治疗组 75%～90% 的有效患者在第 4～6 个疗程后才显效，提示该种治疗应至少维持 4～6 个周期为佳。排除转换组的影响，治疗组与支持组的中位生存时间分别为 18 个月和 11 个月，有显著统计学差异。低危 MDS 总有效率、CR、PR、HI 分别是 59%、9%、18%、32%，高危 MDS 则分别为 61%、8%、15%、38%，低危与高危两组之间疗效无显著差异；研究亦显示 AZA 的疗效在 MDS 各亚型间亦无显著差异。部分患者对 AZA 治疗有细胞遗传学反应。AZA 治疗组患者在体能、社会心理疾病方面有明显改善，能够提高总生存率和无病生存率。

多变量预后分析表明，提示 AZA 对 MDS 疗效的因素与患者年龄、输血史、FAB 亚型、IPSS 积分无相关性，而与 AZA 第一疗程后白细胞减低与否有关。

CALGB 的结果尚有一定局限性，目前资料表明应用现代支持手段，AZA 反应率还能提高。5 天的短疗程较 7 天长疗程效果相似而骨髓抑制作用更小。FDA 已于 2004 年批准以 AZA 75mg/m²，皮下注射 7 天，每 4 周 1 个疗程，共 4 次，治疗各型 MDS，尤其是年龄<75 岁，且不适合化疗或干细胞移植的高危 MDS 患者。

DAC［也称为地西他滨（Decitabine）］，高浓度时具有细胞毒作用，低浓度时具有去甲基化作用，抑制 DNA 甲基化的活性是 5-氮杂胞苷的 30 倍。

Ⅱ期临床试验中 177 例老年 MDS 患者入组。根据 IPSS 评分，中危-1 患者 49 例，中危-2 患者 55 例，高危 73 例。地西他滨用法为 40～50mg/(m²·d)，连续治疗 3d，每 6 周为 1 个疗程。总有效率 49%，CR 率 24%；中位持续缓解时间 36 周；中位生存时间为 15 个月。根据危险度评分后三组患者的有效率之间无统计学意义的差异。三组的中位持续缓解时间分别为 50、38、32 周；中位生存期为 23、15、12 个月；中危-1 组的中位持续缓解时间明显高于高危组。高危组的生存期低于中危-1 及中危-2 组。

Ⅲ期临床试验比较了地汐他滨与目前标准的支持治疗的疗效。170 例患者入组，89 例为治疗组［地西他滨 45mg/(m²·d)，Q8h，静滴，连用 3d，每 6 周为 1 个疗程。并联合支持治疗］，81 例为单纯支持治疗组。治疗组缓解率 17%（其中 CR 率 9%），明显高于支持组的 0%，中位持续缓解时间为 10.3 个月；在治疗组中，治疗有效的患者中位生存时间明显高于无效患者，分别为 23.5 个月和 13.7 个月。

Lubbert 等对 61 例具有克隆性染色体异常的 MDS 患者进行了研究，该组患者接受地西他滨治疗 3 个疗程后，19 例（31%）患者取得了主要遗传学缓解，中位持续时间为 7.5 个月。取得主要遗传学缓解的患者与细胞遗传学异常持续存在的患者，其中位生存时间分别为 24 和 11 个月。

2006 年 FDA 批准地西他滨用于 MDS 患者的治疗，包括初治和治疗过的 MDS、所有 FAB 亚型的原发和继发 MDS 及 IPSS 评分为中危以上的 MDS 患者。推荐治疗方案：$45\text{mg}/(\text{m}^2 \cdot \text{d})$，q8h，静脉滴注，时间在 3h 以上，连续治疗 3d（总剂量 135mg/m^2）。每 6 周为 1 个疗程，至少治疗 4 个疗程，一旦治疗有效应继续治疗。

DAC 的剂量和方案的优化正在进行中，以探索药物剂量、用法与去甲基化动力学和去甲基化相关细胞的分化效应的关系，趋势是减低剂量、减少毒性及更加耐受性。目前认为减小剂量也能达到 DNA 全面去甲基化，比如 $20\text{mg}/(\text{m}^2 \cdot \text{d})$，静脉应用 5 天，总量 100mg/m^2，反应率高于最初的 3 天方案。

有报道 DAC 与标准阿糖胞苷为基础的诱导化疗比较，更能改善患者的生存率。

AZA 常伴有呕吐和皮疹，AZA 与 DAC 均能引起骨髓抑制。去甲基化治疗可能致基因组稳定性丧失而会引发第二肿瘤，但目前临床试验中未能发现去甲基化药物致继发性细胞基因学改变和第二肿瘤发生，但长期随访仍然是必须的。

组蛋白乙酰化抑制剂治疗 MDS 研究最广泛的是丙戊酸钠，但需要达毫摩尔浓度才能起到抑制组蛋白乙酰化作用，疗效尚不满意。目前的组蛋白乙酰化抑制剂主要是由 I 类和 II 类蛋白组成的酶，但尚没有证据表明人类白血病中存在 I 类和 II 类 HDAC 异常。

AZA/DAC 联合 ATRA 或组蛋白乙酰化抑制剂的临床试验正在进行中，初步资料显示较单用 AZA/DAC 的 4～6 周期起效，时间缩短为 1～3 周期。

目前表观基因组修饰治疗的问题在于大多数研究未能发现 DNA 去甲基化或组蛋白乙酰化与临床反应之间存在关联性，可能这两种表观遗传学改变与这些药物的临床作用机制无关，或者两者下游的过程在其中起更重要作用，或者是仍未能测定到相应的基因或基因组。

2) 免疫调节治疗

免疫调节药物（IMiDs）治疗的基础是观察到这类药物有细胞因子调节和改变骨髓微环境的作用。另外，发现 MDS 骨髓中微血管密度高、新生血管形成增多，且 MDS 的早期髓系细胞可以见到血管内皮生长因子（VEGF）受体表达增高。

沙立度胺（Thalidomide）是第一个可供评价的 IMiDs，大宗的临床研究以沙立度胺 200mg/d 初始，以后每周递增 50mg，每日剂量 100～400mg，血液学改善以红系为主（有效率超过 10%），疗效持久，但中性粒细胞和血小板改善罕见。虽然没能够证实剂量与反应率间的关系，长期应用耐受性差，多数患者因不良反应，如乏力、便秘、神经毒性和嗜睡，以及疾病进展而退出应用。现沙立度胺已很少应用于 MDS 治疗。

沙立度胺衍生物 CC5013——雷那度胺（Lenalidomide），避免沙立度胺的神经毒性同时保留了很好的免疫调节作用，其抑制 TNF-α 等炎症因子和血管新生作用，促 T 细胞、NK 细胞活化较沙立度胺更强。

雷那度胺治疗 MDS 特别是伴 $5q^-$ 的输血依赖性 MDS 患者有效。MDS-001 对雷那度胺安全性和有效性研究中，共 43 例原发性 MDS 患者入组（RA 47%、RARS 30%、RAEB 19%、RAEB-t 2%、CMML 2%），20 例患者有克隆性染色体异常，其中 11 例为单纯 $5q^-$，32 例为输血依赖。雷那度胺用药方案 3 种：25mg/d；10mg/d；10mg/d 连续 3 周后停药 1 周，每 4 周为一疗程。总有效率 56%；3 种给药方案的红系有效率分别为 46%、54%、65%；中位起效时间分别为 9、10.5、11.5 周。

雷那度胺疗效与患者的年龄、病程、FAB 分型、IPSS 评分、既往治疗无关，而与细胞遗传学类型明显相关。$5q^-$ 组、核型正常组、其他染色体异常组红系有效率分别为 83%、57%、12%。11 例获细胞遗传学疗效，其中 9 例是 $5q^-$（且 9 例均达完全缓解，中位起效时间最短，仅为 8 周）。

随后进行了两个多中心实验，均以雷那度胺 10mg/d×21，每

4周1个疗程，研究雷那度胺在非5q⁻的MDS患者（MDS-002）和5q⁻伴或不伴有其他核型异常MDS患者中的疗效（MDS-003）。

为了研究雷那度胺对不伴5q⁻的低危或中危-1 MDS患者的疗效，共215例MDS患者入组参加MDS-002临床实验。疗效：43%的患者治疗有效，其中26%脱离输血；18%的患者输血需求减少了50%以上；19%有细胞遗传学反应。雷那度胺对这类患者也有效，但疗效不如5q⁻患者明显。

MDS-003临床实验入组148例输血依赖伴5q⁻的患者：其中111例单有5q⁻异常，37例伴有附加染色体异常；122例为低危或中危-1，26例为更高危的患者。疗效：64%的患者脱离输血，中位起效时间为4周；低危或中危-1组中66%的患者脱离输血，高危组中52%的患者脱离输血；单纯5q⁻患者脱离输血率69%，伴有附加染色体异常患者脱离输血率49%；获得血液学疗效的患者中有76%的患者同时获得细胞遗传学疗效，其中55%的患者达完全缓解。中位随访时间9.3个月，91%的患者仍维持疗效。

雷那度胺对于非5q⁻患者的治疗作用在于促进红系造血，而对于5q⁻患者则以其细胞毒性作用，抑制优势克隆。尽管复杂染色体改变常与更侵袭的自然病程相关，但5q⁻相伴的额外核型异常并未影响对雷那度胺的红系或细胞遗传学反应。非5q⁻染色体核型异常消失同时伴有5q⁻克隆抑制，这提示5q⁻是克隆性增殖的致瘤事件中的启动因素，其他染色体异常是继发性亚克隆变化。

雷那度胺主要不良反应是中性粒细胞减少和血小板减少，这也是其剂量限制性毒性，但治疗早期对骨髓抑制是必要的，多变量分析显示治疗开始的8周内血小板下降50%以上，或因骨髓抑制而需终止治疗是脱离输血的独立变量。使用G-CSF在5q⁻患者存在增加7⁻或7q⁻改变风险，值得关注。

总的来说，雷那度胺致脱离输血作用是持久的，5q⁻综合征、红细胞输注量少于4U/8周、IPSS低危、年龄小于70岁、ECOG

积分较低,这些均提示较为良性疾病的特征与较长治疗反应时间有关。细胞遗传学反应对长期存活预见性更强,细胞遗传学 CR 或 PR 者较 NR 或 NE 者生存明显延长,白血病转化风险下降,雷那度胺可能改变自然病程。

3) 免疫抑制治疗(IST)

超过 50% 的 MDS 发现有 T 细胞寡克隆增生,$CD8^+$ 细胞毒性 T 细胞可以抑制造血,但该克隆产生机制尚不清楚。使用抗胸腺细胞免疫球蛋白(ATG)联合 CsA 治疗 MDS 的 II 期报告显示,1/3 的 MDS 获得造血改善,多数是低危患者。多变量分析显示:年轻(≤60 岁)、输注周期短(<6 个月)和 HLA-DR15 阳性是独立预后因素。

单用 CsA 治疗低危 MDS 的成功报道也有不少。

MDS 是恶性血液肿瘤,故以免疫抑制治疗 MDS 应注意其向白血病转化进展的危险,已有报道 MDS 在使用 IST 后出现疾病进展和向白血病转化,须谨慎行之。

美国 NIH 使用可溶性 TNF 受体治疗 15 例 MDS,仅 1 例出现了暂时性红细胞输注脱离,而且有 3 例出现向白血病进展。因此,目前关于免疫抑制治疗 MDS 还有待探索和评价。

4) 其他药物

三氧化二砷(ATO)可以与蛋白质中巯基共价结合,诱导细胞凋亡,抗血管新生。已完成的三个小样本 II 期临床试验表明,主要反应是红系改善,有效率在 20%~25%,基本没有 CR 和 PR 者。ATO 起效慢,有 3~4 级骨髓抑制毒性,且需频繁检测电解质和心电图,尚不清楚何时及如何以 ATO 治疗 MDS,以及是否有特定亚型 MDS 可从中受益。

还有使用维甲酸类制剂、维生素 D_3 等诱导分化剂和氨磷汀(Amifostine)治疗 MDS,但效果不确切。

5) 新药

约不到 20% 的 MDS 存在 RAS 基因突变,RAS 基因编码的 GTPase 是细胞信号转导和增殖的主要介导分子,法尼基转移酶是

RAS-GTPase 翻译修饰的限速酶，目前开发了针对法尼基转移酶的单克隆抑制性抗体（Zarnestra、Sarasar）。已完成的 Zarnestra 对 98 例进展期 MDS 和老年 AML 患者的 II 期临床试验有效率为 44%，CR21%，治疗相关死亡 7%，主要不良反应为腹泻和低钾。法尼基转移酶单克隆抑制性抗体可能是进展期 MDS 和老年 AML 的治疗药物。

格列卫治疗存在 5q33 易位伴嗜酸细胞增多的 CMML 有效，5 例患者均持续完全缓解，作用靶点可能是血小板衍生生长因子受体。

还有谷胱甘肽转移酶抑制剂、VEGF 拮抗剂、p38MAP 激酶抑制剂等在探索中。

(3) 高强度治疗

包括细胞毒性药物（化疗）及异基因造血干细胞移植，主要用于年轻 MDS 患者及高危或进展的 MDS 治疗中。

异基因造血干细胞移植是唯一可能治愈 MDS 的手段，移植后患者长期无事件生存的概率为 32%～54%。与移植后预后较好相关的因素有年龄小、病程短、HLA 配型相合程度高、骨髓原始细胞<10% 及低危核型等。IPSS 评分亦是提示移植后效果的重要参数，与 IPSS 评分低危/中危-1、中危-2、高危相对应的移植后 5 年无事件生存率分别为 60%、36%、28%。清髓性移植相关死亡率为 40%，非清髓性移植有望降低。关于对移植时机选择上，对 IPSS 评分低危/中危-1 患者，研究表明延迟至疾病进展时进行移植可获得最大总体生存率。

细胞毒化疗药物清除 MDS 恶性克隆，恢复正常多克隆造血，是高危组 MDS 较常用的治疗方法。根据化疗药物剂量不同将化疗分为标准剂量/大剂量强化疗和小剂量化疗两种。

标准剂量/大剂量强化疗方案通常由 Ara-C 联合蒽环类抗生素、拓扑异构酶抑制剂或氟达拉滨中的一种或两种以上组成。虽然不同化疗方案诱导缓解率各家报道不同（15%～64%），但总体讲要低于初治 AML 患者的诱导缓解率。标准剂量与大剂量化疗相比，虽然大剂量化疗在诱导缓解率上有所提升，但治疗相关死亡率亦较高（可高达 20% 以上）。在延长生存期上，有研究认为高剂量 IA、T（topotecan）A 方案更优。

有研究根据患者年龄＞60 岁、机体状况差、骨髓增生低下三种危险因素分别将化疗剂量减低为标准量的 80%（有一种危险因素）、60%（有两种及以上危险因素）。结果显示标准剂量化疗组与 80% 剂量组和 60% 剂量组之间的 CR 率无统计学差异。虽然化疗剂量不同，60 岁以上组与 60 岁以下组总的生存期和无病生存期均无统计学差异，提示患者应根据个体化原则采用合适剂量，以减低早期死亡率而不影响缓解率和生存率。

由于 MDS 多见于老年人群，机体状况较差或常伴有诸如慢性肺病、心血管病及糖尿病等不适于强化疗的因素，因此小剂量化疗为这些患者延长生存期、改善生活质量提供了一种治疗方法。国际国内研究显示 CAG 方案对 MDS 缓解率高，患者耐受良好。目前国内正在研究 HAG 方案治疗 MDS 的效果。

【疗效观察和随访】

MDS 的 IWG（International Working Group，IWG）于 2000 年首先提出了 MDS 国际统一疗效标准，使不同临床治疗方案结果间具有可比性，2006 年又做了进一步修订。根据此标准 MDS 的治疗分为两个目的：改变自然病程和改善生存质量。

表 12-8　改变自然病程 MDS 的 IWG 疗效标准

类别	疗效标准（疗效必须维持≥4 周）
完全缓解	骨髓：原始细胞≤5% 且所有细胞系成熟正常[#] 应注明持续存在的发育异常[#] 外周血： 　　血红蛋白：≥110g/L 　　中性粒细胞：≥1.0×10^9/L 　　血小板：≥100×10^9/L 　　原始细胞：0%

续表 12-8

类别	疗效标准（疗效必须维持≥4 周）
部分缓解	外周血绝对值必须持续至少 2 个月 其他条件均达到完全缓解标准（凡治疗前有异常者），但骨髓原始细胞仅较治疗前减少≥50%，但仍>5% 不考虑细胞增生程度和形态学
骨髓完全缓解	骨髓：原始细胞≤5%且较治疗前减少≥50% 外周血：如果达到血液学改善（HI），应同时注明
疾病稳定	未达到部分缓解的最低标准，但至少 8 周以上无疾病进展证据
治疗失败	治疗期间死亡或病情进展，表现为血细胞减少加重、骨髓原始细胞百分比增高或较治疗前发展为更进展的 FAB 亚型
完全缓解或部分缓解后复发	至少有下列 1 项： 骨髓原始细胞比例回升至治疗前水平 粒细胞或血小板数较达最佳疗效时下降 50%或以上 血红蛋白下降≥15g/L 或依赖输血

细胞遗传学反应	完全缓解：
	  染色体异常消失且无新发异常
	部分缓解：
	  染色体异常减少≥50%

疾病进展	原始细胞<5%者：原始细胞增加≥50%达到 5% 原始细胞 5%~10%者：原始细胞增加≥50%达到 10% 原始细胞 10%~20%者：原始细胞增加≥50%达到 20% 原始细胞 20%~30%者：原始细胞增加≥50%达到 30% 下列任何一项： 粒细胞或血小板数较最佳缓解/疗效时下降≥50% 血红蛋白下降≥20g/L 依赖输血

续表

类别	疗效标准（疗效必须维持≥4周）
生存	结束时点： 总体生存：任何原因死亡 无变故生存：治疗失败或任何原因死亡 无进展生存：病情进展或死于 MDS 无病生存：至复发时为止 特殊原因死亡：MDS 相关死亡

♯ 发育异常的改变应考虑发育异常改变的正常范围。

表 12-9　MDS 的 IWG 血液学改善的疗效标准

血液学改善	疗效标准（疗效必须维持≥8周）
红系反应 （治疗前<110g/L）	血红蛋白升高≥15g/L 红细胞输注减少，与治疗前比较，每 8 周输注量至少减少 4 个单位。注意仅在治疗前血红蛋白≤90g/L，且需红细胞输注者才纳入红细胞输注疗效评估
血小板反应 （治疗前<100×10^9/L）	治疗前血小板计数>20×10^9/L 者，净增值≥30×10^9/L； 或从<20×10^9/L 增高至>20×10^9/L 且至少增高 100%
中性粒细胞反应 （治疗前<1.0×10^9/L）	增高 100%以上和绝对值增高>0.5×10^9/L
血液学改善后进展或复发♯	有下列至少 1 项： 粒细胞或血小板数较最佳疗效时下降≥50% 血红蛋白下降≥15g/L 依赖输血

♯ 在没有如感染、重复化疗疗程、胃肠出血、溶血等其他情况的解释下

MDS 的病程演变有三种形式：

①长期病情稳定，骨髓中原始细胞不变，或仅轻度增加，可存活数年或十几年。

②初期病情稳定，与前述情况类似，突然发生疾病进展，骨髓原始细胞迅速增加，转变为 AML。

③骨髓原始细胞逐渐增多，病情呈缓慢但不可逆转的方式向前进展，直至转化为 AML。

我们对 MDS 这种造血干细胞疾病的病理生理学机制了解仍不清楚，希望通过基因表达、免疫表型、蛋白质组学研究，从而为 MDS 的诊断、治疗给出更完备方案，以缓解症状，最大程度延长患者生命。

（何广胜）

参考文献

1. Greenberg P, Cox C, LeBeau MM, et al. International scoring system for evaluating prognosis in myelodysplastic syndromes. Blood, 1997, 90: 2843-2846.
2. Malcovati L, Giovanni M, Cazzola M. Predicting survival and leukemic evolution in patients with myelodysplastic syndrome. Haematolgica, 2006, 91: 1588-1590.
3. Vanlet P, Horny HP, Bennet JM, et al. Definitions and standards in the diagnosis and treatment of myelodysplatic syndromes: consensus statements and report from a working conference. Leuk Res, 2007, 31: 727-736.
4. Komrokji RS, Bennett JM. Evolving classifications of the myelodysplastic syndromes. Curr Opin, 2007, 14: 98-105.
5. van de Loosdrecht AA, Westers TM, Westra AH, et al. Identification of distinct prognostic subgroups in low-and intermediate-1—risk myelodysplastic syndromes by flow cytometry. Blood, 2008, 111: 1067-1077.

6. 邵宗鸿,付蓉. 免疫相关性血细胞减少症:一种新认知的疾病(上). 中国医刊,2005,40(1):5-8.
7. 邵宗鸿,付蓉. 免疫相关性血细胞减少症:一种新认知的疾病(下). 中国医刊,2005,40(2):6-9.
8. Melchert M, List AF. Management of RBC‐Transfusion Dependence. Hemaology of 2007 ASH, 398-404.
9. Cheson BD, Greenberg PL, Bennett JM, et al. Clinical application and proposal for modification of International Working Group (IWG) response criteria in myelodysplasia. Blood, 2006, 108: 419-425.

第十三章　阵发性睡眠性血红蛋白尿症

【定义】

阵发性睡眠性血红蛋白尿症是一种少见的获得性造血干细胞PIGA基因突变引起的溶血病。1882年Paul Strübing首次报告的病例是在夜间发生血红蛋白尿，故名为"阵发性夜间血红蛋白尿（paroxysmal nocturnal hemoglobinura，PNH）"。PNH患者的干细胞及其后代细胞缺乏糖化肌醇磷脂（glycosyl phosphatidylinositol，GPI）锚连蛋白（GPI-AP）-CD55，CD59，这些蛋白质具备酶、受体、补体调节因子和黏附分子等多种功能。PNH患者由于CD55、CD59缺失导致血管内溶血，血管内溶血是PNH最主要的临床表现，严重时出现血红蛋白尿。此外，PNH常伴发骨髓衰竭性疾病如再生障碍性贫血、难治性贫血。血栓形成是PNH的主要并发症与死亡原因。

【分类】

以往将PNH分为两种类型：经典PNH（溶血性PNH）和低增生性PNH，后者包括再障/PNH综合征。低增生性阵发性血红蛋白尿是指阵发性血红蛋白尿同时伴有骨髓三系细胞增生低下。骨髓增生低下的临床特征为：血小板$<30\times10^9$/L，溶血程度轻，网织红细胞计数较低（$<100\times10^9$/L），总胆红素低（$<17\mu mol/L$），乳酸脱氢酶较低（$<1000U/L$）。

最近，国际PNH协作组（International PNH Interest Group）将PNH分成三种类型：经典型PNH（溶血性PNH与血栓性PNH）、PNH伴骨髓衰竭型PNH、亚临床型PNH。PNH伴骨髓衰竭型是指患者具有血管内溶血的临床与实验室表现，同时伴有再障、骨髓增生异常综合征。亚临床型PNH是指患者缺乏血管内溶血的临床与实验室表现，但是患者外周红细胞和/或粒细胞通过敏感的流式细胞仪分析有少量的CD55、CD59缺陷细胞。这些患者可以合并再障或难治性贫血。

【发病率】

PNH是我国北方最常见的溶血性贫血之一。文献报道，亚洲人群发病率高于欧美国家，中国又居亚洲之首。我国北方报道的病例要多于南方，据牡丹江地区5个县市流行病学调查，平均发病率为0.12/10万，患病率为0.69/10万。美国年新增病例为0.2～0.5例/10万人群。东方国家低增生性PNH要显著高于西方国家，日本统计低增生性PNH要占总PNH病例数的38%。并且PIG-A基因突变类型也有所不同，欧美以碱基缺失为主，尤其是大片段缺失，日本则以碱基替代为主。

【发病机制和病理生理】

1. 良性克隆性疾病

自1882年Paul Strubing首次报告以来，在漫长的一百多年间，对PNH的认识没有多大的进展。近几十年来，由于生命科学领域中生物化学、免疫学、遗传学、分子生物学等基础学科的飞速发展，使得对本病的认识及发病机制的研究取得了一系列的进展。20世纪30年代末期发现PNH最主要的临床症状——血管内溶血，是由于患者的红细胞对补体敏感性异常增高所致。20世纪70年代初，在2例G-6-PD呈变异型杂合子的女性PNH患者中发现其红细胞有两群：一群对补体敏感性正常，另一群则对补体敏感性增高，由此首次提出PNH是克隆性疾病，患者体内同时存在正常及异常红细胞。PNH细胞数量决定了临床表现及血红蛋白尿发作的频率。20世纪80年代的研究证实PNH红细胞对补体敏感的原因是其细胞膜缺乏两种重要的补体调节蛋白C3——转换酶衰变加速因子（C3 convertase decay accelerating factor，DAF，CD55）及反应性溶血膜抑制物（membrane inhibitor of reactive lysis，MIRL，CD59）。随后的研究发现 PNH 患者体内异常血细胞缺乏包括 CD55、CD59、CD58、CD14、CD16 等在内的至少 27 种膜蛋白，这些蛋白质分子量及功能各异，由定位于染色体上补体的基因编码，但其共同特点都是借助于 GPI 锚连接在细胞膜上，称为 GPI 锚连蛋白（GPI-AP）。PNH 异常红细胞并不缺乏这些膜蛋白，而是缺乏连接装置，即 GPI 锚。进入 20 世纪 90 年代后，PNH 研究取得重大突破。1993 年，日本学者利用遗传互补的原理，将源自 PNH 患者的异常淋巴细胞株细胞与小鼠一组胸腺瘤细胞株（分别在 GPI 合成的不同阶段缺乏不同的关键酶）的细胞分别进行融合，发现 PNH 异常细胞 GPI 合成缺陷与小鼠 PIG-A 缺陷的细胞相同，即由于 PIG-A 基因缺陷使 GPI 锚生物合成的第一步即发生障碍。他们进一步分离、克隆并弄清了 PIG-A 基因的全部核苷酸序列，并证实了所有 PNH 患者都有 PIG-A 基因的突变。由于 PNH 患者红细胞、中性粒细胞、单核细胞、淋巴细胞、血小板等皆有膜 GPI-AP 的缺失，因而推测 PIG-A 基因突变发生在造血干细胞水平，提出 PNH 系获得性造血干细胞良性克隆性疾病。近年还有人提出 PNH 是由于骨髓损伤，致使造血干细胞的基因突变导致的。

2. GPI-AP（磷糖基脂酰肌醇锚蛋白）

GPI 是在内质网中合成。内质网转运蛋白的羧基端，是 GPI 锚连的唯一多肽部位。GPI 的生物合成包括了至少 10 个反应及 20 多个不同的基因。GPI 由脂质部分和核心结构组成，后者非常保守，由磷脂肌醇（PI）-葡萄糖胺-甘露糖-3-磷酸乙醇胺构成，共价键是 GPI 锚连细胞表面数种糖蛋白的重要方式。PNH 异常血细胞是在 GPI 生物合成过程的早期有代谢性的阻断，即 N-乙酰葡萄糖胺转移至 PI 过程发生障碍，这个过程需要 PIα1N-乙酰葡萄糖胺转移酶催化，而该酶的亚单位需要 7 个不同的基因编码，分别是 PIG-A、PIG-C、PIG-H、GPI1、PIG-Y、PIG-P 和 DPM2，由于位于 X 染色体上的 PIG-A 基因（Xp22.1）突变，导致

GPI-AP合成障碍。GPI-AP包括：①补体调节蛋白，如衰变加速因子（DAF或CD55）、膜攻击复合物抑制因子（MIRL或CD59）、补体C、结合蛋白及膜辅助蛋白（MCP）；②黏附分子，如淋巴细胞功能相关抗原-3（LFA-3）或CD58、Blast-1/CD48、CD67、CD66；③酶类，如红细胞乙酰胆碱酯酶（AChE）、中性粒细胞碱性磷酸酶（NAP）及5′外核酸酶（CD73）；④受体类，如中性粒细胞Ⅲ型Fc受体（FcRⅢb），或CD16、单核细胞分化抗原（CD14）、尿激酶型纤溶酶原激活物受体（U-PAR）；⑤血型抗原，如CD55携带的Comer抗原、AChE携带的yt抗原。其中以补体调节蛋白CD55和CD59最为重要，血细胞表面CD55可与C3b或C4b结合，以防止补体反应继续激活放大，CD59可防止C9的聚合及膜攻击复合物C5b-9的形成，CD59比CD55更为重要。由于血细胞CD55和CD59缺失，最终导致异常血细胞对补体敏感而破溶。

3. *PIG-A*基因突变

目前证实，所有的PNH患者都存在X连锁*PIG-A*基因（磷脂酰肌醇聚糖A）的体质性突变。GPI生物合成的第一步需要*PIG-A*基因产物。因此，*PIG-A*突变则阻止了GPI的合成，使得细胞表面全部的GPI-AP缺失。*PIG-A*基因位于X染色体上，也很好地解释了为什么所有的PNH患者都具有*PIG-A*突变，而且仅仅能产生一个PNH表型。

经典PNH是一种独立的良性克隆性血液病，其*PIG-A*有以下特点：①*PIG-A*突变克隆扩增是局限性的，大多数经典PNH病人的外周血是正常和异常细胞嵌合的相对稳定的嵌合表型。②*PIG-A*突变细胞不突破组织界限：在PNH病人中未观察到其对非造血器官的侵袭性。③*PIG-A*突变细胞是对造血正常调节信号的适当反应：突变克隆不具自主功能。④很少见到转化为急性白血病。

PNH发生的病理机制有很多假说，其中两步模式得到较多的认同，该假说认为PNH发生的病理过程分两步。

第一步为克隆选择过程。在该过程中经过免疫介导,出现了 PIG-A 突变的干细胞,经选择性压力引起优势细胞生长/存活。Holguin 等按 PNH 患者红细胞对补体介导的裂解反应敏感性不同将红细胞区分为三类:Ⅲ类红细胞是指 DAF(CD55)和 MIRL(CD59)完全缺陷的红细胞,Ⅱ类细胞是部分缺陷细胞,Ⅰ类细胞是 GPI 锚链补体调节蛋白正常表达的细胞。在较多的病人中发现的是 PNH Ⅱ类细胞。

第二步为克隆扩增过程,该过程期间发生二次遗传事件,又引起了另外的 *PIG-A* 基因突变的干细胞的生长/存活优势,二次遗传事件具有协同作用。克隆扩增能力并不相同,其中一些 *PIG-A* 基因突变的克隆扩增能力强于其余的优势克隆。

另外,单独 *PIG-A* 基因突变不会导致 PNH 发病。PNH 异常克隆和 *PIG-A* 基因突变可见于许多血液病,甚至见于正常献血员。PNH 克隆只有在骨髓受到损伤、正常造血细胞受到抑制时才得以扩增,从而发病。PNH 患者骨髓同时存在正常及异常两群造血细胞(即 $CD59^+$ 及 $CD59^-$ 两群细胞),PNH 患者骨髓中两群细胞的体外生长能力均较正常对照低,但 PNH 患者的异常造血细胞比其自身正常造血细胞有一定增殖优势,这是因为 PNH 异常细胞具有抗凋亡能力。具 GPI-AP 的正常细胞易被 T 细胞识别而杀伤,缺乏 GPI-AP 的造血细胞则可逃逸。

高敏感的流式细胞仪可以检测出 0.003% 的 GPI-AP 缺陷的外周血粒细胞或红细胞,50%~60% 的再生障碍性贫血病人被检测出存在 PNH 细胞,约 20% 的病人是 MDS-RA(难治性贫血)。这些结果提示,大多数再障(包括一些 MDS-RA)患者的病理生理过程也是对骨髓的选择性压力过程,导致 PIG-A 突变的 GPI-AP 缺陷细胞的生长。并且很大可能这个选择压力是免疫介导的。因此,这类再障和难治性贫血患者应用免疫治疗应该会有较好的疗效(如抗胸腺球蛋白联合环磷酰胺),这类患者也有可能是 PNH 的亚临床状态。正是由于 PNH 亚临床状态对于免疫治疗的有效性,也强烈提示小部分 GPI-AP 缺陷细胞的出现可以作为是免疫介导的骨髓损伤的标志。

4. PNH 患者中一氧化氮的清除

一氧化氮是血管生理和 PNH 许多临床症状的重要调节因子。正常情况下，氧气和精氨酸在一氧化氮合酶催化作用下在内皮处发生反应，产生一氧化氮和瓜氨酸。一氧化氮在血管内发挥维持正常血管紧张性和抑制血小板激活的作用。血浆中的游离血红蛋白是一氧化氮的有效清除剂。正常情况下，血红蛋白在红细胞内，因而清除一氧化氮的能力很小。而 PNH 患者溶血发作时，大量的游离血红蛋白释放使得一氧化氮被清除。此外，溶血又使红细胞内精氨酸酶释放导致底物精氨酸的减少，进一步使得一氧化氮的产生减少。组织水平一氧化氮的消耗可引起消瘦、腹痛、食管痉挛、男性勃起功能不良和血栓发生倾向。因此，PNH 患者可出现血红蛋白尿、静脉血栓形成、男性勃起功能不良及食管痉挛等症状。

【临床表现】

PNH 发病隐匿，病程迁延，病情轻重不一。发病高峰年龄在 20~40 岁之间，个别发生于儿童或老年，男性女性发病率相似。PNH 的主要临床表现为血管内溶血、血栓形成与骨髓衰竭。

1. 血红蛋白尿

多数患者在病程不同时期可发生肉眼血红蛋白尿。研究统计，约 78% 的患者在不同病程中出现血红蛋白尿，而以血红蛋白尿为首发症状者占 1/4，多数于发病后半个月至数年出现，最迟可在发病后 17 年才出现，中位发生时间为 1.2 年。另有 21% 的病例始终无血红蛋白尿。血红蛋白尿发作可分为频发（发作间隔小于 2 个月）、偶尔发作（发作间隔大于 2 个月）和不发作（观察 2 年不发者），三者比例为 1.3:1.7:1.0。尿液外观为酱油或红葡萄酒样，伴乏力，也可出现胸骨后疼痛、腹痛，持续 1~2 天。轻型血红蛋白尿仅表现为尿潜血试验阳性，可无任何不适。血红蛋白尿一般在早晨较重，下午较轻，常与睡眠有关。其机制是由于补体作用的最适宜的 pH 值是 6.8~7.0，睡眠时呼吸中枢敏感性降低，酸性代谢产物积聚导致血 pH 下降从而诱发溶血，此外，感染、月经、输血、手术、情绪波动、饮酒、疲劳或服用铁剂、维生素 C、阿司匹林、氧化铵、苯巴比妥或磺胺药等也都可诱发血红蛋白尿。

2. 贫血、感染与出血

几乎所有患者都有不同程度贫血。感染较常见，如支气管、肺、泌尿生殖道等感染，与中性粒细胞减少及功能缺陷有关。少数患者由于血小板减少而出现出血倾向。

3. 血栓形成

患者易有血栓形成，可涉及肝静脉、肠系膜静脉、脑和肢体末梢血管。血栓形成与溶血后红细胞释放促凝物质及补体同时作用于血小板膜，促进血小板聚集有关。肝静脉血栓形成所致的 Budd-Chiari 综合征较常见，出现肝脏肿大、黄疸、腹水等。有时超声显像可发现肝静脉血栓而无临床表现（亚临床型）。

4. 其他

极少数 PNH 患者可出现胃肠道症状与体征，个别出现神经系统症状与体征，发生原因主要可能与局部血栓形成有关。

PNH 和再障关系相当密切，可以互相转化且可并存。在 PNH 患者中约有 30% 病例与再障相互转化。大约有 30%～50% 再障患者可检出具有 PNH 特征的细胞，提示再障患者本来就有转变为 PNH 可能，能否转化取决于残存正常造血细胞多少和 PNH 克隆能否取得生长优势。约 5% 的 PNH 患者经过一段时间也可转为再障。此外，一些患者可同时具有 PNH 和再障两者的特点。以上这些情况统称为 PNH/再障综合征，据国内统计约占 PNH 病例的 16.5%。先为再障后发生 PNH 者生存率要高于先发生 PNH 而后形成再障者。目前认为原发性再障、MDS-RA 和 PNH 都具有杀伤性 T 淋巴细胞克隆的扩增，有人认为在免疫因素致使骨髓衰竭时，机体发生基因突变，以避免造血细胞遭受免疫损伤而发生骨髓衰竭。因此，PNH 也可视为患者自身对再障和 MDS 的"自然治疗"。

亚洲患者欧美患者的临床表现也略有不同。西方国家溶血性

PNH病例要显著多于低增生性PNH，而我国则以贫血、出血为首发表现的低增生性PNH者较多，以血红蛋白尿起病者较少，在整个观察期始终没有血红蛋白尿发作者略多，全血细胞减少者较多，白细胞及血小板减少的程度较明显。此外，西方国家PNH病例的临床患者并发血栓形成（肝静脉、肠系膜静脉、脑静脉、下肢深静脉）要比东方国家多，欧美国家23%～50%的PNH患者发生血栓，而我国只占11%，日本约占6%。血栓形成是PNH患者的主要死亡原因。我国患者发生血栓时间较晚，且主要在肢体静脉，很少累及内脏血管（如肝静脉栓塞所致的布加综合征），病情较轻，极少致死。剧烈腹痛也是欧美病例常有的症状，常与血栓形成有关，我国患者有腹痛者也不少，但多较轻，常与血红蛋白尿发作有关而非因血栓并发症。欧美病例少数可因感染和/或血栓而发生急性肾衰竭，国内患者主要因感染导致肾衰竭。

【实验室相关检查】

1. 血象

多数患者贫血严重，常低于60g/L。如血红蛋白尿频繁发作，可呈小细胞低色素性贫血。合并血管内血栓形成时，血片中可见红细胞碎片。粒细胞通常减少，血小板中度减少，约半数有全血细胞减少。

2. 骨髓象

可有骨髓象三系细胞增生活跃，尤以幼红细胞为甚。低增生性PNH患者骨髓象表现为三系细胞增生低下。在不同患者或同一患者不同时期内，增生程度可有差异。再障危象时也可呈增生低下或再生障碍。

3. 血管内溶血的实验室检查

（1）血红蛋白血症

正常血浆仅有微量的游离血红蛋白，约1～10mg/L。PNH患者可出现游离血红蛋白增高，增高程度不等。当大量溶血时，主要是急性血管内溶血，可高达1000mg/L以上。

(2) 血清结合珠蛋白降低

血清结合珠蛋白在肝内产生，正常血清中含量为 0.5～1.5mg/L。血管内溶血后，1 分子的结合珠蛋白可结合 1 分子的游离血红蛋白，这种结合体能很快地从血中被肝实质细胞所清除，导致血清结合珠蛋白降低。急性溶血停止约 3～4 天后，血浆中结合珠蛋白才恢复。

4. 尿液检查

血红蛋白尿发作期，尿隐血试验阳性，多数患者尿含铁血黄素（Rous 试验）呈持续阳性。尿潜血和尿含铁血黄素染色（Rous 试验）可视为过筛试验。发作期有轻度蛋白尿。

(1) 血红蛋白尿

游离血红蛋白和结合珠蛋白相结合的产物，由于分子量大，不能通过肾小球排出，但当血浆中游离血红蛋白超过结合珠蛋白所能结合的量时，多余的血红蛋白即能从肾小球滤出。经肾小球滤出的游离血红蛋白，在近端肾小管中可被重吸收。当血浆中游离血红蛋白超过一定的量（1300mg/L），即所谓的"肾阈"时，尿中才会出现血红蛋白。"肾阈"实际上代表结合珠蛋白结合血红蛋白的能力和肾小管重吸收功能的综合。"肾阈"也不是恒定的，个别患者结合珠蛋白的表型与血红蛋白结合很差，结合量甚至低达 0.025g/L，因而很容易出现血红蛋白尿。

尿常规检查尿中无红细胞但潜血试验阳性，尿蛋白阳性。尿潜血试验应嘱患者每日留尿 4 次（清晨、午睡后、傍晚、夜间），连续检查 4 天，如 16 次检查中有 2 次阳性，排除血尿及其他原因血红蛋白尿应疑为本病。

(2) 含铁血黄素尿

被肾小管重吸收的游离血红蛋白，在肾小管上皮细胞内被分解为卟啉、铁及珠蛋白。超过肾小管上皮细胞所能输送的铁，以铁蛋白或含铁血黄素形式沉积在上皮细胞内。当细胞脱落随尿排出，即成为含铁血黄素尿。含铁血黄素尿主要见于慢性血管内溶血。急性血管内溶血，几天后含铁血黄素尿测定才能阳性，并可持续一阶段。PNH患者含铁血黄素尿（Rous）试验阳性率为73%。注意应连续检查3次，将尿液离心沉淀，用甲醛溶液固定尿沉渣中脱落的肾小管上皮细胞，再行铁染色可提高阳性率。

5. 特异性血清学试验

(1) 酸溶血试验（Ham试验）

该试验特异性较高，过去是诊断PNH的重要依据。有一定的假阴性和假阳性。方法是把患者红细胞同含有5%盐酸的ABO同型正常人血清混合，使pH值下降至6.4（补体活性最佳），置37℃温箱中孵育1～2个小时。红细胞溶血为阳性。

(2) 蔗糖溶血试验

根据在低离子强度溶液中补体活性增强的机制，取患者血与10%蔗糖水溶液以1:9比例混合，置37℃孵育30分钟后离心，PNH患者红细胞即被溶解破坏，而正常红细胞不发生溶解。本试验较Ham试验敏感但是特异性较差，过去用作初步筛选。

(3) 热溶血试验

患者红细胞在自身血清中（含补体）于37℃下孵育6～24小时，由于葡萄糖分解，使血清酸化，导致溶血。过去作为简单的筛选方法，但特异性不强。

6. 直接检测GPI-AP

以流式细胞术检测GPI-AP缺失细胞数是诊断PNH最直接、最敏感的方法。临床上检测时建议应同时测定红细胞、粒细胞CD59和CD55。CD59和CD55测定正常可排除PNH，CD59和CD55有缺失除考虑PNH诊断外，还需注意和某些有CD59和CD55缺失表型的血液病相鉴别。CD59的灵敏度要高于CD55。PNH克隆累及造血细胞，其检出次序为粒细胞→单核细胞、红细胞→淋巴细胞。因而，理论上，应用至少2种不同的单克隆抗体，针对2种不同的GPI-AP，检测至少2种细胞系，才能诊断PNH。单独检测红系可导致假阴性的结果，尤其是在偶发溶血或是近来有输血的情况下。由于粒系及单核细胞系具有较短的半衰期，所以受到输血等的影响很小，因而应检测这些细胞系的PNH

克隆的比例。

【诊断】

PNH 的主要临床表现为三个方面：血管内溶血、高凝易致血栓形成、不同程度的骨髓衰竭。根据临床表现结合实验室检查尿潜血试验（或尿含铁血黄素）阳性、LDH 增高、胆红素增高以直接胆红素增高为主、流式细胞仪检测红细胞、粒细胞表面 CD55、CD59 减少诊断可以成立。

1. 诊断标准

（1）临床表现符合 PNH。

（2）实验室检查：

1）流式细胞仪测定红细胞、粒细胞表面 CD55、CD59。至少要测定以上两种细胞。在疾病治疗过程中也应进行检测。Ham 试验、糖水试验等实验由于敏感性、特异性不强已被流式细胞仪检查所取代。

2）骨髓细胞常规检查对于确定 PNH 以及判断是否合并再障或 MDS 都是必须的。还应同时进行骨髓活检。

3）染色体分析对于判断是否合并 MDS 也很重要。

4）尿潜血试验（或尿含铁血黄素）确定有无血管内溶血。

诊断需要的最基本实验包括：

①流式细胞仪检测红细胞 CD55、CD59、粒细胞 CD55、CD59 减少。

②血常规、网织红细胞测定、乳酸脱氢酶测定、胆红素测定。

③骨髓常规及活检检查、染色体检查。

临床医生应掌握何时建议进行有关 PNH 方面的检测及哪些患者需定期复查。2008 年 ASH 会议对最新 PNH 发病机制进展及建议如表 13-1。

表 13-1

检测一次	定期复查
伴血红蛋白尿临床表现的患者	PNH 患者
其他原因不能解释的溶血患者	难治性贫血患者
腹部、结肠静脉血栓患者	曾经患有难治性贫血的

* 初始可以每 6 个月复查一次，然后每年复查一次

【治疗】

患者在实施治疗前，可以通过全血细胞计数、网织红细胞计数、LDH 测定、外周血流式细胞仪分析或骨髓象检查等，先进行分组（经典 PNH 或低增生性 PNH）。低增生性 PNH 表现为骨髓呈低增生，甚至可伴有骨髓衰竭。事实上，50％以上的 AA 患者都含有少量 PNH 克隆。这些患者的典型表现是中到重度全血细胞减少，骨髓增生不良，校正的网织红细胞计数减少，LDH 正常或轻微升高以及出现少量的 PNH 粒细胞（<20％）。经典 PNH 患者往往有轻度或中度血细胞减少，骨髓增生活跃或明显活跃，网织红细胞增多，LDH 明显升高，>60％的粒细胞 GPI-AP 缺失。

【治疗方法及疗效观察和随访】

1. 低增生性 PNH 治疗

骨髓衰竭是低增生性 PNH 主要的发病和死亡原因，治疗应针对如何改善血细胞减少。对于符合重型再生障碍性贫血诊断标准且有 PNH 克隆的患者适恰当的治疗选择应包括异基因骨髓移植、免疫抑制治疗等，如大剂量环磷酰胺、抗胸腺细胞球蛋白和环孢素等。

（1）骨髓移植（BMT）是惟一能治愈 PNH 的方法。

由于本病系良性疾病，且部分病例可自愈，而 BMT 具有风险，因此目前认为 BMT 的指征为低增生性 PNH 且反复发生严重血管栓塞性并发症的患者。常用预处理方案为 CTX/TBI 或美法

仑/CTX。国外报道60例异基因BMT患者75％获得造血功能恢复并长期生存。早在20世纪70年代就有人用骨髓移植治疗PNH患者并使病人获得痊愈。但由于一般认为PNH是慢性良性疾病，而骨髓移植的风险又较大，所以多数病人不采用这种治疗方法。目前造血干细胞移植技术已经成熟，因此有条件者可作移植。对PNH患者来说，最好的供髓者是与患者同基因者（同卵双生子），移植成功率高。异基因造血干细胞移植的治疗效果各家报道不一。法国圣路易斯大学医院报道1978年—1997年共有16例PNH患者进行了异基因骨髓移植治疗，5年生存率为50％±13％。Saso等分析了1978年—1995年在国际骨髓移植登记中心登记的57例接受骨髓移植的PNH患者的治疗效果，在48例接受HLA匹配的同胞供髓的PNH患者中，两年存活的可能性是56％（95％的可信区间是49％～63％），2例接受同卵孪生子供髓的PNH患者在移植后已分别存活8年、12年。接受HLA匹配的非血缘供者供髓的7例PNH患者中的1例在移植后已存活5年。该组患者移植失败的最常见原因是未植入和感染。上述报道表明PNH患者异基因骨髓移植风险仍然很大。PNH患者接受非血缘异基因骨髓移植后，严重GVHD者移植后骨髓衰竭发生率甚高，是导致患者死亡的主要原因，因此应避免选用非血缘供者以及采用更好的预处理方案。

(2) 免疫抑制治疗

主要也是对低增生性PNH有效。再生障碍性贫血与PNH关系密切，免疫介导的骨髓损伤是二者共同的发病机制。PNH患者骨髓正常造血因免疫损伤而衰竭，而异常克隆的细胞表面缺乏GPI连接的能被免疫细胞所识别的标志物LAF-3（CD58）等，使其能逃脱机体免疫细胞攻击。因此免疫抑制疗法治疗PNH的机制在于使患者骨髓正常造血得到恢复，从而使正常造血和异常克隆的生长优势发生逆转，PNH达到临床缓解。不论PNH或再障都有毒性T淋巴细胞克隆的扩增，免疫抑制治疗主要针对的是扩增的毒性T淋巴细胞克隆而并非针对GPI锚蛋白。但需注意的是ATG或ALG作为抗体与人血细胞表面抗原结合可形成免疫复合物，易激活补体。环孢素应用比较安全。免疫抑制治疗主要包括抗淋巴细胞球蛋白（ALG）/抗胸腺细胞球蛋白（ATG）、CSA、甲泼尼龙，单一或联合治疗。

免疫抑制治疗可以促进患者正常造血的恢复，但由于其对异常克隆造血无明显抑制作用，因此对于骨髓呈增生活跃的、异常造血占据优势地位的、临床有典型溶血发作的经典 PNH 患者效果差。多数作者报道免疫抑制疗法对 AA/PNH 患者有效，但也有无效的报道，因而也存在个体情况差异。ATG 对低增生性 PNH 患者正常造血的损伤有恢复作用，但对 PNH 的异常克隆无明显抑制作用。而 ALG 治疗对严重的 PNH 患者是无效的。环孢霉素 A 联合 G-CSF 是治疗 PNH 的一项有效的方法。如果患者的血细胞减少程度未达到重型 AA 标准，可观察等待或给予免疫治疗。低增生性 PNH 还可使用雄激素（达那唑），若有缺铁证据可给小剂量铁剂（普通剂量的 1/10～1/5），缺乏叶酸应予补充。

2. 经典 PNH 治疗

经典 PNH 患者具有血栓形成和并发其他血管内溶血的风险，到目前为止，异基因骨髓移植也是其唯一有效的治疗方法。隔日应用泼尼松治疗有时可以改善 PNH 的溶血，但大部分患者无效或疗效甚微。

传统治疗方法是采用非特异性综合治疗，包括避免易引起溶血发作的诱因（感染，药物如铁剂、阿司匹林、鲁米那、磺胺等，食醋，浓茶，手术，造影检查，剧烈运动，输全血等），采用泼尼松以减轻溶血，开始时可用泼尼松 1～2mg/(kg·d)，发作停止后剂量减半，然后逐渐减量至最小用量，许多病人无须维持量，若用泼尼松作维持治疗，应用最小剂量。若有溶血现象，激素可用冲击剂量。常用的药物还有维生素 E，每日 300mg，分 3 次口服，可以减轻溶血，但效果不肯定。右旋糖酐静脉滴注可用于急性发作。维生素 E 和亚硒酸钠可防止细胞膜氧化损伤，中药当归提取物阿魏酸钠及杨梅根皮提取物"防溶灵"也有类似作用。采用化疗药物抑制异常克隆，应用宜慎重。但传统方法并不能根治 PNH。

3. Eculizumab

人源化抗补体 C5 的单克隆抗体 Eculizumab，能够抑制终末补体成分的活化，是新型的治疗 PNH 有效的药物，尤其对于经典 PNH 效果更佳。作用机制见图 13-1。

研究报道 Eculizumab 剂量为 600mg，静脉注射，每周 1 次，持续 4 周，第 5 周剂量增加为 900mg，以后每 2 周 1 次 900mg，共 6 个月。双盲随机试验与非随机试验均表明对于经典 PNH 患者，Eculizumab 在减少血管内溶血方面是非常有效的，该药物能够大大地改善患者生活质量，减少或停止输血，明显降低血栓形成事件发生。重要的是，Eculizumab 可以通过减少血浆游离血红蛋白水平，减轻 PNH 相关的平滑肌张力障碍。Eculizumab 治疗后患者最常见的不良反应是头痛、鼻咽炎、背痛和上呼吸道感染。

一项在 11 例 PNH 患者中进行的为期 12 周的标签开放性临床研究——Pilot 研究证实，Eculizumab 可以减轻血管内溶血，减少患者的输血需要量。最近一项随机双盲对照研究（TRIUMPH）显示，对于经典 PNH 患者，Eculizumab 能够有效地稳定血红蛋白水平和减少输血需要量。由于补体级联放大反应的终末阻断可能增加奈瑟菌感染的危险性，所有患者在进入药物研究前 2 周接受脑膜炎奈瑟菌疫苗的预防接种。该研究将 87 例 PNH 患者随机分为安慰剂组（$n=44$）和 Eculizumab 治疗组（$n=43$），最初的疗效指标是血红蛋白稳定和输血量减少情况。该研究入选的 PNH 病例为依赖红细胞输注、血小板计数在 $100 \times 10^9/L$ 及以上、LDH 在正常值上限 1.5 倍及以上。结果，Eculizumab 治疗组，48.8% 的患者血红蛋白维持稳定，安慰剂对照组为 0（$P<0.001$）。Eculizumab 治疗组压积红细胞输注的中位数为 0 单位，而安慰剂组为 10 个单位，差异显著（$P<0.001$）。同时 Eculizumab 治疗组患者生活质量显著改善，LDH 水平明显降低。此后，非随机开放试验——SHEPHERD 试验进一步证明了 TRIUMPH 试验的结论。到目前为止，三个试验一共 195 例患者参加，结果一致表明 Eculizumab 在血管内溶血与改

善生活质量方面疗效显著。由于 Eculizumab 价格昂贵,停药后溶血与相关并发症即出现,故掌握适应证非常重要。一般用于中至重度 PNH 或有血栓形成、肾衰竭倾向的患者。

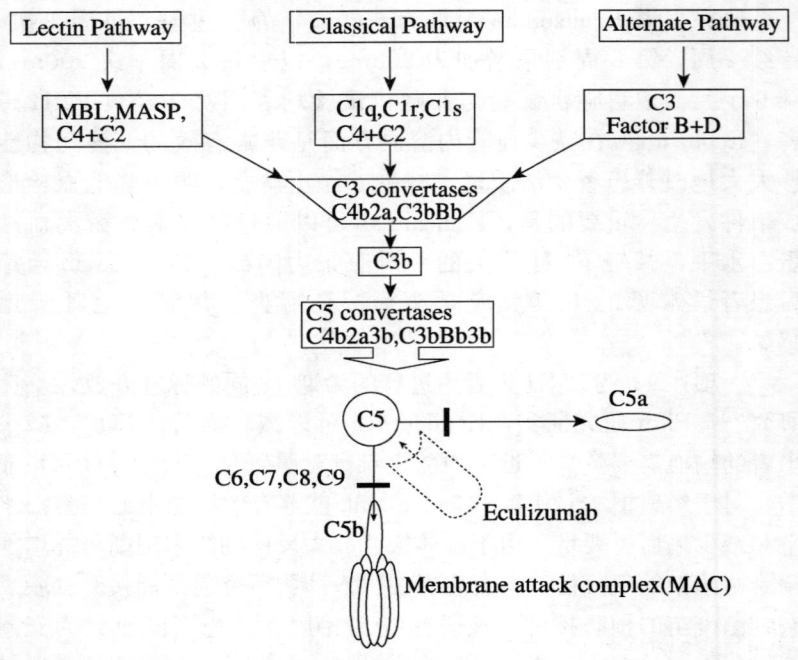

图 13 - 1 引自:Brodsky RA. Advances in the diagnosis and therapy of paroxysmal nocturnal hemoglobinuria. Blood Reviews,2008,22:65 - 74

4. 基因治疗

许多学者试图将 $PIG-A$ 基因转入造血干细胞,以纠正患者 GPI - AP 缺陷。Nishimura 等以逆转录病毒为载体,将 $PIG-A$ 基因有效并稳定地转入来自 PNH 患者的缺失 $PIG-A$ 基因的多种细胞株及骨髓单个核细胞,使其恢复 GPI - AP 的表达,另外也可转入外周血 $CD34^+$ 细胞。但采用基因治疗是否会加重骨髓衰竭,尚有待进一步研究。

5. 贫血的治疗

引起 PNH 贫血的原因,并不如前所想为溶血所致,而是相当复杂,有以下原因:①CD55 和(或)CD59 缺乏补体依赖性破坏血细胞;② 补体不依赖性红细胞被巨噬细胞破坏,尤其在脾内;③ 骨髓衰竭,造血干细胞功能障碍;④ 血红蛋白尿和含铁血黄素尿引起缺铁性贫血;⑤骨髓代偿性红系增生相对性叶酸缺乏。总之,PNH 贫血是多因素的综合,以 CD55 和(或)CD59 缺乏补体依赖性溶血为主。

可试用康力龙、丙酸睾丸酮、达那唑等雄激素及蛋白同化激素。若有缺铁的实验室证据,可给小量铁剂(普通剂量的 1/5～1/10,用量大可诱发血红蛋白尿)。缺乏叶酸时应予补充。严重或发展较快的贫血可输血。值得一提的是有报道用达那唑治疗 PNH 患者贫血获得较好疗效。Harrington 报道 5 例用皮质激素和其他治疗无效的 PNH 患者,经达那唑治疗后,4 例病人显效,血细胞比容上升,最后不需要输血,3 例患者缓解≥2 年,1 例患者＞10 年。达那唑能为患者很好耐受,无严重副作用发生,可酌情选用。此外,尚有人试用重组人促红细胞生成素(rhEPO)治疗 PNH 患者的贫血,有一定效果。Balleari 报道用 rhEPO 治疗 2 例 PNH 患者(男女各一,年龄 68、66 岁),rhEPO 用量为 150U/(kg·d),皮下注射,Hb 达到 100g/L 后减量维持,2 例分别连续治疗 32、39 个月未发现有明显的副作用,提示 rhEPO 可以长期连续、安全应用。Bourantas 也报道,采用高剂量的 rhEPO 联合低剂量的皮质激素,治疗 3 例伴有严重贫血的 PNH 患者,治疗期间 3 例患者 Hb 均逐渐上升,并不再依赖输血。未发现 rhEPO 产生任何副作用。有条件者可以选用。

PNH 患者因贫血常需输血。传统观点认为 PNH 患者应输洗涤浓缩红细胞以免输入供者含补体的全血或未洗涤的浓缩红细胞,介导溶血加重。近来发现未洗涤的正常浓缩红细胞残留的补体并不多,却含大量带 CD55 和(或)CD59 和其他 GPI 锚蛋白的红细胞囊泡,输入后可与 PNH 红细胞黏附纠正 PNH 缺陷,减轻或控制溶血。洗涤过的浓缩红细胞虽补体极少，但CD55和（或）CD59红细胞囊泡也很少，故PNH患者可不必输洗涤浓缩红细胞。如为防止供血者白细胞和受血者体内抗体相互作用发生输血反应，可输去白细胞的红细胞浓缩液。PNH患者由于长期血管内溶血，有明显肉眼或隐匿性血红蛋白尿及含铁血黄素尿，处于缺铁状态，即使长期反复输血，发生铁负荷过多甚至血色病的危险极低。

6. 并发症治疗

（1）骨髓衰竭

众所周知，PNH、AA和MDS同为造血干细胞克隆性病，可相互转化或同时具有PNH和（或）AA、PNH和（或）MDS，甚至也有PNH、AA、MDS三种疾病特征。由于造血干细胞缺陷和凋亡增加，而致三系血细胞不同程度减少造成骨髓衰竭。治疗除PNH外，还应针对AA、MDS予以相应治疗。包括我国在内的亚太地区PNH多发生骨髓衰竭。

（2）血栓形成

包括我国在内的亚太地区PNH患者血栓栓塞发生率约为2%，远远低于欧美国家，且与CD55/CD59缺乏的粒细胞有关。PNH粒细胞>50%和<50%的PNH患者10年发生血栓的危险分别为44%和5.8%，PNH粒细胞>70%较20%发生血栓危险高约12倍。建议PNH粒细胞>50%应预防性华法林钠抗凝治疗，在我国是否预防性抗凝治疗值得考虑。

PNH血栓形成主要在静脉系统，发生在肝静脉、肠系膜静脉、门静脉、脑静脉、皮肤静脉等不是血栓好发的静脉系统为其特点。急性血栓栓塞除肝素抗凝外尚需溶栓治疗。有血栓栓塞史者要长期抗凝，可用华法林钠或低分子肝素。抗血小板药物疗效不确定。PNH常有血小板减少，不是抗凝治疗的绝对禁忌。如血小板<20×10^9/L，可先输血小板悬液，使血小板数处于安全范围（20～30）×10^9/L即可。有的部位血栓如肠系膜静脉血栓可致肠梗死，肝静脉血栓可致Budd-Chiari综合征，必要时可行手术治疗。

(3) 特殊问题的处理

PNH 妊娠的处理：女性 PNH 在妊娠期，溶血及原有骨髓衰竭常加重。也有 25% 的 PNH 女性患者在妊娠时才得以确诊。PNH 女性在妊娠期也容易发生血栓栓塞。对胎儿也不利，可致早产、死胎，围生期胎儿病死率约 9%。考虑到 PNH 孕妇和胎儿的安全应注意：①妊娠初期 3 个月禁用华法林钠和类固醇激素（GC），因可致畸，妊娠后期仍不宜用华法林钠，有出血危险，GC 可用；②以输血为主，血小板 $<20\times10^9/L$ 可输血小板悬液；③预防性抗凝治疗宜用低分子肝素，持续至产后 6 周，产后可用华法林钠；④有急性血栓栓塞应用低分子肝素和溶栓治疗。

青年及儿童 PNH 的处理：小于 20 岁的 PNH 患者血红蛋白尿发作低于成人患者常误诊。处理与成人 PNH 一样，有条件者最好早行造血干细胞移植。有的 PNH 患者在溶血加重时出现吞咽困难和吞咽疼痛，男性发生阳痿，可能与一氧化氮减少有关，可用硝酸甘油治疗。难以控制的血红蛋白尿可采用综合治疗，大剂量 GC 静脉冲注、碳酸氢钠、中分子右旋糖酐、输血、肝素、甚至小剂量化疗等。如有抗 C5 单抗则更好。

（金　洁　杨　敏）

参考文献

1. 林果为. 提高对阵发性睡眠性血红蛋白尿症的认识. 现代实用内科杂志, 2006, 18 (2): 28-29.
2. Kinoshita T, Inoue N. Dissecting and manipulating the pathway for glycosylphosphatidylinositol - anchor biosynthesis. Curr Opin Chem Biol, 2000, 4: 632-638.
3. Miyata T, Takeda J, Iida Y et al. The cloning of PIG - A, a omponent in the early step of GPI - anchor biosynthesis. Science, 1993, 259: 1318-1320.
4. Inoue N, Watanabe R, Takeda J, Kinoshita T. PIG - C, one of the three

human genes involved in the first step of glycosylphosphatidylinositol biosynthesis is a homologue of Saccharomyces cerevisiae GPI2. Biochem Biophys Res Commun, 1996, 226: 193-199.
5. Kamitani T, Chang HM, Rollins C, Waneck GL, Yeh ET. Correction of the class H defect in glycosylphosphatidylinositol anchor biosynthesis in Ltk- cells by a human cDNA clone. J Biol Chem, 1993, 268: 20733-20736.
6. Watanabe R, Inoue N, Westfall B, et al. The first step of glycosylphosphatidylinositol biosynthesis is mediated by a complex of PIG-A, PIG-H, PIG-C and GPI1. EMBO J, 1998, 17: 877-885.
7. Murakami Y, Siripanyaphinyo U, Hong Y et al. The initial enzyme for glycosylphosphatidylinositol biosynthesis requires PIG-Y, a seventh component. Mol Biol Cell, 2005, 16: 5236-5246.
8. Watanabe R, Murakami Y, Marmor MD et al. Initial enzyme for glycosylphosphatidylinositol biosynthesis requires PIG-P and is regulated by DPM2. EMBO J, 2000, 19: 4402-4411.
9. Bessler M, Mason PJ, Hillmen P, et al. Paroxysmal nocturnal haemoglobinuria (PNH) is caused by somatic mutations in the PIG-A gene. EMBO Journal, 1994, 13: 110-117.
10. Takeda J, Miyata T, Kawagoe K, et al. Deficiency of the GPI anchor caused by a somatic mutation of the PIG-A gene in paroxysmal nocturnal hemoglobinuria. Cell, 1993, 73: 703-711.
11. Nagarajan S, Brodsky R, Young NS, Medof ME. Genetic defects underlying paroxysmal nocturnal hemoglobinuria that arises out of aplastic anemia. Blood, 1995, 86: 4656-4661.
12. Garland RJ, Groves SJ, Diamanti P, et al. Early emergence of PNH-like T cells after allogeneic stem cell transplants utilising CAMPATH-1 H for T cell depletion Bone Marrow Transplant, 2005, 36 (3): 237-244.
13. Endo M, Ware RE, Vreeke TM, et al. Molecular basis of the heterogeneity of expression of glycosyl phosphatidylinositol anchored proteins in paroxysmal nocturnal hemoglobinuria. Blood, 1996, 87: 2546-2557.
14. Mortazavi Y, Merk B, McIntosh J, Marsh JC, Schrezenmeier H, Rutherford TR. The spectrum of PIG-A gene mutations in aplastic anemia/paroxysmal nocturnal hemoglobinuria (AA/PNH): a high incidence

of multiple mutations and evidence of a mutational hot spot. Blood, 2003, 101: 2833-2841.
15. Bessler M, Mason P, Hillmen P, Luzzatto L. Somatic mutations and cellular selection in paroxysmal nocturnal haemoglobinuria. Lancet, 1994, 343: 951-953.
16. Nishimura J, Inoue N, Wada H, et al. A patient with paroxysmal nocturnal hemoglobinuria bearing four independent PIG - A mutant clones. Blood, 1997, 89: 3470-3476.
17. Endo M, Beatty PG, Vreeke TM, Wittwer CT, Singh SP, Parker CJ. Syngeneic bone marrow transplantation without conditioning in a patient with paroxysmal nocturnal hemoglobinuria: in vivo evidence that the mutant stem cells have a survival advantage. Blood, 1996, 88: 742-750.
18. Holguin MH, Fredrick LR, Bernshaw NJ, Wilcox LA, Parker CJ. Isolation and characterization of a membrane protein from normal human erythrocytes that inhibits reactive lysis of the erythrocytes of paroxysmal nocturnal hemoglobinuria. J Clin Invest, 1989, 84: 7-17.
19. Holguin MH, Wilcox LA, Bernshaw NJ, Rosse WF, Parker CJ. Relationship between the membrane inhibitor of reactive lysis and the erythrocyte phenotypes of paroxysmal nocturnal hemoglobinuria. J Clin Invest, 1989, 84: 1387-1394.
20. Nakao S, Wang H, Chuhjo T. Clinical significance of increased PNH type cells in the peripheral blood of patients with aplastic anemia and refractory anemia. //Omine M, Kinoshita T, et al. Paroxysmal Nocturnal Hemoglobinuria and Related Disorders: Molecular Aspects of Pathogenesis. Tokyo: Springer, 2003, 129-138.
21. Ishiyama K, Chuhjo T, Wang H, Yachie A, Omine M, Nakao S. Polyclonal hematopoiesis maintained in patients with bone marrow failure harboring a minor population of paroxysmal nocturnal hemoglobinuria-type cells. Blood, 2003, 102: 1211-1216.
22. Wang H, Chuhjo T, Yamazaki H, et al. Relative increase of granulocytes with a paroxysmal nocturnal haemoglobinuria phenotype in aplastic anaemia patients: the high prevalence at diagnosis. Eur J Haematol, 2001, 66: 200-205.

23. Wang H, Chuhjo T, Yasue S, Omine M, Nakao S. Clinical significance of a minor population of paroxysmal nocturnal hemoglobinuria-type cells in bone marrow failure syndrome. Blood, 2002, 100: 3897-3902.
24. Dunn DE, Liu JM, Young NS. Bone marrow failure in PNH. //Paroxysmal Nocturnal Hemoglobinuria and the Glycosylphosphatidylinositol-Linked Proteins. San Diego: Academic Press, 2000, 113.
25. Rother RP, Bell L, Hillmen P, Gladwin MT. The clinical sequelae of intravascular hemolysis and extracellular plasma hemoglobin: a novel mechanism of human disease. JAMA, 2005, 293: 1653-1662.
26. Azizi E, Dror Y, Wallis K. Arginase activity in erythrocytes of healthy and ill children. Clin Chim Acta, 1970, 28: 391-396.
27. Morris CR, Kato GJ, Poljakovic M, et al. Dysregulated arginine metabolism, hemolysis-associated pulmonary hypertension, and mortality in sickle cell disease. JAMA, 2005, 294: 81-90.
28. Moyo VM, Mukhina GL, Garrett ES, Brodsky RA. Natural history of paroxysmal nocturnal hemoglobinuria using modern diagnostic assays. Br J Haematol, 2004, 126: 133-138.
29. Brodsky RA, Mukhina GL, Li S et al. Improved detection and characterization of paroxysmal nocturnal hemoglobinuria using fluorescent aerolysin. Am J Clin Pathol, 2000, 114: 459-466.
30. Mukhina GL, Buckley JT, Barber JP, Jones RJ, Brodsky RA. Multilineage glycosylphosphatidylinositol anchor deficient hematopoiesis in untreated aplastic anemia. Br J Haematol, 2001, 115: 476-482.
31. Brodsky RA, Mukhina GL, Nelson KL, et al. Resistance of paroxysmal nocturnal hemoglobinuria cells to the Glycosylphosphatidylinositol-binding toxin aerolysin. Blood, 1999, 93: 1749-1756.
32. Rosenfeld S, Follmann D Nunez O, et al. Antithymocyte globulin and cyclosporine for severe aplastic anemia: association between hematologic response and long-term outcome JAMA, 2003, 289 (9): 1130-1135.
33. Saso R, Marsh J, Cevreska L, et al. Bone marrow transplants for paroxysmal nocturnal haemoglobinuria. Br J Haematol, 1999, 104: 392-396.
34. Raiola AM, Van Lint MT, Lamparelli T, Gualandi F, Benvenuto F, Figari

O, Mordini N, Berisso G, Bregante S, Frassoni F, Bacigalupo A. Bone marrow transplantation for paroxysmal nocturnal hemoglobinuria. Haematologica, 2000, 85 (1): 59-62.

35. Johnson RJ, Rawstron AC, Richards S, Morgan GJ, Norfolk DR, Hillmen SO. Circulating primitive stem cells in paroxysmal nocturnal hemoglobinuria (PNH) are predominantly normal in phenotype but granulocyte colony-stimulating factor treatment mobilizes mainly PNH stem cells. Blood, 1998, 91 (12): 4504-4508.

36. Musto P, D'Arena G, Cascavilla N, Carotenuto M. Normal G-CSF-mobilized $CD34^+$ peripheral blood stem cells in paroxysmal nocturnal hemoglobinuria: a perspective for autologous transplantation. Leukemia. 1997, 11 (6): 890-892.

37. Hillmen P, Hall C, Marsh JC. et al. Effect of eculizumab on hemolysis and transfusion requirements in patients with paroxysmal nocturnal hemoglobinuria. N Engl J Med, 2004, 350 (6): 552-559.

38. Hillmen P, Young NS, Schubert J et al. The complement inhibitor eculizumab in paroxysmal nocturnal hemoglobinuria. N Engl J Med, 2006, 355: 1233-1243.

39. Parker, Omine, Richards, et al. For the International PNH Interest Group diagnosis and management of paroxysmal nocturnal hemoglobinuria, Blood, 2005, 106: 3699-3709.

40. ASH meeting. The Pathophysiology of Disease in Patients, 2008.

41. Broclsky RA, Young NS, Antonioli E, et al. Multicenter phase 3 study of the complement inhibitor eculizumab for the treatment of patients with paroxysamal noctumal hemoglobinuria. Blood, 2008, 111: 1840-1847.

第十四章 意义未明的特发性血细胞减少与免疫相关性全血细胞减少症

意义未明的特发性血细胞减少

【产生背景】

骨髓衰竭性疾病包含了不同原因导致骨髓造血功能低下引起全血细胞减少为特征的多种疾病，如：AA、低危骨髓增生异常综合征（MDS）、低增生性阵发性睡眠性血红蛋白尿症。临床上有部分全血细胞减少不符合任何一种目前已知的全血细胞减少性疾病的诊断标准（包括 MDS 的最低诊断标准）。英国学者 Mufti 2005 年对此类全血细胞减少首次命名为"意义未明的特发性血细胞减少（idiopathic cytopenia of uncertain significance，ICUS）"，他指出 ICUS 具有以下临床特征：①持续全血细胞减少（≥6 个月），血细胞减少的标准为：血红蛋白<110g/L，中性粒细胞<1.5×10^9/L，血小板<100×10^9/L；②不符合目前任何一种已知血液系统疾病的诊断（包括 MDS 的最低诊断标准）；③排除继发于任何一种已知血液系统和非血液系统疾病。并指出这些病人应该受到严格随访，动态行骨髓穿刺检查。Mufti 还强调在诊断该病时，要求所有病人都必须充分完善必要检查，这些检查包括骨髓活检及其免疫组化，血涂片罗曼诺夫斯基染色和铁染色。2007 年世界 MDS 工作组的 MDS 修改方案中就已把 ICUS 作为 MDS 诊断过程中必须排除的一种新型疾病。

【临床表现】

意义未明的特发性血细胞减少（idiopathic cytopenia of uncertain

significance，ICUS）主要表现为血细胞减少导致的贫血、感染和出血以及由此引起的其他系统受累的表现。

【检查规范】

1. 详细的病史询问（毒物、药物和致突变剂接触史等）。
2. 详细的查体，包括X线和脾超声。
3. 白细胞分类计数和血清生化全套检查。
4. 骨髓涂片分类计数和铁染色。
5. 骨髓和外周血细胞流式细胞术免疫表型分析。
6. 染色体核型分析和荧光原位杂交（FISH）检测。
7. 必要时需进行分子生物学检测（如中性粒细胞减少患者应检测TCR基因重排）。
8. 骨髓病理涂片观察和免疫组织化学染色（IHC）。
9. 病毒学检测（HCV、HIV、CMV、EBV等）。

【诊断标准】

1. 持续≥6个月。
2. 不符合目前任何一种目前已知血液系统疾病的诊断标准（包括MDS的最低诊断标准）/达不到MDS的诊断标准（包括MDS的最低诊断标准）。
3. 排除继发于任何一种已知血液系统和非血液系统疾病。

无独有偶，国内血液病学者在临床中也发现了一类全血细胞减少性疾病，它也不符合目前已知的任何一种全血细胞减少性疾病的诊断标准，天津医科大学邵宗鸿教授带领的课题组于2000年对此类患者的临床特征做了总结，并通过首创的骨髓单个核细胞抗人球蛋白分型（骨髓单个核细胞Coombs）试验证实了此类疾病患者的骨髓造血细胞表面存在自身抗体。此后对此类疾病的发病机制做了初步研究，因该病系自身抗体直接破坏和/抑制造血细胞导致骨髓造血功能减低/无效造血，从而引起外周全血细胞/两系细胞减少，故暂命名为"免疫相关性全血细胞减少症"（IRP）。

ICUS 和/或 IRP 的提出标志着血液学工作者对骨髓衰竭性疾病的认识取得了重大突破，它充分提示全血细胞减少性疾病（骨髓衰竭性疾病）不仅包括 AA、MDS 及 PNH 等目前已知的疾病，还有其他病种/类型，如：ICUS（或 IRP）。当然 ICUS 是否等同于 IRP 还有待进一步证实。在 ICUS 的诊断标准中强调其病程必须在半年以上，而对于初发或病程短于 6 个月的这部分无法归类的全血细胞减少尚不能正确归类，然而 IRP 的诊断不受病程长短的限制，只要排除了目前已知的全血细胞减少性疾病，能检测到 BMMNC-Ab 即可诊断为 IRP。因此 IRP 的发现及提出较 ICUS 更具体、更深入，并且可使患者获得及早的诊断和及时的治疗。

免疫相关性全血细胞减少症
(Immuno-related Pancytopenia, IRP)

【定义】

免疫相关性全血细胞减少症是一类抗骨髓造血细胞（未成熟血细胞）自身抗体介导的骨髓衰竭，以骨髓无效造血、骨髓单个核细胞膜抗体检测阳性、外周血全血细胞减少为特征，其主要病理机制为 T 淋巴细胞调控失衡导致 B 淋巴细胞数量、亚群、功能异常，进而产生抗骨髓未成熟造血细胞的自身抗体并破坏或抑制之，最后导致外周血细胞减少。临床主要表现是贫血、出血、感染；部分患者有造血系统以外组织受损（主要是自身免疫性疾病所致）的表现。

【流行病学】

目前尚无 IRP 年发病率报道，根据临床上所见 IRP-SAA 病例之比，估计 IRP 年发病率超过 AA（>1/10 万）其有待在充足的人群中行经严格设计的流行病学调查后得之。

男女均患，但女性相对多见。年龄上，老少皆有，中青年稍多。可能有一定的遗传背景，能见到有血缘关系的亲属同患此病或其他自身免疫性疾病。

【病因】

环境中的危险因素首推各种病原微生物感染（特别是病毒和细菌），其次是某些化学物质（如药物、农药、化肥、油漆、黏合剂等有机化合物）、过敏原（特殊食品、某些疫苗接种）接触等。妊娠可诱发 IRP（常诊断妊娠相关 AA）。患其他自身免疫性疾病（特别是自身抗体介导的组织损伤）者高风险并发 IRP（以往多误诊为红斑狼疮或风湿继发/并发 AA 或 MDS）。某些 B 淋巴细胞或浆细胞肿瘤性疾病也可并发 IRP 机制的血细胞减少。

【发病机制及病理生理】

对 IRP 发病机制的研究有如下发现。

1. 血细胞减少源自骨髓造血功能低下或无效

骨髓细胞涂片及病理活检显示，IRP 患者骨髓或增生减低（甚至重度减低）或增生活跃（甚至明显活跃），且均不见造血系统肿瘤性疾病及髓外肿瘤骨髓转移的任何异常形态学表现。骨髓增生减低者，髓系细胞总容量减少（百分数可不低），非造血细胞相对增多，提示外周成熟血细胞减少源自骨髓造血功能低下。骨髓增生活跃者，髓系细胞总容量不少（甚至增多），与外周成熟血细胞减少形成明显"反差"，说明此类患者存在骨髓无效造血。当然，诸推论均基于除外了这些患者的成熟血细胞减少源于丢失（出血）、破坏（包括自身抗体破坏成熟血细胞等机制导致的各类溶血）、分布异常（脾脏扣留）的可能性。

2. 骨髓造血功能低下或无效，源自自身抗体破坏或抑制造血细胞

为了探索 IRP 患者骨髓造血功能低下或无效的成因，我们采用两种方法检测其骨髓造血细胞自身抗体。①骨髓单个核细胞库姆试验（BMMNC - Coombs）（凝集法）：将 IRP 患者 BMMNC 作被

检靶细胞，取代传统 Coombs 试验中的成熟红细胞做 Coombs 试验，结果发现 IRP 患者的 BMMNC 发生特异性（非 IRP 患者及正常对照阴性）凝集，尤其是骨髓呈无效造血（增生活跃或明显活跃）者阳性率更高，这说明此类患者骨髓（数量）优势细胞（晚阶段细胞）有膜结合自身抗体。②流式细胞术（FACS）检测骨髓细胞膜结合自身抗体（荧光法）：采用带荧光的抗人免疫球蛋白（Ig）单克隆抗体及抗人红细胞 GlyA、粒细胞 CD15、造血干/祖细胞 CD34 单克隆抗体对 IRP 患者骨髓细胞行双标 FACS 检测，结果发现绝大多数患者骨髓粒系、红系及造血干/祖细胞膜结合自身抗体阳性（对照阴性），造血功能低下（增生减低或重度减低）者多有 $CD34^+$ 细胞自身抗体，自身抗体阳性率与血细胞减少程度明显相关。进一步研究发现：有些自身抗体（完全型温抗体，多为 IgM）可以直接激活补体（可见补体水平下降），原位溶解骨髓细胞（溶解晚幼红细胞者可见结合珠蛋白水平降低或/和游离血红蛋白水平升高）；有些自身抗体（不完全型温抗体，IgG 或 IgA）通过 Fc-FcR 介导巨噬细胞吞噬（骨髓涂片易见"红系造血岛"及"噬血现象"）破坏造血细胞，吞噬晚幼红细胞者可见间接胆红素增多，吞噬血小板者可见巨核细胞代偿增生；有些自身抗体可封闭造血细胞膜功能蛋白，使这些蛋白"失能"，进而抑制造血细胞的增殖、分化、自我保护等，比如：抗 Epo 受体的自身抗体可阻断 Epo 对红系祖细胞的刺激作用，抗其他各种造血调控因子受体的自身抗体亦然，抗 CD59、CD55 的自身抗体可"制造""类 PNH 细胞（锚蛋白被覆盖而非脱落）"，发生临床上罕见的"IRP 与 PNH 共存"现象。另外，通过检测 IRP 患者血清叶酸、维生素 B_{12} 水平、铁代谢指标、骨髓造血干/祖细胞培养、骨髓细胞组织化学染色、髓系细胞免疫表型、细胞周期、染色体核型、PNH 表型、T 细胞亚群、Th_1 型细胞因子、各脏器功能（影像、超声、生化指标）等，除外了此类患者造血功能低下或无效与造血原料不足、造血干/祖细胞质异常、AA 等各类已知造血系统疾病和非造血系统疾病的关系。

3. 造血细胞自身抗体产生与骨髓 B 淋巴细胞数量、亚群及功能异常有关

骨髓造血细胞自身抗体的发现，合理地揭示了 IRP 患者骨髓造血功能异常的机制，同时为鉴别 IRP 与 AA、低增生性 PNH、MDS 及其他血细胞减少症提供了较为客观的实验依据。进一步追踪，什么机制导致 IRP 患者骨髓造血细胞自身抗体产生呢？

首先，检测骨髓 B 淋巴细胞数量。通过 FACS 和 CD19 单克隆抗体检测发现：与正常对照及非 IRP 血细胞减少症患者相比，IRP 患者骨髓中 B 淋巴细胞数量明显增多；而且增多程度与 IRP 病情呈显著正相关；采用非细胞毒免疫抑制剂治疗后，随着 B 淋巴细胞数量逐步恢复正常，骨髓造血细胞自身抗体转阴，骨髓及外周血各类血细胞计数也恢复正常。其次，检测骨髓 B 淋巴细胞亚群——$CD5^+$ B 淋巴细胞（$CD19^+$ $CD5^+$）[已知在其他自身免疫性疾病（如风湿类疾病）$CD5^+$ B 淋巴细胞主司自身抗体产生]。在 IRP 患者骨髓 B 淋巴细胞中，$CD5^+$ B 淋巴细胞所占比例明显高于正常对照及其他病例对照组。同样，$CD5^+$ B 淋巴细胞比例也与 IRP 病情呈显著正相关，经免疫抑制剂治疗后恢复正常。继之，检测 IRP 患者骨髓 B 淋巴细胞功能。采用抗人 CD19 和抗人胞浆内 Ig 两类单克隆抗体双标及 FACS 检测发现，IRP 患者骨髓 B 淋巴细胞胞浆内 Ig 含量及含 Ig 的 B 淋巴细胞数量明显超过正常对照及 AA、MDS 患者，说明 IRP 患者骨髓 B 淋巴细胞不仅数量增多，而且功能亢进。

另外，从三个层面核对了 IRP 患者 B 淋巴细胞的克隆性。临床及细胞形态学检查提示，IRP 患者外周淋巴组织及血象和骨髓中的淋巴细胞无任何肿瘤性增生的表现。血清蛋白电泳无单克隆免疫球蛋白峰，免疫球蛋白定量及免疫固定电泳未见异常，骨髓造血细胞自身抗体谱呈多克隆性（多数患者可同时测及 IgG、IgA、IgM 型自身抗体或其中不同型之间的组合；同一患者可有针对骨髓不同系造血细胞的自身抗体，甚至有针对造血系统以外组织的自身抗体）。PCR 检测免疫球蛋白重链基因重排阴性。这些均提示 IRP 患

者B淋巴细胞尽管数量、亚群及功能异常,但非单克隆恶性细胞。

至此,IRP患者骨髓造血细胞自身抗体产生的直接机制已基本明了,即与抗体产生细胞和良性的B淋巴细胞数量、亚群异常及功能亢进有关。

4. 骨髓B淋巴细胞数量及功能异常与其所受调控异常有关

深究IRP患者骨髓B淋巴细胞异常的机制,发现其所受正、负调控明显失衡。T辅助细胞(Th)1途径的抑制性负调控减低。检测IRP患者骨髓B淋巴细胞凋亡指数(CD95/BCL2),明显低于正常人。检测介导B淋巴细胞凋亡的Th1型细胞因子[肿瘤坏死因子(TNF)、白细胞介素(IL)-2、γ-干扰素(IFN)],IRP患者也较正常人、特别是AA患者明显减低。测定IRP患者Th1与Th2平衡情况,明显向Th1降低倾斜。Th2途径的刺激性正调控增强。检测IRP患者B淋巴细胞正调控因子(即Th2型细胞因子)IL-4、IL-10蛋白及mRNA水平的表达,均明显高过正常对照及其他非IRP型的全血细胞减少症患者。检测其Th2细胞数量及功能均明显超过正常人,Th1与Th2平衡向Th2增高漂移。

这些说明IRP患者骨髓B淋巴细胞异常源自T细胞调控异常。综上所述,从发病机制看,IRP是一类由T淋巴细胞调控失衡导致B淋巴细胞数量/亚群/功能异常、进而产生抗骨髓未成熟造血细胞自身抗体并破坏或抑制之、最后引起血细胞减少。这也是该病不同于AA、MDS、PNH以及其他血细胞减少症的本质所在。当然,关于IRP患者T淋巴细胞调控为何失衡、自身抗体针对骨髓造血细胞膜上何种抗原、这些抗原如何被递呈并激活Th2细胞、机体免疫耐受如何被打破等有关IRP发病机制的深层次问题,还有待进一步的研究揭示。

【临床表现】

IRP患者的主要临床表现是贫血、出血、感染;部分患者有造血系统以外组织受损(主要是自身免疫性疾病所致)的表现。

1. 贫血

贫血是该病最常见表现,90%以上患者发病时就有贫血。通常贫血为正细胞性。有时贫血为大细胞性,主要见于三种情况:并发内因子抗体或/和肠黏膜细胞抗体,影响维生素 B_{12} 或/和叶酸吸收;温抗体附着在红细胞膜上改变红细胞形态(有时凭 Coombs 试验不一定能测及这些抗体);用过细胞毒免疫抑制剂,影响造血细胞 DNA 代谢。罕见贫血为小细胞性,这或与血小板少导致长期多量失血有关(痔疮或月经失血),或与自身免疫性疾病同时损伤肾脏致 Epo 生成不足有关,或与自身抗体干扰 Epo 利用进而抑制红细胞铁代谢(慢性病贫血机制)有关。贫血程度轻重不一,针对骨髓红系细胞的自身抗体愈多贫血愈重,抗体破坏或抑制的造血细胞阶段愈早贫血愈重、愈易发生全血细胞减少。贫血进展可慢可快:慢者数年数十年迁延不愈,常合并贫血性心脏病或因多次输血导致铁负荷过多(血色病);快者似急性 AA。

2. 出血

出血是该病的另一常见表现,约 2/3 患者发病时即有出血,甚至有些患者单以出血为首发表现。出血的主要原因是血小板减少。出血部位多为浅表皮肤、黏膜(齿龈、鼻腔、睑结膜),少数严重者有深部脏器(消化道、泌尿道、颅内、肌肉等)出血。合并免疫性肝病者易因肝源性凝血因子产生不足而发生深部组织出血,合并免疫性糖尿病者易发生眼底出血,合并感染者易发生凝血和纤溶异常进而出现致命性颅内或消化道出血。出血程度轻重不一,轻者可仅有下肢或躯干部位针尖样出血点、碰撞或针刺部位瘀斑、或间断少量龈血/鼻出血,重者则发生皮肤大片瘀斑或血窦样出血点、齿龈出血/鼻出血不止、眼底出血、便血、尿血、甚至脑出血。

3. 感染

感染常发生于中性粒细胞减少甚至缺乏者或用免疫抑制剂过程中。感染的主要部位是呼吸道(包括上呼吸道和肺)、体表皮肤黏膜,其次是消化道、泌尿生殖道及中枢神经系统。败血症不少见。初发病时为社区感染,球菌、杆菌、病毒感染多见。病程中多为院内感染，耐药杆菌、球菌感染多见，其次是真菌及病毒感染。感染发生在不同脏器有不同脏器受累的表现，但多有发热，热型随感染原类型不同而异。严重感染往往伴有循环衰竭的表现，并可加重出血，这是 IRP 患者主要死因。

4. 其他脏器受损表现

IRP 患者功能亢进的 B 淋巴细胞除可产生针对骨髓细胞的自身抗体外，尚可同时产生针对造血系统以外不同组织的自身抗体。因此，部分患者可在疾病的不同阶段（时期）并发不同组织受累的表现。如：胰腺受累并发糖尿病、肾脏受累并发肾功能不全；甲状腺受累并发甲状腺功能低下；胃黏膜细胞受累并发胃炎、维生素 B_{12} 缺乏，结肠受累并发溃疡性结肠炎；关节受累并发风湿或类风湿关节炎、股骨头坏死、骨病；肝脏受累并发免疫性肝病、胆管炎、胆结石；血管内皮细胞受累并发静、动脉炎，皮肤黏膜、肌肉及结缔组织受累并发皮肌炎、红斑狼疮；肺组织受累并发免疫性气管、支气管炎；肌肉、神经组织受累并发重症肌无力、格林巴利综合征；生殖细胞受累并发不孕症等。

【相关检查规范】

1. 实验室检查

（1）血象

多为全血细胞减少，少数患者可两系血细胞减少。网织红细胞百分数多正常或超过 1.5%；部分患者外周血涂片可见有核红细胞；合并 Epo-R 自身抗体或 Epo 自身抗体者网织红细胞百分数可低于 0.5%；成熟红细胞可大、可小或大小不均，可有点彩及多嗜性红细胞。中性粒细胞百分数可正常或减低；偶见不成熟粒细胞；成熟粒细胞胞浆内可有颗粒增多现象。血小板多减少，部分患者可正常。

（2）骨髓象

多为增生活跃或明显活跃，少数患者可减低或重度减低。红系比例多增高，可见红系增生的表现，如多核红、点彩红、核分裂象、豪周小体等；合并内因子抗体或用过细胞毒免疫抑制剂者可见红系巨幼改变；合并 Epo-R 自身抗体或 Epo 自身抗体者可见红系缺如；部分患者可见"红系造血岛"和"嗜血现象"。粒系比例可正常、增高或减低，可见"核左移"，可见核浆发育不平衡和颗粒增多现象。巨核细胞多正常或增多，部分患者可减少；巨核细胞增多者可见血小板形成不良、甚至小巨核细胞。骨髓活检可见红系或（和）粒系、巨核系增生表现或髓系减低表现（髓系增生不均匀）。

(3) 骨髓细胞自身抗体检测

约半数患者 BMMNC-Coombs 试验阳性。90％以上患者凭 FACS 及双标单克隆抗体可测及不同系、阶段骨髓造血细胞膜结合自身抗体。此类自身抗体以 IgG 最多见，其次是 IgM、IgA 较少见。

(4) 免疫学检查

骨髓总 B 淋巴细胞和 $CD5^+$ B 淋巴细胞增多，功能亢进，凋亡相关指数明显降低；多数 $CD3^+CD4^+/CD3^+CD8^+$ T 细胞比值升高，Th1/Th2 比值减少，Th2 细胞功能异常亢进，Th2 细胞因子（如 IL-4、IL-10）分泌增多；约 1/3 患者可见其他自身免疫性指标异常，如补体 C3、C4 减低，IgG、IgM 或 IgA 轻度升高，免疫电泳提示为多克隆升高最常见。亦有合并 ESR、CRP 升高，ASO、RA、ANA 及免疫复合物阳性（虽有免疫指标异常，但多不足以确诊为传统的自身免疫性疾病）。

(5) 溶血检查

成熟红细胞溶血的实验室指标多为阴性，约 56.9％的患者合并轻微溶血征象，但同时外周血 Coombs 试验、冷凝集试验、D-L 试验均为阴性，Ham 试验、微量补体敏感试验（mCLST）及外周血和骨髓的 CD55、CD59 检查均阴性，酸化甘油溶血试验，渗透脆性试验、葡萄糖-6-磷酸脱氢酶、丙酮酸激酶荧光斑点试验、血红蛋白电泳、抗碱性血红蛋白和血红蛋白 A2、变性珠蛋白小体生成试验、异丙醇沉淀试验及热稳定试验均为阴性试验。

(6) 其他

少部分患者可有其他脏器（胰岛、肾脏、肝脏、胆道、甲状腺等）受累的实验室表现；血小板抗体皆阴性；铁代谢指标、叶酸/维生素 B_{12} 水平多数患者正常；染色体核型、骨髓细胞组织化学染色正常；造血干/祖细胞体外培养多数正常；无肿瘤性疾病及其他血液病的实验室证据。

2. 其他辅助检查

腹部 B 超　脾大者约占 19.4%，多数轻度脾大；少数患者合并肝大，且这部分患者多伴有胆结石；极少数患者亦同时合并肝脾肿大。

心电图和 X 线胸片　患者长期贫血，导致心脏负荷过重，可导致心率增快，心律异常等改变。心电图可有 ST 段轻度异常改变，X 线提示心影增大等改变。

【诊断与鉴别诊断】

1. 诊断标准

(1) 拟诊标准

血象三系或两系血细胞减少，但网织红细胞或（和）中性粒细胞百分比不低；骨髓红系或（和）粒系百分比不低，或巨核细胞不少，易见红系造血岛或嗜血现象；除外了其他原、继发血细胞减少症。符合以上条件者可拟诊 IRP。

(2) 确诊标准

符合拟诊标准者，或测及骨髓造血细胞膜结合自身抗体后确诊（治疗前确诊），或未测及该类自身抗体但经足量肾上腺皮质激素或（和）大剂量人静脉丙种球蛋白治疗有效（脱离成分输血，且一、两系或三系血细胞有不同程度恢复）后确诊（治疗后确诊）。

2. 鉴别诊断

该病主要需与下列疾病鉴别。

(1) AA

AA 现已纯化为一类 T 淋巴细胞功能亢进，通过 CTL 直接杀伤或凋亡骨髓导致的造血功能衰竭症。该症具有以下特征：血象呈网织红细胞及中性粒细胞百分数明显降低、淋巴细胞百分数明显增高的全血细胞减少；骨髓减低或重度减低，红系、粒系、巨核细胞均减少，淋巴细胞比例增高；T细胞亚群倒置，Th1细胞比例增高，Th1型细胞因子明显增多，激活的T细胞（$CD25^+$或$HLA-DR^+$）增多；Th2细胞及其分泌的因子水平不高；无造血细胞膜结合自身抗体；对肾上腺皮质激素或静脉丙种球蛋白治疗反应不好，对以ATG为代表的抑制T细胞的治疗反应好。

(2) PNH

不发作性PNH血象、骨髓象与IRP很相似，且都对肾上腺皮质激素治疗有反应，极易混淆。但该病有下列特点与IRP不同：可测及骨髓造血细胞中的PNH克隆（$CD59^-$细胞、$CD55^-$细胞）；血浆中游离CD59、CD55及其他GPI锚蛋白较正常人增高（IRP自身抗体封闭CD59、CD55导致的"类PNH患者"血浆中游离GPI锚蛋白不增高）；可测及PIG-A基因突变（"类PNH患者"无此基因突变）；对静脉丙种球蛋白治疗反应不好（"类PNH患者"反应好）。

(3) MDS

既往单纯按细胞形态学指标"病态造血"诊断（未做充分排除检查！）的MDS病例中包含有部分IRP，也即对免疫抑制剂治疗有良好反应的所谓"非单克隆造血"的"免疫性MDS"（Muffti，2003年美国血液学年会教育项目）。"免疫性MDS"使MDS更加"异质性"（良、恶性病混合！）、造成学术上的矛盾、混乱和尴尬（既公认MDS为"单克隆造血"的恶性血液病，又自相矛盾地固持"无单克隆造血"的良性"免疫性MDS"！），也增加了临床上误诊误治的风险。WHO专家组关于《造血系统和淋巴细胞肿瘤性疾病分类》已明确了MDS的疾病性质——造血系统肿瘤，故鉴别MDS与其他良性血细胞减少症（包括IRP）主要凭反映MDS恶性造血克隆的指标，如染色体核型异常、某些癌基因（抑癌基因）突变、同工蛋白单态现象表达、造血干（祖）细胞体外"白血病样生长方式"、造血细胞膜分化抗原表达异常等。另外，MDS像其他恶性病一样，免疫抑制治疗只会助长其恶性克隆扩增，进而加重病情，只有非恶性的自身免疫性疾病才能从免疫抑制治疗中获益。

(4) Fanconi 贫血

这是一类先天性干细胞质异常性疾病（出现 Fanconi 基因），主要表现为各种体细胞的染色体对氧化剂、丝裂霉素等超敏而断裂，临床上出现不同器官发育异常、血细胞减少、骨髓衰竭及高风险进展为不同肿瘤性疾病等。该病多见于小儿，也可见于成人，可问及阳性家族史，对免疫抑制治疗反应不好。

(5) 急性造血功能停滞（AHA）

该病乃机体受致病因子作用后发生的自限性骨髓衰竭症，藉以下特征与 IRP 鉴别：多能问及发病前诱因（如感染、毒物接触等）；发病急；血象类似 SAA；骨髓涂片尾部可见巨大红细胞或巨大粒细胞；脱离危险因素接触并经充分支持治疗后，血象和骨髓可在 2～6 周完全恢复正常。

(6) Evans 综合征

该病与 IRP 本质上属同类疾病，唯一不同的是该病有外周成熟血细胞（成熟红细胞和血小板）自身抗体，而 IRP 没有（仅有骨髓未成熟血细胞自身抗体）。Evans 综合征患者是否同时或在病程中合并骨髓未成熟血细胞自身抗体？既往未做这方面检测，不能排除这种可能。同样，IRP 患者也可能在病程中进一步产生外周成熟血细胞自身抗体。如果同一患者既有外周成熟血细胞自身抗体，又有骨髓未成熟血细胞自身抗体，则其血细胞减少就源于 Evans 综合征和 IRP 两种机制，笔者认为仍可称其为"Evans 综合征"，因其一种机制早于 IRP 前为人们所认知。实质上，所有自身抗体介导的组织损伤性疾病（包括 IRP、Evans 综合征、AIHA、ITP、SLE、风湿类疾病、免疫性糖尿病、肾病等）都可同时或相继并发，应认识到这是一类病（自身免疫性疾病！）在不同系统的表现，除了因系统损伤不同给予不同对症、支持治疗外，治本治疗都一样[阻断自身抗体对组织的破坏、抑制自身抗体产生（抑制 B 淋巴和

Th2 淋巴细胞）],切莫诊断为与自身抗体无关的病（如继发 AA 或 MDS!），这也正是认识 IRP 之一种意义所在。

(7) 其他

反应性嗜血细胞综合征也可出现全血细胞减少及骨髓嗜血现象，但其多有感染诱因、高热、肝脾大，甚至黄疸、腹水，骨髓中成熟组织细胞明显增生且可见大量嗜血现象，临床及实验室表现类似恶性组织细胞增生症，给予充足支持治疗后多呈自限性。AML-M3、MF、希恩综合征、脾功能亢进、髓外肿瘤骨髓转移等均可出现两系或三系血细胞减少，但各自有相应的细胞形态学及临床特征，不难与 IRP 鉴别。

【治疗规范】

1. 治疗方法

IRP 的治疗分两类：去症和治本。

(1) 去症治疗

去症治疗旨在保命，即维护患者重要脏器功能、进而为实施治本治疗创造条件（前于治本治疗）或为治本治疗起效赢得时间（同行或后续行治本治疗）。其具体包括：纠正贫血、控制出血和感染、维护重要脏器功能。

1) 纠正贫血

极重度（血红蛋白浓度低于 30g/L）、重度贫血（血红蛋白浓度低于 60g/L）患者极易并发心肺损伤和中枢神经系统症状，必须及时替代治疗——输注红细胞。每次红细胞输注量应根据患者年龄及心肺功能确定：成人、心肺功能正常患者，每次可输红细胞 400ml；儿童或心肺功能不全者应酌减；肺功能不全者可输体外加氧红细胞。过敏体质者，应输过滤后的红细胞，并在输注前予适量抗过敏药预防过敏反应。中度（血红蛋白浓度 60~90g/L）贫血患者应视患者对贫血的耐受程度确定是否输红细胞，老年人、心功能不全者或贫血症状较重者（不耐受贫血）可适量输注红细胞，拟行细胞毒免疫抑制剂治疗者可酌情输注，否则一般不输。轻度贫血患者不输红细胞。

2) 控制出血

此类患者的出血多由血小板减少所致,故可通过输注血小板纠正之。输注血小板的目的是预防或控制严重、危及生命的出血,因此应严格掌握适应证:以出血征象为主,血小板计数为辅,结合患者具体出血特点及本地血小板供应情况,决定是否输注血小板及输注量。血小板输注后,最好佐以酚磺乙胺(止血敏、肾上腺素类衍生物),不仅收缩小血管,尚可体内动员血小板功能,更好地发挥止血效用。血小板无效输注者,可输配型血小板,或输注适量静脉丙种球蛋白。部分患者可能同时合并抗磷脂抗体、抗凝血因子抗体等,控制此类患者的出血,除加大免疫抑制治疗力度外,应辅以血浆置换。也有患者并发免疫性肝病,应注意补充肝源性凝血因子。

3) 预防、控制感染

IRP患者是感染的高风险人群。感染本身可危及患者生命,还可刺激患者免疫系统、抵消治本治疗、导致IRP病情加重或复发。因此,预防并及时控制感染(切勿待其自愈!)对IRP患者至关重要。预防感染主要包括无菌性环境护理、躯体护理和饮食护理。初发患者的感染多为社区感染,应结合社区流行病学资料及患者的感染部位,判定可能致病微生物,并据此选择敏感抗生素。住院患者的感染多为院内感染:无病原微生物培养及药敏结果者应凭经验选择抗生素,其原则是"广谱、高效、足量、足疗程"及"降阶梯治疗"(按粒细胞缺乏患者的院内感染治疗原则行之);有病原微生物培养及药敏结果者,应按药敏结果选药。合理选择抗生素控制感染的同时,应注意适当地辅助抗感染治疗,如静脉丙种球蛋白输注、粒/巨噬细胞或粒细胞集落刺激因子应用、合理的热量和维生素补充、维持内环境稳定等。

4) 维护重要脏器功能

肝功损伤者应予肝细胞营养剂(脂类、氨基酸类等)、降酶剂、祛黄利胆剂,并根据白蛋白水平酌情补充之。肾功能不全者应适当利尿、排除代谢产物,必要时可行血浆透析或置换,同时酌减可能对肾功能有不良影响的免疫抑制剂。胰岛功能不全者，应控制肾上腺皮质激素用量，合理择用降糖药，控制饮食。合并贫血性心脏病或其他心脏病者，注意心功能保护和纠正异常心律。甲状腺功能减低者，补充甲状腺素。注意保护胃肠黏膜、补充造血原料、防止骨骼脱钙、营养神经等。

治本治疗

有去症治疗"保驾"，则可畅行并坚持治本治疗，以达疾病久愈或根治目的（血象、骨髓、骨髓外脏器、免疫功能均恢复正常）。

（2）治本治疗主要包括免疫抑制和促造血治疗。

1）免疫抑制治疗

免疫抑制治疗是直接针对异常免疫的，是 IRP 患者的"扛鼎"治疗。包括非细胞毒免疫抑制剂治疗、细胞毒免疫抑制剂治疗和造血干细胞移植等。

非细胞毒免疫抑制剂治疗：初发患者，多行此类治疗。主要有肾上腺皮质激素、静脉丙种球蛋白、环孢素、CD20 单克隆抗体等。肾上腺皮质激素可溶解 B 淋巴细胞、抑制抗体产生，同时保护造血细胞，多起效快，用于急性期、病情严重时，一般每日每公斤体重 0.5～1.0mg（泼尼松），血象恢复正常后可逐渐减量，有禁忌证勿用或出现严重不良反应时停用。部分患者对皮质激素反应慢或需长期维持巩固治疗，勿过早减药或停药，以免失去有效机会或复发。静脉给予丙种球蛋白可封闭巨噬细胞膜上的 FcR，同时抑制 B 淋巴细胞产生抗体，适用于肾上腺皮质激素效果不佳、合并病毒性肝炎或其他感染、或血细胞重度减少者，冲击治疗可 0.4g/(kg·d)，连续 5 日，维持治疗可 0.1～0.2 克/(次·周)，连续数周。环孢素通过阻断 IL-2 产生而抑制 Th 细胞，进一步抑制 B 淋巴细胞的正调控，故主要用于协助其他免疫抑制剂和巩固维持治疗，原则为"小剂量 [0.5～3.0mg/(kg·d)] 长疗程（待 Th2 细胞及其产生的因子持续恢复正常后停药）"。环孢素治疗自身免疫性疾病的有效血药浓度尚无人报道，临床病例观察提示它是极个体化的。CD20 单克隆抗体（美罗华）仅适用于 CD20$^+$ 淋巴细胞增多者，每次每平方米体表面积 375mg，每月 1 次，酌情用 1～3 次。由于 CD20 单克隆抗体价格昂贵，一般不作常规用药。

细胞毒免疫抑制剂治疗：非细胞毒免疫抑制剂治疗效果不好、有肾上腺皮质激素禁忌证或无法耐受之，且骨髓增生明显活跃者，可用细胞毒免疫抑制剂治疗。常用药物包括长春新碱（VCR）、环磷酰胺（CTX）、硫唑嘌呤（AZA）、氟达拉宾（F）等。VCR 可与 CTX、泼尼松组成 COP 方案［VCR 1～2mg/d，1 次；CTX 600～1000mg/d，1 次；泼尼松 1mg/(kg·d)，1 周，之后剂量减半 3 周；每月 1 个疗程］。行 COP 方案时，需碱化利尿数日，并予保肝补钙等支持治疗。AZA 每日每公斤体重 1～2mg，检测血象，酌情调整剂量及疗程。F 在成人每次每日 50mg，连用 2 日，每月可用 1 次（据血象及骨髓情况调整用药）。

造血干细胞移植及其他：严格讲，就当今人们对造血干细胞移植术的认知水平而言，仅自体移植适于治疗抗体介导的自身免疫性疾病；异基因造血干细胞移植引起移植物抗宿主病（GVHD），限制了其在自身免疫性疾病中的应用。自体造血干细胞移植相当于超大剂量细胞毒免疫抑制剂加自体造血干细胞支持治疗，最好回输动员的自体 $CD34^+$ 细胞（去除淋巴细胞）。造血干细胞移植的最大问题是预处理方法不能特异、敏感地净化体内功能异常的淋巴细胞（若能解决此问题，造血干细胞移植也就不需要了！）。脾脏切除可降低 B 淋巴细胞负荷，对少部分 IRP 患者可能有效，但因其也不能做到体内 B 细胞净化，仍有复发风险，故非必须不用之。另外，某些常用于器官移植的免疫抑制剂、某些从中草药提取的免疫抑制剂也可能对 IRP 患者有一定疗效。

2）促造血治疗

促造血治疗对 IRP 患者可能至少有三点益处：①继免疫抑制治疗解除造血负调控后，促造血治疗可有效地作用于造血干/祖细胞，刺激、加速骨髓造血功能恢复；②动员骨髓中成熟粒细胞向外周血释放并增强中性粒细胞功能，减少患者感染的机会或缩短其感染时间，进而避免感染诱发的造血负调控"抬头"；③通过作用于干/祖细胞及单核/巨噬细胞，进而影响树突状细胞（DC）及其对 Th 细胞的抗原递呈作用，间接调节 Th1∶Th2 平衡，使亢进的异常免疫恢复"常态"。

促造血治疗目前包括三类：补充造血生长因子、雄激素和造血原料。造血生长因子有粒/巨噬细胞集落刺激因子（GM-CSF）、粒细胞集落刺激因子（G-CSF）、EPO、IL-11 等；对骨髓低增生、细胞毒免疫抑制剂应用后、造血干细胞移植患者，或继发感染者，均可用 GM-CSF 或 G-CSF（每次 75~300μg）；对网织红细胞比例及骨髓红系比例偏低者，应注意自身抗体封闭 EPO 受体或中和 EPO 可能，用 EPO 治疗（3000~6000 单位/次），对疑有慢性病贫血机制者也应用 EPO；对骨髓巨核细胞减少者可试用 IL-11（每次 1.5mg）；造血因子的疗程应根据患者血象和骨髓反应而定，一般不宜过短，笔者常用每周 3 次 1 个月、每周 2 次 1 个月、每周 1 次 1 个月。

雄激素可作为促造血的"本底"治疗，尤其适用于内生雄激素不足者（如老年人等）。造血原料补充以叶酸、维生素 B_{12} 为主，特别是对大细胞性贫血者伴失血性缺铁，应补充铁剂；伴肾病综合征或慢性肝病，适量补充白蛋白。

【疗效观察和随访】

1. 疗效标准

（1）基本治愈

贫血和出血症状消失，血红蛋白男 120g/L，女 110g/L，白细胞 4×10^9/L，血小板 50×10^9/L，随访 1 年以上未复发者。

（2）缓解

贫血和出血症状消失，血红蛋白男 120g/L，女 110g/L，白细胞 3×10^9/L，血小板 30×10^9/L 以上，随访 1 年病情稳定或继续好转者。

（3）明显进步

贫血和出血症状明显好转，不输血，血红蛋白较治疗前所测增长 30g/L 以上，并能维持 3 个月以上者。

判定以上三项疗效标准者，均应 3 个月内不输血。

（4）无效

经充分治疗，血象未有明显好转者。

2. 随访观察指标

分别于免疫抑制剂治疗后 3 个月、6 个月、9 个月、1 年、1.5 年、2 年、2.5 年、3 年、3.5 年、4 年、5 年、10 年观察如下指标：诊疗用药、药物耐受性及不良反应、血制品输注、临床表现、骨髓造血功能状态、细胞免疫状态、克隆衍变的筛查及重要脏器功能。

【预后】

经上述治疗，绝大多数 IRP 患者预后良好，快则半年内显效，慢则半年以上或 1 年后显效。部分患者可逐步恢复正常生活和工作。部分患者依从性差，不能坚持正规治疗，过早停药或频繁换药，或不注意自我保护并发感染，或再次接触其他危险因素，导致疾病迁延不愈、复发甚至加重或死亡。少部分患者在病程中并发其他脏器损伤（自身免疫性）。极少数患者病程中或后查及肿瘤性疾病。IRP 并发（继发）肿瘤性疾病的机制尚不明了。深究之，有如下可能：IRP 是隐匿性肿瘤本身的一种表现（如淋巴系统肿瘤性疾病）；IRP 为免疫系统针对隐匿性肿瘤的一种误伤造血细胞的反应；淋巴细胞功能亢进转化为恶性增生等。

（付　蓉　邵宗鸿）

参考文献

1. Wimazal F, Fonatsch C, Thalhammer R, et al. Idiopathic cytopenia of undetermined signifycance (ICUS) versus low risk MDS: the diagnostic interface. Leuk Res, 2007, 31 (11): 1461-1468.

2. Valent P, Horny HP, Bennett JM, et al. Definitions and standards in the diagnosis and treatment of the myelodysplastic syndromes: consensus statements and report from a working conference. Leuk Res, 2007, 31(6):727-736.
3. 邵宗鸿, 付蓉. 免疫相关性血细胞减少症一种新认知的疾病（上）. 中国医刊, 2005. 40（1）：5-8.
4. 邵宗鸿, 付蓉. 免疫相关性血细胞减少症一种新认知的疾病（下）. 中国医刊, 2005. 40（2）：6-9.
5. 邵宗鸿. 免疫性血细胞减少症的分类及治疗原则. 中国实用内科学杂志, 2006, 26（7）：481-482.
6. 付蓉. 免疫相关性全血细胞减少症的诊断及治疗. 中国实用内科学杂志, 2006, 26（7）：492-495.
7. 刘鸿, 邵宗鸿, 付蓉, 等. 骨髓单个核细胞Coombs试验阳性免疫相关性血细胞减少症72例临床分析. 中国实用内科学杂志, 2007, 27（16）：1270-1273.
8. 邵宗鸿, 杨天楹. 重视原发性骨髓造血功能衰竭症的鉴别. 中华血液学志, 2001, 22：509-511.
9. 邵宗鸿. 深入开展再生障碍性贫血基础及临床研究. 中华血液学杂志, 1998, 19：173-175.
10. 邵宗鸿. 关于骨髓增生异常综合征诊断和治疗. 内科急危重症杂志, 2000, 6：1-4.
11. 邵宗鸿. 免疫相关性全血细胞减少症. 医学研究通讯, 2002, 31：19.
12. 和虹, 邵宗鸿. 改良直接抗人球蛋白试验的进展. 中华检验医学杂志, 2001, 24（5）：313-315.
13. 和虹, 邵宗鸿, 等. 骨髓单个核细胞抗人球蛋白分型实验. 中华血液学志, 2000, 21：550-551.
14. 和虹, 邵宗鸿, 等. 与异常免疫相关的全血细胞减少症. 中华血液学杂志, 2001, 22：79-82.
15. 付蓉, 邵宗鸿, 等. 与异常免疫相关的血细胞减少患者骨髓造血细胞自身抗体的研究. 中华血液学杂志, 2003, 24：177-181.
16. 付蓉, 邵宗鸿, 等. 免疫相关性全血细胞减少患者骨髓B淋巴细胞数量及凋亡相关蛋白水平. 中华血液学杂志, 2002, 23：236-240.
17. 付蓉, 邵宗鸿, 等. 免疫相关全血细胞减少患者骨髓造血祖细胞增殖功能及 Th 细胞功能观察. 中华血液学杂志, 2004, 25: 213-216.
18. 付蓉, 邵宗鸿, 等. 静脉注射免疫球蛋白在治疗自身免疫性溶血性贫血中的作用. 中华内科杂志, 2001, 40: 692-696.
19. 涂梅峰, 邵宗鸿. 淋巴细胞功能亢进与造血组织损伤. 中华血液学杂志, 2004, 25: 243-247.

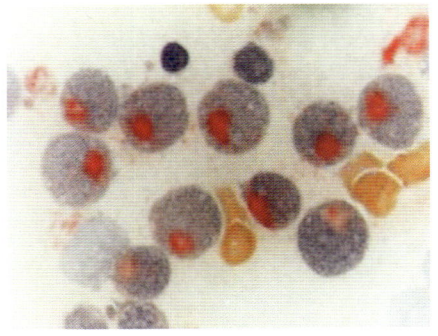

彩图1-1　M2b CE染色部分呈团块状反应

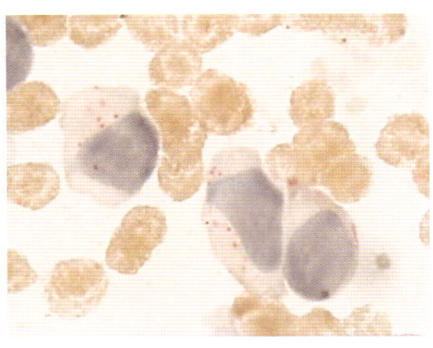

彩图1-2　NK细胞50%CE染色为阳性

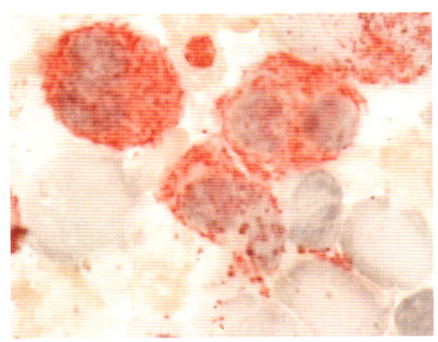

彩图1-3　组织嗜碱细胞CE染色强阳性

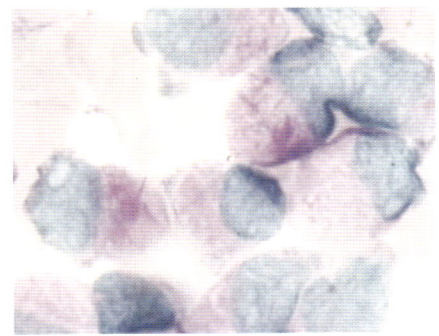

彩图1-4　M3细胞PAS染色易见柴束状结晶

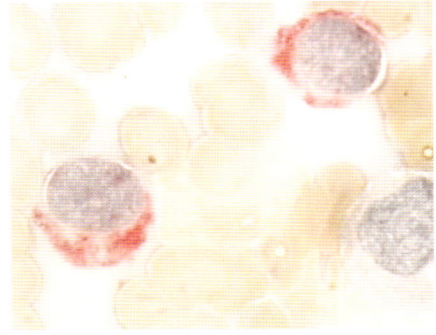

彩图1-5　HCL ACP染色呈强阳性

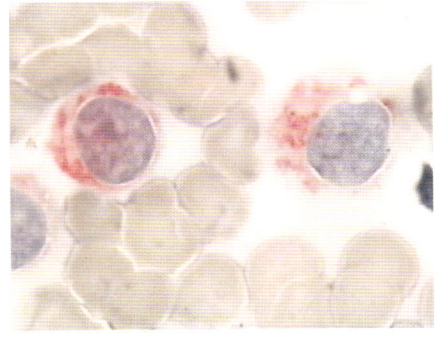

彩图1-6　HCL TRAP染色阳性

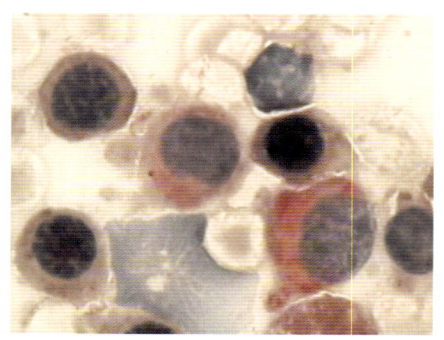

彩图 1-7 淋巴瘤 ACP 染色阳性

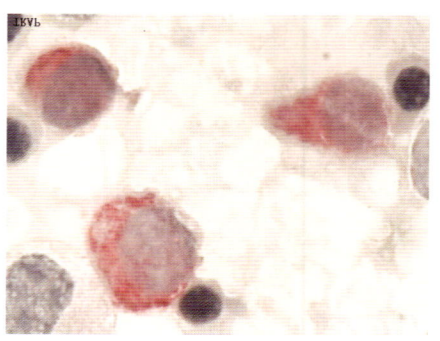

彩图 1-8 NHL TRAP 染色阳性

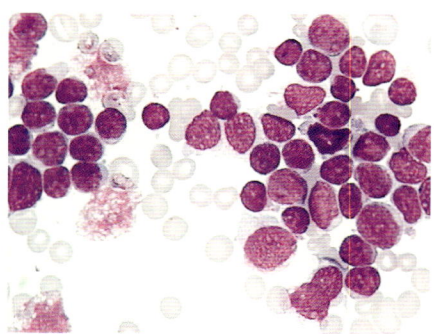

彩图 1-9 骨髓中原粒细胞大于或等于 90%(NEC)。细胞形态较单一,胞核/胞质比例高,染色质细致,部分原粒细胞胞质中可含有少量嗜天青颗粒,可见 Auer 小体。早幼粒及其以下各阶段细胞很少

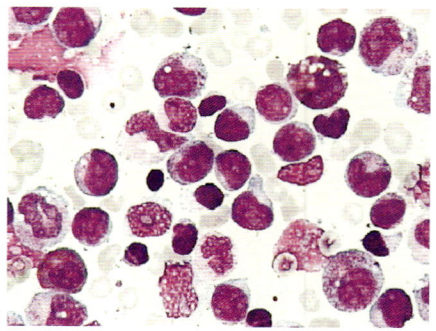

彩图 1-10 M2b 型骨髓中原始粒细胞≥20%,形态异常的中性中幼粒细胞比例明显增高,一般≥30%,该部分细胞核浆发育不平衡,包浆量丰富,胞浆中含有嗜天青颗粒,部分细胞可见核仁,染色质较粗糙,少数细胞胞浆中可见 Auer 小体及空泡

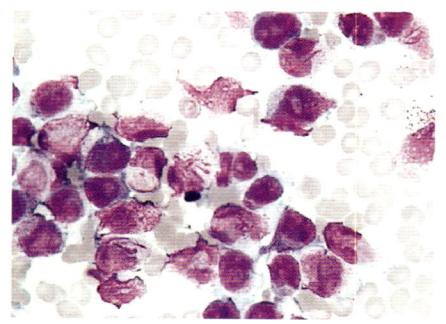

彩图 1-11 骨髓中以颗粒增多的异常早幼粒细胞增生为主,占 30%~90%(NEC),原粒细胞比例无明显增加。早幼粒细胞特点为细胞大小不一,胞核常不规则,染色质粗细不等,核仁常被嗜天青颗粒所覆盖而不清。胞质量丰富,含有大量密集紫红色嗜天青颗粒,并可见蓝色无颗粒之外胞质呈伪足状突出。Auer 小体易见,有时可呈"柴捆状"称为"柴捆细胞"(faggot cell)

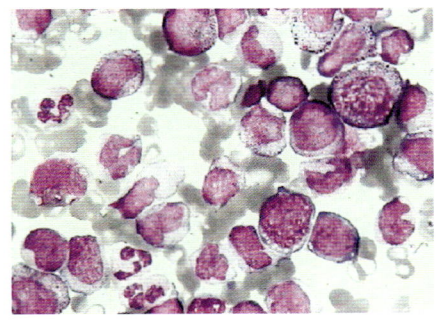

彩图 1-12　M4a 骨髓中以原粒细胞及早幼粒细胞增生为主，原幼单和单核细胞大于 20%

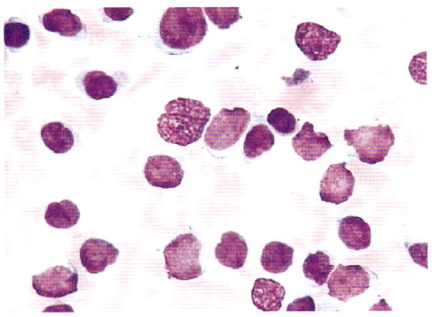

彩图 1-13　M5b 骨髓中可见分化不一单核系的白血病细胞，原单核细胞小于 80%（NEC）幼单核细胞较 M5a 明显增多，可大于 20%。白血病细胞大小不一，形态不规则，可形如拖尾状；胞核有折叠，呈笔架形、马蹄形、肾形、S 形等、染色质呈网状或条索状，胞质量丰富呈灰蓝色，可有粗细不一、紫红色颗粒，偶见 Auer 小体，常有明显伪足

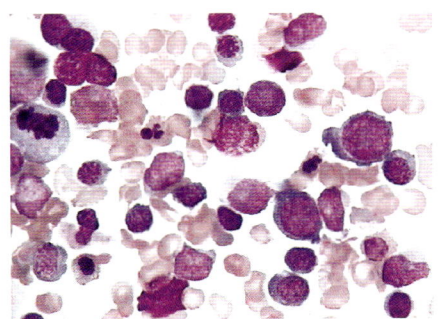

彩图 1-14　M6 骨髓中红细胞系显著增生，幼红细胞往往大于 50%，且伴有形态异常，表现为巨幼样变、多核、巨形核、母子核、核碎裂等。同时有白细胞系的异常增生，原粒细胞(原、幼单核细胞)大于 20%（NEC）

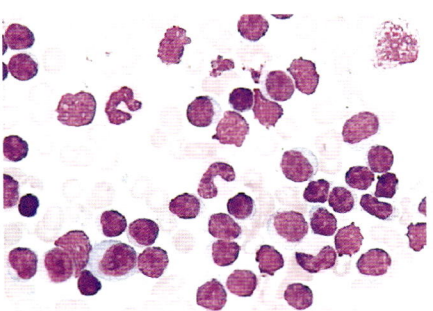

彩图 1-15　M7 骨髓细胞中，原始巨核细胞中等大小，圆形或轻度不规则的细胞核，胞质呈嗜碱性，含有小空泡

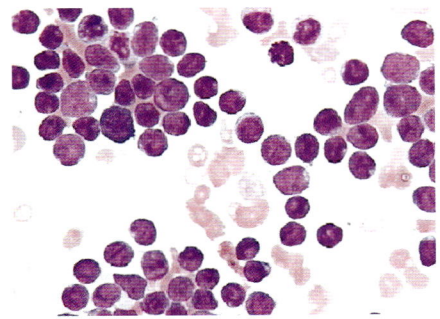

彩图 1-16　急性淋巴细胞性白血病骨髓象

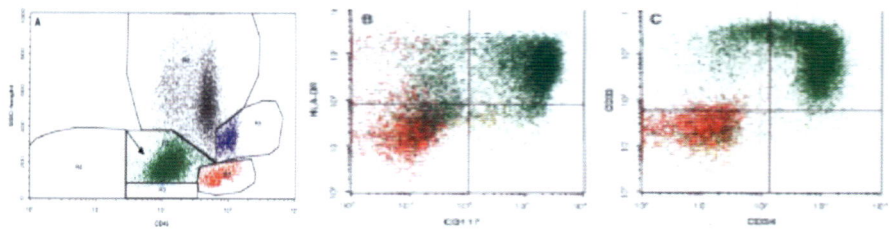

彩图 1-17　M_2(A)原始细胞(绿色)呈低的 SSC、中等表达 CD45；(B)CD117(+)、HLA-DR(+)，(C)CD34(+)

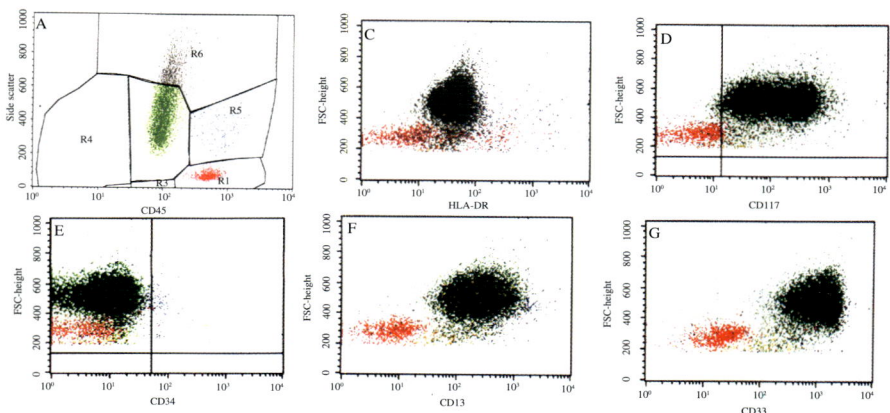

彩图 1-18　M_3 流式细胞仪检测可见高的 SSC，表达 CD117、CD13、CD33(D)(F)(G)，而 CD34 DR 阴性(E)(C)

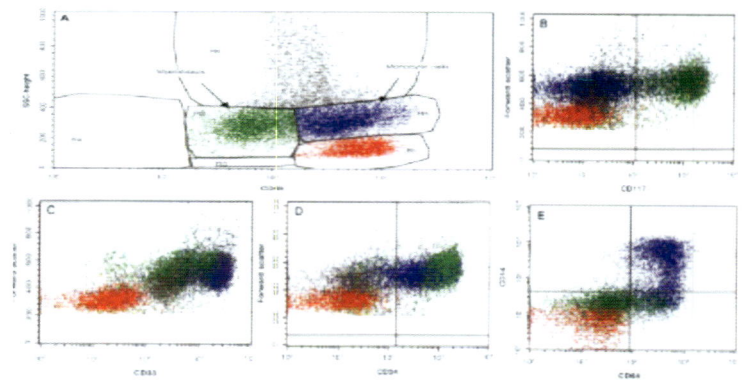

彩图 1-19　M_4 流式细胞仪显示两个明显的细胞团：原始细胞(绿色)呈低的 SSC、中等表达 CD45 和单核细胞(紫色)SSC 低、强表达 CD45(A)，原始细胞表达 CD117、CD33、CD34(B)(C)(D)，单核细胞强表达 CD33(C)，弱表达 CD34(D)、CD117 阴性(B)，大多数单核细胞表达 CD14 和 CD64(E)

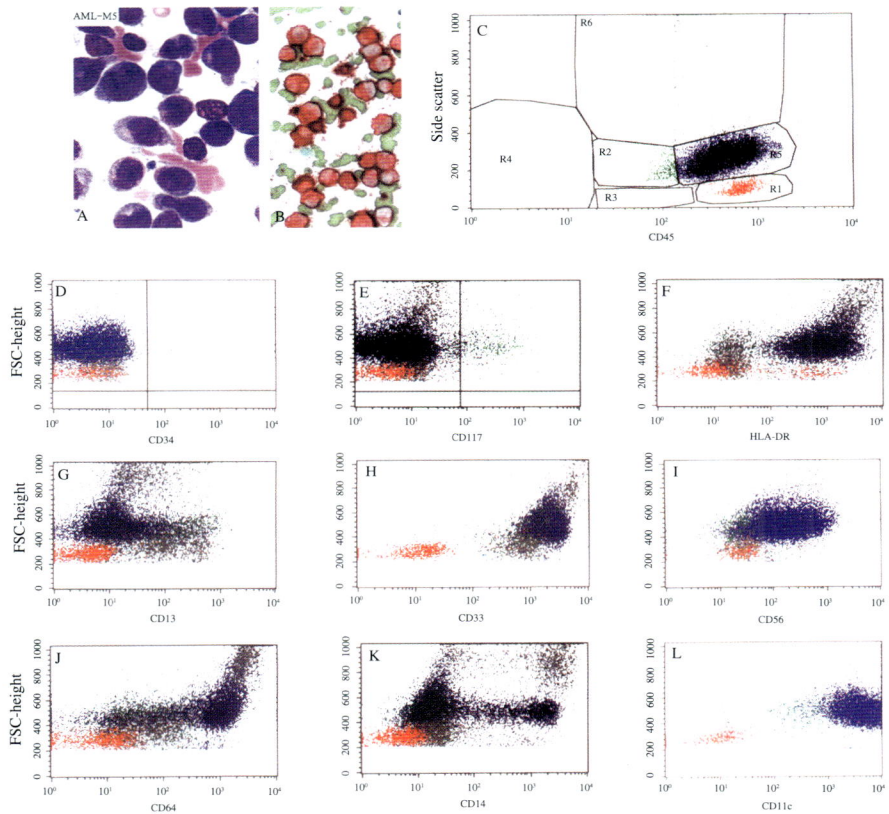

彩图1-20 M5 (A，B)细胞学NSE染色阳性；(C)流式显示强表达CD45，表达HLA-DR(F)、CD33(H)、CD56(I)、CD64(J)、CD11c(L)，CD13弱表达(G)，CD14有不同程度表达(K)，CD34、CD117阴性(D，E)

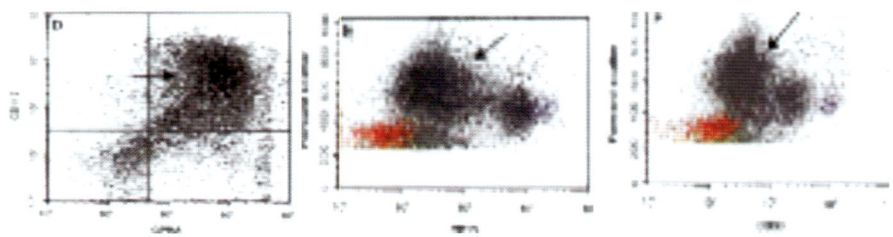

彩图 1-21 M6 表达 CD117 和 glycophorin(D)，CD13 和 CD33 阴性(E) (F)

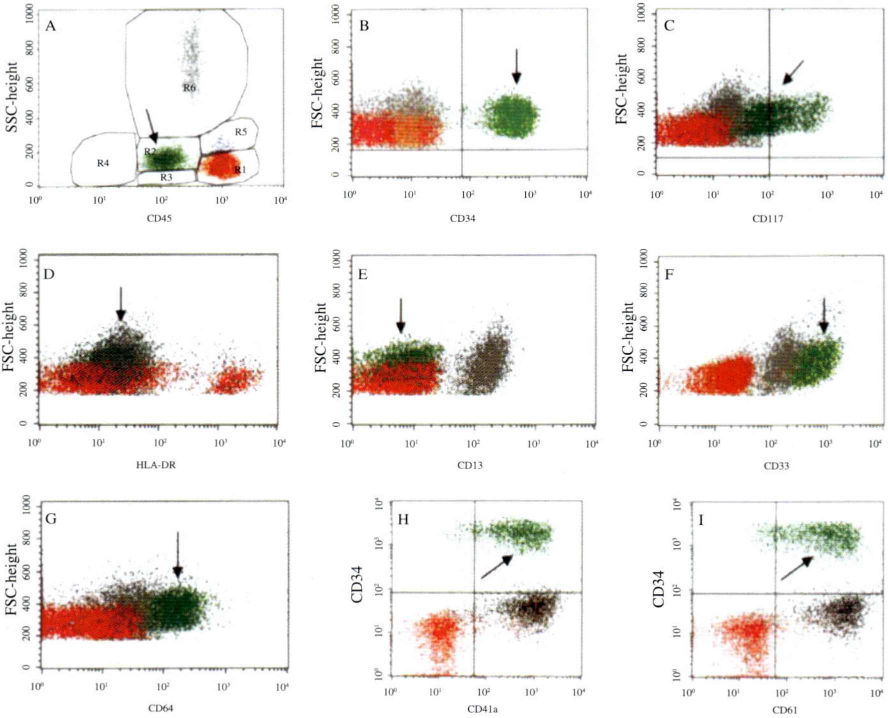

彩图 1-22 M7 流式显示低 SSC(A)，表达 CD34(B)CD33(F)，弱表达 CD64(G)CD117(C)，共同表达 CD41a 和 CD61(H-I)，而 HLA-DR 及 CD13 阴性(D)(E)

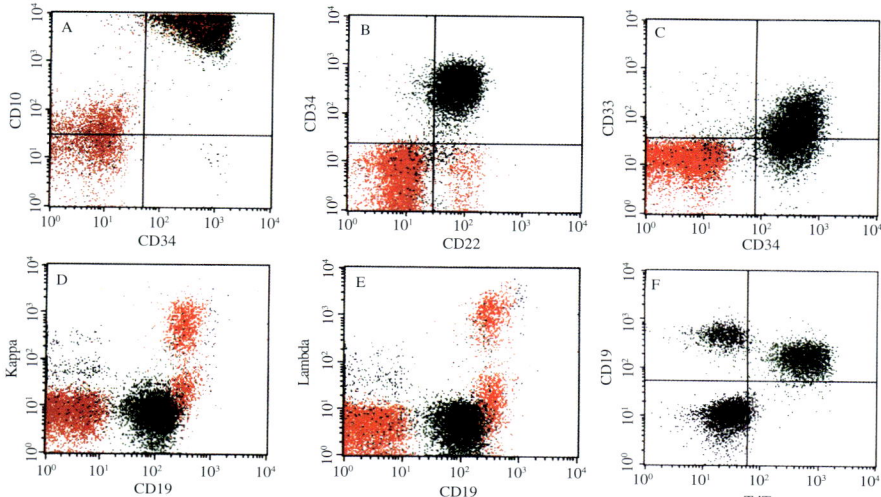

彩图1-23　前B-ALL流式细胞仪显示表达CD10 CD34(A)(B)、CD22(B)、CD33(C)、CD19(D)(E)和TDT(F)，Kappa、Lambda阴性(D)(E)

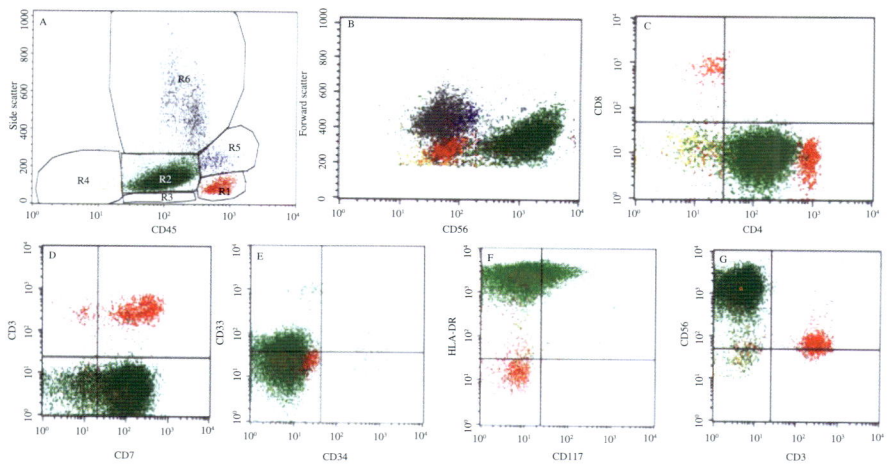

彩图1-24　原始NK细胞白血病流式细胞仪显示低SSC(A绿色)，表达CD45(A)、CD56(B)、CD4(C)和HLA-DR(F)，而CD34和CD3阴性(E)(G)

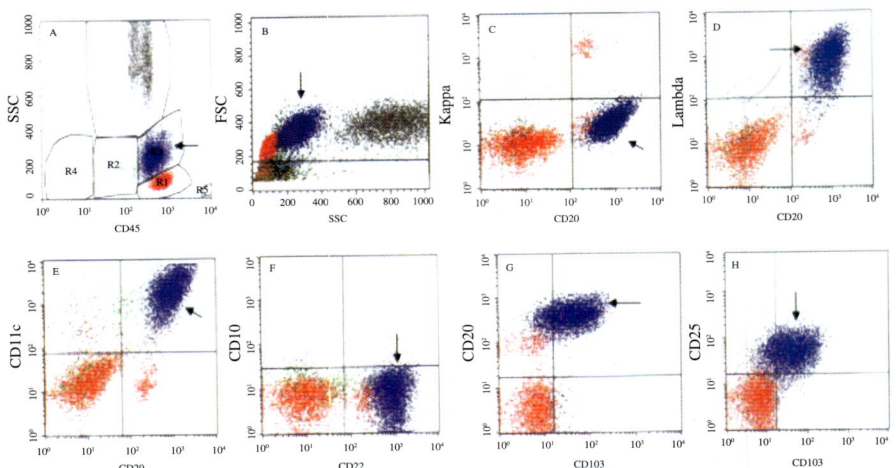

彩图1-25 毛细胞白血病(A)流式显示白血病细胞高的SSC，位于单核细胞位置，表达CD20(C~E)、Lambda(D)、CD11c(E)、CD22(F)，共同表达CD25和CD103(G~H)